微生物学与基础免疫学

（第 3 版）

主　编　窦　洁

副主编　陈向东　朱　卫

编　委　（以姓氏笔画为序）

马爱芝　王　峥　朱　卫　庄禧懿

汪　辉　陈向东　郭　敏　窦　洁

U0380454

东南大学出版社

·南　京·

内 容 提 要

本书共分为三篇十四章。第一篇"微生物学概论",阐明各类微生物的生物学特性及其与人类的关系,其中包括原核微生物、真核微生物和病毒的生物学特性,微生物的营养、生长及其控制、遗传与变异。第二篇"微生物学在药学中的应用",包括微生物制药、抗菌药物药效学和药品的微生物学质量控制等内容。第三篇"免疫学基础",简要阐明免疫学的基本原理及其应用,其中包括抗原、免疫系统、免疫应答、超敏反应和免疫学的应用。附录部分为微生物学和免疫学实验。本书可供医药院校药学等专业学生使用,也可作为药物研究和药物检验人员的参考书。

图书在版编目(CIP)数据

微生物学与基础免疫学 / 窦洁主编. — 3 版. — 南京 : 东南大学出版社,2023.12
　ISBN 978 - 7 - 5766 - 0586 - 0

　Ⅰ. ①微…　Ⅱ. ①窦… 　Ⅲ. ①微生物学—高等学校—教材②免疫学—高等学校—教材　Ⅳ. ①R37②R392

中国版本图书馆 CIP 数据核字(2022)第 251194 号

责任编辑:张慧(1036251791@ qq. com)　　责任校对:咸玉芳
封面设计:逸美设计　　　　　　　　　　　　责任印制:周荣虎

微生物学与基础免疫学(第 3 版)
WEISHENGWUXUE YU JICHU MIANYIXUE (DI-SAN BAN)

主　　编　窦　洁
出版发行　东南大学出版社
社　　址　南京四牌楼 2 号　邮编:210096
出 版 人　白云飞
网　　址　http://www. seupress. com
电子邮件　press@ seupress. com
经　　销　全国各地新华书店
印　　刷　广东虎彩云印刷有限公司
开　　本　850 mm×1168 mm　1/16
印　　张　19
字　　数　562 千字
版　　次　2023 年 12 月第 3 版
印　　次　2023 年 12 月第 1 次印刷
书　　号　ISBN 978 - 7 - 5766 - 0586 - 0
定　　价　58. 00 元

东大版图书若有印装质量问题,请直接与营销部联系。电话(传真):025-83791830

再 版 前 言

为了编写符合药学专业人才培养要求和具有鲜明药学特色的微生物学教材,我们中国药科大学生命科学与技术学院微生物学教研室老师秉承陈知本、陈小英、钱海伦和查永喜等前辈们孜孜不倦、精益求精的优良传统,在药学微生物学教学中不断探索和总结,勇于改革和创新,本书便是我们全体同仁辛勤劳动的结晶。

本书共分为三篇十四章。绪论部分重点介绍了微生物学基本概念、微生物学和免疫学发展史,还特别收录了一些与微生物学和免疫学相关的诺贝尔奖获得者的相关资料,力求使教学内容更加丰富,培养学生对微生物学的学习兴趣。

第一篇"微生物学概论"阐明了主要微生物类群(包括原核微生物、真核微生物和病毒)的生物学特性,每章均对微生物在药学中的应用和常见病原性微生物及其致病性做了简要叙述,以使学生了解微生物与医药的紧密联系。"微生物的营养""微生物的生长及其控制"等章节的内容介绍与本书第二篇中的"微生物制药"章节前后呼应。同时,基因工程在药学中的应用等微生物学内容也在"微生物的遗传和变异"章节做了适当阐述。

第二篇"微生物学在药学中的应用"包括微生物制药、抗菌药物药效学和药品的微生物学质量控制等内容。本篇以《中华人民共和国药典》(2020年版)为依据,重点介绍了药物的微生物生产方法、抗生素的效价测定方法和体内外药效学研究方法以及灭菌制剂和非灭菌制剂的微生物学检查方法。

第三篇"免疫学基础"简要阐明了免疫学的基本原理及其应用,其中包括抗原、免疫系统、免疫应答、超敏反应和免疫学的应用等内容。

考虑到本书的读者即将走上或正在医药生产和科研第一线,我们在本书的附录部分编写了实用的微生物学和免疫学实验内容,相信对读者今后的工作大有裨益。

本书由中国药科大学窦洁负责编写绪论及第十章;朱卫编写第一章第一节,第四、五章;王峥编写第一章第二、三节,第十二至十四章;马爱芝编写第二章和附录的实验八至十三;郭敏编写第三、十一章;陈向东编写第六章;汪辉编写第七至九章;庄禧懿编写附录的实验一至七。

由于编者水平有限,书中错误在所难免,恳请读者和同行指正。

中国药科大学微生物学教研室　窦洁

目　录

第二篇　微生物学在药学中的应用

第三篇　免疫学基础

附录　微生物学和免疫学实验

绪　论

第一节　微生物学基本概念

微生物(microorganism)在自然界有重要地位,关系到人类生活的各个方面。在医药领域中,传染性疾病的发生与预防、抗生素的生产与应用、疫苗的研制等均与微生物有密切关联。因此,药学专业学生有必要通过本书系统学习微生物相关知识。

一、微生物与微生物学

自然界中存在着一个数量极其庞大的生物类群,这个类群成员复杂,各成员的形态结构并不相似,相互间从进化角度也无直接关系,但由于个体均非常微小,被统称为微生物(microorganism)。微生物可归纳为一类体积微小、结构简单,大多数为单细胞,必须借助光学显微镜或电子显微镜才能观察到的微小生物的统称。

微生物学(microbiology)在医药、农业、食品和生物等专业均是一门重要基础学科,是包含了微生物形态结构、生理代谢、遗传变异、生态分布和与人类、动植物关系等内容的学科。我们对微生物进行深入研究是为了充分利用微生物有利于人类生活的方面,控制其有害方面,更好地开发微生物资源为人类服务。

二、微生物的特征

(一) 个体微小

微生物个体微小。大多数微生物大小在微米(μm)级,如细菌和大部分真菌,需用光学显微镜放大数百倍或千倍才能看到;有些微生物大小为纳米(nm)级,如病毒,需用电子显微镜放大几万倍才能观察到。

(二) 细胞有一定的形态结构

微生物多以独立生活的单细胞或细胞群体形式存在,细胞没有明显分化。各种单一的微生物细胞一般都能实现全部生命活动过程,如生长、呼吸产能、繁殖等。

各种微生物细胞具有其特定的形态结构。细菌常见球形、杆形和螺旋形形态。放线菌和霉菌为丝状体。病毒则不具有细胞结构。

(三) 体积小、比表面积大

物体单位体积所占有的表面积称为比表面积。微生物体积小且表面积大,有巨大的比表面积。如一个直径 0.5 μm 的球菌的比表面积可达 120 000,而人体比表面积仅约为 0.3。

微生物巨大的比表面积使其吸收营养和排泄代谢废物的速度大增,所以微生物具有新陈代谢旺盛和生长繁殖速度快的特点。一般情况下,细菌 20~30 min 即可繁殖一代。某些细菌每小时分解糖的量可达其自身质量的 100~1 000 倍,而人体若消化自身体重 100 倍的糖,则几乎需耗去人生一半的时间。

由于上述特点,微生物比其他物种更易在较短时间内繁殖大量个体,同时也能作为高效的"生产者"进行代谢产物的生产,因此微生物制药行业迅速发展。但同时,病原微生物掠夺营养、大量繁殖、产生毒素等行为也成为影响人类健康的重要原因。

（四）易变异

细胞与环境的接触可导致其自身的低频率变异。当环境条件发生剧烈变化时,发生了变异的个体如能适应新的环境条件,则能生存下来。微生物多以单倍体形式存在,其变异相较高等生物更容易展现为表型;同时,微生物细胞由于繁殖快,在短时间内可产生大量的变异后代。因此,变异很容易使微生物细胞子代的特性不同于亲代,从而产生具有各种不同性状的微生物细胞。

一方面,微生物的变异在生产上可导致菌种的退化,给微生物药物或食品的生产带来不利的影响;临床致病菌的变异可产生抗药性,对人类的健康造成危害。但另一方面,利用微生物易变异特点对菌种进行改造,也是获得具有新性状的优良生产菌株的有效方法。

（五）分布广、种类多

微生物在自然界广泛分布。大气圈、水圈、岩石圈和生物圈中都有微生物存在,且不同环境中的微生物因适应环境,进化出不同性状。

微生物的种类繁多,有细菌、放线菌、立克次体、衣原体、支原体、螺旋体、蓝细菌、古细菌、病毒、真菌、藻类等,且每类微生物都有许多种。目前,单单在人类肠道中就发现了 4 600 多种细菌。

三、微生物的作用

在漫长的人类文明历史中,对微生物作用的认识主要集中在其引起人及动植物病害,威胁人体健康和农牧业生产。实际上,微生物的作用远不止于此。

从自然界整体来看,微生物是自然界物质循环的重要参与者。以碳循环为例,微生物能够分解有机物产生二氧化碳,绿色植物生长进行光合作用所需的二氧化碳 90％ 来自微生物对有机质的分解。有些微生物还能利用无机物作为碳源和能源来合成细胞物质,将无机物转化为有机物。图 0-1 显示了微生物在自然界碳循环中所起的作用。

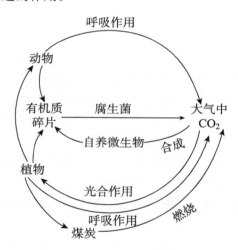

图 0-1　微生物在自然界碳循环中的作用

其次,微生物可用于食品、药物、化工原料、饲料等的大规模生产。它在石油开采、天然气和煤的综合利用以及污水处理等方面也有重要的应用价值。

此外,存在于人体各部位的微生物与人体相互协调、相互依赖,与人体共生,对正常生命活动的维持也起着重要作用。

四、微生物的分类

细菌、放线菌、立克次体、衣原体、支原体、螺旋体、蓝细菌、古细菌、病毒、真菌、藻类等均属于微生物。为便于对微生物进行系统的研究和利用,本书从系统分类学角度和细胞水平介绍微生物的分类。

（一）微生物在系统分类中的地位

20世纪70年代，生物被分为有细胞结构生物和无细胞结构生物两大类，并进一步分为6个界，即动物界、植物界、原生生物界、真菌界、原核生物界和病毒界（图0-2）。其中后四界的生物均属于微生物。本书将主要对真菌界、原核生物界和病毒界做较详细的介绍。

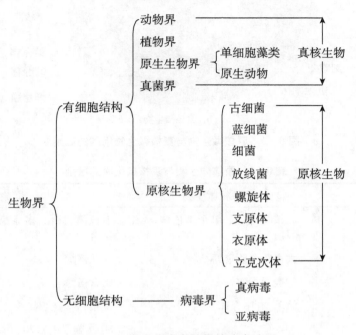

图0-2 微生物在自然界的分类地位

（二）微生物的细胞水平分类

按照有无细胞及细胞组成结构的不同，可将微生物分为三种类型。

1. 原核细胞型　原核细胞型微生物由单细胞组成；没有典型的核，无核仁、核膜，单个染色体，仅有裸露的DNA（脱氧核糖核酸），不进行有丝分裂；没有细胞器，70S核糖体游离在胞浆中；细胞壁由肽聚糖组成。原核细胞型微生物包括细菌、放线菌、螺旋体、支原体、衣原体、立克次体、蓝细菌和古细菌8类。

2. 真核细胞型　真核细胞型微生物大多数为多细胞，少数为单细胞；具有典型的细胞核结构，即有核膜和核仁，多个染色体由DNA与组蛋白组成；有线粒体、内质网等细胞器，通过有丝分裂进行细胞分裂；细胞壁由纤维素、几丁质构成。真核细胞型微生物有真菌、原虫和单细胞藻类。

原核微生物和真核微生物细胞的主要区别如图0-3和表0-1所示。

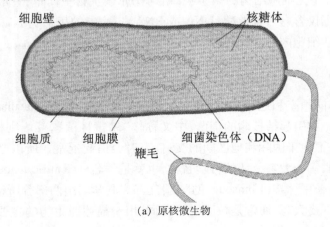

（a）原核微生物

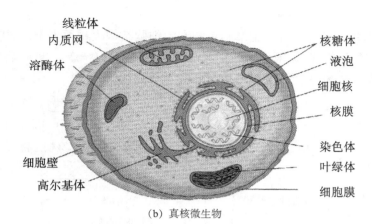

（b）真核微生物

图0-3　原核微生物与真核微生物细胞的区别

表0-1　原核微生物与真核微生物的区别

	生物学特性	原核微生物	真核微生物
细胞结构	细胞核	无核膜、核仁,单个染色体,无组蛋白	有核膜、核仁,多条染色体,DNA 与组蛋白结合
	细胞壁	大多数含肽聚糖	无肽聚糖
	细胞膜	一般无甾醇	常含甾醇
	内膜	简单,有中介体	复杂,有内质网
	核糖体	70s	80s（胞浆中）,70s（线粒体中）
	线粒体	无	有
	其他细胞器	无	多种
	鞭毛结构	简单	复杂（"9+2"型）
遗传特性	细胞分裂方式	横二分裂	有丝分裂或减数分裂
	繁殖方式	横二分裂	无性或有性,多种方式
	遗传重组方式	接合、转化或转导	有性方式
生理生化	氧化磷酸化部位	细胞膜	线粒体
	固氮作用	有些有	无
	胞吞/胞吐作用	无	有

3. 非细胞型　病毒是无细胞结构的微生物,结构比原核生物更简单,一般由蛋白质外壳和核酸基因组组成,且每种病毒仅含有一种核酸(DNA 或 RNA)。病毒的酶系统不完全,自身不能进行生长繁殖,所以必须寄生在活细胞内,以核酸复制方式增殖。

五、微生物的命名

同一种微生物在不同国家和地区常有不同的名称,被称为俗名(vernacular name)。俗名的特点是通俗易懂、便于记忆。如引起结核病的细菌,中文称作"结核杆菌",英语则称为"tubercle bacillus"等。俗名的最大缺点是不便于国际和地区间的交流,有时会引起混乱。所以必须有一个统一的命名原则,以给每种微生物取一个大家公认的科学名称,也就是学名(scientific name)。

微生物的科学命名采用林奈(Linnaeus)的"双名法"。其学名由两部分所组成,通常用斜体表示。前面部分为属名,首字母要大写,通常是拉丁文的名词,用于描述微生物的主要特征。后面部分是种名,首字母要小写,是一个拉丁文的形容词,用以描述微生物的次要特征。但有时学名中还需添加人名或地名来表示菌的名称。

例如:金黄色葡萄球菌的学名是 *Staphylococcus aureus* Rosenbach(1884),前一个词是属名,表示葡萄球菌属;后一个词是种名,意思是"金黄色的",总称就叫金黄色葡萄球菌;属名和种名的后面是命名人和命名时间,不需斜体,可以省略;在文中重复出现时,金黄色葡萄球菌还可缩写为 *S. aureus*。

亚种的命名是在学名的后面加"subsp."和表示其差异特征的亚种名。如蜡状芽孢杆菌的蕈状亚种可命名为:*Bacillus cereus* subsp. *mycoides*。

有时只泛指某一属的微生物,而不特指某一具体的种(或未定种名)时,可在属名后加"sp."(species 的单数)或"spp."(species 的复数)表示,如 *Streptomyces* sp. 表示一种链霉菌,而 *Bacillus* spp. 表示一些芽孢杆菌等。

菌株是指同种不同来源的微生物。菌株的命名通常是在学名后面用数字编号、字母、人名、地名等表示。例如,*Bacillus subtilis* AS1.398 表示一株可生产蛋白酶的枯草芽孢杆菌,而 *Bacillus subtilis* BF7658 表示可生产 α 淀粉酶的枯草芽孢杆菌。在微生物研究工作中,有时虽然是相同的种,但由于所采用的菌株不同,实验结果往往不完全一样。所以,我们在写生产报表、研究报告或实验报告时,都不仅要写上种名,同时还需注明所用的菌株编号。

另外,具有某种细菌典型特征的菌株称为标准菌株,其学名后常标有菌种保藏中心的名称和编号。ATCC 表示美国模式培养物保藏中心(American Type Culture Collection),如 *S. aureus* ATCC25923;CMCC(B)表示中国医学菌种保藏中心(细菌),如 *Bacillus subtilis* CMCC(B)63501;CMCC(F)表示中国医学菌种保藏中心(真菌),如 *Candida albicans* CMCC(F)98001。微生物的命名举例如表 0-2 所示。

表 0-2　微生物命名举例

学　名	缩　写	中文名称
Staphylococcus aureus	*S. aureus*	金黄色葡萄球菌
Escherichia coli	*E. coli*	大肠埃希菌
Escherichia coli var. *acidilactici*	*E. coli* var. *acidilactici*	大肠埃希菌(产乳酸变种)
Pseudomonas aeruginosa	*P. aeruginosa*	铜绿假单胞菌
Salmonella typhimurium	*S. typhimurium*	鼠伤寒沙门菌
Pasteurella pestis	*P. pestis*	鼠疫杆菌
Saccharomyces cerevisiae	*S. cerevisiae*	酿酒酵母

第二节　免疫学基本概念

免疫学(immunology)与人类关系十分密切,是研究机体免疫系统的结构、组成、功能及其对抗原产生的效应的一门科学。

传统免疫学即抗感染免疫,其起源和发展与微生物学密不可分。人类在针对病原微生物及其引起的疾病的研究中,发现机体自身对传染病具有抵御能力。基于此,研究者借用拉丁语中"免除税役"(immunis)一词来表示免疫(immunity),以示在瘟疫流行中,曾被瘟疫(某种传染病)攻击而康复的人获得了对再次罹患这种疾病的抵抗力。在人类与病原微生物的斗争中,传统免疫学从总结经验到指导实践,逐渐成为生命科学的重要组成部分。

一、现代免疫的概念

很长时间里，免疫的概念一直被理解为机体对传染病的抵御能力，必然对机体有利。但随着医学与生物学的不断发展，人类对机体免疫的认识逐渐深入，一些与感染无明显关系的免疫现象（如过敏、输血性溶血、肿瘤等）被发现，免疫学在免疫对象（花粉、红细胞、自身突变细胞等）、免疫应答类型（正免疫应答、负免疫应答）、免疫效应（保护效应、病理损伤）等方面都有了极大扩展。显而易见，传统概念已不能涵盖现代免疫学研究的全部内容。因此，现代免疫学认为，免疫是指机体免疫系统通过识别异物，发生免疫应答，以维持自身生理平衡与稳定的一种生理功能。这种功能通常对机体有利，有时会对机体造成伤害。

二、免疫的生理功能

如前所述，免疫表现为机体对免疫原性异物的识别与反应。根据免疫系统识别及免疫应答的对象及机制，可将免疫系统履行的生理功能概括为免疫防御、免疫监视及免疫自稳。

1. 免疫防御（immune defence）　指机体免疫系统防止外界病原体入侵及清除已侵入病原体及其毒性产物的功能。若免疫防御功能低下或缺失，可导致机体发生免疫缺陷病，出现反复感染；若反应过强或持续时间过长，则会在清除病原体的过程中引起机体组织损伤和功能障碍，如发生超敏反应。

2. 免疫监视（immune surveillance）　指免疫系统能随时发现和清除体内突变细胞（如肿瘤细胞）、衰老死亡及凋亡细胞的功能。这一功能低下的机体易发生肿瘤和持续性微生物感染。

3. 免疫自稳（immune homeostasis）　指免疫系统通过自身免疫耐受和免疫调节机制，对其识别对象严格区分"自己"与"非己"；对识别对象的清除反应强度严格精密地控制在适度水平，以此维持免疫系统内环境稳定的功能。倘若免疫耐受被打破或免疫调节功能出现紊乱，免疫系统可因对"自己""非己"分辨的失误或因免疫稳定状态的失衡与偏移使机体遭受伤害，甚至引起自身免疫性疾病。

三、免疫应答的类型

免疫应答是机体免疫系统对免疫原性异物识别排除的过程。依据免疫应答的获得方式及应答特点，可将其分为固有免疫应答和特异性免疫应答两类。

（一）固有免疫

固有免疫（innate immunity）是生物体在种系发生和长期进化过程中逐渐建立起来的天然防卫机能，是机体抗御病原微生物等异物入侵的第一道防线。因该类免疫与生俱有、受遗传控制、有种属特征和相对稳定性，且对识别排除的抗原没有严格针对性、作用范围广、效应发挥快，故称其为固有免疫，也可称之为天然（先天）免疫或非特异性免疫。

固有免疫主要由天然屏障结构、固有免疫效应细胞和正常体液中的多种效应分子物质组成的固有免疫系统完成。（见十二章第一节）

（二）特异性免疫

特异性免疫（adaptive immunity）是个体出生后接触了病原微生物等免疫原性异物才建立的免疫力，是机体抗御病原微生物等免疫原性异物入侵的第二道防线。因该类免疫是个体出生后在生活过程中建立的，不能遗传，因此称其为获得性免疫或特异性免疫；也因这种免疫对抗原的识别清除有严格特异性，所建立的免疫只针对诱发的抗原发挥效应，故也称之为特异性免疫。

特异性免疫主要是由 T 淋巴细胞和 B 淋巴细胞介导，但参与固有免疫的效应细胞与效应分子也在应答的诱导、效应及调节等重要环节发挥作用。因此特异性免疫是机体免疫系统为应对特异性异

物所发起的由多分子、多细胞同时参与的复杂反应。(详见十二章第二节)

四、免疫学分类

免疫学的发展极为迅猛,内容日新月异,涉及的领域越来越广。现代免疫学主要包括基础免疫学、临床免疫学和应用免疫学三部分,出现了免疫检验、免疫药理学、生殖免疫学、营养免疫学等多个分支。

(一)基础免疫学

是研究机体免疫系统的结构、组成、功能以及免疫应答的一门科学。由其派生出的免疫生物学、分子免疫学、免疫遗传学及免疫病理学等分支学科,分别从免疫细胞的发育、抗原识别受体多样性的产生机制、细胞间信息交流和胞内信号转导、MHC(主要组织相容性复合体)对免疫应答的遗传调控、免疫耐受的形成机制等不同角度和深度阐述机体免疫生理功能的本质,开拓了人类认识生命奥秘的诸多重要途径。

(二)临床免疫学

是利用基础免疫学理论与技术,研究临床疾病发生发展的规律,进而探讨疾病的预防、诊断和治疗的一门学科。该学科主要研究机体神经系统、血液系统、呼吸系统、内分泌系统、心血管系统、消化系统、皮肤、肾脏、结缔组织等各系统、器官、组织与免疫功能异常有关的疾病的机制、诊断、治疗和预防,形成了肿瘤免疫学、移植免疫学、免疫性疾病(如自身免疫性疾病、免疫缺陷病、免疫增生性疾病等)、生殖免疫学、免疫药理学及衰老免疫学等多种分支学科和交叉学科。

(三)应用免疫学

是研究免疫学检测技术的原理、方法、应用及免疫预防与治疗性药物的一门学科。应用免疫学的雏形始于人类使用疫苗预防传染病的实践。多年来,随着免疫学自身的发展和细胞生物学、分子生物学等相关学科理论及技术的不断引入,各种免疫学检测技术逐渐完善,成为医学各学科和生物学各研究领域普遍应用的实验技术,而且应用基因工程的应用也使种类繁多的高科技免疫制剂应运而生并得以大规模廉价生产。极富生命力的应用免疫学正沿着"基础研究—应用研究—高科技开发"的发展模式,不断为预防医学、医药学、诊断学等生命科学的发展注入新的活力。

第三节 微生物学和免疫学发展简史

一、史前期

公元前 17 世纪,我国就有酿酒的记载,公元 386—534 年(北魏)已有制醋的记载,说明古代劳动人民远在发现微生物之前就将微生物应用于生活和生产实践中。在医药方面,我国很早就有用中草药治疗疾病的记载。公元 998—1022 年,我国就发明了种人痘预防天花的方法,这实际上也是免疫学发展的开始。

二、微生物的发现和"生命体的自然发生理论"的否定

1676 年,荷兰人列文虎克(Antony van Leeuwenhoek)首先用自制的显微镜观察到了微生物,并对细菌和原虫的形态做了描述。他使用放大倍数为 200～300 倍的显微镜,观察到了球形、杆形和螺旋形的细菌和原虫,为微生物学的发展奠定了基础。

长期以来,有人认为无生命的物质可生长出有生命的生物体,如生肉上长蛆、肉汤中含有微生物的现象,据此提出了生命体的自然发生理论(theory of spontaneous generation)。被誉为"微生物学之

父"的法国科学家巴斯德(Louis Pasteur)设计了著名的曲颈瓶试验,有力地否定了"生命体的自然发生理论",证明了曲颈瓶中的肉汤变质是由于细菌生长,生命不是自然发生的。

三、病原微生物的研究

法国科学家巴斯德在病原微生物研究方面也为人类做出了杰出的贡献。他的三个女儿,一个死于败血症,两个死于伤寒,个人的不幸遭遇促使巴斯德转而研究疾病的起源。他发现微生物是病原性疾病发病的原因。除了研究家蚕的病原体外,他对人类疾病投注了大量精力,发明并使用了狂犬病疫苗,同时还研究了炭疽杆菌的免疫方法。

德国乡村医生柯赫(Robert Koch)也是微生物学创始人之一。他分离到了各种致病性微生物,并确定了微生物是这些疾病的根源。他从患炭疽的动物血液中分离到了炭疽杆菌,并证明它能引起人畜共患的炭疽病。柯赫通过对炭疽杆菌的深入研究,于1876年首先提出了疾病的微生物致病学说,被称为柯赫定理(图0-4)。柯赫定理的具体内容为:① 可以从患病原性疾病的动物体内分离到病原性微生物,获得该微生物的纯培养,并能传代;② 用该纯培养物接种健康动物可引起相同的疾病;③ 从实验感染动物体内可以分离到相同的病原性微生物,并能获得纯培养。1882年,柯赫发现了结核杆菌。在以后的几年,柯赫又研究了细菌的染色方法和固体培养基的制备,建立了微生物纯培养技术,为微生物的分离和病原微生物的研究开创了新纪元。

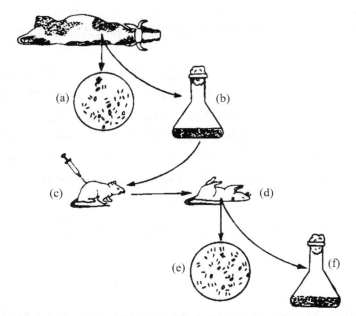

(a) 组织切片上观察到的从死亡动物分离的微生物;(b) 纯培养分离;
(c) 纯培养物接种健康动物;(d) 动物出现疾病症状;
(e) 从死亡动物分离到的微生物;(f) 纯培养再分离。

图0-4　柯赫定理

四、病毒的发现

1892年,俄国学者伊万诺夫斯基首先发现了烟草花叶病毒(TMV),树立了病毒学研究的里程碑。

五、微生物生理学发展时期

随着对微生物的进一步了解,巴斯德提出了巴斯德消毒法(Pasteurization),解决了当时困扰人们的牛奶、酒类的变质问题。巴斯德还做了酒类发酵的试验,发现酵母和细菌能引起基质重要的化学变化。酵母可以使葡萄汁发酵产生好酒(乙醇),而细菌使之产生酸味。巴斯德的研究很好地解释了当时酒类变酸的原因,从而揭示了初步的发酵理论,为微生物生理学奠定了重要的基础。

六、现代微生物学发展时期

1929 年弗莱明(Fleming)从被霉菌污染的金黄色葡萄球菌平板上发现并分离到了产青霉素(penicillin)的产黄青霉菌。1940 年弗洛里(Florey)和钱恩(Chain)对弗莱明的发现进行了系统研究,提纯了青霉素,并将其用于临床抗感染的治疗,满足了第二次世界大战期间抗感染治疗的急需。1944 年瓦克斯曼(Waksman)发现了链霉素(streptomycin)。随后,氯霉素和四环素等一系列抗生素相继被发现。

微生物学的发展为生物化学、微生物生理学和微生物遗传学奠定了基础,微生物学研究已发展到了分子时代,它对人类疾病的治疗研究以及遗传学和免疫学等学科的发展具有重要的意义。目前,人们正试图从分子水平去揭示微生物形态结构、生理代谢、生长繁殖和遗传变异等生命活动的规律。微生物学是分子生物学的基础,如今分子生物学又用于微生物的研究。基因工程技术为微生物药物的生产开创了新纪元。

微生物学在生物学科的发展中占有重要的地位,与微生物学发展相关的人类重大科研成就如表0-3 所示。

七、免疫学发展时期

1798 年,英国外科医生琴纳(Edward Jenner)发明了预防天花的现代免疫接种法。他从乡村的挤奶农妇经常接触牛痘因而获得了对天花的免疫力这一事实得到了启发,从感染的小脓疱中取出脓汁,接种人体,从而避免了这一疾病的发生,也揭开了疫苗发展的序幕。

19 世纪末,对机体免疫机制的认识存在两种不同的观点。以俄国学者梅契尼科夫为代表的细胞免疫学说认为,机体的免疫是吞噬细胞的吞噬作用,即细胞免疫;而德国学者欧立希等则认为免疫是血清中的抗体的作用,即体液免疫。1903 年,埃尔利希(Ehrlich)和道格拉斯(Douglas)证明免疫动物的血清能加速吞噬细胞对细菌的吞噬作用,从而确立了机体免疫是细胞免疫和体液免疫的共同作用的理论。

随着生物学的发展,免疫研究已深入分子水平。特别是随着基因组学的发展,药物与蛋白质分子的相互作用研究将会对人类做出重要的贡献。

八、微生物学和免疫学研究领域重大成就

表0-3　微生物学和免疫学发展史上的重要历史人物及其研究成就

科学家(国籍)	研究成就(时间)	获诺贝尔奖时间
安东尼·列文虎克(荷兰)	微生物的发现(1676)	
爱德华·琴纳(英国)	预防天花的现代免疫接种法——种牛痘(1798)	
路易斯·巴斯德(法国)	发现发酵由活酵母引起(1857);否定自然发生学说(1861);发明免疫接种技术;发明狂犬疫苗	
约瑟夫·李斯特(英国)	发明外科的无菌技术	
汉斯·克里斯蒂安·革兰(丹麦)	发明革兰染色技术(1884)	
迪米特里·伊万诺夫斯基(俄国)	发现烟草花叶病毒(TMV)(1892)	

续表

科学家（国籍）	研究成就（时间）	获诺贝尔奖时间
埃米尔·阿道夫·冯·贝林（德国）	发现白喉抗毒素，开创血清学疗法	1901
罗纳德·罗斯（英国）	发现在疟疾传播中蚊的作用	1902
罗伯特·科赫（德国）	对结核病的相关研究和发现	1905
夏尔·路易·阿方斯·拉韦朗（法国）	原生动物的致病作用	1907
伊拉·伊里奇·梅契尼科夫（俄罗斯）	发现吞噬现象；提出细胞免疫学说	1908
保罗·埃尔利希（德国）	提出体液免疫学说	
夏尔·罗贝尔·里歇（法国）	超敏反应研究	1913
朱尔·博尔代（比利时）	补体的发现	1919
查尔斯·尼柯尔（法国）	证明斑疹伤寒由虱传播	1928
格哈德·多马克（德国）	发现百浪多息（一种磺胺类药物）的抗菌效果	1939
亚历山大·弗莱明（英国） 恩斯特·伯利斯·钱恩（英国） 霍华德·弗洛里（澳大利亚）	青霉素的发现与临床应用	1945
马克斯·泰累尔（南非）	黄热病及其治疗方法上的发现	1951
赛尔曼·A.瓦克斯曼（美国）	链霉素的发现	1952
约翰·富兰克林·恩德斯（美国）	发现脊髓灰质炎病毒在各种组织培养基中的生长能力	1954
乔舒亚·莱德伯格（美国）	发现细菌遗传物质及基因重组	1958
弗兰克·麦克法兰·伯内特（澳大利亚） 彼得·梅达沃（英国）	发现获得性免疫耐受	1960
马克斯·德尔布吕克（美国） 阿弗雷德·赫希（美国） 萨尔瓦多·卢瑞亚（美国）	研究噬菌体，发现病毒的复制机制和遗传结构	1969
杰拉尔德·埃德尔曼（美国） 罗德尼·罗伯特·波特（英国）	发现抗体的化学结构	1972
巴鲁克·塞缪尔·布隆伯格（美国） 丹尼尔·卡尔顿·盖杜谢克（美国）	发现传染病产生和传播的新机制	1976
巴巴拉·麦克林托克（美国）	发现转座因子	1983
尼尔斯·杰尼（丹麦） 乔治斯·克勒（德国） 色萨·米尔斯坦（英国）	单克隆抗体的制备技术	1984
史坦利·布鲁希纳（美国）	发现朊病毒——感染的一种新的生物学原理	1997
巴里·马歇尔（澳大利亚） 罗宾·沃伦（澳大利亚）	发现幽门螺杆菌及其在胃炎和胃溃疡中所起的作用	2005
哈拉尔德·楚尔·豪森（德国）	发现人乳头瘤病毒（HPV）引发子宫颈癌	2008
弗朗索瓦丝·巴尔-西诺西（法国） 吕克·蒙塔尼（法国）	发现人类免疫缺陷病毒（HIV）	

科学家（国籍）	研究成就（时间）	获诺贝尔奖时间
布鲁斯·巴特勒（美国） 朱尔斯·霍夫曼（法国）	发现 Toll 样受体激活固有免疫机制	2011
拉尔夫·斯坦曼（加拿大）	发现树突状细胞及其启动获得性免疫中的功能	
威廉·C.坎贝尔（爱尔兰） 大村智（日本）	发现阿维菌素治疗丝虫感染的新疗法	2015
屠呦呦（中国）	发现青蒿素用于治疗疟疾	
詹姆斯·艾利森（美国） 本庶佑（日本）	通过抑制负性免疫调节来治疗癌症	2018
哈维·阿尔特（美国） 迈克尔·霍顿（英国） 查尔斯·M.赖斯（美国）	发现丙型肝炎病毒	2020

第一篇 微生物学概论

第一章 原核微生物

原核微生物(prokaryotes)即广义的细菌,指一大类细胞核无核膜包裹,只存在称为核区(nuclear region)的裸露 DNA 的原始单细胞生物,包括真细菌(eubacteria)和古细菌(archaebacteria)两大类群,多数原核生物都属于真细菌,其中包括狭义的细菌、放线菌、螺旋体、支原体、衣原体、立克次体和蓝细菌,而古细菌则被认为是地球上出现最早的一种生命形态。

第一节 细 菌

细菌(bacteria)是一类有坚韧细胞壁,结构简单,以无性二分裂方式繁殖的单细胞原核细胞型微生物。细菌种类繁多、分布广泛,与人类关系较为密切:一方面病原菌可引起人类疾病;另一方面越来越多的细菌应用于医药、食品、环保、冶金、纺织等生产实践中造福人类,同时在基础研究领域中细菌还被作为重要的研究对象和研究工具,如大肠埃希菌(*Escherichia coil*)是生命科学研究中的"超级明星"。本节主要介绍细菌的大小形态、结构功能、营养代谢、生长繁殖,以及细菌的感染、致病性及检查方法等。

一、细菌的形态学

(一)细菌的大小和形态

1. 细菌的基本形态和排列方式 细菌是单细胞原核生物,即一个原核细胞组成一个细菌个体。虽然细菌的个体只是一个细胞,但是它们的形态各不相同。在一定的环境条件下,细菌形态是相对稳定的。细菌具有三种基本形态,即球状、杆状和螺旋状,分别称为球菌、杆菌和螺旋菌,如图 1-1 所

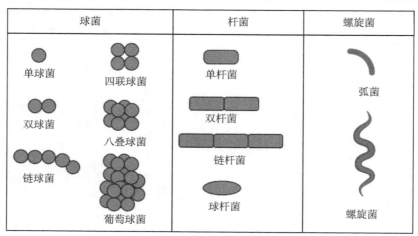

球菌	杆菌	螺旋菌
单球菌 四联球菌	单杆菌	弧菌
双球菌 八叠球菌	双杆菌	
链球菌 葡萄球菌	链杆菌 球杆菌	螺旋菌

图 1-1 细菌的基本形态与排列方式

示。另外,还有少数细菌存在其他形态,如丝状、星形、三角形、方形、圆盘形等。

（1）球菌（coccus,复数 cocci）:球菌是球形或近似球形的细菌,有的单独存在,有的连在一起。球菌分裂之后产生新的细胞常保持一定的排列方式(图 1-1),这种排列方式在分类学上具有重要意义。球菌的形态可分为:

- 单球菌（single coccus） 分裂后的细胞分散而单独存在的为单球菌,如尿素微球菌(*Micrococcus ureae*)。
- 双球菌（diplococcus） 细胞分裂后两个球菌成对排列,如淋病奈瑟球菌(*Neisseria gonorrhoeae*)。
- 链球菌（streptococcus） 细胞分裂沿一个平面进行,分裂后细胞排列成链状,如唾液链球菌(*Streptococcus salivarius*)、酿脓链球菌(*Streptococcus pyogenes*)。
- 四联球菌（tetracoccus） 沿两个互相垂直的平面分裂,分裂后每四个细胞在一起呈"田"字形,称四联球菌,如四联微球菌(*Micrococcus tetragenus*)。
- 八叠球菌（sarcina） 沿三个互相垂直的平面进行分裂后,每八个球菌在一起排成立方体,如尿素八叠球菌(*Sarcina ureae*)。
- 葡萄球菌（staphylococcus） 分裂面不规则,多个球菌聚在一起,呈葡萄串状排列,如金黄色葡萄球菌(*Staphylococcus aureus*)、表皮葡萄球菌(*Staphylococcus epidermidis*)。

（2）杆菌（bacillus,复数 bacilli）:杆菌是细菌中最多的类型。杆菌细胞是长形,其长度大于宽度,但杆菌的大小、长短、粗细不一。

大多数杆菌中等大小,长 2~5 μm,宽 0.3~1 μm。大的杆菌如炭疽杆菌[(3~5) μm×(1.0~1.3) μm],小的如野兔热杆菌[(0.3~0.7) μm×0.2 μm]。

菌体有的挺直,有的稍弯。多数杆菌的两端钝圆,亦有少数呈方形,菌体两侧或平行,或中央部分较粗如梭状,或有一处或数处突出。根据其排列组合情况,也可有单杆菌,双杆菌和链杆菌之分。不过杆菌的排列特征远不如球菌那样固定,同一种杆菌往往可以 3 种形态同时存在。

（3）螺旋菌（spirilla）:细胞呈弯曲状,根据其弯曲程度不同而分为弧菌（vibrio）和螺菌（spirillum）两类。弧菌螺旋不足一环,菌体弯曲呈弧形或逗号形,如霍乱弧菌(*Vibrio cholerae*)、拟态弧菌(*Vibrio mimicus*)和脱硫弧菌(*Desulfovibrio desulfuricans*)。螺菌菌体回转如螺旋,较为坚硬,螺旋的多少及螺距随菌种不同而异,一般为 2~6 环,如深红红螺菌(*Rhodospirilum rubrum*)。需区别的是,螺旋超过 6 环、体长而柔软的螺旋状细菌专称为螺旋体（spirochaeta）,属于广义的细菌范畴。

2. 细菌的不规则形态　细菌的形态与环境因素有关,例如培养温度、培养基的成分、浓度和培养时间等。各种细菌幼龄时在适宜的环境条件下表现出典型形态,当培养条件变化或菌体变老时,常常引起形态的改变,出现不规则形态,如梨形、气球形、分枝状等,这种现象称为多形性（polymorphism）,尤以杆菌中常见。若再将它们转移到新鲜培养基上,并在合适的条件下生长,它们又将恢复其原来的形状。

3. 细菌的大小　细菌个体一般都很小,必须借助光学显微镜才能观察到,因此细菌的大小通常要使用放在显微镜中的显微测微尺来测量。细菌的长度单位为微米（μm）。用电子显微镜观察亚细胞构造或更小的微生物时,要用更小的单位纳米（nm）或埃（Å）来表示。

球菌的大小以其直径表示,大多数为 0.20~1.25 μm,平均 1.0 μm。杆菌、螺旋菌的大小以"宽度×长度"来表示:杆菌大小一般为(0.20~1.25) μm×(0.30~8) μm,产芽孢的杆菌比不产芽孢的杆菌要大;而螺旋菌的长度是以其自然弯曲状的长度来计算,不是以其真正的长度计算,大小一般为(0.30~1) μm×5.0 μm。用大肠埃希菌(0.5 μm×2 μm)来做形象的比较,120 个细胞横向排列才相当于一根人发的直径,1 500 个细胞纵向排列才相当于一粒芝麻的长度。

（二）细菌的形态学检查法

细菌形态学检查是认识和鉴定细菌的第一步,主要检查细菌的大小、形态、排列方式、染色性及可鉴别的特殊结构。

1. 基本检查工具　裸眼的分辨率约为 0.2 mm,故必须借助显微镜才能看到细菌。一般微生物实验室最常用的是普通光学显微镜(light microscope),最大分辨率为 0.2 μm,物镜最大放大倍数为 100 倍,再经过一定倍数的目镜进一步放大,一般最终可将细菌放大到 1 000 倍或 1 600 倍。另外还有暗视野显微镜、相差显微镜、荧光显微镜、透射式电子显微镜、扫描式电子显微镜等现代工具,可将分辨率提高到 0.2~2 nm。

2. 细菌的形态学检查方法　除观察活体细菌及其运动情况时采用不染色标本外,由于细菌细胞既微小又透明,一般均需采用染色方法后方能在光学显微镜下观察。常用的形态学检查方法如图 1-2 所示。

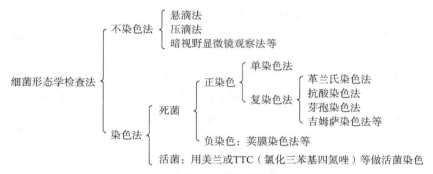

图 1-2　细菌的常用形态学检查方法总结

（1）不染色法:细菌的不染色标本检查法是将细菌直接置于显微镜下,在较暗的视野下进行观察,操作简单,可观察到细菌的生活状态、运动能力和繁殖方式等。常用的方法有悬滴法、压滴法、暗视野显微镜法等。

（2）染色法:细菌经染色后,除可观察其大小、形态、排列方式外,尚可观察某些形态结构和染色反应等。细菌染色多用碱性染料,如美蓝、碱性复红、结晶紫等。碱性染料由着色的阳离子和不着色的阴离子组成。细菌的等电点为 pH 2~5,因而在近中性溶液中都带有负电荷,容易与带有阳离子的碱性染料结合而着色。常用的方法有正染色法(包括单染色法、复染色法)和负染色法等。其中,用来观察细菌细胞的各种结构的染色法,又称为特殊染色法,如荚膜染色法、鞭毛染色法、芽孢染色法、福尔根核质染色法、异染颗粒染色法等。如为死菌染色,染色前一般先将标本涂布于载玻片上,经空气自然干燥、火焰固定的预处理步骤后,再进行各种染色方法;如为活菌,则直接涂布后染色。

● 正染色法

① 单染色法:只用一种染料染色。将标本经涂片和干燥固定后,加上一种染料,如美蓝或石炭酸复红等染色,即可在光学显微镜下观察。此法优点是操作简单,在工业生产中经常采用此法观察生产菌的菌体生长情况,缺点是只能观察菌体形态、大小、排列方式等,无法鉴别不同细菌。

② 复染色法:用两种或两种以上染料染色,一般经初染、脱色、复染等过程。通过复染色法,可将不同细菌或同一细菌的不同结构染成不同的颜色,既可观察到细菌的大小、形态、排列和结构,又有鉴别细菌的作用,故又称鉴别染色法。它包括革兰染色法、抗酸染色法、吉姆萨染色法等,其中最重要和最常用的就是革兰染色法。

A. 革兰染色法(Gram stain)　该染色法由丹麦医生革兰(Christian Gram)于 1884 年创立。经涂片干燥固定后,在细菌标本上先加结晶紫初染,然后加卢戈氏碘液媒染,再加 95％酒精脱色,最后用沙黄或稀释石炭酸复红复染,结果显示出 2 种不同颜色,凡被染成紫色的称革兰阳性(G^+)细菌,染成红色的称革兰阴性(G⁻)细菌,染色过程如图 1-3 所示。

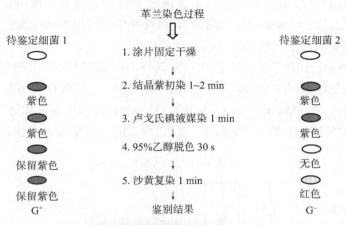

革兰染色过程

待鉴定细菌 1		待鉴定细菌 2
○	1. 涂片固定干燥	○
● 紫色	2. 结晶紫初染 1~2 min	● 紫色
● 紫色	3. 卢戈氏碘液媒染 1 min	● 紫色
● 保留紫色	4. 95%乙醇脱色 30 s	○ 无色
● 保留紫色 G⁺	5. 沙黄复染 1 min 鉴别结果	○ 红色 G⁻

图 1-3 细菌革兰染色法过程示意图

革兰染色法与细菌细胞壁结构有密切关系,故而其原理和实践意义将在介绍细胞壁结构后解释。

B. 抗酸染色法(acid-fast stain) 此法主要用于鉴别抗酸性细菌和非抗酸性细菌,其染色方法是先用石炭酸复红加温染色,再用盐酸酒精脱色,后用吕氏美蓝复染,凡能不被盐酸酒精脱色而保留红色的细菌即为抗酸性细菌,如结核分枝杆菌、麻风分枝杆菌,而脱色呈蓝色的细菌即为非抗酸性细菌。细菌的抗酸性可能与其菌体内的分枝菌酸(mycolic acid)、脂类等成分有关。此法对临床医学诊断具有一定意义。

● 负染色法

将背景染色,从而衬托出未染色的观察目标,就是负染色法,常用于某些较难染色的结构,如荚膜染色法。

二、细菌细胞的结构与功能

细菌细胞的结构主要可分为基本结构和特殊结构两部分。由于细菌个体微小,因此研究其一般结构可采用染色法在光学显微镜下观察,而对细菌的超显微结构则需采用超薄切片法及电子显微镜技术(测量细胞结构以纳米为单位)。细菌细胞的结构如图 1-4 所示。

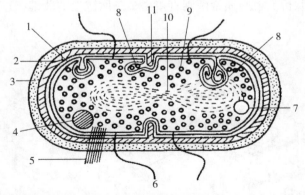

1—细胞质膜;2—细胞壁;3—荚膜;4—异染颗粒;5—菌毛;6—鞭毛;
7—脂质颗粒;8—中介体;9—核糖体;10—核质;11—横隔壁。

图 1-4 细菌细胞结构模式图

(一)细菌的基本结构

细菌的基本结构是指各种细菌都具有的细胞结构,包括细胞壁、细胞膜、细胞质、核物质和一些细胞内含物等。

1. 细胞壁（cell wall） 细胞壁是包在细胞表面厚实坚韧而又略具弹性的结构，采用质壁分离（plasmolysis）、适当的染色方法或制成原生质体后，可在光学显微镜下观察到。若用电镜直接观察细菌的超薄切片，则可以更清楚地证明细胞壁的存在。

根据细菌细胞壁的构造和化学组成的不同，可将其分为 G^+ 细菌（即革兰阳性菌）与 G^- 细菌（革兰阴性菌）。G^+ 细菌的细胞壁较厚（20~80 nm），但化学组成比较单一，只含有90％的肽聚糖和10％的磷壁酸；G^- 细菌的细胞壁较薄（10~15 nm），却有多层构造（肽聚糖和外膜层等），其化学成分中除含有肽聚糖以外，还含有一定量的类脂质和蛋白质等成分。此外，两者的表面结构也有显著不同（图1-5）。

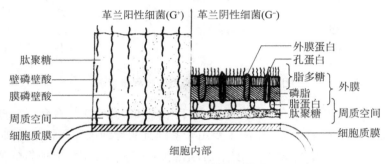

图1-5 细菌细胞壁结构模式图

（1）细胞壁的化学组成和结构

① G^+ 细菌与 G^- 细菌细胞壁的共有化学成分——肽聚糖：肽聚糖（peptidoglycan），又称黏肽（mucopeptide），是真细菌细胞壁中的特有成分。肽聚糖是由短肽侧链和聚糖两部分聚合而成的多层网状结构的大分子化合物，如图1-6所示。聚糖是骨架，由 N-乙酰葡萄糖胺（N-acetylglucosamine，G）、N-乙酰胞壁酸（N-acetylmuramic acid，M）两种单糖通过 β-1,4 糖苷键相互间隔连接而成长链。短肽侧链（大多为四肽）则通过酰胺键连接在胞壁酸上，相邻的短肽又交叉相连，从而形成网状结构。不同细菌肽聚糖中的多糖链排列相同，但短肽链的氨基酸组成和交联方式因细菌而异，有的是相邻的短肽直接相连，有的则要通过另一条短肽桥与相邻的短肽相连。由此可见，每一肽聚糖单体由3部分组成：a. 双糖单位：M—G；b. 短肽侧链：一般为4个氨基酸分子按 L 型和 D 型交替连接而成；c. 肽桥：起着连接两个短肽侧链的桥梁作用，如金黄色葡萄球菌的甘氨酸五肽桥，还有的以一个氨基酸相连，或以其他氨基酸组成肽桥。大肠埃希菌则直接由2条肽链上的肽键相连。肽桥的变化很多，形成了肽聚糖的多样性。

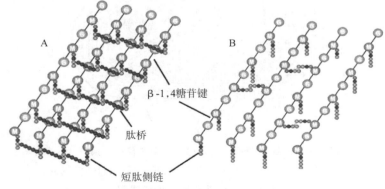

A—G^+ 细菌（*S. aureus*）；B—G^- 细菌（*E. coli*）。

图1-6 G^+、G^- 细菌细胞壁肽聚糖的结构

无论是 G⁺ 细菌还是 G⁻ 细菌,聚糖链骨架基本是一致的,都是由 G 和 M 通过 β-1,4 糖苷键连接成的聚糖链,但是短肽侧链和其交联方式即肽桥却是不一样的。我们以 *S. aureus*、*E. coli* 为 G⁺ 和 G⁻ 的典型代表来看看它们之间的差异(图 1−7)。

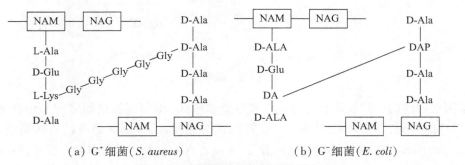

（a）G⁺细菌(*S. aureus*) （b）G⁻细菌(*E. coli*)

图 1−7 肽聚糖的单体及其交联方式

S. aureus 中的四肽侧链为 L-Ala—D-Glu—L-Lys—D-Ala,而 *E. coli* 的四肽侧链中的第三个氨基酸发生了变化,为内消旋二氨基庚二酸(meso-DAP),即 L-Ala—D-Glu—meso-DAP—D-Ala。同时,四肽侧链间的交联方式也相应不同:*S. aureus* 中在一条聚糖链上四肽侧链第三位的 L-赖氨酸的 ε-氨基再通过五聚甘氨酸肽桥连接到相邻聚糖链四肽侧链末端的 D-丙氨酸的羧基上,从而将肽聚糖亚单位交叉连接成重复结构,其中 90% 的亚单位纵横交错连接,从而形成了结构紧密、交联度高、机械强度较大的三维立体网络结构;而 *E. coli* 中一条聚糖链四肽侧链上的第三位 DAP 的氨基和另一条相邻聚糖链侧链上的第四位 D-丙氨酸的羧基通过肽键直接相连接,从而将肽聚糖亚单位交叉连接成重复结构,没有特殊的肽桥,是结构疏松、交联度低、机械强度较差的二维平面结构。具体比较见表 1−1。

表 1−1 G⁺细菌(*S. aureus*)和 G⁻细菌(*E. coli*)细胞壁主要成分肽聚糖的区别

	G⁺细菌(*S. aureus*)	G⁻细菌(*E. coli*)
糖链骨架	一致:[M—G]ₙ	
四肽侧链	L-Ala D-Glu L-Lys D-Ala	L-Ala D-Glu meso-DAP D-Ala
交联方式	有肽桥(5 Gly)	无肽桥,四肽侧链直接相连
结构	结构紧密、交联度高、机械强度较大的三维立体网络结构	结构疏松、交联度低、机械强度较差的二维平面结构

② G⁺细菌细胞壁特有化学成分——磷壁酸:磷壁酸又称为垣酸或菌壁酸,它是革兰阳性细菌细胞壁中含有的含磷丰富的酸性多糖,根据其化学组成可分为两类,即甘油磷壁酸(glycerol teichoic acid)和核糖醇磷壁酸(ribitol teichoic acid)。甘油磷壁酸是通过磷酸二酯键连接基本单位磷酸甘油醇的,如图 1−8(a)所示。核糖醇磷壁酸则是以磷酸二酯键连接基本单位磷酸核糖醇,如图 1−8(b)所示。根据磷壁酸与细菌细胞连接方式的不同又可将磷壁酸分为膜(脂)磷壁酸和壁磷壁酸,前者与细菌细胞膜相连,后者与细菌细胞壁连接(图 1−5)。

磷壁酸的主要功能有:a. 通过分子上的大量负电荷浓缩细胞周围的 Mg²⁺,以提高细胞膜上一些合成酶的活性;b. 贮藏元素;c. 调节细胞内自溶素(autolysin)的活力,借以防止细胞因自溶而死亡;d. 作为噬菌体的特异性吸附受体;e. 赋予 G⁺细菌特异的表面抗原,因而可用于菌种鉴定;f. 增强某些致病菌对宿主细胞的粘连,避免被白细胞吞噬,并有抗补体作用。

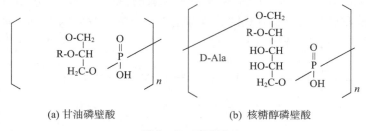

(a) 甘油磷壁酸   (b) 核糖醇磷壁酸

图1-8 磷壁酸

③ G⁻细菌细胞壁的外膜层及其特有化学成分脂多糖:G⁻细菌细胞壁的结构和化学组成和G⁺细菌细胞壁有显著的差异,厚度较G⁺菌薄,层次较多,成分较复杂,是由薄而疏松的肽聚糖层和外膜层(outer membrane)组成。细胞壁肽聚糖层厚仅2~3 nm,占细胞壁干重的5%~15%;外膜层则是G⁻细菌细胞壁特有的结构,如图1-5A所示。

如图1-9所示,G⁻细菌的外膜与细胞膜结构相似,也是脂质双层,由脂多糖(lipopolysaccharide, LPS)、磷脂和脂蛋白等组成。其脂质的两层疏水端相接,亲水端相背。但外膜的双层不对称。内层主要为磷脂,而外层还有大量LPS插入。在外膜中还镶嵌着许多具有特殊功能的蛋白质,称外膜蛋白(outer membrane protein, OMP)。

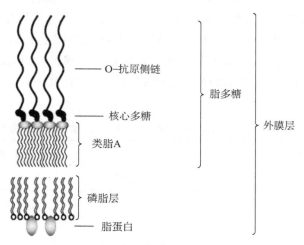

图1-9 G⁻细菌细胞壁的外膜层

外膜的主要功能有:

a. 屏障:排斥环境中的大分子物质,如一些蛋白酶、脂酶、磷脂酶、肽酶、DNA酶和一些大分子的抗生素,如青霉素、放线菌酮、褐霉素和红霉素,还有抗体等,不让其进入,使细菌免受这些分子的破坏。外膜的屏障作用机制是靠邻近LPS上的负电荷与二价阳离子交联而牢固结合,防止物质通过。若用EDTA处理除去二价阳离子,则通透性增加。

b. 摄入:细菌需要的物质通过外膜摄入,主要是通过膜孔蛋白(porin)。膜孔蛋白是镶嵌在外膜中的一种OMP,中间具有孔道,可允许营养物质通过。膜孔蛋白又有特异性膜孔蛋白和非特异性膜孔蛋白两种。非特异性膜孔蛋白有OMP C、D、F,可允许一些小于一定限度的亲水分子通过。此孔道仅有弱的离子选择性,而无化学选择性,分子的进入主要靠扩散。不同菌种的膜孔蛋白能通过的分子大小不同。大肠埃希菌的膜孔蛋白可通过相对分子质量约600的分子,铜绿假单胞菌(简称绿脓杆菌)的膜孔蛋白可通过相对分子质量达3 000的分子。特异性膜孔蛋白仅允许特殊物质摄入,如:LamB是λ噬菌体的受体,允许麦芽糊精通过;Tsx是T₆噬菌体的受体,可允许核苷和某些氨基酸通过。

c. 受体或载体:有些营养物质,如铁离子、维生素 B₁,可先固定浓缩于外膜而后摄入。与性菌毛接合的受体在外膜上,某些噬菌体的受体也在外膜上。

d. 酶:外膜中有一些蛋白具有酶的特性。

如图 1-9 所示,G⁻细菌脂多糖由类脂 A、核心多糖和 O-特异侧链(或称 O-抗原、O-多糖)组成。类脂 A 具有致热作用,是 G⁻细菌内毒素的毒性成分;核心多糖由庚糖、半乳糖、2-酮基-3-脱氧辛酸(KDO)等组成,有属的特异性;多糖 O-抗原是由若干个低聚糖的重复单位组成的多糖链,即 G⁻细菌的菌体抗原(O-抗原),具有种的特异性,如沙门菌属的细菌根据其 O-抗原结构即可分为 2 000 余个血清型。

LPS 很难从细胞壁脱落,当细菌死亡等时它会通过溶解、破坏细胞来脱落,并通过作用于动物细胞等发挥其毒性。由于这种性质,它不是细菌分泌到体外的毒素(外毒素),而是不被分泌的存在于细菌体内的毒素,因此被称为内毒素。

LPS 的主要功能有:① 是 G⁻细菌内毒素的主要成分,可引起内毒素休克,有致热原的特性,可激活巨噬细胞和补体,是一种激活 B 细胞的丝裂原,可引起组织坏死与肿瘤退化;② 与磷壁酸相似,具有吸附 Mg^{2+}、Ca^{2+} 等阳离子的作用;③ 决定了 G⁻细菌细胞表面抗原决定簇的多样性;④ 是噬菌体的吸附受体。

LPS 具有热稳定性和化学稳定性,用一般的高压灭菌器或干热灭菌法无法使其灭活。要想让其灭活就需要用 250 ℃ 的高温加热 30 min。

综上可知,G⁺细菌和 G⁻细菌细胞壁的结构和化学组成存在显著差异,具体比较见表 1-2。

表 1-2　G⁺细菌和 G⁻细菌细胞壁组成的比较

	比较项目	G⁺细菌	G⁻细菌
肽聚糖	厚度	厚,20~80 nm	薄,10~15 nm
	含量(占细胞干重百分比)	高(50%~80%)	低(5%~15%)
	层数	多(可达 50 层)	少(1~3 层)
	结构	交联度高,结构致密,三维立体网状结构	交联度低,结构疏松,二维平面网状结构
	外膜	无	有
	磷壁酸	有	无
	脂多糖	无	有
	脂蛋白	无	有
	脂类含量	少(1%~4%)	多(11%~22%)
	对青霉素敏感性	敏感	不敏感

(2)细菌细胞壁的功能:

① 具有保护细胞及维持细胞外形的功能。细菌内部的渗透压很大(5~20 kPa),若无坚韧细胞壁的保护,在渗透压较低的环境中容易破裂,也无法保持一定的形状如杆形、螺旋形等。细菌细胞在一定浓度范围的高渗溶液中,原生质收缩,但细胞仍可保持原来形状;在一定浓度范围的低渗溶液中,细胞则会膨大,但不破裂。这些都和细胞壁具有一定坚韧性及弹性有关。例如 G⁺细菌细胞壁可耐受 1 518~2 530 kPa 的渗透压,G⁻细菌可耐受 506~1 012 kPa 的渗透压。

② 与细胞内外的物质交换有关。细胞壁上有许多微孔(直径为 110 nm),可允许水及一些化学物质通过,但对大分子物质有阻拦作用,故可与细胞膜一起共同完成细胞内外的物质交换。

③ 细胞壁还为细菌鞭毛运动提供可靠的支点，从而协助鞭毛运动。

④ 细菌细胞壁是细胞正常分裂所必需的。

⑤ 细胞壁的化学组成也与细菌的抗原性、致病性以及对噬菌体的敏感性有关。如 G⁻ 细菌具有外膜层，其功能是抗吞噬作用和对药物等的屏障作用，可阻止相对分子质量 700 以上的分子通过，所以与 G⁻ 细菌细胞对药物的敏感性有关。而 G⁻ 细菌细胞壁上的 LPS 具有内毒素的作用，也与致病性有关。某些 G⁺ 细菌的细胞壁具有一些特殊蛋白质，如金黄色葡萄球菌有蛋白 A，A 群链球菌有 M 蛋白，这些蛋白质都可能与细菌的毒力有关。

（3）周质空间（periplasmic space）：周质空间又称周质或壁膜空间。在 G⁻ 细菌中，一般指其外膜与细胞膜之间的狭窄空间（宽 12~15 nm），呈胶状。肽聚糖薄层夹在其中。可认为它是原核生物的一个特殊"细胞器"。在周质空间中，含有多种周质蛋白，包括：① 水解酶类，如蛋白酶、核酸酶等；② 合成酶类，如肽聚糖合成酶；③ 结合蛋白（具有借促进扩散而运送营养物质的作用）；④ 受体蛋白（与蛋白的趋化性有关）。

一般认为 G⁺ 细菌具有较小的周质空间，故周质空间通常只指 G⁻ 细菌的周质空间（图 1-5）。

（4）溶菌酶和青霉素对细菌细胞壁的作用及缺壁细菌：由于肽聚糖是细菌细胞壁的主要成分，凡能破坏肽聚糖结构或抑制其合成的物质均能损伤细胞壁而杀死细菌。

溶菌酶（lysozyme）是广泛存在于卵清、人的泪液和鼻涕、部分细菌和噬菌体内的一种酶，能专一性水解 N-乙酰胞壁酸 1 号碳原子和 N-乙酰葡萄糖胺 4 号碳原子之间的 β-1,4 糖苷键，破坏肽聚糖骨架，引起细菌裂解。

许多抗生素抑菌或杀菌是由于它们作用于肽聚糖合成的某个阶段。肽聚糖的合成可分 3 个阶段。第 1、2 阶段分别在细胞质与膜内进行，至合成由 N-乙酰葡萄糖胺与 N-乙酰胞壁酸组成的双糖肽后，进入第 3 阶段，即装配到膜外原有的细胞壁上。但这一装配还需靠膜内的酶，主要有转糖基酶（transglycosylase）与转肽酶（transpeptidase）。转糖基酶的功能是促使在细胞质内新合成的双糖肽结合到膜外原有的肽聚糖上，使肽聚糖上的多糖链不断延长。转肽酶随后使肽链脱去最后一个 D-丙氨酸而与另一条肽链上的肽桥交联，形成一张牢固的网。转肽酶具有与青霉素结合的能力，故称为青霉素结合蛋白（penicillin binding protein，PBP）。PBP 与青霉素结合后其酶功能受抑制，影响细胞壁中肽聚糖的合成。故青霉素的作用是抑制肽聚糖合成最后阶段的交联作用即转肽反应，不论对 G⁺ 细菌还是 G⁻ 细菌都一样，只不过具体作用位点不同。这样，细菌不能合成完整的细胞壁而受到抑制。由于 G⁻ 细菌外膜的通透屏障作用使青霉素不易达到它的作用靶位，从而使 G⁻ 细菌对青霉素不敏感。值得一提的是，近年来的研究发现青霉素对细菌的致死效应还包括触发细菌的自溶酶活性，促进细菌自溶。

缺壁细菌（cell wall deficient bacteria）泛指由于长期受某些环境因素的影响或通过人工施加某种压力导致细胞壁合成不完整甚至完全缺失的细菌。这种细菌在高渗环境下仍可存活。按照导致细胞壁缺失的因素和缺失的程度，可将缺壁细菌分为四类：L 型细菌、原生质体、圆球体和支原体。

1935 年，克兰伯格（Klieneberger）在李斯特研究所（Lister Institute）从大白鼠体内分离出没有细胞壁的念珠状链杆菌变异株，并称之为 L 型细菌，是指在实验室培养过程中通过自发突变而形成的遗传性状稳定的缺壁细菌。原生质体（protoplast）是用溶菌酶水解或青霉素诱导处理 G⁺ 菌，破坏或抑制细菌细胞壁的合成，获得的无细胞壁仅有细胞膜包裹的部分。G⁻ 细菌以溶菌酶和 EDTA 处理或用青霉素不完全抑制细胞壁合成后，除去肽聚糖层和部分脂多糖，得到细胞壁部分缺陷的圆形结构，则称为圆球体（spheroplast）（图 1-10）。目前，细菌原生质体和圆球体也统称为 L 型细菌。但严格来说，L 型细菌应专指那些实验室或宿主体内通过自发突变而形成的遗传性稳定的细胞壁缺陷菌株。支原体（mycoplasma）则是在长期进化的过程中逐渐形成的能适应自然环境条件的无细胞壁的原核细胞型微生物。

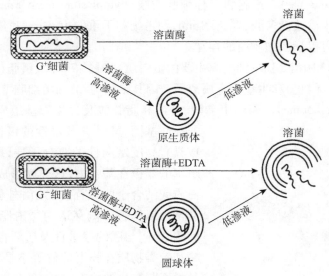

图 1-10 原生质体和圆球体

L 型细菌的形态因缺失细胞壁而呈高度多形性,有球状、杆状和丝状,大小不一,革兰染色常呈阴性。L 型细菌生长繁殖时的营养要求基本与原菌相同,但必须补充 3‰~5‰ 的氯化钠、10‰~20‰ 蔗糖或 7‰ 聚乙烯吡咯烷酮(PVP)等稳定剂,以提高培养基的渗透压。同时还需要加入人或马血清。L 型细菌生长较缓慢,一般培养 2~7 d 后在软琼脂平板形成中间较厚、四周较薄的荷包蛋样细小菌落。L 型细菌在液体培养基中生长后呈较疏松的絮状颗粒,沉于管底,培养液则澄清。研究表明,L 型细菌也具有致病作用,用药后易反复发作。

原生质体对环境更为敏感,给微生物学工作者提供了一种有效的生物学材料,原生质体融合技术现被广泛用于微生物优良菌种的选育。除去诱导因子,原生质体和圆球体仍能恢复原来的细菌形态。

支原体细胞膜中含有甾醇,即使缺乏细胞壁仍有较高机械强度,因而可以在普通环境中生长。

(5)细菌细胞壁与革兰染色的关系:前面已经在细菌形态学检查法中介绍了革兰染色法,近年来由于对细胞壁结构的深入研究,故对革兰染色的原理亦有比较满意的解释。现在大多认为:① G⁻ 细菌细胞壁中脂类物质含量较高,脂溶剂乙醇的处理,溶解了脂类物质,结果使 G⁻ 细菌细胞壁通透性增加,结晶紫-碘复合物亦被乙醇抽提出,于是 G⁻ 细菌细胞被脱色,而呈复染液的红色;而 G⁺ 细菌细胞壁中脂类物质含量低,对乙醇作用不敏感。② G⁻ 细菌细胞壁薄,肽聚糖含量少,交联度低,孔径大,结晶紫-碘复合物易被乙醇抽提出而脱色;G⁺ 细菌细胞壁厚,肽聚糖含量高,层数多,交联度高,乙醇处理后脱水收缩引起肽聚糖网孔孔径变小,通透性降低,结晶紫-碘复合物被保留在细胞内而呈紫色。③ 此外也有研究认为与细胞内的等电点有关。G⁺ 细菌的等电点比 G⁻ 细菌低,在生理条件下所带的负电荷少,与结晶紫结合牢固,不易脱色。

由于革兰染色原理与细胞壁的结构和组成有关,故随着对细胞壁研究的不断深入,可能还会出现新的更为合理的解释。同时要指出的是,革兰染色还和菌龄、染色时的操作等有关,所以在进行革兰染色时要特别注意,以免假阳性、假阴性出现。

革兰染色有着十分重要的理论和实践意义:① 鉴别细菌。该法几乎可将所有的细菌分为 G⁺ 细菌和 G⁻ 细菌两大类,有助于细菌的鉴别,在一定程度上反映出细菌某些生物学性状的差异。② 有助于了解细菌的致病性。G⁺ 细菌大多产生外毒素,G⁻ 细菌则多产生内毒素。③ 指导临床用药。细菌细胞壁的差异导致其对某些抗生素的敏感性不同,多数 G⁺ 细菌对青霉素、头孢菌素等作用于细胞壁的抗生素敏感,而多数 G⁻ 细菌对作用于细胞内核糖体的红霉素、链霉素等抗生素敏感,这对于临床选择药物有一定参考价值。

2. 细胞膜（cell membrane）　细胞膜又称细胞质膜（cytoplasmic membrane），是紧靠在细胞壁内侧，柔软而富有弹性的半渗透性薄膜，厚7~8 nm，约占细胞干重的10％，通过质壁分离、选择性染色、原生质体破裂等方法，可以证明细胞膜的存在。

（1）细胞膜的结构和化学组成：细胞膜主要由蛋白质（50％~70％）、磷脂（20％~30％）和少量多糖组成，此外还含有水、无机盐和少量的金属离子。因其结构与G⁻细菌细胞壁中的外膜相似，故又有人称之为内膜（inner membrane）。磷脂由磷酸、甘油和脂肪酸及含氮碱基组成。它既具有疏水性的非极性基团，又具有亲水性的极性基团，在水溶液中形成具有高度定向性的双分子层，即亲水的极性基朝外，疏水的非极性基朝内，这样就形成了膜的基本结构。蛋白质或结合于膜表面上，或由外侧伸入膜的中部，有的甚至可以从膜一侧穿透两层磷脂分子而暴露于膜的另一侧之外，与膜的渗透性及酶活性有关。这些蛋白质或酶和糖类物质在膜上的位置不是固定不变的，而是处于一种不断变化的状态，这就是辛格（J. S. Singer）和尼科尔森（G. L. Nicolson）于1972年提出的所谓液态镶嵌模型学说。细胞膜的液态镶嵌结构模式如图1-11所示。

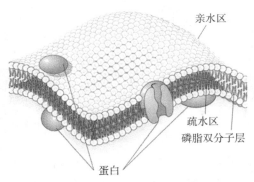

亲水区
疏水区
磷脂双分子层
蛋白

图1-11　细胞膜的液态镶嵌模型结构

（2）细胞膜的功能：细菌细胞膜具有重要生理功能。

① 它是细胞正常的渗透性屏障，选择性控制细胞内外物质的运输和交换，即具有选择通透性，控制营养物质及代谢产物进出细胞，并排出过多的或废弃的物质。

② 细菌细胞膜上还具有丰富的酶系，如脱氢酶系、电子传递系统及氧化磷酸化酶系。细菌的细胞膜相当于真核细胞的线粒体，整个呼吸链包括脱氢酶及细胞色素、泛酸（辅酶Q）都存在于细胞膜内，细菌的电子转运与氧化磷酸化主要在细胞膜中进行，它与细胞代谢时能量的产生、储存和利用有关，是细胞的产能基地。ATP在此合成，细胞膜的内层分布有许多含ATP的颗粒。

③ 细胞膜还是细胞壁各种组分（肽聚糖、磷壁酸和LPS等）和荚膜等大分子合成的场所。

④ 细胞膜是细菌鞭毛的着生点，为细菌鞭毛的运动提供能量；

⑤ 细胞膜上有多种抗生素的作用点。作用于细胞膜的抗生素可分3类：第1类有类似去垢剂的作用，如多黏菌素（polymyxin）有选择性破坏细胞膜中磷脂酰乙醇胺（phosphatidylethanolamine）的作用。第2类能干扰细胞膜的生物合成，如萘啶酸（nalidixic acid）和新生霉素（novobiocin）即是如此。第3类具有离子载体（ionophore）的作用，这一类可加速某些离子通过膜的扩散，如表霉素（valinomycin）可增加钾离子的通透性。离子载体的杀菌作用在于改变氧化磷酸化所需的电势。

中介体（mesosome）又称间体，是细胞膜向胞浆内陷折叠而形成的管状或囊状物结构，其中充满层状或管状的泡囊（图1-12）。间体的生理功能至今还不甚了解，推测它可能与细菌DNA复制、分配、细胞分裂、芽孢的形成以及某些酶如青霉素酶的分泌有一定关系。近年来，也有学者认为中介体仅是超薄切片制片时因脱水操作而引起的一种赝象。目前对中介体还缺乏深入的研究。

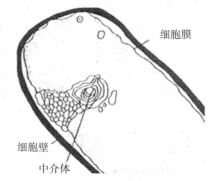

细胞膜
细胞壁
中介体

图1-12　中介体示意图

3. 细胞质（cytoplasm）　细菌细胞膜内除核质以外的物质，统称为细胞质或原生质。细胞质为无色透明黏稠的胶状物，含水量约为80％，其主要成分为水、蛋白质、核酸和脂类，并含有少量的糖和无机盐。由于细胞质含有较多的核糖核酸，可占菌体固形物的15％~20％，因而其嗜碱性强，生长旺盛的幼龄细菌细胞的核糖核酸含量更高。细胞质是细菌的内环境，含丰富的酶类，是细菌合成代谢和分解代谢的主要场所,含有核糖体、各种贮藏物、酶、中间代谢物、质粒、各种营养物质和大分子的单体等。细胞质中主要有下列多种重要的结构:

(1) 核糖体(ribosome):核糖体也称核蛋白体,是分散存在于细菌细胞质中、沉降系数为 70S 的微小颗粒,它由 70%RNA(核糖核酸)和 30%蛋白质组成。在电镜下可见细菌细胞中的核糖体直径约为 20 nm,由大亚基和小亚基两部分构成。在生长旺盛的细胞中,核糖体串联在一起组成聚核糖体发挥作用。核糖体是细胞合成蛋白质的场所,也是许多抗菌药物选择作用的靶点,如链霉素可与细菌核糖体上 30S 小亚基结合,从而干扰蛋白质的合成导致细菌死亡。

(2) 颗粒状内含物(inclusion body):很多细菌细胞中含有各种较大的颗粒,又称胞浆颗粒,大多系细菌的营养贮藏物,包括多糖、脂类、多聚磷酸盐等,并非细菌生长所必需或恒定的结构。常见的有:

● 异染(颗)粒(metachromatic granules)

又称迂回体(volutin),主要成分为多聚偏磷酸盐,是无机偏磷酸的线状多聚体,嗜碱性强,如用蓝色染料(甲苯胺蓝、美蓝)可染成紫红色,用特殊染色法可染成与细菌其他部位不同的颜色,故名异染(颗)粒。一般在含磷丰富的环境中形成。多聚磷酸盐可作为磷酸盐的储存体,在反应中可作为能量来源,并有降低细胞渗透压的作用。白喉棒杆菌(*Corynebacterium diphtheriae*)和结核分枝杆菌(*Mycobacterium tuberculosis*)等常具有特征性的异染颗粒,故在菌种鉴定中有一定意义。

● 脂肪颗粒

由聚 β-羟基丁酸(poly-β-hydroxybutyrate,PHB)组成,是细菌碳源和能源性贮藏物,易被脂溶性染料如苏丹黑或尼罗蓝着色,具有储藏能量、碳源和降低细胞内渗透压等作用。与之相类似的还有其他聚羟链烷酸(polyhydroxyalkanoate, PHA),已在多属细菌中发现。由于 PHB 和 PHA 是由生物合成的高聚物,无毒、可塑、易降解,因此正被开发用于制造医用塑料和快餐盒,试图以此来解决"白色污染"。

● 肝糖粒和淀粉粒

肝糖粒为糖原(glycogen),用稀碘液可染成红褐色,淀粉粒可用碘液染成深蓝色,它们均为细菌碳源和能源性贮藏物。

(3) 质粒(plasmid):在很多细菌细胞质中,除染色体 DNA 外,还存在核外遗传质——质粒,它们是一些较染色体小的 DNA 分子,可以脱离染色体而单独存在。质粒能独立进行复制,亦能整合到染色体上随细菌染色体同时复制,并随细胞分裂而分配到子代细胞中。通过细胞的接触,质粒可由一个细胞转移到另一个细胞,而且还能把一个细胞的一部分染色体基因转移到另一个细胞中去,从而改变后一个细胞的遗传性状。质粒的种类很多,携带有细菌不同的遗传信息和控制细菌的各种遗传性状,如抗药性、性菌毛的产生等。但是,质粒并非细菌细胞所必需,有时亦会从一个细胞中消失,但它的消失一般并不造成细菌的病变或死亡。目前,质粒已广泛用于遗传工程的载体,在生命科学领域具有重要的应用价值。在本书第六章"微生物的遗传和变异"中会有详细介绍。

此外,除了上述主要结构外,少数特殊细菌还有磁小体、羧酶体、气泡、伴孢晶体等具有特定功能的细胞结构,使这些细菌能够在特殊的环境中生存。

4. **核质**(nuclear material) 细菌的细胞和其他原核生物一样,DNA 集中在细胞质中的低电子密度区,称核区或核质体,并且只具有一个 DNA 聚集的核区,结构简单、形态不规则,没有核膜,更没有核仁。并且为了同真核细胞的细胞核有所区别,被称作拟核或类核。

核区主要由一个环状的 DNA 分子组成,并且呈丝状结构。有些的原核细胞的 DNA 为线形,还有些细菌如霍乱弧菌含有不止一个 DNA 分子。

虽然细菌没有真正意义上的染色体结构,但是其 DNA 也在 RNA 和拟核蛋白(不同于组蛋白)的协助下进行高效包装。在直径不到 1 μm 的核区空间内,折叠着长达 1 200~1 400 μm 的环状 DNA,

所含的遗传信息量可编码 2 000~5 000 种蛋白质,因此细菌的 DNA 的空间构建是十分精巧的。

另外由于细菌没有核膜将核和细胞质绝对分开,因此细菌 DNA 的复制、RNA 的转录与蛋白质的合成可以同时进行,而不像真核细胞的这些生化反应在时间和空间上是严格分隔开来的。这是细菌乃至整个原核细胞和真核细胞之间最显著的差异之一。

细菌的基因组一般是作为具有一个复制起点的独立单位而进行复制的,遵循半保留的复制规律,最终由一个 DNA 母环复制为两个子环。复制时,细菌的 DNA 环附在细菌的质膜上作为支持点,并且复制不受细胞分裂周期的限制,可以连续进行,不像真核细胞 DNA 复制时局限在细胞周期的特定阶段(S 期)。

(二)细菌的特殊结构

某些细菌除具有上述基本结构以外,还具有特殊结构,如荚膜、鞭毛、菌毛、芽孢等。特殊结构并不是所有细菌都具有的结构。

1. 荚膜(capsule) 某些细菌在一定营养条件下可向细胞壁表面分泌一层疏松透明、黏度极大的胶状物质,称为糖被(glycocalyx),根据糖被在单个细胞表面存在的状况,可分为 3 种情况:若具有一定外形,相对稳定地附于细胞壁外,厚度大于 0.2 μm,即为荚膜;如很薄(<0.2 μm),就称为微荚膜(microcapsule);如这些物质松散包裹在单个细胞上,没有明显的边缘,而可扩散到周围环境中,就叫作黏液层(slime layer)。而包裹在细胞群上的则称为菌胶团(zoogloea)。糖被的有无、厚薄与菌种的遗传性有关,还和环境尤其是营养条件密切相关。这里我们以荚膜为代表来介绍糖被。

荚膜的组成随细菌种类而异,大多为多糖或多肽物质,如肺炎链球菌Ⅲ型的荚膜为多糖、炭疽芽孢杆菌的荚膜是由 D-谷氨酸聚合而成的多肽。荚膜不易着色,可采用负染色法使暗色背景与菌体之间形成一透明区而被观察到(图 1-13)。

具有荚膜的细菌在琼脂培养基上形成的菌落表面湿润、光滑,具有光泽,黏液状,称为光滑(smooth,S)型菌落;不具有荚膜的细菌所形成的菌落表面相对干燥、粗糙,称为粗糙(rough,R)型菌落(图 1-14)。S 型菌落可因失去荚膜而转化为 R 型菌落,致病力降低。如有荚膜的肺炎链球菌注入小鼠腹腔内,只需要几个活菌即能使小鼠死亡,而无荚膜的细菌则需一二亿个活菌才能产生同样结果。

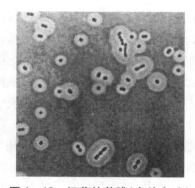

图 1-13 细菌的荚膜(负染色法)

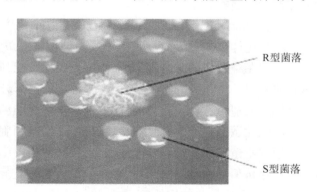

R型菌落

S型菌落

图 1-14 荚膜与菌落的关系

荚膜并非细菌细胞的必不可少的结构,因失去荚膜的细菌仍能正常生长,荚膜对细胞的功能主要有:① 保护作用。保护细胞免受干燥的影响,有荚膜的细菌抗干燥能力强;可防止噬菌体的吸附和裂解;可保护细菌抵抗吞噬细胞的吞噬和消化作用,免受溶菌酶和补体以及其他杀菌物质的杀菌作用;作为透性屏障保护细菌免受重金属离子的毒害。② 抗干燥作用。荚膜多糖为高度水合分子,含水量在 95% 以上,可帮助细菌抵抗干燥对生存的威胁。③ 贮备养料。是细菌体外的贮藏物质,当缺乏营养时可作为碳源和能源被利用。④ 堆积某些代谢废物。⑤ 表面附着作用。可使菌体附着于适当的物体表面,如唾液链球菌(*Streptococcus salivarius*)的荚膜物质黏附于人的牙齿,细菌发酵糖类产生的乳酸局部腐蚀珐琅质,引起龋齿。⑥ 细菌间的信息识别作用。

细菌的荚膜与生产实践有密切的关系。有些细菌荚膜本身对人体具有毒性而致病,在食品工业中出现的黏性面包、黏性牛奶都是因污染了产荚膜细菌而引起的。肠膜状明串珠菌(*Leuconostoc mesenteroides*)利用蔗糖合成大量荚膜物质葡聚糖,已被用来大量生产右旋糖酐作为代血浆的主要成分,而右旋糖酐具有维持血液渗透压和增加血容量的作用,在临床上可用于抗休克、消肿和解毒。同时该荚膜葡聚糖还可用于生产葡聚糖凝胶试剂。利用甘蓝黑腐病黄单胞菌的荚膜提取胞外多糖黄原胶(xanthan),可用于石油开采中的钻井液添加剂及印染、食品等工业中。还可利用产生菌胶团的细菌分解和吸附有害物质的能力进行污水处理等。有的荚膜物质具有抗原性,还可用于细菌分型,作为鉴定细菌的依据之一。

2. 芽孢(spore) 某些细菌,特别是 G⁺杆菌,生长到一定阶段,在细胞内形成一个圆形或椭圆形的、折光性强的特殊结构,称为芽孢,又称内生孢子(endospore)。芽孢对不良环境条件具有特殊的抗性,能否形成芽孢是细菌种的特性。产生芽孢的细菌种类很少,主要是属于 G⁺的杆菌中的两个属:好气性芽孢杆菌属(*Bacillus*)和厌气性梭状芽孢杆菌属(*Clostridium*)。

细菌芽孢具有各种不同的类型,如图 1-15 所示,各种细菌芽孢着生的位置、形状、大小因菌种而异,故芽孢是鉴别细菌的重要依据之一。如枯草芽孢杆菌(*Bacillus subtilis*)、炭疽芽孢杆菌、蜡状芽孢杆菌(*Bacillus cereus*)的芽孢位于菌体中央,卵圆形,比菌体小;而丁酸梭菌(*Clostridium butyricum*)的芽孢位于菌体中央,椭圆形,直径比菌体大,故呈两头小中间大的梭形;破伤风梭菌(*Clostridium tetani*)的芽孢却位于菌体一端,正圆形,直径比菌体大,呈鼓槌状。

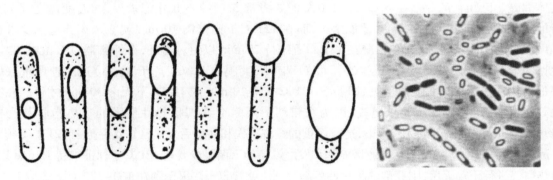

(a) 各种细菌芽孢的位置和形状　　　　　　　　　　　　(b) 枯草芽孢杆菌的芽孢

图 1-15　各种细菌芽孢

细菌芽孢为致密的多层壁膜结构,其结构如图 1-16 所示,由芽孢外壁、芽孢壳、皮层、芽孢壁和核心组成,芽孢核心含有核糖体和类核。芽孢具有厚而致密的芽孢壳,一般染色不易着色,必须采用特殊的芽孢染色法加温着色,在光学显微镜下可与菌体反差较大,清楚分辨。

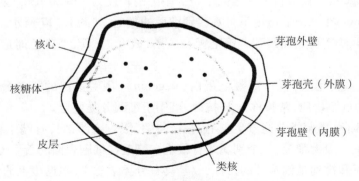

图 1-16　细菌芽孢结构示意图

芽孢多形成于细菌对数生长期末期，与营养的消耗、代谢产物的积累等环境因素有关，但能否形成芽孢是由细菌基因组决定的。值得注意的是，一个细菌的营养细胞只能形成一个芽孢，而芽孢代谢缓慢，对营养物质需求降低，不能分裂繁殖，一个细菌芽孢只萌发成一个细菌营养体。所以，芽孢与细菌的繁殖体不同，一般认为它是细菌的休眠体。

芽孢是生物中抗逆性最强的一种构造，特点是具有较强的耐热性、抗化学药物和抗辐射性以及休眠能力，如枯草芽孢杆菌（Bacillus subtilis）的芽孢，在沸水中能存活 1 h，而肉毒梭状芽孢杆菌（Clostridium botulinum）的芽孢，即使在 180 ℃的干热中仍可存活 10 min，而在一般条件下可保持几年至几十年不死亡。芽孢对热、干燥、化学药品等都有较强的抵抗力，这给医疗卫生、发酵工业和食品工业都带来严重危害。芽孢耐热的机制尚未完全阐明，目前一般认为可能与这些因素有关：① 芽孢含水量低，蛋白质受热不易变性；② 芽孢结构致密，通透性低，能阻止化学药品等的渗入；③ 芽孢形成时合成了一些较繁殖体具有更强耐热性的酶类；④ 芽孢皮层中含有 2,6 -吡啶二羧酸钙（dipicolinic acid，DPA）盐，可增强其耐热性。

研究芽孢有着重要的实践意义。芽孢是少数几属真细菌所特有的形态构造，因此，它的存在和特点成了细菌分类、鉴定中的重要形态学指标。由于芽孢具有高度耐热性，因此用高温处理含菌试样可轻而易举地提高芽孢的筛选效率。由于芽孢的代谢活动基本停止，因此其休眠期特长，这就为产芽孢菌的长期保藏带来了极大的方便。由于芽孢具有高度耐热性和其他抗逆性，因此，是否能消灭一些代表菌的芽孢就成了评价各种消毒灭菌方法的最重要的指标。例如，若对肉类原料上的肉毒梭状芽孢杆菌（Clostridium botulinum）灭菌不彻底，它就会在成品罐头中生长繁殖并产生极毒的肉毒毒素，危害人体健康。已知它的芽孢在 pH>7.0、100 ℃时要煮沸 5.0~9.5 h 才能杀灭，如温度提高到 115 ℃进行加压蒸汽灭菌，需 10~40 min 才能杀灭，而在 121 ℃下则仅需 10 min 就能杀灭。这就要求食品加工厂在对肉类罐头进行灭菌时，应在 121 ℃下维持 20 min 以上。另外，在外科器材灭菌中，常以有代表性的产芽孢菌——破伤风梭菌（C. tetani）和产气荚膜梭菌（C. perfringens）这两种严重致病菌的芽孢耐热性作为灭菌程度的依据，即要在 121 ℃灭菌 10 min 或 115 ℃下灭菌 30 min 才可。在实验室尤其在发酵工业中，灭菌要求更高，因为在自然界经常会遇到耐热性最强的嗜热脂肪芽孢杆菌（Bacillus stearothermophilus）的污染，造成严重的经济损失和间接后果。已知其芽孢在 121 ℃下须维持 12 min 才能杀死，由此就规定了工业培养基和发酵设备的灭菌至少要在 121 ℃下保证维持 15 min 以上。若用热空气进行干热灭菌，则芽孢的耐热性更高，因此，就规定干热灭菌须在 160~170 ℃下维持 1~2 h。

苏云金芽孢杆菌（Bacillus thuringiensis）在形成芽孢的同时，会在芽孢旁形成一颗菱形、方形或不规则形的碱溶性蛋白质晶体，称为伴孢晶体。晶体形状大的达 1.94 nm×0.54 nm（长×宽），其干重可达芽孢囊重的 30%左右。伴孢晶体对鳞翅目、双翅目和鞘翅目等 200 多种昆虫和动植物线虫有毒杀作用。

3. 鞭毛（flagella）　有一些杆菌、螺旋菌和极少数球菌从细胞内向菌体表面伸出的细长、波曲的丝状物，称为鞭毛（flagella），其数目为一至数十条。鞭毛的长度为 15~20 μm，最长可达 50 μm，直径很细，一般为 10~20 nm，在电子显微镜下可观察到细菌的鞭毛，如图 1-17 所示。如果采用特殊的鞭毛染色法，亦可在光学显微镜下观察到。鞭毛极易脱落，故在进行鞭毛染色时应特别注意避免鞭毛脱落。

鞭毛的化学组成主要是蛋白质，即鞭毛蛋白（flagellin），鞭毛蛋白的相对分子质量为 30 000~60 000，是一种很好的抗原物质，常被称为 H 抗原，可用于细菌分类鉴定。

在各类细菌中，弧菌、螺菌类普遍着生鞭毛；在杆菌中，假单胞菌都长有端生鞭毛，其余的有周生鞭毛或不长鞭毛；球菌一般无鞭毛，仅个别属才有鞭毛。鞭毛在细胞表面的着生方式多样，有无鞭毛、鞭毛着生的位置、数目和排列是细菌种的特征，故其具有分类学意义，根据鞭毛的位置、数目与排列情况［图 1-18（a）］，可将细菌分为以下几种类型。

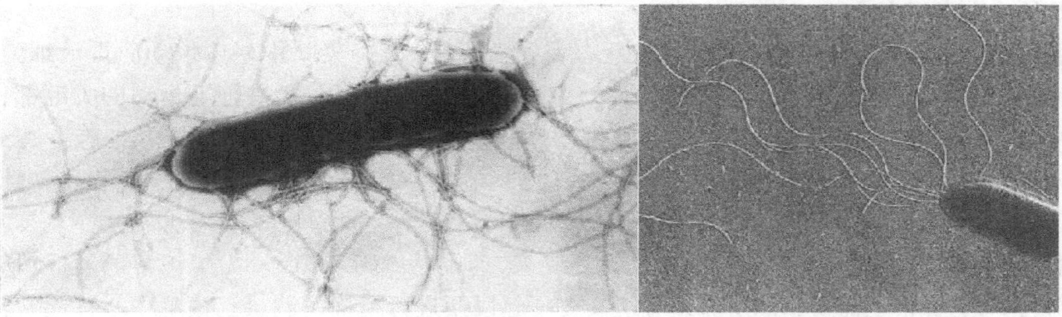

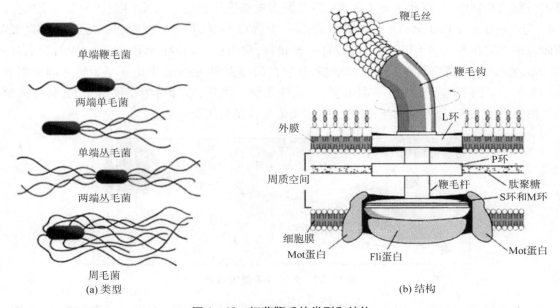

(a) 伤寒沙门菌的周身鞭毛　　　　(b) 椰毒假单胞菌的一端鞭毛

图 1-17　细菌鞭毛

图 1-18　细菌鞭毛的类型和结构

（1）单端鞭毛菌：在菌体一端着生一根鞭毛，如霍乱弧菌。

（2）两端单毛菌：在菌体两端各生一根鞭毛，如螺菌。

（3）单端丛毛菌：在菌体一端着生一束鞭毛，如绿脓杆菌、椰毒假单胞菌。

（4）两端丛毛菌：在菌体两端各生一束鞭毛，如红色螺菌（*Spirillum rubrum*）。

（5）周毛菌：在菌体周围都生有鞭毛，如伤寒杆菌、变形杆菌等。

鞭毛的功能主要是作为细菌的运动器官，有鞭毛的细菌能借鞭毛的主动运动实现趋化，即主动趋向营养物质或避开有害化学物质。鞭毛极细，一般染色后不能看到，必须应用特殊染色法。如先加鞣酸处理，让其沉积在鞭毛表面，使鞭毛变粗，再染上染料，或用镀银法，使银沉淀在鞭毛表面，即可在光学显微镜下观察到加粗的鞭毛。常用的判断细菌有无鞭毛的方法还有：使用电镜直接观察；采用悬滴法和暗视野映光法观察细菌的运动状况来判断有无鞭毛；通过观察琼脂培养基上的菌落形态或用半固体琼脂法穿刺培养，从细菌生长扩散情况也可以初步判断细菌能否运动；此外，由于鞭毛是 H 抗原，因此也可用血清学方法进行鉴定。

鞭毛起源于细胞质膜内侧的基体（basal body），穿过细胞壁而生出于菌体外，所以去掉细菌细胞壁后制作的原生质体仍可保留鞭毛。细菌鞭毛的结构如图 1-18(b) 所示，鞭毛穿过细胞壁后成为钩状体，由此伸出丝状鞭毛，即鞭毛丝（filament）。G⁻ 细菌鞭毛的基体由四个盘状物构成，由内向外分别为 M 环和 S 环（位于细胞膜上）、P 环（位于肽聚糖层）、L 环（位于外膜层 LPS 处）。G⁺ 细菌只有 M

环和 S 环。

细菌鞭毛的运动方式是旋转运动。鞭毛丝是半坚硬的"螺旋桨"，由基体带动而推动细菌前进。鞭毛钩比较灵活，相当于鞭毛的"万能关节"。基体起着固定的作用，又是鞭毛运动的关键部件。中心杆相当于"传动杆"，它穿过 L 环、P 环和 S 环，可以自由转动。这三个环固定在细胞壁和细胞膜上，起着轴承的作用。M 环牢固地固定在中心杆的向心末端，而与细胞质膜之间可以自由转动，相当于鞭毛的"发动机"。

细菌鞭毛是自然界最小的旋转纳米马达之一，转速高达 6 万 r/min。为了正常地发挥功能和推进细菌运动，这种鞭毛需要它的所有组分组装在一起以便进行精确的测量。鞭毛中心杆起着传动轴的作用，将来自位于细胞内部（即细胞质）中的鞭毛"发动机"的力矩传递到细胞外部的鞭毛丝中。

某些鞭毛还与细菌的致病性有关，如霍乱弧菌、空肠弯曲菌等可以借助快速的鞭毛运动穿透小肠黏膜表面覆盖的黏液层，有利于菌体黏附到肠黏膜上皮细胞的表面，产生毒性物质导致病变发生。

4. 菌毛（pilus 或 fimbriae）　大多数 G⁻ 细菌和少数 G⁺ 细菌，如肠道细菌、假单胞菌和霍乱弧菌等的菌体表面都遍布着比鞭毛更纤细、短而直的丝状物，称为菌毛，又称纤毛、伞毛。细菌菌毛直径为 3~10 nm，数目很多，每个菌有 150~1 500 根，分散在菌体表面，必须借助电子显微镜才能观察到，如图 1-19 所示。菌毛的主要成分是菌毛蛋白，结构比鞭毛简单，直接着生于细胞膜上，具有抗原性。菌毛与细菌运动无关，根据其功能，可分为普通菌毛和性菌毛两类。

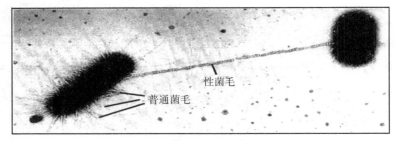

图 1-19　大肠埃希菌的菌毛

（1）普通菌毛（common pilus）：普通菌毛广泛存在于肠道细菌中，遍布于细菌细胞表面，数目很多，具有普通菌毛的细菌能通过菌毛黏附在多种细胞上，由此获得立足点，进而侵入黏膜引起感染，如淋病奈瑟菌（Neisseria gonorrhoeae）即借菌毛黏附于泌尿生殖道上皮细胞上引起性病，所以普通菌毛的黏附作用与致病菌的致病性有关。而且不同细菌的菌毛对不同的组织细胞具有黏附性。测定细菌是否产生菌毛，可将浓的红细胞悬液倾注于长有菌落的平板上，然后用盐水轻轻洗去，细菌有菌毛则见有红细胞黏附于菌落上。

（2）性菌毛（sex pilus）：性菌毛是在性质粒（F 因子）控制下形成的，它比普通菌毛粗而长，中空呈管状，数量少，一个细胞仅具有 1~4 根。性菌毛是细菌传递游离基因的器官，作为细菌接合时遗传物质的通道。现在很多学者趋向于用纤毛表示普通菌毛，而菌毛多指性菌毛。

带有性菌毛的细菌称为 F⁺ 菌或雄性菌，无性菌毛的细菌称为 F⁻ 菌或雌性菌。F⁺ 菌体内的质粒或染色体 DNA 可通过中空的性菌毛进入 F⁻ 菌体内，这个过程称为接合。细菌的毒性及耐药性等性状可通过此方式传递，这是某些肠道杆菌容易产生耐药性的原因之一。有的性菌毛可作为两菌接合时传递遗传物质的通道，有的性菌毛是某些噬菌体感染宿主菌的受体。

三、细菌的生长与繁殖

在满足生长所需的各类营养物质的前提下，细菌如果处于合适的条件下就能迅速生长繁殖。

（一）细菌生长繁殖的条件

细菌种类繁多，生长繁殖时所需条件也不完全相同，但其基本条件大体相同，主要有以下四方面：

1. 充足的营养物质 包括一定量的水分、碳源、氮源、无机盐和必要的生长因子。当营养物质不足时,菌体一方面降低代谢速度,避免能量消耗,另一方面通过激活特定的运输系统,大量吸收周围环境中的微量营养物质以维持菌体的生存。

2. 适宜的温度 微生物的生命活动是由一系列生物化学反应组成的,而这些反应受到温度的显著影响,所以温度是影响细菌生长繁殖的最重要因素之一。温度过高、过低都不利于细菌的生长繁殖,细菌生长繁殖要有适宜的温度。根据细菌的生长温度,可将细菌分为低温菌、中温菌、高温菌三类,见表1-3。大多数细菌属于中温菌,哺乳动物寄生菌的最适温度为37 ℃,接近自然宿主的体温,其他腐生菌的最适温度为25~30 ℃。

表1-3 细菌的生长温度

细菌类别		生长温度/℃			举例
		最低	最适	最高	
低温菌		−5~0	10~20	25~30	水和冷藏物中的细菌
中温菌	室温菌	10~20	25~32	40~50	腐物寄生菌
	体温菌	10~20	37	40~50	病原菌
高温菌		25~45	50~55	70~80	温泉、堆肥中的细菌

3. 适宜的酸碱度(pH) 细菌生长繁殖要有最适宜的pH和一定的pH适应范围。而细菌作为一个整体来说,生长的pH范围极广(一般pH=2~10),少数种类还可超出这一范围,但绝大多数微生物的生长pH都在5~9之间,最适宜pH则为6.8~7.4,在此范围内细菌的酶活性较强,生长繁殖旺盛。许多细菌在代谢过程中能发酵糖类产生有机酸,导致培养基pH下降,从而不利于细菌继续生长。因此,在培养细菌时,必须加入缓冲剂如磷酸盐、碳酸盐等,或注意及时调节pH。

除不同种类细菌有不同的最适生长pH外,同一种细菌在不同的生长阶段和不同的生理生化过程中也有不同的最适生长pH要求。掌握其中的规律,对发酵生产中pH的控制尤为重要。

4. 气体 主要是氧气和二氧化碳。氧气约占空气体积的1/5,对微生物的生命活动有着重要的影响,同时,诸多缺氧的环境如水底淤泥、沼泽地、污水处理池、动物肠道等也存在着众多厌氧微生物,它们中绝大多数为细菌、放线菌,极少数是真菌和原生生物。根据细菌对氧气的不同需求,可将细菌分为5类:

(1) 专性好氧菌(obligate aerobes):必须在一定浓度游离氧的条件下才能生长。多数细菌、放线菌都是专性好氧菌,如铜绿假单胞菌(*Pseudomonas aeruginosa*)、枯草芽孢杆菌(*Bacillus subtilis*)。

(2) 兼性厌氧菌(facultative anaerobes):以在有氧条件下的生长为主、生长也较好,也可兼在厌氧条件下生长。大多数病原菌属于此类,如大肠埃希菌(*E. coli*)、普通变形杆菌(*Proteus vulgaris*)。

(3) 微好氧菌(microaerophilic bacteria):只能在微量氧(0.01~0.03 Pa)存在的条件下才能生长,例如霍乱弧菌(*Vibrio cholerae*)、弯曲菌属(*Campylobacter*)。

(4) 耐氧性厌氧菌(*aerotolerant anaerobes*):简称耐氧菌,可在分子氧存在的条件下进行发酵性厌氧生活,即其生长不需要氧,但分子氧的存在对它们也无害。通常乳酸菌多为耐氧菌,如乳酸乳杆菌(*Lactobacillus lactis*),还有非乳酸菌类如雷氏丁酸杆菌(*Butyribacterium rettgeri*)。

(5) 厌氧菌(anaerobes):分子氧对其有毒害作用,即使短期接触空气,也会抑制其生长甚至死亡,必须在无氧或低氧化还原电势的环境下才能生长。如破伤风梭菌(*Clostridium tetani*)、双歧杆菌属(*Bifidobacterium*)。

厌氧菌在有氧条件下不能生长的原因即氧毒害机制问题,在1971年欧文·弗雷维奇(I. Fridovich)和他的学生乔·麦克德(J. M. McCord)提出超氧化物歧化酶(superoxide dismutase,SOD)

学说,即该类细菌细胞内缺乏 SOD 和细胞色素氧化酶,大多数还缺乏过氧化氢酶。具体原因为:
① 厌氧菌无完整的呼吸链,缺乏细胞色素和细胞色素氧化酶,不能在有氧的环境中获得能量生长。
② 代谢中产生的超氧阴离子 O_2^- 反应力极强,可破坏重要生物分子和膜或形成其他活性氧化物,有强烈杀菌作用。需氧菌具有 SOD 和过氧化氢酶,耐氧菌具有 SOD 和过氧化物酶,这些酶能将剧毒的 O_2^- 先歧化成有毒的 H_2O_2,然后还原成无毒的 H_2O。厌氧菌缺乏这些酶,故在有氧条件下不能生长。

(二) 细菌个体的繁殖方式和繁殖速度

细菌一般以简单的二分裂法进行无性繁殖,少数细菌如芽生细菌可以通过出芽生殖。球菌可从不同平面分裂,分裂后按不同方式排列。杆菌则沿横轴分裂。细菌分裂时,菌细胞首先增大,染色体复制。在 G^+ 细菌中,细菌染色体与间体(中介体)相连,当染色体复制时,间体亦一分为二,向两端移动,分别拉着复制好的一条染色体移到细胞的侧。接着细胞中部的细胞膜由外向内陷入,逐渐伸展,形成横隔。同时细胞壁亦向内生长,成为两个子代细胞的胞壁,最后由于肽聚糖水解酶的作用,细胞壁肽聚糖的共价键断裂,全裂成为两个细胞。G^- 细菌无间体,染色体直接连接在细胞膜上。复制产生的新染色体则附着在邻近的一点上,在两点之间形成新的细胞膜,将两团染色体分离在两侧。最后细胞壁沿横隔内陷,整个细胞分裂成两个子代细胞(图 1 - 20)。

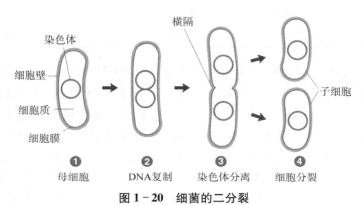

图 1 - 20 细菌的二分裂

细菌繁殖速度快,一般细菌 20~30 min 分裂一次,即为一代。接种于肉汤培养基中的细菌在适宜的温度下迅速生长繁殖,肉汤很快即变混浊,表明有大量细菌生长。有些细菌,如结核分枝杆菌的繁殖速度较慢,需 15~18 h 才能繁殖一代。

(三) 细菌的群体生长现象

细菌体积很小,个体生长很难测定且没有实际应用价值。因此,群体生长更具有科研和生产上的意义。将细菌接种在适宜的培养基中,37 ℃培养 18~24 h,就能看到细菌生长。培养基的种类不一样,细菌的生长现象也不一样。根据琼脂含量的多少,可将培养基分为固体培养基、半固体培养基和液体培养基 3 类,细菌在不同培养基中的培养情况有所不同。

1. 固体平板培养基上的菌落 培养基中含 1.8%~2.5% 琼脂时为固体状态,细菌划线接种到固体平板培养基上后,在适宜的培养条件下,细菌便迅速生长繁殖。由于细菌细胞受固体培养基表面或深层的限制,故不能像在液体培养基中那样自由扩散,因此由单个细菌繁殖形成的菌体常聚集在一起,形成了肉眼可见的细菌集落,通常称之为菌落(colony)。菌落在培养基上连成一片称为菌苔(lawn)。由于平板划线的分散作用,单个菌落来源于细菌的一个细胞,生长一定时间后便肉眼可见,可用于纯种分离、纯化、保存和计数等。挑选一个菌落移种到另一固体斜面培养基上,即可获得细菌的纯培养。将细菌经过足够稀释涂布在培养基上也可获得单菌落。

各种细菌在一定条件下形成的菌落均具有一定的特征(图 1 - 21,图 1 - 22),包括菌落的大小、形状、边缘、光泽、颜色、硬度、透明程度等,所以细菌菌落特征是细菌菌种鉴定的重要依据,在细菌分类学上具有重大意义。细菌的菌落一般较小,多数呈圆形,边缘形态整齐或不规则,形状扁平或突起,质地湿润均匀,有光泽,半透明或不透明,颜色多样,与培养基结合力较弱,容易挑起。

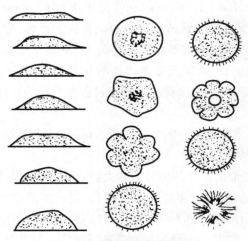

图 1-21　各种细菌菌落形态

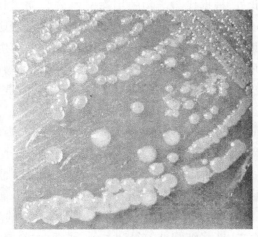

图 1-22　平板划线法分离细菌菌落

在平板培养基上形成的菌落往往有 3 种情况,即表面菌落、深层菌落和底层菌落。用分区划线法所得的菌落一般为表面菌落,其菌落特征如上所述。在培养基内生长的菌落与表面菌落相比较小。

2. 半固体培养基中的培养情况　半固体培养基琼脂含量少,为 0.2%~0.8%,常用于观察细菌的运动能力、繁殖情况、细菌生理生化反应或菌种保存等。观察细菌运动能力时,将细菌穿刺接种于半固体培养基中,经培养后,有鞭毛的菌能沿穿刺线扩散生长,穿刺线模糊不清,呈云雾状生长;无鞭毛的菌只沿穿刺线生长,周围培养基仍澄清透明。某些细菌在明胶培养基中生长繁殖时,能产生明胶酶水解明胶,如果将这些菌种穿刺接种在半固体明胶培养基中,培养后观察培养基的水解情况,则成为判断细菌分类的项目之一。

3. 液体培养基中的培养情况　根据培养方式的不同,液体培养又分为静置培养、摇瓶培养和发酵罐培养三类。

静置培养是将培养物静置在培养箱中,常用试管进行培养。根据细菌对气体的需求不同,呈现不同生长状态:专性需氧菌如枯草芽孢杆菌在液面形成菌膜,专性厌氧菌如链球菌在液体底部形成沉淀,兼性厌氧菌如大肠埃希菌则呈均匀混浊状态。摇瓶培养则将培养物放在锥形瓶中经摇床振荡培养,一般生长曲线的测定即用此法。发酵罐培养则是进一步放大培养,在科研和生产上常用于种子制备、代谢物的发酵生产。

将一定量的纯种细菌接种到适宜的定量液体培养基中,在适宜的条件下培养,每隔一定时间取样,测算菌数,以时间为横坐标、菌数的对数为纵坐标,可绘制一条符合群体生长规律的生长曲线(growth curve)。生长曲线代表了细菌在适宜的环境中生长繁殖直至衰老全过程的动态变化。按生长繁殖速度的不同,典型的生长曲线可分为延滞期、对数期、稳定期和衰亡期四个时期,具体特点将在本书第五章"微生物的生长及其控制"中阐述。

四、细菌的代谢

代谢(metabolism)是生命的最基本特征之一。细菌的代谢是指细菌从外界环境中摄取营养物质,通过体内的一系列变化,转变为自身细胞物质,以维持其正常生长和繁殖的过程,包括物质代谢和能量代谢两个方面。前者又分为分解代谢(catabolism)与合成代谢(anabolism)两类,后者分为产能代谢与耗能代谢两类。分解代谢又称生物的异化作用,是指将复杂的有机物分解为简单化合物的过程,同时伴随能量的释放;合成代谢又称为生物的同化作用,是指细菌将简单小分子化合物合成复杂大分子和细胞结构物质的过程,往往需要消耗能量。在细菌细胞内,四种代谢类型在一个调节系统的控制下协调地进行,以完成生命活动的各个过程。

此外,根据代谢产物的用途又可分为初级代谢(preliminary metabolism)与次级代谢(secondary metabolism)。微生物通过一些相同的代谢途径合成细胞生长和繁殖所必需的化合物的过程,称为初级代谢。初级代谢产物包括氨基酸、核苷酸、维生素等对代谢起重要作用的小分子、单体及某些多聚物。而微生物在代谢过程中产生的,但对微生物自身的生长、繁殖无显著功能的化合物,称为次级代谢产物。次级代谢产物主要有抗生素、生长激素、色素等,产生次级代谢产物的过程称为次级代谢。

(一)细菌代谢和酶

细菌是能够进行独立生活的单细胞生物,因而要完成生命活动的全部过程,其细胞内的酶必须非常丰富。按照不同的分类原则,可将细菌的酶分为多种类型。

1. 按酶的活动部位　根据酶的活动部位,通常可将细菌产生的酶分为两大类:胞外酶和胞内酶。

胞外酶是由细菌细胞产生后分泌于细胞外面进行活动的酶,主要是水解酶类,包括水解多糖(淀粉、纤维素等)和寡糖(蔗糖、麦芽糖、乳糖等)的酶、蛋白酶以及脂酶等,主要与细菌吸收和利用营养物质有关,能将细胞外的复杂大分子降解为简单小分子,使其易于透过细胞膜而被吸收。某些病原菌产生的胞外酶如透明质酸酶、卵磷脂酶等与细菌致病性有关。

胞内酶是在细胞内部起作用的酶,参与细菌代谢的多数酶均属此类。有些酶类在细胞膜或细胞器的质膜上活动,而大多数的酶在细胞的原生质内游离活动,如有关发酵的酶类溶于细胞质。细菌中细胞膜可以内陷折叠成中介体,有关呼吸的酶类和电子递体大多固定在中介体上,有关蛋白质合成的酶类则主要在核糖体上活动。

2. 按酶的催化性能　根据酶的催化性状,可以将酶分成六类,即:① 氧化还原酶,② 转移酶,③ 水解酶,④ 裂解酶,⑤ 异构酶,⑥ 合成酶。

3. 按酶的产生方式　根据酶生成方式,可将微生物的酶分成两大类:一类是诱导酶(inducible enzyme),即在环境中有诱导物(通常是酶的底物或其类似物)时才形成的酶,当诱导物移走后,酶的产生停止,一般受多基因调控,如大肠埃希菌分解乳糖的 β-半乳糖苷酶;另一类是组成酶(constitutive enzyme),不管环境中有无该酶作用底物,均可以生成。细菌的酶多数是组成酶。诱导酶和组成酶的生成都受基因表达的控制,只有在微生物细胞中有某种酶的基因,才有可能生成该酶,而酶的生成受各种条件的影响。

4. 按专属性　可将细菌分为共有酶和特有酶。如参与细菌基础代谢的酶类,在不同类型菌体内都有,在细胞内催化的反应过程相似,称为共有酶。少数只存在于某些特殊细菌内,催化特殊生化反应的酶,称为特有酶,可用于细菌的分类鉴定。

另外,细菌内含有与防御作用有关的限制酶(restriction enzyme)和修饰酶(modification enzyme),能识别菌体自身的 DNA,对外源的 DNA 进行降解,对自身 DNA 则进行修饰,使其免受酶的作用。近年来,这些酶在基因工程中,已广泛用作工具酶。

(二)细菌的分解代谢及产能代谢

分解代谢往往也是产能代谢的过程。一般而言,可以将分解代谢分为三个阶段:① 将蛋白质、多糖以及脂类等大分子物质降解为氨基酸、单糖及脂肪酸等小分子物质;② 将上述小分子进一步降解为丙酮酸、乙酰辅酶 A(CoA)等小分子中间体;③ 将这些小分子中间体分解为二氧化碳。第②、第③阶段伴随着 ATP、NAD(P)H 及 FADH$_2$ 的产生。

分解代谢产生的 NAD(P)H 及 FADH$_2$ 的 H 和电子通过电子传递链被氧化,产生 ATP。根据烟酰胺腺嘌呤二核苷酸(NADH$_2$)或烟酰胺腺嘌呤二核苷酸磷酸(NADPH$_2$)中氢(或电子)去向的不同,可以将能量产生的方式分别命名为呼吸和发酵。若是 NADH$_2$ 或 NADPH$_2$ 通过电子传递链将氢(或电子)转移给氧,同时产生大量能量,这一过程称为有氧呼吸;若是将氢(或电子)转移给无机物,则为无氧呼吸;另外它们还可将反应生成的 $NADH_2$ 或 $NADPH_2$ 直接用来还原有机物,积累代谢产物,这一过程称为发酵。细菌分解葡萄糖产生丙酮酸后是进行呼吸还是发酵,由细菌的种类和环境条件所决定。下面我们一步一步进行讨论。

1. 第一阶段——高分子化合物的降解　外界环境中相对分子质量较小的有机物能够被微生物直接吸收,而相对分子质量较大的有机物必须经过微生物分泌的胞外酶分解才能被吸收利用。不同的细菌含有不同的酶类,故对自然界中各种有机物质的分解能力不同。其中较易被分解的有含碳有机物中的淀粉、纤维素、半纤维素、果胶质、几丁质等,含氮有机物中的蛋白质和尿素等以及含硫、含磷有机物。

大多数细菌属于化能异养型微生物,而对于化能异养型微生物而言,碳源即能源,因此这里的讨论以碳源的分解为主。

(1) 多糖降解:多糖是由己糖、戊糖或这些糖的衍生物聚合成的大分子化合物,一般不溶于水,所以不能直接透过细胞膜被细菌所吸收。自然界中广泛存在的多糖有淀粉、纤维素、半纤维素、几丁质等多聚物。细菌首先分泌胞外酶,将其水解成双糖或单糖后,才将其吸收利用。

(2) 蛋白质与氨基酸的分解:不同细菌对蛋白质的分解能力差异较大,所以,细菌利用蛋白质的能力可以作为菌种分类依据之一。而细菌分解蛋白质为氨基酸后,除了可以直接利用氨基酸合成蛋白质外,也能进一步分解利用氨基酸,根据产物不同,也可用来进行菌种鉴定,因此,在鉴定部分会做详细讲解。

2. 第二阶段——葡萄糖的降解　糖是多数细菌良好的碳源和能源,营养物质中的多糖必须先经胞外酶水解,降解为单糖(一般为葡萄糖)才能被吸收利用。丙酮酸是微生物新陈代谢最重要的中间化合物。目前已知微生物可通过 5 条途径将葡萄糖分解为丙酮酸:己糖二磷酸途径即糖酵解途径(EMP 途径)、己糖单磷酸途径(HMP 途径)、ED 途径(Entner-Doudoroff pathway)、磷酸酮解途径(PK 途径)和直接氧化途径。PK 途径只发现存在于肠膜明串珠菌和双歧杆菌的某些种,而前 3 种途径普遍存在于微生物代谢中(图 1-23),但对于某一种微生物来讲,以其中一条途径为主。

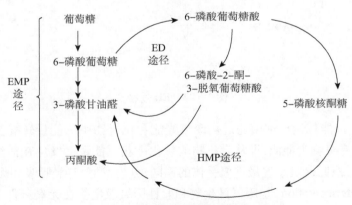

图 1-23　细菌分解葡萄糖的 3 条主要途径

(1) EMP 途径:为纪念研究微生物分解糖类发酵的 3 位最杰出的科学家,将构成糖酵解途径的这一系列反应称 EMP 途径(Embden-Meyerhof-Parnas pathway)。EMP 途径是一条重要的分解葡萄糖途径,它以葡萄糖为基质,经过 1,6-二磷酸果糖降解,最终 1 分子葡萄糖形成 2 分子丙酮酸、2 分子 $NADH_2$ 和 2 分子 ATP。其总反应式为:

$$C_6H_{12}O_6 + 2NAD^+ + 2H_3PO_4 + 2ADP \longrightarrow CH_3COCOOH + 2NADH_2 + 2ATP$$

(2) HMP 途径:HMP 途径(hexose monophosphate pathway)是存在于微生物当中的另一条重要的糖分解途径。HMP 途径的过程是 6-磷酸葡萄糖经脱氢、脱羧作用转化产生三碳、四碳、五碳、六碳、七碳物质等一系列中间产物。此途径除可以为微生物生长提供能量以外,还可以提供不同碳原子骨架的磷酸糖和大量的还原力——NADPH$_2$。

HMP途径是广泛存在于生物界中的又一条重要的糖代谢途径,常与EMP途径同时存在于细胞中。但对不同微生物来讲,HMP途径和EMP途径在代谢中所占的比例有所不同,大多数好氧的和兼性好氧的微生物都有这条途径。

(3)ED途径:该途径首先由恩纳(Entner)和道特洛夫(Doudoroff)两人在嗜糖假单孢菌(*Pseudomonas saccharophila*)中发现,因此称ED途径。此途径是EMP途径不完整的细菌(如假单胞菌、根瘤菌等)所特有的利用葡萄糖的替代途径(图1-24),主要存在于少数微生物中,在高等动植物体内未发现这种产能代谢途径。

ED途径的特点是:1分子葡萄糖经ED途径只需4步就生成与EMP途径10步反应相同的末端代谢产物——2分子丙酮酸,但在产能方面只生成1分子ATP。在无氧条件下丙酮酸进一步发酵生成乙醇。因此对于厌氧微生物来说,EMP途径比较经济。

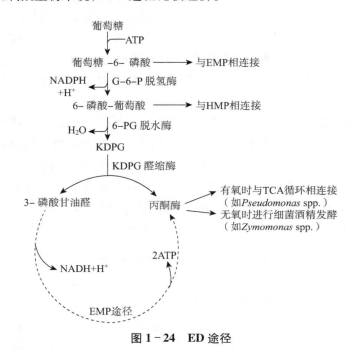

图1-24 ED途径

3. 第三阶段——产能代谢 细菌通过代谢将光能和化合物中的能量转变为化学能的过程称为产能代谢。异养菌以有机物为能源,即从有机物的氧化中获得能量。发生在活细胞内的产能性氧化反应统称为生物氧化,根据递氢过程最终氢受体的不同,分为发酵、有氧呼吸和无氧呼吸三种。

(1)发酵:发酵(fermentation)是厌氧微生物和兼性厌氧微生物在无氧条件下产生能量的一种重要方式。发酵的特点是不消耗氧,因此巴斯德称发酵是"不需要空气的生命活动"。现代发酵的概念是广义的,泛指一切利用微生物(无论厌氧或好氧微生物)生产有用代谢产物的过程。而严格按照微生物生理学的定义,发酵是以有机物为基质,而以其降解的中间产物为最终电子(或氢)受体的氧化过程。例如,在厌氧条件下,乳酸细菌通过EMP途径将葡萄糖氧化分解成ATP、NADH$_2$和丙酮酸,丙酮酸是葡萄糖降解的产物,同时又作为最终电子受体被还原成乳酸,产生2分子ATP。这种氧化作用不彻底,产能水平低。

由于细菌种类和代谢条件的不同,在无氧条件下,细菌发酵丙酮酸所获得的主要产物类型也有所不同,据此可将发酵分为不同的类型,通常以发酵的终产物来命名,例如乙醇发酵、乳酸发酵、丁酸发酵、丙酮-丁醇发酵、混合酸发酵等。

（2）呼吸作用：呼吸作用（respiration）是细菌分解利用营养基质时，通过氧化作用放出电子，电子经过电子传递链交给外源电子受体，并伴随能量产生的过程。根据外源电子受体性质的不同，可将呼吸分为有氧呼吸与无氧呼吸两种类型。

① 有氧呼吸：有氧呼吸是指以分子氧作为最终电子受体的生物氧化过程，它的最终产物是 CO_2 和 H_2O。由于 CO_2 是碳的最高氧化形式，故有氧呼吸能量释放达到最大值。

有氧呼吸是需氧型细菌获得能量的主要途径。例如芽孢杆菌、根瘤菌、固氮菌、硝化细菌以及放线菌等在有氧环境中都吸收分子氧进行呼吸作用。兼性厌氧微生物在有氧条件下，氧阻遏发酵作用，促进呼吸作用，也通过有氧呼吸获得生命活动所需的能量。

以葡萄糖为基质的有氧呼吸过程可分为两个阶段。第一阶段即葡萄糖通过酵解转化为丙酮酸；第二阶段是在有氧条件下，丙酮酸通过脱氢和脱羧作用转化为乙酰 CoA，转入三羧酸循环（TCA 循环），最终彻底氧化为 CO_2 和 H_2O。在细菌的有氧呼吸作用中，1 分子葡萄糖可净合成 38 分子 ATP。

总反应式：$C_6H_{12}O_6 + 6O_2 \longrightarrow 6CO_2 + 6H_2O +$ 大量能量（38 分子 ATP）

② 无氧呼吸：无氧呼吸是指微生物在没有分子氧存在的情况下进行的生物氧化过程。无氧呼吸是兼性厌氧微生物或厌氧微生物获得能量的一种方式。进行无氧呼吸的微生物大多数是细菌。无氧呼吸的氧化基质仍然是葡萄糖等有机物，氧化过程释放的电子通过电子传递链最终交给氧以外的电子受体，一般是无机物，如硝酸盐、硫酸盐、CO_2 等，或者极少数有机物，如延胡索酸等。根据作为末端氢（电子）受体的化合物种类的不同可以将无氧呼吸区分为多种类型，如硝酸盐呼吸（nitrate respiration）、硫酸盐呼吸（sulfate respiration）、硫呼吸（sulfur respiration）、碳酸盐呼吸（carbonate respiration）等。

（3）不同细菌的产能代谢：细菌以什么方式进行产能代谢，主要取决于其呼吸类型，其次由外界环境条件决定。根据细菌对氧的反应不同，可将细菌分为三种不同呼吸类型：① 好氧性，② 厌氧性，③ 兼性厌氧性。

好氧性微生物（aerobic microorganism）必须在有氧的环境中才能生长，它们通过有氧呼吸的方式获得能量。很多常见细菌（如结核杆菌、枯草芽孢杆菌）、放线菌均属此类。厌氧性微生物（anaerobic microorganism）的生长不需要分子氧，它们依靠无氧呼吸或发酵而生活。兼性厌氧微生物（facultative anaerobic microorganism）在有氧或无氧环境中都能生长，可以不同氧化方式获得能量。

4. 细菌的分解代谢与鉴定反应　研究细菌的分解代谢，一方面使我们对其如何利用大分子物质有所了解，另一方面明确它们所产生的分解代谢产物对细菌的分类、鉴定有十分重要的意义。下面来看看与鉴定有关的分解代谢反应。

（1）糖分解及碳源利用：细菌最容易利用的单糖是葡萄糖，除此之外，还可以利用果糖、半乳糖、甘露糖、戊糖等单糖，也可以利用糖醇（如甘露醇）以及双糖（如蔗糖、乳糖）生长。不同的菌利用糖的能力不同，即便是都能利用某一种糖，但代谢途径不同，分解后的产物及出现的现象也不相同。根据这一原则可选择某种微生物生长最佳碳源及鉴定菌种。

① 碳源利用试验（carbohydrate utilization test）：该试验用来检测微生物是否具有分解某种糖（醇）的酶即对某些糖类的利用情况，借以选择微生物生长最佳碳源。首先将细菌接种于不含碳源的平板，将平皿分为几个区域，在每一区点置不同糖类，培养后观察各糖周围是否有菌生长，借此可确定微生物所利用的糖类。

② 糖发酵试验（carbohydrate fermentation test）

$$乳糖 + H_2O \xrightarrow[\text{大肠埃希菌}]{\text{乳糖酶}} D\text{-葡萄糖} + D\text{-半乳糖}$$

$$葡萄糖 \xrightarrow[\text{大肠埃希菌}]{\text{伤寒沙门菌}} CH_3COCOOH \longrightarrow HCOOH$$

$$HCOOH \xrightarrow[\text{大肠埃希菌}]{\text{甲酸解氢酶}} H_2 + CO_2$$

该试验用来鉴定细菌对糖类的发酵利用情况,有助于菌种鉴别。将待测菌种接种于糖(醇)发酵培养基中,培养基中加入指示剂(如溴甲酚紫)及倒置小管(称为杜氏管)以确定菌种利用糖后产酸、产气的情况。不同的菌种结果不同,例如:大肠埃希菌能分解葡萄糖和乳糖,产酸且产气;而伤寒杆菌只分解葡萄糖产酸不产气,且不分解乳糖。其原理是大肠埃希菌将葡萄糖分解成丙酮酸后,丙酮酸进一步分解成乙酰磷酸和甲酸,甲酸在甲酸解氢酶(hydrogenlyase)的作用下分解为 CO_2 和 H_2,因此大肠埃希菌分解葡萄糖产酸并产气;而伤寒杆菌不含甲酸解氢酶,所以分解葡萄糖只产酸不产气。

③ 枸橼酸盐利用试验(citrate utilization test):有些细菌能以枸橼酸钠作为唯一碳源生长,将其分解后产生 CO_2 再转变为碳酸钠,使培养基由中性变为碱性(pH 7.6 以上),培养基中指示剂溴百里酚蓝(Bromthymol Blue,BTB)由浅绿色变为深蓝色。在实验时,将待检菌种接种于以枸橼酸钠为唯一碳源的培养基上,在 37 ℃培养 1~4 d,逐日观察结果。阳性者斜面有菌生长,培养基变为蓝色;若无菌生长,培养基保持原浅绿色,为阴性。在试验中阳性对照菌用已知产气杆菌,阴性对照菌用大肠埃希菌。

④ 甲基红试验(methyl red test,MR test):细菌在糖代谢过程中,分解葡萄糖产生丙酮酸。丙酮酸的分解产物随菌种不同而异,有些细菌(如大肠埃希菌)将丙酮酸进一步分解,产生的酸类较多(如甲酸、乙酸、乳酸等),使培养物的酸碱度(pH)为 4.5 或更低,加入甲基红指示剂呈红色,即甲基红试验阳性。而产气杆菌将 2 分子丙酮酸脱羧生成 1 分子的中性乙酰甲基甲醇,故培养物中形成的酸类较少,使培养物的酸碱度较高,pH 在 5.4 以上甲基红指示剂呈橘黄色,为甲基红试验阴性。

试验时将菌种接种于磷酸盐葡萄糖蛋白胨水培养基中,37 ℃培养 48 h,于 5 mL 培养液中加入 5~6 滴甲基红试剂,立即观察结果。

⑤ VP 试验(Voges-Proskauer test,VP test):某些细菌如产气杆菌,分解葡萄糖生成丙酮酸,丙酮酸缩合、脱羧而转变成乙酰甲基甲醇(亦称 3-羟基丁酮)。乙酰甲基甲醇在碱性环境中易被空气中的氧气氧化为二乙酰,二乙酰可与蛋白胨中精氨酸所含胍基发生反应,生成红色的化合物,即 VP 试验阳性。大肠埃希菌分解葡萄糖不生成乙酰甲基甲醇,所以无此反应。若培养基中胍基太少,加少量肌酸、肌酐等含胍基化合物,在试验时,加入 α-萘酚可加速反应。试验时将待检菌接种于磷酸盐葡萄糖蛋白胨水培养基中,培养后,每毫升培养液加入 6% α-萘酚 0.5 mL 以及 40% KOH 溶液 0.2 mL;混匀,于 37 ℃下保持 15~30 min,如是产气杆菌,应出现红色,为阳性反应。

$$2CH_3COCOOH \longrightarrow CH_3COCHOHCH_3 + 2CO_2$$
乙酰甲基甲醇

$$CH_3COCHOHCH_3 \xrightarrow[+KOH]{-2H} CH_3COCOCH_3$$
二乙酰

(2)蛋白质与氨基酸的分解:蛋白质是由许多氨基酸残基通过肽键连接起来的大分子物质。微生物必须将它们分解成小分子后才能吸收利用。微生物种类不同,分解蛋白质的能力也不相同。大多数细菌如大肠埃希菌与其他肠细菌不分解天然蛋白质,但芽孢杆菌、变形杆菌等分解蛋白质的能力较强。所以,细菌利用蛋白质的能力可以作为菌种分类依据之一。

① 明胶液化试验(gelatin liquefaction test):明胶是一种蛋白质,不同蛋白质由不同蛋白酶分解,

细菌分泌胞外明胶酶,将明胶分解,从而使明胶失去凝固能力而液化。变形杆菌、假单胞菌和梭状芽孢杆菌等可产生明胶酶分解明胶;大肠埃希菌、沙门氏菌则无此酶,故无液化明胶的能力。因此常以明胶液化试验观察蛋白质分解与否,借以鉴别细菌。

实验时将待检菌穿刺接种于明胶高层培养基中,置 20~22 ℃培养 5 d 左右,每天观察有无明胶液化。若在 37 ℃培养,因明胶在此温度下熔化,故在观察结果前,先放 4 ℃冰箱内 30 min,然后取出观察结果,不再凝固时为阳性。

② 吲哚试验(靛基质试验,indole test):蛋白质分解的最终产物是氨基酸。在一般条件下,氨基酸可作为原料直接合成细胞的有机物质,供给菌体生长。但在特定条件下,如在厌氧和碳源缺乏的条件下,氨基酸也能被某些细菌分解。能分解氨基酸的细菌远比分解蛋白质者多,如大肠埃希菌能分解几乎所有的氨基酸。氨基酸的分解有脱氨与脱羧两种形式:前者靠细菌的脱氨酶作用生成氨和有机酸;后者是由脱羧酶作用,生成胺类和 CO_2。根据产物不同,常可用来进行菌种鉴定。

色氨酸　　吲哚　　丙酮酸

吲哚　对二甲基氨基苯甲醛　　玫瑰吲哚

大肠埃希菌、霍乱弧菌等含色氨酸酶,能分解蛋白胨中的色氨酸,生成吲哚。吲哚可与对二甲基氨基苯甲醛作用,生成玫瑰吲哚而呈红色,为吲哚试验阳性。产气杆菌、奇异变形杆菌、沙门菌属等细菌吲哚试验阴性。

试验时将待检菌接种蛋白胨水培养基中,经 37 ℃培养 1~2 d,沿管壁徐徐加入寇氏试剂(Kovac's regent)0.5 mL,使管内液体分成油水不溶性两层,于两液面接触处出现红色为阳性,无色为阴性。

③ 硫化氢试验(hydrogen sulfide test):有些细菌如沙门菌分解半胱氨酸、甲硫氨酸等含硫氨基酸生成硫化氢,硫化氢与培养基中的醋酸铅或硫酸亚铁作用,则生成黑色的硫化物,为硫化氢试验阳性。本试验常用于区别肠道杆菌的种类:沙门菌属通常为阳性,大肠埃希菌、产气杆菌、志贺菌为阴性。

试验时将待检菌穿刺接种于醋酸铅半固体培养基中,于 37 ℃培养 1~2 d,观察结果。若沿穿刺线上及周围培养基变黑或黑褐色为阳性,无变化为阴性。

细菌的生理生化反应是鉴别细菌的重要手段。其中吲哚试验(I)、甲基红试验(M)、VP 试验(V)和枸橼酸盐利用试验(C)合起来简称为 IMViC 试验(i 是为发音方便加入的,无实际意义),常用于大肠埃希菌和产气杆菌的鉴别。典型的大肠埃希菌的 IMViC 试验结果是"++--",而产气杆菌是"--++"。

(三) 细菌的合成代谢及其特殊产物

细菌细胞物质的合成是利用分解代谢的产物,消耗能量,合成细胞组分及代谢产物的过程。细菌的合成代谢是在分解代谢基础上进行的,首先必须有相应酶参与反应;其次,能量、还原力与小分子前体物质也是合成代谢的必要条件。能量一般都是以 ATP 的形式提供;还原力主要是还原型的烟酰胺腺嘌呤二核苷酸($NADH_2$)和还原型的烟酰胺腺嘌呤二核苷酸磷酸($NADPH_2$);而小分子前体物质通常指糖代谢(EMP、HMP、TCA 循环等途径)、蛋白质或氨基酸代谢过程产生的不同数目碳原子的磷酸糖（如磷酸丙糖、磷酸四碳糖、磷酸五碳糖、磷酸六碳糖等）、有机酸（如 α -酮戊二酸、草酰乙酸、琥珀酸等）和乙酰 CoA 等，直接作为合成生物分子的前体物质，在酶的催化下合成氨基酸、核苷酸、蛋白质、核酸、多糖等细胞物质。

细菌在合成代谢中，除了合成核酸、蛋白质、多糖、脂类等菌体必需成分外，还合成一些比较复杂的特殊产物。这些产物可积累在细胞内，也可排出细胞外积累在它们生活的环境中。不少产物对细胞的生命活动并不重要，但是它们的药用性质或致病作用受到了人们的重视。

1. 毒素（toxin）　包括外毒素和内毒素。外毒素（exotoxin）的化学本质是蛋白质，是细菌（尤其是 G+细菌）在代谢过程分泌到胞外的，其毒性很强，免疫性也很强。如肉毒杆菌产生的肉毒毒素、破伤风杆菌产生的破伤风毒素及白喉杆菌产生的白喉毒素等。内毒素（endotoxin）主要是 G⁻细菌细胞壁的脂多糖（LPS），当细菌菌体崩解后才释放出来，其毒性和免疫性都不强。毒素是致病重要的致病作用之一，因此有关毒素的具体内容将在后文"细菌的致病性"中详细介绍。

2. 热原质（pyrogen）　许多 G⁻细菌和少数 G+细菌能产生一种耐热物质，将它注入人体或动物体内，可以引起发热反应，这种物质被称为热原质（致热原）。通常热原质就是 G⁻细菌的 LPS，即内毒素，其中的类脂 A 成分，可能是内毒素的主要毒性作用部分。当内毒素注射家兔后，经 20～30 min 潜伏期，出现较长的发热期。热原质耐高温，不被高压蒸汽灭菌（121 ℃，20 min）所破坏，必须经 250 ℃、30 min 或 180 ℃、4 h 的高温处理，或用强酸、强碱、强氧化剂煮沸 30 min 方可破坏，也可用吸附剂和特殊的石棉滤板除去。在制剂工作中，注射剂、生物制品、抗生素等均不可含有热原质，应严格防止热原质污染水、配料及其容器等，以避免由热原质引起不良输液反应。

3. 细菌素（bacteriocin）　细菌素是由细菌或古细菌基因编码，核糖体合成的一类杀菌蛋白或多肽，细菌素的生产菌对自身分泌的细菌素具有免疫力。细菌素是存在于细菌生活的天然环境中的一类抗菌物质，早期的研究认为细菌素只对同种或具有近缘关系的细菌起作用，然而，近年来越来越多的研究结果表明，一种细菌素也可能对其他多种细菌起到抑杀作用。

细菌素以生产菌命名：如大肠埃希菌产生的细菌素称大肠杆菌素，乳酸菌产生的细菌素称为乳酸链球菌素（乳链菌肽，Nisin），绿脓杆菌产生的细菌素称绿脓杆菌素。

细菌产生细菌素的能力是由质粒决定的，如大肠埃希菌产生的细菌素——大肠杆菌素由大肠菌素因子（colicinogenic factor 或 Col 因子）决定，该质粒可通过接合作用进行转移，将 Col 因子传递给无该质粒的菌株，使后者获得产生大肠菌素的能力。

细菌素的合成是受到严格调控的，研究结果表明，细菌素一般在细菌的对数生长期中期开始合成并分泌，且随着细菌数量的增多而增加分泌，直到生长平台期的早期达到分泌的最高峰。细菌素的合成是在一定条件下发生的，引起细菌素合成与分泌的机制主要有：

（1）群体效应机制，这是大多数细菌素分泌调控的一种机制。在这种机制里，细菌素的生产菌通过分泌一种胞外信息素来对细菌素的生产进行调控。在细菌数量不多的时候，这种信息素的含量很低，不足以启动细菌素的分泌，但随着细菌数量的不断增加，胞外信息素的浓度也相应提高，当菌群数量达到一定数值时，胞外信息素的浓度也达到一个阈值，这时，细菌素生产菌就会启动细菌素的生物合成与分泌。

（2）环境诱导机制，这是一种在特殊情况下启动细菌素分泌的机制。引起细菌素分泌的环境因素很多，包括缺氧、压力、分解代谢物阻遏和添加抗生素、细菌素及其他菌种等。

（3）SOS 应激机制，该分泌机制主要存在于大肠埃希菌素类细菌素的分泌过程中，它的特点是生产菌以牺牲一部分同胞菌的方式来换取分泌细菌素后所能获得的保护作用，即获得更多的营养物质和生存空间。

细菌素的作用机制随菌种不同而异，有些细菌素作用于细菌的细胞膜，有些作用于细菌细胞的核糖体。

由于细菌素抗菌活性良好及对人体很安全,因此它在工业上具有很好的应用前景:食品工业上,某些种类的细菌素(如乳链菌肽,Nisin)已经被开发为食品防腐剂;医学上,细菌素作为对抗耐药菌代替抗生素的药物日益受到重视;饲料工业上,细菌素作为饲料添加使用,可以减少抗生素的用量。

4. 色素(pigment) 色素是许多细菌在培养过程中合成的一些带有颜色的代谢产物。常见的色素有红、黄、橙、绿、青、蓝、紫、褐黑等色。这些色素可分为水溶性色素和脂溶性色素两类。水溶性色素可使培养基带上颜色,如:绿脓杆菌产生绿脓菌素可使培养基呈黄绿色;脂溶性色素局限在菌落上面,不扩散到培养基内,如金黄色葡萄球菌的色素等。色素本身对菌体有重要的生理功能,如光合色素、呼吸色素等;有些对人类有益处,可以在药品和食品生产中用作染色剂。另外,色素也可被用来作菌种分类鉴定的依据。但在抗生素、氨基酸、核苷酸等发酵工业中,色素的产生往往会影响发酵液的后处理过程和产品质量,因此在这些发酵工业中通常避免使用产生色素的菌株作为生产菌种。

细菌除能产生上述各种特殊产物之外,还能合成毒性酶及酶抑制剂、抗生素、维生素等,将在其他章节中论述。

五、细菌的致病性

(一) 细菌的致病性

细菌虽然在医药工业上具有重要作用,但它又能使动物和人类致病,而且相当一部分人畜疾病是由细菌引起的,所以它给人类的健康带来了严重的危害。细菌能引起机体产生疾病的性能,称为致病性或病原性(pathogenicity)。凡能引起人体或动物疾病的细菌称为致病菌或病原菌(pathogenic bacteria)。病原菌的致病作用取决于它的毒力、入侵数量和入侵途径。

1. 细菌的毒力(virulence) 毒力是指病原菌致病性的强弱程度,具有菌株或型的差异,一般以半数致死量(LD_{50})表示,即采用一定途径感染一定体重的实验动物,使其半数死亡所需的最小细菌量或毒素量。细菌的毒力包括细菌的侵袭力和细菌毒素。致病菌首先需借助于其表面结构,如菌毛、鞭毛或荚膜等黏附到宿主细胞表面,并侵入宿主细胞。有些病原菌可产生一些侵袭性酶类,如血浆凝固酶、透明质酸酶、链激酶、胶原酶、SIgA(分泌型免疫球蛋白 A)酶等,病原菌借助于这些酶类感染宿主并进行大量繁殖并产生内毒素或外毒素,对机体产生致病作用。

(1) 侵袭力:指病原菌破坏机体防御功能,并在体内迅速生长繁殖和扩散蔓延的能力,它主要包括三个方面,即病原菌的吸附与侵入能力、繁殖与扩散能力和对宿主细胞防御机能的抵抗力。

① 吸附与侵入能力:病原菌可通过外伤、蚊虫叮咬或与宿主细胞直接吸附而侵入机体,它是致病菌感染机体的开始。G^- 细菌通常借助菌毛,G^+ 细菌则常借助其细胞表面的毛发样突出物(如 A 族链球菌的膜磷壁酸)。细菌吸附具有组织特异性,如痢疾杆菌吸附于结肠黏膜上,A 族链球菌吸附于咽喉部,淋球菌黏附于尿道上皮细胞,吸附作用的组织特异性与宿主细胞表面致病菌的特异性受体有关。

② 繁殖与扩散能力:细菌由侵入部位向周围和深层组织扩散,必须具备破坏机体组织屏障的能力,这是通过细菌产生的一些侵袭性酶类来实现的,例如:

- 血浆凝固酶(coagulase):可加速血液凝固成纤维蛋白屏障,保护病原菌免受宿主吞噬细胞的吞噬和抗体的中和作用,如金黄色葡萄球菌可产此酶。
- 透明质酸酶(hyaluronidase):又称扩散因子(spreading factor),可水解机体结缔组织中的透明质酸,使组织疏松并增加通透性,有利于病原菌的扩散,如产气荚膜杆菌和乙型溶血型链球菌等均产此酶。
- 链激酶(streptokinase):能激活血浆中纤维蛋白酶原并形成纤维蛋白酶,酶解血浆中的纤维蛋白凝块,便于病原菌在机体内扩散,如乙型溶血型链球菌可产此酶。
- 胶原酶(collagenase):可水解肌肉和皮下结缔组织中的胶原蛋白,便于细菌在组织中扩散,如产气荚膜杆菌可产此酶。

- SIgA（分泌型免疫球蛋白 A）酶：破坏黏膜表面的 SIgA，有利于病原菌的黏附和扩散，如淋病奈瑟菌可产此酶。

③ 对宿主细胞防御机能的抵抗力：病原菌借助其表面结构或细菌细胞产生的毒性物质等对抗宿主细胞的吞噬作用。如肺炎链球菌表面的荚膜、大肠埃希菌的 K 抗原、金黄色葡萄球菌的 A 蛋白、沙门菌的 Vi 抗原、链球菌的 M 蛋白等均可对抗吞噬细胞的吞噬作用。

（2）细菌毒素（toxin）：细菌的毒素按其来源、性质和作用不同，可分为外毒素（exotoxin）和内毒素（endotoxin）。外毒素是细菌细胞在生长繁殖过程中分泌到菌体外的毒性蛋白，有时也结合在细菌表面，通过细菌裂解而逸出，主要由 G⁺细菌产生，如白喉杆菌产生的白喉毒素、破伤风梭菌产生的破伤风毒素等。少数 G⁻细菌如痢疾杆菌、霍乱弧菌等也能产生外毒素。内毒素是 G⁻细菌细胞壁中的脂多糖（LPS），在细菌自溶或裂解后释放出来，其毒性及生物学活性中心是类脂 A。

外毒素毒性强，尤其是肉毒毒素，毒性比氰化钾强 1 万倍，纯化结晶肉毒毒素 1 mg 能杀死 2 000 万只小鼠。内毒素无组织和细胞特异性，毒性低，但可引起机体发热。注射药品须按药典规定进行细菌内毒素检查。细菌外毒素和内毒素的区别见表 1－4。

表 1－4　细菌外毒素和内毒素的比较

项目	外毒素	内毒素
细菌来源	G⁺细菌和部分 G⁻细菌分泌到胞外	G⁻细菌细胞壁成分，菌体自溶或裂解时释放
化学成分	蛋白质	脂多糖
热稳定性	弱，60~80 ℃、30 min 被破坏	耐热性强，250 ℃、30 min 被破坏
抗原性	强，刺激机体产生抗毒素抗体	弱，刺激机体产生抗菌性抗体
类毒素	0.4% 甲醛处理可脱毒制备类毒素	不能制备类毒素
毒性	强，具有组织特异性，引起特殊病变，不引起宿主发热	弱，不具有组织特异性，病理作用大致相同，引起宿主发热
编码基因	常为质粒	细菌染色体

外毒素是细菌的主要致病因子，外毒素的作用方式有 3 种：① 溶解靶细胞膜，如产气荚膜梭菌 α 毒素；② 干扰蛋白质的合成，如白喉毒素等；③ 增高或抑制细胞的正常功能，如霍乱肠毒素等。常见致病菌及其外毒素列于表 1－5。

表 1－5　常见致病菌及其外毒素

致病菌	引起疾病	毒素
肉毒梭菌	肉毒中毒	6 型特异性致死性神经毒
破伤风梭菌	破伤风	痉挛性毒素、致死性毒素、坏死性毒素、神经毒素、溶血毒素、心脏中毒毒素等
炭疽杆菌	炭疽	致死性毒素、水肿因子、保护性抗原
霍乱弧菌	霍乱	霍乱毒素 CT、致死性毒素、肠毒素
百日咳杆菌	百日咳	致死性毒素、皮肤坏死毒素
沙门菌	肠炎	肠毒素
鼠疫杆菌	鼠疫	鼠毒素
白喉杆菌	白喉	白喉毒素、致死性毒素、皮肤坏死毒素
葡萄球菌	化脓性感染、肠性毒血症	α 毒素、致死性毒素、皮肤坏死毒素、溶血毒素、剥脱毒素、肠毒素
绿脓杆菌	化脓性感染	外毒素 A

2. 病原菌的侵入数量 正常机体对病原菌的侵入有一定的抵抗力,只有当病原菌侵入机体的数量足够多时才能使机体致病。致病菌的毒力越强,致病所需的细菌细胞就越少。如具有强毒力的鼠疫杆菌只需数个菌侵入便可感染致病,而伤寒沙门菌则需侵入几亿至几十亿细菌细胞才能致病;破伤风梭菌只要几个菌就致病,而炭疽杆菌达到 100 mg 时才有害。

3. 病原菌的侵入途径 病原菌感染宿主必须通过适当的侵入途径,它与细菌的种类有关。细菌感染途径主要有:① 消化道感染,如伤寒沙门菌、痢疾杆菌只有侵入消化道才能引起肠道传染病;② 深部创口,如破伤风梭菌为厌氧菌,只有侵入深部创口才能致病,而经口则不引起疾病;③ 呼吸道感染,如肺炎链球菌、脑膜炎奈瑟菌均可经呼吸道感染致病;④ 泌尿生殖道感染,如淋病奈瑟菌借助菌毛黏附于泌尿生殖道上皮细胞上引起性病。有些细菌可通过多种途径感染,如结核分枝杆菌和炭疽杆菌通过呼吸道、消化道及皮肤伤口均可引起感染。

（二）病原菌的感染类型

感染又称传染(infection),是指病原菌侵入机体后,克服机体的防御屏障,在一定的部位生长繁殖,引起不同程度症状的病理过程。传染的发生、发展和结局取决于病原菌的致病性、机体防御能力、环境条件三方面因素。

1. 依据病原菌和宿主力量的对比和临床表现分类

分为不感染、隐性感染、潜伏感染、显性感染和带菌状态五种类型。

（1）不感染侵入的病原菌迅速被机体免疫系统消灭,不发生感染。

（2）隐性感染虽发生感染但对机体损害较轻,不出现或出现不明显的临床症状,又称亚临床感染。隐性感染后,机体可获得足够特异免疫力,能抵御同种致病菌的再次感染。

（3）潜伏感染致病菌与机体相互作用过程中暂时处于平衡状态,病原菌长期潜伏在病灶内或某些特殊组织中,一般不出现在血液、分泌物或排泄物中。待机体免疫力下降,潜伏的病菌大量繁殖而引起疾病,如结核分枝杆菌的潜伏感染。

（4）显性感染是入侵病原菌数量大、毒力强,而宿主抗感染免疫力较弱,机体组织细胞受到不同程度损害,生理功能紊乱,出现一系列临床症状和体征。

（5）带菌状态即细菌隐性感染者、潜伏期带菌者以及病后慢性带菌者持续或间断性向体外排菌。

2. 按病情缓急分类

（1）急性感染:发病急,病程短,只有数日至数月。病愈后病原菌多从宿主体内消失,如霍乱弧菌、脑膜炎奈瑟菌感染等。

（2）慢性感染:发病慢,病程长,常数月至数年,如少数胞内寄生菌(结核分枝杆菌、麻风分枝杆菌及布氏杆菌等)。

3. 按临床上感染发生部位与性质不同分类

（1）局部感染:入侵的病原菌只局限在宿主一定部位生长繁殖,引起局部病变的感染类型,如化脓性球菌所致的疖、痈。

（2）全身感染:感染发生后,病原菌或其毒性代谢产物向全身扩散,引起全身性症状。全身感染在临床上常见下列几种情况:

- 毒血症:产生外毒素的病原菌只在局部生长繁殖,病菌不进入血流,但其产生的外毒素进入血液循环,到达易感靶器官,引起器官损害,产生特殊的毒性症状。如白喉、破伤风等。
- 菌血症:病原菌侵入血流,但未在其中繁殖,只是短暂地一过性经血液循环到达体内适宜部位再繁殖致病。如伤寒早期的菌血症,临床症状轻微。
- 败血症:病原菌侵入血流后,在其中大量繁殖并产生毒性产物,引起严重全身中毒症状,如高热、皮肤和黏膜瘀斑、肝脾肿大等。G^+细菌和G^-细菌均可引起败血症,如鼠疫耶尔森菌、炭疽芽孢杆菌等。

● 脓毒血症:化脓性细菌侵入血流后,在其中大量繁殖,通过血流扩散到机体其他组织或器官,产生新的化脓性病灶。如金黄色葡萄球菌的脓毒血症,常导致多发性肝脓肿、皮下脓肿、肺脓肿和肾脓肿。

● 内毒素血症:G⁻细菌感染使宿主血液中出现内毒素引起的症状。可由病灶内大量 G⁻细菌死亡,释放内毒素入血所致,也可由侵入血中的 G⁻细菌大量繁殖、死亡崩解后释放。症状因血中内毒素量的不同而异:轻则只有发热;重则可有休克甚至死亡,如小儿急性中毒性细菌性痢疾。

（三）常见的病原性细菌

引起人类传染病的病原性细菌种类很多,现将常见的病原性细菌的某些生物学特性、致病性等列表简介如下,见表1-6。

表1-6 常见的病原性细菌

	菌名(属名)	毒力	传染途径	主要所致疾病
G⁺球菌	金黄色葡萄球菌（葡萄球菌属）	血浆凝固酶、肠毒素、溶血素、杀白细胞素	创伤、消化道	疖、痈、伤口化脓、败血症、脓毒血症、食物中毒
	乙型溶血性链球（链球菌属）	透明质酸酶、链激酶、链道酶、溶血酶、红疹毒素	创伤、呼吸道	淋巴管(结)炎、蜂窝组织炎、猩红热、扁桃体炎、风湿热、肾小球肾炎
	肺炎链球菌（链球菌属）	荚膜	呼吸道	大叶性肺炎
G⁻球菌	淋球菌	菌毛、外膜蛋白等	泌尿生殖道	淋病
	脑膜炎双球菌（奈瑟菌属）	内毒素	呼吸道	流行性脑脊髓炎
G⁻杆菌	大肠埃希菌（埃希菌属）	K抗原、菌毛、内毒素、肠毒素	消化道、泌尿道	（条件性致病）肠道感染、泌尿道感染、胆囊炎、腹膜炎、败血症、腹泻等
	伤寒杆菌、副伤寒杆菌、肠炎杆菌、（沙门菌属）	Vi抗原、内毒素	消化道	肠热病(伤寒、副伤寒)、食物中毒
	志贺痢疾杆菌、福氏痢疾杆菌、宋内痢疾杆菌、（志贺菌属）	菌毛、内毒素	消化道	细菌性痢疾
	绿脓杆菌（假单胞菌属）	内毒素、外毒素	继发性创面感染	（条件性致病）化脓性炎症、败血症
	百日咳杆菌（包特氏菌属）	荚膜、内毒素、外毒素	呼吸道	百日咳

	菌名(属名)	毒力	传染途径	主要所致疾病
G⁻弧菌	霍乱弧菌、El-Tor弧菌（弧菌属）	肠毒素	消化道	霍乱、副霍乱
G⁺杆菌	白喉杆菌（棒状杆菌属）	外毒素	呼吸道	白喉
抗酸菌	结核杆菌（分枝杆菌属）	胞壁	消化道、呼吸道、皮肤、黏膜	结核
	麻风杆菌（分枝杆菌属）		呼吸道黏膜、破损皮肤	麻风
G⁺厌氧芽孢菌	破伤风杆菌（梭状芽孢杆菌属）	外毒素（痉挛毒素）	深部创伤感染	破伤风
	产气荚膜杆菌（梭状芽孢杆菌属）	荚膜、透明质酸酶、胶原酶、卵磷脂酶	创伤	气性坏疽
	肉毒杆菌（梭状芽孢杆菌属）	外毒素	消化道	食物中毒
G⁺需氧芽孢菌	炭疽杆菌（芽孢杆菌属）	荚膜、炭疽毒素	皮肤黏膜、呼吸道、消化道	炭疽

第二节　放　线　菌

　　放线菌(actinomycetes)是一类具有丝状分枝的、主要以无性孢子繁殖的、革兰染色阳性的一类单细胞原核细胞型微生物。1877 年合兹(Harz)首先发现了寄生于牛体的一种厌氧型放线菌,其菌落表面呈车轮状辐射排列,当时命名为牛型放线菌(*Actinomyces bovis*)。虽然后续发现的许多放线菌并不一定呈典型发射状,但是放线菌这个名称一直沿用至今。需要注意的是,尽管第一个被发现的放线菌是寄生厌氧型,但自然界中大多数放线菌都是腐生需氧型的。1948 年,美国学者瓦克斯曼(Waksman)将土壤中的一些腐生需氧型放线菌归入链霉菌属(*Streptomyces*),以与放线菌属相区别。放线菌有多个属,如链霉菌属(*Streptomyces*)、诺卡氏菌属(*Nocardia*)、小单孢菌属(*Micromonospora*)等,其中链霉菌属的种类和数量均占优势。

　　放线菌在自然界分布极广,主要以孢子或菌丝状态存在于土壤、空气和水中,尤以含水量较低、有机物较丰富且呈微碱性的土壤中最多,每克土壤中约有放线菌孢子 10^7 个。泥土所特有的土腥味,主要就是由放线菌产生的土臭味素(geosmin)所引起的。放线菌在分解有机物、改良土壤结构以及自然界物质转化中起一定作用。

　　放线菌与人类的关系非常密切,大多数放线菌特别是链霉菌属的一些种类能产生抗生素。目前广泛应用的各类抗生素 70％以上是由放线菌产生的,一些种类的放线菌还能产生各种酶制剂、有机酸及维生素等。此外,在甾体转化、石油脱蜡、烃类发酵及污水处理等方面,放线菌也发挥着十分重要的作用。作为发酵菌种,放线菌已经广泛应用于制药工业,是一类很有发展前景的微生物。绝大多数放线菌属于有益菌,只有极少数能引起人和动植物病害。

一、放线菌在微生物中的分类地位

放线菌在形态上分化为菌丝和孢子,在培养特征上与霉菌相似,故在早期曾被列入真菌类。后来随着人们对微生物分类学的不断认识,特别是分类手段的改进,发现放线菌有很多生物特性与细菌相似,在一段时间内又被认为是"介于细菌与真菌之间的一类微生物"。然而,用近代分子生物学手段进行分析的结果表明:放线菌实际上是属于细菌范畴的原核细胞型微生物,革兰染色结果为阳性,与普通细菌不同的是细胞形态呈分枝状菌丝体。从系统发育上看,多数放线菌特别是链霉菌的(G+C)%较高,一般在60%~72%,属于高 G+C 含量的类群。

关于放线菌的分类位置,不同分类系统都有其分类依据。《伯杰系统细菌学手册》第二版中将放线菌列为原核生物的细菌界(域,Domain Bacteria),第十四放线细菌门(Phylum B XIV. Actinobacteria),放线细菌纲(Class Ⅰ. Actinobacteria)。

之所以将放线菌归属于细菌主要有以下几点依据:

1. 相似的原核结构和核糖体 ① 放线菌与细菌的细胞核都不是完整的核,而是原始的核:无核仁、核孔及核膜,仅由 DNA 缠绕而成;② 核糖体沉降系数均为 70S。

2. 细胞大小、结构和化学组成等相似 ① 放线菌的菌丝虽然比细菌长得多,但菌丝的直径与细菌基本相同,均为微米级,且菌丝无横隔,故与细菌一样为单细胞微生物;② 两者的细胞都具有壁、膜、质、核等基本结构,细胞壁组分以肽聚糖为主,并含有 DAP;③ 细胞质中缺乏细胞器,如线粒体、内质网等;④ 游动放线菌的鞭毛与细菌鞭毛相似。

3. 繁殖方式相似 繁殖方式都为无性繁殖,在细胞分裂中不出现纺锤丝。

4. 对生长环境的要求相似 ① 两者生长的营养要求相近;② 生长的最适 pH 范围基本相同,一般在 7.0~7.6 的微碱性范围。

5. 抵抗力相似 ① 两者都对抗细菌抗生素敏感;② 都能被相应的噬菌体所侵染,噬菌体相类似;③ 经溶菌酶水解后都能形成原生质体。

6. 遗传特性相似 ① 两者的核酸含量接近,多数种类中都含有核以外的遗传物质——质粒;② DNA 重组方式相同;③ DNA 的序列分析及核酸杂交结果表明,两者的 DNA 特别是 16S rRNA 有一定的同源性。在生物系统进化过程中,放线菌是细菌系统发育树上的一个分支。

上述这些证据为放线菌归属于细菌提供了充分的理由。

二、放线菌的形态学

虽然放线菌和细菌同属原核细胞型微生物,但是与细菌不同的是,多数放线菌具有发育良好的分枝状菌丝体,即有了形态上的分化,只有少数为杆状或原始丝状的简单形态。放线菌主要由菌丝(mycelium)和孢子(spore)两部分结构组成。

（一）菌丝

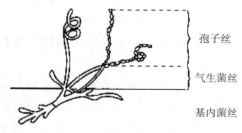

图 1-25 链霉菌属菌丝体

不同发育阶段放线菌的菌丝分化程度不同,根据放线菌菌丝的着生部位、形态和功能可将其分为基内菌丝(substrate mycelium)、气生菌丝(aerial mycelium)和孢子丝(spore-bearing filament)3 种,图 1-25 所示为放线菌代表属链霉菌属的菌丝结构。

1. 基内菌丝 基内菌丝是匍匐生长于培养基内的菌丝。由于该菌丝是最早发育成熟的,其主要生理功能是吸收营养,故又称其为初级菌丝(primary mycelium)或营养

图中标注:孢子丝、气生菌丝、基内菌丝

菌丝(vegetative mycelium)。

　　基内菌丝的颜色浅且直径较小,一般为 0.2~1.2 μm。不同类型的放线菌基内菌丝在粗细上的差别较小,在长度上的差异较大,短的不足 100 μm,长的可达 600 μm。基内菌丝在生长过程中可形成分枝,分枝方式有单分枝和双分枝两种,但分枝形式一般不具备分类鉴定意义。大多数基内菌丝不能形成横隔也不断裂,少数特殊类型在培养过程中可出现断裂现象。

　　多数放线菌的基内菌丝在发育到一定阶段后可产生色素,其色素类型有水溶性和脂溶性之分,常见的有黄、蓝、绿、红、紫、褐等颜色。若是水溶性色素,可以扩散至培养基内,使培养基呈现相应色素的颜色;若是脂溶性色素,则不能向培养基内扩散,但能使其菌落或菌苔的背面呈现相应的颜色。因此,色素在放线菌的分类和鉴定上有重要的参考价值。

　　2. 气生菌丝　当基内菌丝生长到一定阶段后,就会向培养基外的空中生长形成气生菌丝,由于是在初级菌丝的基础上发育形成的,又称为二级菌丝(secondary mycelium)。由于不受培养基的限制,与基内菌丝相比,气生菌丝的直径较大且颜色深,直径约为基内菌丝 2 倍,为 1.0~1.4 μm,长度相差更为悬殊。气生菌丝的分枝较少,多数呈直形或弯曲状。

　　不同种类放线菌的气生菌丝发育程度是不一样的。有的发育良好,形成明显的菌落;有的发育不良,气生菌丝生长不明显;还有的基本上不能形成气生菌丝。气生菌丝同样可以分泌一些色素,多数为脂溶性色素,使菌落或菌苔的表面或边缘呈现该色素的颜色。

　　3. 孢子丝　大多数放线菌的气生菌丝发育成熟后,在其顶端能形成孢子丝。孢子丝的主要功能是产生孢子进行繁殖,又称产孢菌丝或繁殖菌丝。菌种不同,孢子丝的形态和在气生菌丝上的排列方式也有所不同,见图 1-26。

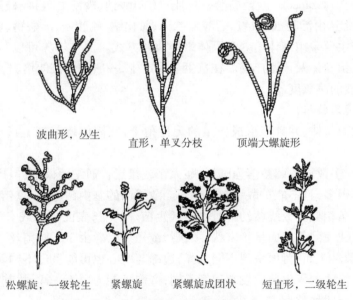

波曲形,丛生　　　直形,单叉分枝　　　顶端大螺旋形

松螺旋,一级轮生　　紧螺旋　　　紧螺旋成团状　　短直形,二级轮生

图 1-26　放线菌孢子丝形态及着生方式

　　孢子丝的形态分为直、波曲和螺旋三种类型,其中螺旋状孢子丝的特征最为突出,螺旋的数目、紧密程度及螺旋的方向等都是种的特征。分枝状孢子丝在气生菌丝上的着生方式有对生、互生、丛生和轮生等。孢子丝的形态和着生方式可作为菌种鉴定的重要依据。个别种类放线菌的孢子丝还可进一步特化形成孢囊结构,由孢子丝高度卷绕而成或是由特化的孢囊梗逐渐膨大而形成。孢囊的特征也可作为鉴定放线菌的依据。

　　(二)孢子

　　孢子丝分化成熟后即可形成孢子,孢子是放线菌的繁殖器官,产生无性孢子是放线菌的主要繁殖方式。

放线菌的孢子形状有圆形、卵圆形、圆柱形和杆形四类。孢子的表面结构在电镜下可见也有所不同,有的表面光滑,有的为疣状、鳞片状、刺状、毛发状等。孢子成熟后都能分泌一些脂溶性的色素,使带有孢子堆的菌落表面呈现一定的颜色。值得注意的是,即使由同一孢子丝分化形成的孢子,其大小、形态也不完全相同,不能笼统地作为放线菌分类、鉴定的依据。然而,孢子的颜色和其表面结构特征是由菌种本身特性决定的,一般比较稳定,故可以作为菌种分类鉴定的指标。

孢子成熟后散落在周围的环境中,当遇到合适条件时便开始萌发。孢子首先长出1~3个芽管,由芽管进一步延长,长出分枝,越来越多的分枝密集成营养菌丝体,最后发育为成熟的菌丝体。

三、放线菌的培养

(一)放线菌的培养条件

放线菌中除致病菌类型外,大多为需氧菌,生长的最适温度为28~30 ℃,寄生型放线菌为37 ℃,高温放线菌则在50~60 ℃也能生长。放线菌对酸敏感,最适 pH 为7.0~7.6。放线菌生长缓慢,需2~7 d 才能长成菌落。

自然环境中的放线菌多数为腐生型的异养菌,容易吸收和利用的碳源主要是葡萄糖、麦芽糖、淀粉和糊精,氮源以鱼粉、蛋白胨、玉米浆和一些氨基酸较为合适,而硝酸盐、铵盐、尿素等可作为速效氮源被放线菌利用。由于放线菌的次级代谢产物较丰富,多数种类都能产生抗生素,对无机盐的要求较高,故在培养放线菌时,一般需要加入各种无机盐及一些微量元素,如钾、镁、铁、锰、铜、钴等。实验室常用的放线菌培养基有高氏一号培养基(由可溶性淀粉、硝酸钾、氯化钾、磷酸氢二钾、硫酸亚铁、硫酸镁和琼脂组成)、查氏(Czapeck)蔗糖硝酸盐琼脂(由硝酸钠、磷酸二氢钾、硫酸镁、氯化钾、蔗糖和琼脂组成)、淀粉铵琼脂(由淀粉、硫酸铵、磷酸氢二钾、氯化钠、硫酸镁、碳酸钙、琼脂等组成)等。

对放线菌的培养主要采用液体培养和固体培养两种方式。固体培养可以积累大量的孢子;液体培养则可获得大量的菌丝体及代谢产物。在抗生素生产中,一般采用液体培养,并在发酵罐中通入无菌空气,以增加发酵液的溶氧度。

(二)放线菌的菌落特征

放线菌是分枝状菌丝体,并且能形成大量的无性孢子,在固体培养基上形成的菌落有较明显的特点。

与细菌菌落相比,多数放线菌菌落为圆形,略大于或接近普通细菌菌落,但比细菌菌落干燥紧密;与霉菌菌落相比则小得多,且不能扩散性向外生长。放线菌的基内菌丝伸入培养基内,与培养基结合紧密,不易挑起,与霉菌相似。放线菌幼龄时由于气生菌丝初生,表面光滑或有皱褶,很像细菌菌落,成熟时散落的孢子往往使菌落表面呈粉末状、颗粒状或短绒状。由于不同菌丝与孢子常产色素,且具有不同颜色,故常使菌落正面、背面呈现不同色泽,边缘与中心也可能呈现不同颜色。

由于不同种类放线菌的气生菌丝发育程度不同,产孢子能力也不一样,故其菌落特征也有较大差异。放线菌菌落主要分两种类型:

1. **气生菌丝型** 该种类型菌落以链霉菌属的放线菌为代表,其突出特点是气生菌丝发达。大量的气生菌丝紧贴在培养基表面相互交织成网状,菌落表面坚实、多皱,质地紧密,不像霉菌菌落那样疏松。由于从基内菌丝到气生菌丝最后成为孢子丝需要一定的时间,故该种类型菌落的形成时间较长,一般为一周左右。菌落表面干燥,多数呈较致密的短绒状、粉末状及颗粒状,菌落不扩散,有时呈同心环状。在没有形成孢子之前,菌落颜色较浅,为气生菌丝的颜色,孢子大量成熟后,菌落表面颜色变得十分鲜艳,种类各异,主要为孢子颜色。

产生色素是气生菌丝型菌落的突出特征,基内菌丝、气生菌丝及孢子都能分泌一些色素。其中基内菌丝能分泌水溶性色素,气生菌丝和孢子主要分泌脂溶性色素,常具有不同颜色,故常使菌落正面、背面,菌落中心、边缘呈现不同色泽。

2. **基内菌丝型** 基内菌丝型主要是指气生菌丝不发达或根本不长气生菌丝的菌落类型。典型的基内菌丝型菌落是诺卡菌属的放线菌。该菌属中的多数种类几乎不生成气生菌丝,基内菌丝紧贴培养基表面,在生长一定时间后基内菌丝很快断裂为杆状。因此,该种类型菌落较小,与培养基的结合不紧密,结构呈粉质状,用针挑取易粉碎。

四、放线菌的繁殖

(一)放线菌的繁殖方式

放线菌的繁殖方式主要是无性繁殖,包括产生无性孢子(asexual spores)和菌丝断裂(mycelium break)两种方式。在固体培养基上培养时,主要通过无性孢子繁殖;液体发酵时则一般是由菌丝体断裂繁殖的。

1. **无性孢子** 放线菌形成的无性孢子类型主要有三种:第一种是由气生菌丝特化的孢子丝发育形成,多数放线菌如链霉菌属的种类普遍采用这种方式;第二种是由高度特化的孢囊发育形成,当孢囊成熟后,囊破裂并释放出大量的孢子,如游动放线菌属和链孢囊菌属中的一些放线菌;第三种是在基内菌丝特化的孢子梗上发育而成,该孢子的特点是单个着生,如小单孢菌属的放线菌。

放线菌的孢子通常是孢子丝经横隔式分裂后形成的。该种分裂方式的主要特征是在孢子丝中出现横隔膜,每两个横隔膜之间形成孢子,孢子成熟后便脱离孢子丝,以游离形式释放到周围环境中。放线菌通过横隔分裂方式形成孢子,主要借助两种途径完成:① 细胞膜内陷,再由外向内逐渐收缩,最后形成一个完整的横隔膜,从而将孢子丝分割成许多分生孢子;② 细胞壁和细胞膜同时内陷,再逐步向内缢缩,最终将孢子丝缢裂成一串分生孢子。

孢子成熟后散落在周围的环境中,当遇到合适条件时便开始萌发。孢子首先长出 1~3 个芽管,由芽管进一步延长,长出分枝,越来越多的分枝密集成营养菌丝体,最后发育为成熟的菌丝体。

2. **菌丝断裂** 菌丝断裂也是放线菌的一种常见繁殖方式,一般发生在液体培养中。振荡、机械搅拌等因素的作用常常导致菌丝断裂成小的片段,每一个断裂的菌丝片段都能重新生长为新的菌丝体。个别种类的放线菌如诺卡菌属在固体培养基上培养时就可出现菌丝断裂现象,这是该菌的特性决定的。

(二)放线菌的生活史

放线菌为原核生物,其生活史比真核生物简单得多,只有无性世代。图 1－27 所描绘的是链霉菌的生活史:从链霉菌的无性孢子开始,孢子萌发、生长形成基内菌丝;基内菌丝向培养基外部生长成为气生菌丝;气生菌丝成熟、特化成孢子丝;孢子丝分化、发育产生孢子。简单来说就是孢子→菌丝→孢子的循环过程。

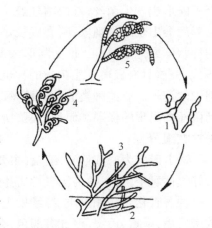

1—孢子萌发;2—基内菌丝;3—气生菌丝;
4—孢子丝;5—孢子丝分化为孢子。

图 1－27　链霉菌生活史简图

五、放线菌的代表属

(一)链霉菌属(*Streptomyces*)

链霉菌属是放线菌目中最大的一个属。由于链霉菌属中的微生物较多,含有数百个种类,为了分类上的方便,我国学者依据其孢子堆、气生菌丝和基内菌丝的颜色及水溶性色素的颜色等将链霉菌属中的微生物分成 14 个不同类群。在这 14 个类群中,除吸水类群和轮生类群外,其他 12 个类群完全是根据色素颜色的差异来划分的。在种类的鉴定中,以形态和培养特征为主、生理生化特性为辅,并结合其细胞壁组分和核酸分析的结果来进行判断。

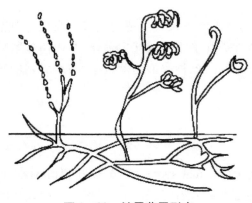

图 1-28 链霉菌属形态

链霉菌属形态上的突出特点是具有发达的基内菌丝和气生菌丝,菌丝无横隔,气生菌丝特化形成的孢子丝及孢子所具有的特征在放线菌中最为显著(图1-28)。该菌属孢子丝的形态有直形、波曲、钩状和螺旋形四种,螺旋形的较常见,其中又有松、紧、大、小之分(图1-26)。孢子丝的着生方式有簇生、一级轮生和二级轮生之别。孢子一般是由孢子丝经横隔分裂后形成,孢子形态多样,呈球形、椭圆形、杆形、圆柱形、瓜子形、梭形或半月形等,颜色十分丰富,表面光滑或具有瘤状、刺状、鳞片状、毛发状等附属物。

链霉菌主要分布于含水量较低、有机质含量丰富的中性或微碱性土壤中,多数为腐生好气性异养菌。由于能产生大量的孢子,故有较强的抗干燥能力。链霉菌孢子对热的抵抗力比细菌芽孢弱,但强于营养体细胞。对链霉菌的保藏一般利用沙土法,在4℃的冰箱中可存活1~3年。

链霉菌的次级代谢产物种类丰富,最重要的就是产生抗生素,是放线菌中产抗生素最多的属。现发现由链霉菌产生的抗生素有1 000多种,已经应用于临床的近百种,如链霉素(streptomycin)、卡那霉素(kanamycin)、丝裂霉素(mitomycin)、土霉素(oxytetracycline)等。有的链霉菌能产生多种抗生素,还有一些种类能产生维生素、酶及酶抑制剂等。在链霉菌中也有极少数寄生型的种类能引起植物病害,如疮痂链霉菌(*Streptomyces scabies*)能感染马铃薯和甜菜,使之出现疮痂病。

(二) 诺卡氏菌属(*Nocardia*)和拟诺卡氏菌属(*Nocardiopsis*)

诺卡氏菌属又名原放线菌属(*Proactinomyces*)。该菌属的典型特征是多数种类气生菌丝发育不好,有的甚至不能形成气生菌丝,基内菌丝经一段时间(15~96 h)培养后会出现断裂现象,断裂成长短不一的杆状或带叉的杆状体或球状体,以此复制形成新的菌丝体(图1-29)。一些具有极薄气生菌丝的种也可以产生杆状或椭圆形的孢子。有些种类的基内菌丝断裂很早,难于观察到菌丝内出现的横隔和断裂过程,所以容易将其误认为是杆状细菌。

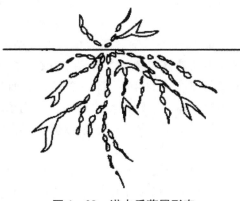

图 1-29 诺卡氏菌属形态

诺卡氏菌为好气性 G⁺细菌,主要分布于土壤,多数为好气性腐生菌,少数为厌气性寄生菌。腐生种类能利用多种含碳化合物如糖类、纤维素等作为碳源。诺卡氏菌的菌落一般小于链霉菌菌落,表面多皱褶,致密干燥,呈黄、黄绿、橙红等颜色,有的呈面团状,有的扁平或突起,无光或发亮呈水浸状,结构呈粉质,一触即碎。

诺卡氏菌能产生多种抗生素,如抗结核分枝杆菌(*Mycobacterium tuberculosis*)和麻风杆菌(*Mycobacterium leprae*)的利福霉素(rifomycin)、抗 G⁺细菌的瑞斯托菌素(ristocetin)。此外,该菌属的一些种类分解能力强,在石油脱蜡、烃类发酵、污水处理等方面发挥着重要作用。拟诺卡氏菌属在形态特征上与其相似,有的寄生型的致病种类能引起人和动物肺部及眼部感染。

(三) 小单孢菌属(*Micromonospora*)

小单孢菌属也是一类气生菌丝发育不好的微生物,多数种类不形成气生菌丝。该菌属的基内菌丝无横隔,不断裂,生长到一定阶段在其上分化出很多分枝小梗,在每一个小梗的顶端形成一个孢子,孢子为圆形、椭圆形,表面为刺状或疣状(图1-30)。由于孢子是单个着生的,故称为小单孢菌,在单轴分枝的孢子梗上产生单生孢子是该属最突出的形态特征。

小单孢菌多数为好气性腐生菌，常分布于土壤、湖底泥土及盐地等自然环境中。该菌属的最适生长温度为 32～37 ℃。菌落与培养基结合紧密，表面突起，多皱或光滑，成熟的孢子常使菌落呈现橙、红、褐、黑等颜色。

小单孢菌属也是放线菌产生抗生素的主要类型，如庆大霉素（gentamycin）、利福霉素、卤霉素（halomycin）等抗生素都是小单孢菌属产生的。腐生型的小单孢菌具有较强的分解纤维素、几丁质的能力，是土壤和水体中常见的放线菌，具有一定的开发价值。

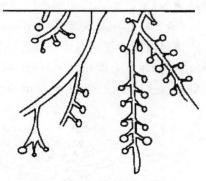

图 1-30 小单孢菌属形态

（四）游动放线菌属（Actinoplanes）

游动放线菌是孢囊放线菌中的一种类型，该菌属能形成孢囊，孢囊内产生孢囊孢子。孢囊一般是在基内菌丝上发育形成的，孢囊孢子带有丛生鞭毛，能游动。产生带有鞭毛的游动孢子是该属放线菌的突出特征。

游动放线菌适于在腐烂的植物和湿度较大的土壤中生长，气生菌丝一般极少或没有，基内菌丝分枝程度不同，菌丝隔膜或有或无。当菌丝发育成熟后，在菌丝顶端及侧枝上可特化成孢囊梗，孢囊梗直形并可形成分枝，顶部发育成一至数个孢囊（图 1-31）。孢囊一般呈球形、棒状或不规则形态，大小相差较大，小的直径仅为几微米，大的可达几十微米。孢囊壁是由菌丝鞘分化形成的，囊内形成盘卷排列的孢囊孢子。孢囊孢子可借助孢囊壁上的小孔或通过孢囊壁的破裂处释放到周围环境中，随着大量孢囊孢子的成熟和释放，孢囊壁也很快地消失。不同种类的游动放线菌的产孢方式不完全一样，也有些种类是通过分生孢子进行繁殖的，分生孢子为单个或成链状排列。

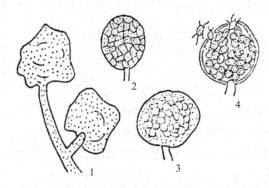

1—年幼孢囊；2、3—孢囊孢子形成过程；4—孢囊孢子释放。

图 1-31 游动放线菌属形态

该菌属的菌落湿润发亮，生长缓慢，大多需培养 2～3 周后才能形成。其中一些种类能产生抗生素：我国发现的创新霉素（chuangxinmycin）就是由济南游动放线菌（Actinoplanes jinanensis）产生的，萘醌类的绛红霉素（purpuromycin）也是游动放线菌的代谢产物。

（五）放线菌属（Actinomyces）

该菌属的突出特征是无气生菌丝，一般也不产生孢子（图 1-32），大多属于寄生型的病原菌。最早发现的能引起牛颚肿病的牛型放线菌是该菌属的典型种。此外，寄生于人体的衣氏放线菌（Actinomyces israelii）能引起后颚肿病及肺部、胸部感染。

放线菌属多数种类为厌氧或兼性厌氧的微生物，在 CO_2 气体存在的条件下易生长。通过在培养基中加入动物血清或心脑浸汁等特殊营养物质，可以人工培养该菌属的一些种类。一般在固体或液体培养基中培养 18～48 h 后，即出现发育不完全的基内菌丝，其直径小于 1 μm，菌丝中有横隔，并常常断裂为"V""Y"及"T"等不规则形态进行繁殖。

（六）马杜拉放线菌属（*Actinomadura*）

该属放线菌细胞壁含有马杜拉糖，有生长良好的基内菌丝和气生菌丝，气生菌丝上形成短孢子链，也有的在其末端卷成假孢囊（图1-33）。该属放线菌也可产生多种抗生素，如抗禽类球虫病的马杜霉素（maduramicin），有的种可通过伤口感染引起足分枝菌病。

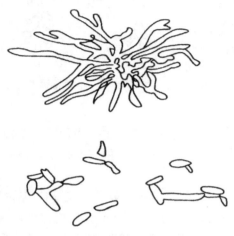

图1-32　放线菌属形态

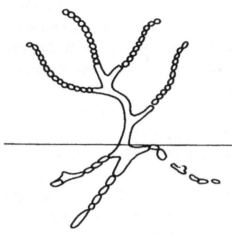

图1-33　马杜拉放线菌属形态

第三节　其他原核微生物

除了细菌、放线菌之外，原核微生物还有许多种类，和医药关系比较密切的有螺旋体、衣原体、支原体和立克次体等。

一、螺旋体

螺旋体（spirochete）是一类细长、柔软有弹性、弯曲呈螺旋状、运动活泼的原核细胞型微生物。螺旋体在自然界和动物体内广泛存在，种类很多。根据螺旋数目、大小、规则程度以及两螺旋间距离，在螺旋体目（Spirochaetales）螺旋体科（Spirochaetaceae）下可分为7个属。其中，对人和动物有致病性的主要有以下3个属（图1-34）：① 疏螺旋体属（*Borrelia*），有3～10个稀疏、不规则的螺旋；② 密螺旋体属（*Treponema*），有8～14个细密、规则的螺旋；③ 钩端螺旋体属（*Leptospira*），螺旋数目较多，且更加细密和规则，菌体一端或两端弯曲呈钩状。

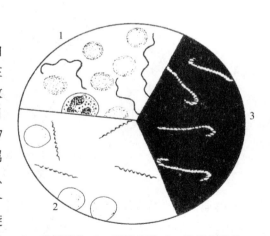

1—疏螺旋体；2—密螺旋体；3—钩端螺旋体。

图1-34　螺旋体

（一）生物学特征

1. 大小形态　螺旋体大小为（0.1～0.3）mm×（5～250）mm，和螺旋菌相比，螺旋数目一般在6环以上，也更加柔软。

2. 结构　其基本结构与细菌类似，细胞的主体由细胞质和拟核区组成，其外围则裹以细胞膜和细胞壁，形成螺旋状的原生质柱。在原生质柱外缠绕着轴丝（axial fibrils），也称为内生鞭毛（endoflagella）或周质鞭毛（periplasmic flagella），轴丝和原生质柱再由三层膜包围，称为外膜（外鞘）。

细胞壁含有脂多糖和胞壁酸,革兰染色呈阴性,但着色较难,常采用镀银染色法进行染色。

螺旋体可在液体环境中游动或沿纵轴旋转和屈曲运动,在固体培养基上可爬行或蠕动。其运动有赖于轴丝,每个细胞具有 2~100 条的轴丝,其一端插入细胞膜中,围着螺旋菌体而缠绕,其结构组成与细菌的鞭毛相似。

3. 繁殖 螺旋体的繁殖方式为无性二分裂法,对抗生素和溶菌酶敏感。在生物学位置上,螺旋体更接近于细菌而归于广义的细菌即原核微生物范畴,但其胞壁与外膜之间绕有运动器官轴丝,与原虫类似,因而在系统发育上形成一个独特的细菌系。

（二）主要致病性螺旋体及其相关疾病

在与人类和动物疾病关系比较密切的三个属中,有一些和著名的疾病比如梅毒、莱姆病等有关,它们可能直接从人传染给人,也可能有传播媒介或中介宿主,具体列在表 1-7 中。

表 1-7 主要致病性螺旋体及其所致疾病

属	螺旋体	传播媒介	储存宿主	导致疾病
疏螺旋体属（*Borrelia*）	伯氏螺旋体（*B. burgdorferi*）	硬蜱	野栖鼠类、小型哺乳动物	莱姆病
	杜通疏螺旋体（*B. duttonii*）	钝缘蜱	蜱、鼠类、人	蜱传回归热（地方性回归热）
	回归热螺旋体（*B. recurrentis*）	虱	人	虱传回归热（流行性回归热）
密螺旋体属（*Treponema*）	梅毒螺旋体（*T. pallidum*）	无	人	梅毒
	雅司螺旋体（*T. pertenue*）		人	雅司病
	品他密螺旋体（*T. carateum*）	苍蝇		品他病
钩端螺旋体属（*Leptospira*）	问号状钩端螺旋体（*L. interrogans*）		家畜、野生动物、吸血昆虫等（鼠类和猪为常见）	钩端螺旋体病

二、立克次体

立克次体（rickettsia）是一类严格细胞内寄生、革兰染色呈阴性的原核细胞型微生物。1909 年,美国青年医师立克次（H. T. Ricketts）在研究落基山斑点热时首先发现该类微生物。1910 年,他在研究斑疹伤寒时不幸感染而牺牲,为纪念他,流行性斑疹伤寒的病原体命名为立克次体。

对人类致病的立克次体包括五个属:立克次体属（*Rickettsia*）、柯克斯体属（*Coxiella*）、东方体属（*Orientia*）、埃里希体属（*Ehrlichia*）和巴通体属（*Bartonella*）。立克次体属又分为两个生物群:斑疹伤寒群、斑点热群。它们的共同特点是:① 专性细胞内寄生,以二分裂法繁殖;② 含 DNA 和 RNA 两种核酸;③ 呈多形性,主要为球杆状,革兰染色呈阴性,大小介于细菌与病毒之间;④ 大多为人畜共患病的病原体,以节肢动物为传播媒介,人畜也可兼为寄生宿主和储存宿主;⑤ 对多种抗生素敏感。

（一）生物学特征

1. 大小形态 立克次体似小球杆菌,大小为(0.3~0.6) μm×(0.8~2.0) μm,具有多形性,呈现单个、成对、短链或丝状等多种形式。革兰染色为阴性但不易着色。常用 Gimenza 染色、吉姆萨（Giemsa）染色、麦氏（Macchiavello）染色;Gimenza 法最好,染后呈红色,吉姆萨染色呈紫色或蓝色,麦氏染色则染成红色。

2. 结构 立克次体具有完好的细胞结构,细胞壁类似于 G⁻ 细菌,主要由肽聚糖和脂多糖构成,包括外膜、肽聚糖及蛋白质类三层。细胞壁外有一层黏液层。但恙虫病立克次体的细胞壁结构无肽聚糖和脂多糖,无黏液层,故恙虫病立克次体另立为东方体属。胞质膜为双层类脂,胞质内有核糖体,核质集中于中央,含双股 DNA。

3. 繁殖与培养 立克次体的酶系统不完整,不能独立生活,为专性细胞内寄生(除了五日热巴通体,其可在无细胞培养基中生长),进行二分裂法繁殖,9~12 h 分裂一次。常用的培养立克次体的方法有动物接种、鸡胚接种和细胞培养。在细胞培养时(34 ℃),繁殖一代为 8~10 h。

（二）主要致病性立克次体和相关疾病

立克次体是引起斑疹伤寒、恙虫病和 Q 热等传染病的病原体。除 Q 热柯克斯体可通过呼吸道和消化道感染人外,其余立克次体均经节肢动物如虱、蚤、蜱螨等叮咬或其粪便污染伤口而传播。立克次体病多数是自然疫源性疾病。斑疹伤寒、Q 热和斑点热的地理分布呈全球性,恙虫病主要流行于东南亚、西南太平洋一带。斑疹伤寒在 20 世纪初的一次流行中曾造成几百万人死亡,这是继疟疾、鼠疫后给人类带来极大灾难的流行病。常见的人类立克次体疾病见表 1-8。

表 1-8 一些人类立克次体病的流行病学特点

疾病	病原体	传播媒介	储存宿主	传播方式
流行性斑疹伤寒	普氏立克次体	人虱	人	虱粪擦入损伤皮肤
地方性斑疹伤寒	普氏立克次体	鼠蚤	鼠	虱粪擦入损伤皮肤
落基山斑点热	立氏立克次体	蜱	野鼠等	蜱叮咬
恙虫热	恙虫热东方体	恙螨	鼠	恙螨幼虫叮咬
腺热埃立克体病	腺热埃立克体	蜱	啮齿类	蜱叮咬
Q 热	贝纳柯克斯体	蜱	野生小动物、牛、羊	接触传播、呼吸道传播、消化道传播
战壕热	五日热巴通体	人虱	人	虱粪擦入损伤皮肤

三、支原体

支原体(mycoplasma)是一类无细胞壁,多形态性,可通过细菌滤器,能在无生命培养基中生长繁殖的最小的原核细胞型微生物。支原体种类较多,在自然界分布很广,也存在于人类、家禽、家畜等动物体内。由于缺乏细胞壁,支原体在微生物学分类上归属于柔膜体纲(Mollicutes)支原体目(Mycoplasmataceae),下分五个科,其中支原体科(Mycoplasmataceae)又分为支原体属(*Mycoplasma*)和脲原体属(*Ureaplasma*)。支原体还经常污染传代细胞,给细胞培养和病毒分离带来困难。

（一）生物学特征

1. 大小形态　支原体直径一般为 0.2~0.3 mm,很少超过 1.0 mm,在加压过滤下可通过 0.22 mm 的细菌滤器,在不加压的情况下,0.45 mm 的滤膜也不能通过。支原体天然没有细胞壁,常呈多形态性,有球形、丝状、环状、星状和螺旋形等(图 1-35),由于它们能形成有分支的长丝,故称为支原体。革兰染色呈阴性,但着色困难,吉姆萨染色呈淡紫色。

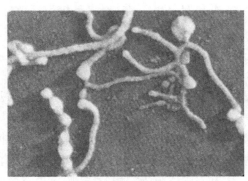

(a) 电镜观察

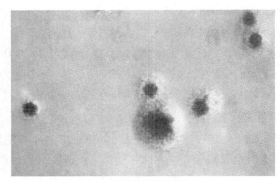

(b) 油煎蛋样菌落

图 1-35 支原体

2. 结构　支原体最外层为细胞膜,由蛋白质和脂质组成三层结构。内外两层主要是蛋白质,中间层为脂质,在脂质中胆固醇约占36%,因此如两性霉素B、毛地黄苷、皂素等能作用于胆固醇的物质可引起支原体细胞膜破坏而使其死亡。有些支原体在细胞膜外有多聚糖构成的荚膜,有毒性,成为支原体的一种致病因素。与其他原核生物一样,其基因组是一个环状双链DNA,但相对分子质量比细菌小,只有大肠埃希菌的1/5,因此其合成与代谢能力都很有限。

3. 繁殖与培养　支原体以二分裂法繁殖为主,也可通过出芽、分支等方式繁殖。支原体的营养要求比一般细菌高,能在富含胆固醇、10%~20%的动物血清及酵母浸膏的低琼脂培养基上生长繁殖,并须添加核酸提取物、组织浸液、辅酶等,一般最适pH为7.6~8.0,最适温度大多为36~37℃,2~3 d后形成小的油煎蛋状的菌落,核心较厚,向下长入培养基,周边为一层薄薄的透明颗粒区,因菌落小(直径0.1~0.3 mm),一般在低倍镜下观察(图1-35)。多数支原体在含0.3%琼脂的半固体培养基中能形成慧星状菌落,肉眼可清晰看到,长度为1~2 mm,具有致密的头部和疏松的尾部,头部在上,尾部在下,厌氧者在培养基中、下部生长,需氧者在培养基表层生长。在液体培养基中生长量较少,一般不易见混浊,仅有小颗粒沉于管底或黏附于管壁。多数支原体兼性厌氧,一般在含5%~10%二氧化碳和相对湿度80%~90%的大气环境中生长良好。

4. 与L型细菌的区别　支原体与L型细菌的生物学特性极为相似,如多形态性、能通过细菌滤器、对渗透压较敏感、在固体培养基上菌落呈油煎蛋样或颗粒状。但是,L型细菌在自然界中很少存在,而支原体为自然界长期进化形成。另外,两者的另一区别在于L型细菌在脱离诱导因素后可恢复原来的细菌型,而支原体不能。具体区别见表1-9。

表1-9　支原体与L型细菌的区别

特征	支原体	L型细菌
来源	在自然界中广泛存在	是细菌在实验室经人工诱导形成
渗透压抗性	对渗透压有抗性	对渗透压敏感
菌落大小	油煎蛋样菌落较小,直径<0.6 mm	油煎蛋样菌落较大,直径为0.5~1 mm
遗传特性	在遗传上与狭义细菌无关	在遗传上与原细菌有关
稳定性	在任何情况下不能变成有细胞壁的细菌	在无诱导因素作用下,易恢复为有细胞壁的原菌
胆固醇特殊需求	生长时一般需要胆固醇	生长时一般不需要胆固醇
培养特征	液体培养时混浊度极低,仅有小颗粒沉于管底或黏附于管壁	液体培养时混浊度低,可黏附于管壁或沉于管底

(二)致病性

支原体致病性较弱,主要寄生于细胞外,除穿透支原体外,一般为表面感染,大多不侵入血液及组织细胞内。支原体可通过黏附作用与宿主细胞结合,从细胞膜获取脂质和胆固醇,并利用支原体膜上的磷脂酶A和C分解宿主细胞膜上的卵磷脂,使细胞膜损伤。有的支原体可产生外毒素样物质或H_2O_2、NH_3等毒性代谢产物,对细胞有毒害。还有蕈状支原体表面有半乳糖荚膜,具有内毒素样作用。这些支原体长期寄居在膜表面,共生或寄生,局部抵抗力下降时发病,症状不重,病情迁延。

支原体好侵犯呼吸道、泌尿生殖道黏膜及关节,确切致病机制尚不清楚。宿主的年龄、性别、营养状况、遗传因素及环境条件等均有影响。引起人体疾病的主要支原体分为两大类,即呼吸道和泌尿生殖道支原体。对人致病的主要有肺炎支原体(*M. pneumoniae*)、人型支原体(*M. hominis*)、生殖支原体(*M. genitalium*)、发酵支原体(*M. fermentans*)、穿透支原体(*M. penetrans*)和解脲支原体(*U. urealyticum*)。其中肺炎支原体主要引起呼吸道感染,穿透支原体多继发于艾滋病感染,其他支原体多与泌尿生殖系统感染有关。

支原体感染后,有非特异性免疫应答与特异性免疫应答共同发挥作用,可诱发机体体液免疫和细胞免疫,体液免疫应答在抗支原体感染中发挥重要作用。不过,支原体诱发的免疫应答可加重机体的病理过程,如肺炎支原体初次感染多见于婴幼儿,但出现临床症状者多为较大儿童或青年。另外,支原体与机体某些组织具有共同抗原,因而可引起自身免疫性疾病,如神经系统的损伤。

四、衣原体

自 1907 年捷克学者哈耳伯斯泰特(Halberstaeder)和普罗瓦兹克(von Prowazek)在印度尼西亚爪哇沙眼病人及实验感染的猩猩结膜刮片材料中发现了沙眼包涵体起,足足经历了半个世纪,直到 1956 年,才由我国学者汤飞凡、张晓楼、黄元桐、王克乾等首先用鸡胚分离到沙眼衣原体,从而解决了新生儿结膜炎、妇女宫颈炎、男性非淋球菌性尿道炎等病原学问题,很快引起了全世界的重视,对其开展了深入广泛的研究。

衣原体(chlamydia)是一类专性活细胞内寄生,在细胞内繁殖有其独特的生活周期,且能通过细菌滤器的原核细胞型微生物。衣原体过去曾一直被视为病毒,现归于原核微生物范畴。衣原体与病毒相比,有以下特征:① 衣原体呈单细胞结构,圆形或椭圆形;② 有细胞壁,革兰染色呈阴性;③ 同时含有 DNA 和 RNA 两类核酸;④ 有核糖体,核糖体 RNA 的种类类似于细菌;⑤ 具有较复杂的酶系统,能进行多种代谢,但不能合成带高能键的化合物,必须利用宿主细胞的三磷酸盐和中间代谢产物作为能量来源;⑥ 具有独特的发育周期,以二分裂方式繁殖;⑦ 对多种抗生素敏感。

衣原体广泛寄生于人类、哺乳动物和禽类体内。根据第 9 版《伯杰细菌学分类手册》,衣原体目包括 1 个科,1 个属,其下包含沙眼衣原体(*Chlamydia trachomatis*)、鹦鹉热衣原体(*C. psittaci*)和肺炎衣原体(*C. pneumoniae*)3 个种。沙眼衣原体种下又可分为 3 个生物变种:沙眼生物变种、淋巴肉芽肿生物变种和鼠生物变种。各种对人均具有致病性,可引起沙眼、泌尿生殖系统感染、包涵体结膜炎和呼吸系统感染等疾病。

(一)生物学性状

1. 独特发育周期和形态　衣原体在宿主细胞内生长繁殖,具有特殊的发育周期,即原体和始体的两相生活环,如图 1-36 所示。衣原体在显微镜下可见两种大小、形态不同的颗粒:一种小而致密,称为原体(elementary body,EB);另一种大而疏松,称为网状体(reticulate body,RB),亦称始体(initial body)。

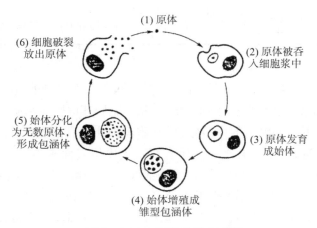

图 1-36　衣原体的发育周期

原体呈球形、椭圆形或梨形,直径为 0.2~0.4 mm,有细胞壁,电镜下中央含致密的类核结构,是发育成熟的衣原体,吉姆萨染色呈紫色,麦氏染色呈红色,普通光学显微镜下勉强可见。原体具有高度感染性,在宿主细胞外较为稳定,无繁殖能力。原体进入宿主细胞后,宿主细胞膜围于原体外形成囊泡,在囊泡内,原体逐渐发育、体积增大成为网状体。

网状体呈圆形或椭圆形,直径为0.5~1 mm,无致密类核结构,而有纤维网状结构,无细胞壁,麦氏染色呈蓝色,代谢活泼,是衣原体发育周期中的幼稚阶段,即繁殖型,不具有感染性。衣原体以二分裂方式繁殖,在网状体囊泡内发育成众多的子代原体。成熟的子代原体从破裂的感染细胞中释放,再感染新的易感细胞,开始新的发育周期。每个发育周期为48~72 h。

在易感细胞内含增殖的网状体和子代原体的囊泡即包涵体(inclusion body)。发育时期不同,包涵体的形态和大小都有差别。成熟的包涵体含大量的原体。

值得一提的是,淋巴肉芽肿型衣原体的生活周期通常比沙眼型衣原体短,在生活周期末包涵体破裂,导致大量原体进入胞质,引起宿主细胞的裂解死亡,从而原体得以释放。这一过程在沙眼型衣原体中也可发生。沙眼型衣原体的包涵体还可通过类似胞粒外排的形式,在不破坏宿主细胞的情况下释放出细胞外。这些差异促使淋巴肉芽肿型衣原体在细胞培养中能更有效地在细胞之间传播,在体内则引起更严重的疾病。

2. 培养　绝大多数衣原体能在6~8日龄鸡胚或鸭胚卵黄囊中繁殖,我国学者汤飞凡及其助手张晓楼等人于1956年在国际上首次分离到沙眼衣原体。近年来常用细胞培养法,用传代细胞如Hela-299和McCoy(一种传代的滑膜细胞)细胞培养衣原体。某些衣原体如鹦鹉热衣原体可使小鼠感染,可进行动物接种培养。

（二）致病性

不同衣原体所致疾病不同。主要的病原性衣原体有沙眼衣原体、肺炎衣原体、鹦鹉热衣原体。沙眼衣原体可引起沙眼,据估计,全世界每年有5亿人患沙眼,其中有700万~900万人失明,沙眼是引起失明的最重要原因。另一重要的危害是,沙眼衣原体还可引起泌尿生殖道感染,并可引起多种并发症,如急、慢性盆腔炎,输卵管炎,异位妊娠,睾丸炎,男、女不孕症等,更可引起新生儿的结膜炎、肺炎,影响下一代的健康,是性病中最多见的病原体。衣原体性泌尿生殖道炎症已成为目前世界上最多的性传播疾病(STD)之一。肺炎衣原体主要引起呼吸道感染,成人中10%的肺炎病例和约5%的支气管炎及窦炎由肺炎衣原体引起。近年还发现肺炎衣原体与冠心病和动脉粥样硬化有关,但目前因果关系不明。鹦鹉热衣原体主要使动物感染,人可因吸入病禽的感染性分泌物而感染,引起呼吸道症状,临床上称为鹦鹉热或鸟疫。

衣原体感染后可诱发机体体液免疫和细胞免疫,但免疫力不强,持续时间短,因此衣原体的感染常表现为持续感染、反复感染和隐性感染,有许多报道称持续感染可持续10~20年。

五、蓝细菌

蓝细菌(cyanobacteria)是一类含有叶绿素,以水作为供氢体和电子供体,通过光合作用将光能转变为化学能,同化CO_2为有机物质的光能自养型细菌。由于它们具有光合作用系统,曾被藻类学家归为藻类,称为蓝藻或蓝绿藻。蓝细菌在自然界中的分布极为广泛,从水生到陆生生态系统,从热带到南北极都有分布,在河流、湖泊和海水等水域中常见。蓝细菌列于《伯杰氏系统细菌学手册》第二版的原核生物第一分类群第13组,属于真细菌,按形态可分为5大类群,包括29个属,代表属有聚球蓝细菌属、鱼腥蓝细菌属、颤蓝细菌属、念珠蓝细菌属等。AAUUUUYGG寡核苷酸序列是蓝细菌的识别标记。相对而言,蓝细菌和医药关系不太密切,但在地球进化中有着重要的地位和意义。

（一）生物学特征

1. 细胞大小和形态　蓝细菌的细胞一般比细菌大,且不同种类大小差异悬殊,通常直径为3~10 μm,最小的聚球蓝细菌属直径仅为0.5~1 μm,最大的可超过60 μm,如巨颤蓝细菌。

蓝细菌细胞为个体或群体,或细胞成串排列组成藻丝状的丝状体,不分枝、假分枝或真分枝。根据细胞形态差异,蓝细菌可分为单细胞和丝状体两大类。单细胞类群多呈球状、椭圆状和杆状,单生或形成团聚体,如黏杆蓝细菌和皮果蓝细菌等属;丝状体蓝细菌是由许多细胞排列而成的群体,包括有异形胞的(如鱼腥蓝细菌属)、无异形胞的(如颤蓝细菌属)、有分支的(如费氏蓝细菌属)。

蓝细菌的细胞有几种特化形式,较重要的是异形胞、静息孢子、链丝段和内孢子。异形胞是存在于丝状体蓝细菌中的较营养细胞稍大,色浅、壁厚,位于细胞链中间或末端,且数目少而不定的细胞。异形胞是固氮蓝细菌的固氮部位。静息孢子是一种着生于丝状体细胞链中间或末端的形大、色深、壁厚的休眠细胞,胞内有贮藏性物质,具有抗干旱或冷冻的能力。链丝段又称连锁体或藻殖段,是由成串细胞连成丝状的蓝细菌在细胞链断裂时形成的短链片段,具有繁殖功能。内孢子是少数蓝细菌种类在细胞内形成许多球形或三角形的内孢子,成熟后可释放,具有繁殖功能。

2. 细胞结构和化学组成　蓝细菌的细胞构造与革兰阴性细菌相似,细胞核不具有核膜,细胞壁有内外两层,外层为脂多糖层,内层为含有二氨基庚二酸的肽聚糖层,革兰染色呈阴性。许多种能不断地向细胞壁外分泌黏液层、荚膜或形成鞘衣,将一群细胞或丝状体结合在一起。细胞膜单层,很少有间体。细胞内含有70S核糖体,大多数蓝细菌无鞭毛,但可以"滑行"。蓝细菌不形成叶绿体,光合作用的部位称为类囊体(thylakoids),数量很多,以平行或卷曲方式贴近地分布在细胞膜附近,其中含有叶绿素 a、β胡萝卜素、类胡萝卜素和藻胆素(一类辅助光合色素,包括藻蓝素和藻红素)。蓝细菌的细胞内还含有糖原、聚磷酸盐、PHB 以及蓝细菌肽等贮藏物以及能固定 CO_2 的羧酶体,少数水生性种类中还有气泡。蓝细菌的这些特征与原核生物相近,故而归于真细菌家族,而藻蓝素占优势的色素使细胞呈现蓝色,因而得名蓝细菌。

在化学组成上,蓝细菌最独特之处是含有两个或多个双键组成的不饱和脂肪酸,而细菌通常只含有饱和脂肪酸和含一个双键的不饱和脂肪酸。

3. 繁殖　蓝细菌的繁殖方式与其他原核生物一致,以无性分裂繁殖方式为主,包括二分裂、链丝段繁殖,也有少数形成具有繁殖功能的内孢子。

(二) 作用及应用

蓝细菌在地球上已存在约 30 亿年,能够进行释放氧气的光合作用,但有别于真核生物的放氧光合作用。蓝细菌可能是地球上生命进化过程中第一个产氧的光合生物,对地球上从无氧到有氧的转变、真核生物的进化起着里程碑式的作用。

蓝细菌的营养极为简单,不需要维生素,以硝酸盐或氨作为氮源,多数能固氮。在水稻田中培养蓝细菌,可以通过其对氮气的固定来提高稻田和其他土壤的肥力。蓝细菌还是海洋生态系统和海洋初级生产力的重要组成部分。此外,一些实验证明将蓝细菌作为食物和辅助营养物,可用于治疗肝硬化、贫血、白内障、青光眼、胰腺炎等疾病,对糖尿病、肝炎也有一定的疗效。

六、古菌(古细菌)

古菌(archaea)多生活在极端的生态环境中,如高温、高盐、高酸等环境。它们与真细菌(eubacteria)在形态上极为相似,具有原核生物的某些特征,也有真核生物的特征,过去一直归为真细菌,旧称为古细菌(archaebacteria)。细胞化学组分分析和分子生物学方法尤其是 16S rRNA 序列同源性分析方法的完善,让我们发现它们和真细菌之间在分子水平上大相径庭,它们的核糖体 RNA (rRNA)结构序列和一般细菌很不相同,和真细菌 rRNA 的接近程度还不如和真核生物 rRNA 的接近程度高。

现认为古菌是介于真细菌和真核生物之间的生命体,不再属于原核微生物,在系统分类上属于新的生物界——古菌界,这就是三界(域)系统学说,将生物分为三界(域):真细菌(eubacteria)、真核生物(eucaryota)、古菌(archaea)。三域系统学说为我们研究生命起源和进化提出了新的思路。

第二章　真核微生物

　　真核微生物是一大类具有真正细胞核、核膜,细胞能进行有丝分裂,细胞质中有线粒体或同时存在叶绿体等细胞器的生物。真核微生物主要包括真菌、显微藻类、原生动物等。

　　真菌(fungi)是一类不含叶绿素,无根、茎、叶分化,具有细胞壁的真核细胞型微生物。与原核细胞型微生物相比,真菌的主要特征是:① 细胞核分化程度高,包括核仁、核孔和核膜;② 细胞质中含有一些已分化的细胞器,如线粒体、内质网、高尔基体等;③ 细胞分裂方式为有丝分裂,在分裂过程中出现染色体和纺锤丝;④ 除少数类型为单细胞外,大多为多细胞;⑤ 在形态上出现不同程度的分化,既有单细胞球形的酵母菌,也有多细胞高度分化的霉菌菌丝体及大型真菌的子实体(sporocarp or fruit body);⑥ 大多数真菌的繁殖方式包含无性繁殖和有性繁殖两个阶段,由此构成其独特的生活史。

　　真菌在自然界中分布广泛,与人类的关系非常密切。多数真菌对人体无害,甚至有益,如有的真菌能产生抗生素、有机酸、维生素等,被广泛应用于制药工业、酿造、食品、化工和农业生产等;少数真菌能感染人、动物及植物,导致疾病发生。真菌一般通过化能异养生活,多数腐生,少数寄生或共生。有些真菌可以引起食品、衣物、药材、药品及工农业产品腐败变质。

　　真菌的主要类型有酵母菌、霉菌和大型真菌,这些名称都不属于系统进化的分类单元。酵母菌是真菌中单细胞的非菌丝体状的类型;霉菌是单细胞或多细胞的具有菌丝体的类型;大型真菌是一些肉眼可见的体积超常的类型,因其菌体体积大而得名。

第一节　酵　母　菌

　　酵母菌(yeast)是单细胞的真核微生物,呈球形或卵圆形,通常以芽殖或裂殖方式进行无性繁殖,少数种可产生子囊孢子进行有性繁殖。酵母菌主要分布在糖类含量较高的偏酸性环境,如果品、蔬菜、花蜜和植物叶子表面,特别是葡萄园和果园的土壤中最为常见,空气中也有少量酵母菌存在。因多数酵母菌能发酵糖类,故又称为糖真菌。少数酵母可以利用烃类物质,故在油田附近的土壤中也可找到。酵母菌多为腐生菌,少数为寄生菌。

　　酵母菌是人类文明史中最早应用的微生物,与人类关系密切,在酿造、食品、医药工业中占有重要地位,是第一种“家养微生物”。在古代,人们就掌握了利用酵母菌发酵果汁,制作面包、馒头等营养的食品的技术;早在 4 000 年前的殷商时代,我国劳动人民就利用酵母菌酿酒。今天,随着人们对其研究的不断深入,酵母菌的用途更加广泛。

　　酵母菌的维生素、蛋白质含量高,可作食用、药用和饲料用。酵母蛋白是单细胞蛋白(single cell protein,SCP),高达细胞干重的 50%,并含有人和动物生长必需的氨基酸。据估计,如果每天生产 450 万 kg 酵母菌体,其蛋白质含量相当于 1 万头肉用牛。此外,利用酵母菌体,还可提取核苷酸、辅酶 A、细胞色素 C、凝血质、核黄素等贵重药物。酵母菌细胞体积小,表面积大,代谢旺盛,繁殖速度比动物快 2 000 多倍。若以造纸厂、糖厂、淀粉厂、木材水解厂的废液为原料,通过通气培养方式,可进行工业化的大批量生产,故有些国家酵母菌体生产已商品化,用以补充食物或饲料等。有的酵母菌能大量产生维生素、有机酸;有的还具有氧化石蜡降低石油凝固点的作用,或者能以烃类为原料发酵制取柠檬酸、反丁烯二酸、脂肪酸、甘油、甘露醇、酒精等。

　　酵母菌是第一个被测定全基因序列的真核微生物。酵母菌作为模式生物,最直接的作用体现在生物信息学领域,酵母基因与人类多基因遗传性疾病相关基因之间的相似性为我们提高诊断和治疗水平提供了重要的帮助。此外,酵母菌作为模式生物为高等真核生物提供可以检测的实验系统,例如,可利用异源基因与酵母基因的功能互补来确证基因的功能。

酵母菌也常给人类带来危害。腐生型酵母菌能使食物、纺织品和其他原料腐败变质,少数耐高渗压酵母菌如鲁氏酵母(*Saccharomyces rouxii*)、蜂蜜酵母(*S. mellis*)可使蜂蜜、果酱败坏;有的酵母菌是发酵工业的污染菌,它们消耗酒精,降低产量或产生不良气味,影响产品质量。某些酵母菌可引起人和植物的病害,例如:白假丝酵母菌(*Candida albicans*)可引起皮肤、黏膜、呼吸道、消化道以及泌尿系统等多种疾病,新型隐球酵母(*Cryptococcus neoformans*)可引起慢性脑膜炎、肺炎等。

一、酵母菌的形态与结构

(一) 大小与形态

酵母菌的细胞体积比细菌大得多,其直径一般是细菌的几倍甚至十几倍。多数酵母菌的大小为$(1\sim5)$ μm$\times(5\sim30)$ μm,发酵工业中常用的啤酒酵母的平均直径为$5\sim8$ μm。不同种类的酵母菌在大小、形态上的差异都很大。

酵母菌细胞的形态具有多样性,常见的有圆形、卵圆形、圆柱形、腊肠形及三角形等,还有少数形成假菌丝。在光学显微镜下可模糊地看到酵母菌细胞内的结构(如液泡)。酵母菌无鞭毛,不能游动。由于是单细胞,绝大多数的酵母菌都以散在、游离的形式存在,但也有个别类型的酵母菌细胞拉长变形成为腊肠状。

(二) 细胞结构

酵母菌的细胞结构与其他真核生物基本相同,主要包括细胞壁、细胞膜、细胞质及细胞核等基本构造(图2-1),细胞质中可见线粒体、液泡等各种细胞器。个别种类的酵母菌还带有一些特殊构造。

1. **细胞壁** 酵母菌的细胞壁厚度为$25\sim70$ nm,质量约占细胞干重的25%。主要成分为葡聚糖(glucan)、甘露聚糖(mannan)、蛋白质及几丁质(chitin)等,由此组成的细胞壁结构既不同于细菌的细胞壁,也不同于植物细胞的细胞壁。

细胞壁的结构呈三明治状排列(图2-2)。最外层为甘露聚糖,它是借助$\alpha-1,6$和$\alpha-1,2$或$\alpha-1,3$糖苷键连接而成的具有复杂分支的网状聚合分子;内层为葡聚糖,主要是由$\beta-1,6$和$\beta-1,3$糖苷键连接而成的分支型网状分

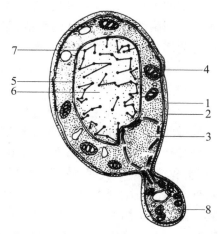

1—细胞壁;2—细胞膜;3—细胞核;4—线粒体;
5—液泡膜;6—液泡;7—液泡粒;8—芽体。

图 2-1 酵母菌的细胞结构

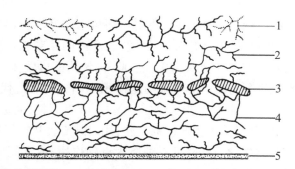

1—磷酸甘露聚糖;2—甘露聚糖;3—蛋白质;4—葡聚糖;5—细胞质膜。

图 2-2 酵母菌细胞壁的结构

子,是决定酵母菌细胞壁机械强度的主要物质基础;在内、外层之间夹有一层蛋白质分子,约占细胞壁干重的 10％。蛋白质中结构蛋白所占的比例很少,大多为各种形式的酶蛋白,如葡聚糖酶、甘露聚糖酶、蔗糖酶、碱性磷酸酶及酯酶等。此外,酵母菌的细胞壁中还含有少量类脂和以环状形式分布在芽体周围的几丁质。

值得注意的是,不同种类酵母菌的细胞壁组成并非完全相同,个别种类差异甚至很大。其中有的以甘露聚糖为主,有的以葡聚糖为主,也有的含有较多的几丁质。

酵母菌去壁后同样可以成为原生质体。常用的水解酶是蜗牛酶,由多种存在于蜗牛消化液中的水解酶组成,对酵母菌的细胞壁有较强的水解作用。

2. 细胞膜　如图 2-3 所示,酵母菌的细胞膜与其他生物的细胞膜结构类似,主要是由蛋白质(其中含有可吸收糖和氨基酸的酶)、类脂(甘油酯、磷脂、甾醇等)和糖类(甘露聚糖等)组成。

在酵母细胞膜上所含的各种甾醇中,尤以麦角甾醇居多。它经紫外线照射后,可形成一种维生素(维生素 D_2)。据报道,发酵酵母(*Saccharomyces fermentati*)所含的总甾醇量可达细胞干重的 22％,其中的麦角甾醇达细胞干重的 9.66％。此外季氏毕赤酵母(*Pichia guilliermondii*)、酿酒酵母(*Saccharomyces cerevisiae*)、卡尔斯伯酵母(*S. carlsbergensis*)、小红酵母(*Rhodotorula minuta*)和戴氏酵母(*S. delbrueckii*)等也含有较多的麦角甾醇。

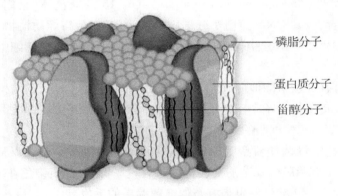

　　　　　　　　　　　　　　　　　　　　　　　　——磷脂分子

　　　　　　　　　　　　　　　　　　　　　　　　——蛋白质分子

　　　　　　　　　　　　　　　　　　　　　　　　——甾醇分子

图 2-3　酵母菌细胞膜结构

3. 细胞质和内含物　酵母菌的细胞质主要是由蛋白质、核酸、糖类、脂类及盐类组成的稀胶状溶液,其中悬浮着一些已经分化的细胞器。重要的细胞器有线粒体(mitochondrion)、内质网(endoplasmic reticulum,ER)等,此外,还有液泡(vacuole)和由细胞膜内陷形成的微体(microbody)等结构。

(1) 线粒体:酵母菌的线粒体要比动物细胞的小,一般为(0.3~0.5) μm×(2~3) μm,与其他真核生物相比,数量也很少。在有氧状态时,线粒体数量增多且结构分化得更为明显,由内膜形成的嵴特别发达。线粒体的主要功能是进行能量代谢,内含丰富的酶,参与电子传递和氧化磷酸化过程。在无氧状态时,酵母菌以发酵方式产生能量,细胞内的线粒体数量明显减少。

(2) 内质网:酵母菌细胞的内质网一般在生长初期比较发达,它是由三维结构的管状及层状膜组成的复杂膜系,内侧与细胞核的核膜相通,外侧与细胞质膜相连。内质网分两类:一种是粗面型内质网(rough ER),另一种是滑面型内质网(smooth ER)。粗面型内质网上带有核糖体颗粒,主要作用是参与核糖体的翻译和蛋白质的合成及修饰;滑面型内质网上没有核糖体颗粒,主要参与脂类的合成及运输等。

酵母菌细胞内的核糖体与原核细胞的核糖体有一定的差异,与其他真核细胞的核糖体相同,酵母菌的核糖体由 40S 和 60S 两个亚基组成,在合成蛋白质时两个亚基组合形成 80S 的起始复合物,然后才能在 mRNA 的指导下完成对蛋白质的翻译。

(3) 液泡:酵母菌细胞内经常出现大小不等的液泡,数量为一个或多个。液泡的体积随细胞生长由小变大,在出芽繁殖的初期,芽体内的液泡很小,数量较多,随着芽体逐渐成熟,小液泡汇集成大液泡。液泡的生物学功能是储存营养物质和一些水解酶,积累细胞内的一些代谢产物和离子,同时还有调节渗透压的作用。液泡内含盐类、糖类、氨基酸等,随着细胞衰老,液泡中出现肝糖颗粒和脂肪滴。

此外,在一些酵母菌细胞内还发现一些附属的由膜演化形成的微体,这些微体内富含各种氧化酶,主要作用是参与对一些特殊营养物质的氧化、分解。

除上述主要结构物质外,在酵母菌的细胞质中含有大量的能源性储藏颗粒。常见的有脂肪颗粒、异染颗粒、糖原颗粒等,可通过染色的方法来观察这些颗粒的存在。

4. 细胞核　酵母菌属于真核细胞型微生物,它的核与高等动植物细胞的核在结构上比较相似,包括核仁、核孔和核膜。利用吉姆萨染色或碱性品红染色都可以观察到细胞核。在电子显微镜下可清楚地看到由双层单位膜组成的核被膜(nuclear lamina),在膜上大量分布着用于核内外信息传递和物质交流的孔道。

酵母菌细胞内的核只有一个,当细胞处于分裂间期时,是以染色质状态存在,核物质的主要成分是DNA、组蛋白及非组蛋白,由此构成染色质的基本单位——核小体(nucleosome),它是串珠样的丝状结构。当细胞进行分裂时,染色质丝折叠、盘绕、浓缩形成光学显微镜下可见的染色体(chromosome)。啤酒酵母(*Saccharomyces cerevisiae*)共有16条染色体,它们既能以单倍体形式存在,也能以二倍体形式存在,其DNA的相对分子质量约为10^{10},是高等动植物细胞的DNA的1/100甚至更小。与其他细胞生物一样,细胞核的主要功能是携带遗传物质,控制细胞内遗传物质的转录和信息的传递。

除细胞核外,酵母菌的线粒体和环状的"2 μm质粒"中也含有DNA,其结构和功能类似于原核生物细胞中的质粒。该遗传单位是一个双链环形的DNA分子,由于它的性质独特,可以作为基因工程中的载体,常用于酵母菌等真核细胞的基因操作。

5. 特殊构造　有些酵母菌如新型隐球菌(*Cryptococcus neoformans*)、汉逊酵母(*Saccharomyces hansenula*)的细胞壁外带有荚膜。真菌的荚膜比细菌荚膜厚得多,经负染色在显微镜下十分明显,主要成分为磷酸甘露聚糖。一些酵母菌也带有类似细菌菌毛的毛发状结构,这些结构可能与有性繁殖有关。

二、酵母菌的繁殖方式和生活史

(一) 繁殖方式

酵母菌的繁殖方式比较复杂,与原核细胞相比,除能进行无性繁殖外,还能以有性方式进行繁殖。所谓有性繁殖是指通过不同类型的"异性配子"或"异性细胞"的直接接触而完成的生殖方式。

1. 无性繁殖

(1) 芽殖(budding):芽殖又称出芽繁殖,是酵母菌最常见的繁殖方式。在良好的营养和生长条件下,酵母菌生长迅速,可发现大量的正在出芽的菌体细胞,而且在芽体上还可形成新的芽体,有的细胞上还长有多个芽体,经常可以见到呈簇状的母子细胞群(图2-4)。

有些酵母菌的芽体成熟后并不脱离母体细胞,而是在成熟的芽体上进一步出芽,形成藕节状的细胞连接体,其间以狭小的面积相连,称之为假菌丝(pseudohyphae),能形成假菌丝结构的酵母被称为假丝酵母(*Candida*)。

芽体的形成过程是这样的:在细胞形成芽体的部位,水解酶对细胞壁多糖的分解使细胞壁变薄,大量新细胞物

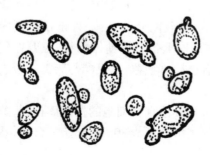

图2-4　酵母菌的芽殖情况(母子细胞群)

质——核物质(染色体)和细胞质等在芽体起始部位堆积,使芽体逐步长大。当芽体达到最大体积时,它与母细胞相连的部位形成了一块隔壁。隔壁的成分是由葡聚糖、甘露聚糖和几丁质构成的复合物。最后,母细胞与子细胞在隔壁处分离。于是,在母细胞上就留下一个芽痕,而在子细胞上也相应地留下一个蒂痕。一般细胞上的蒂痕只有一个,而芽痕有一个到几十个,根据数量多少可估测酵母菌细胞的菌龄。

(2) 裂殖:酵母菌的裂殖(fission)与细菌的无性二分裂法相似。其过程是细胞伸长,核分裂为两部分,然后细胞中央出现隔膜,将细胞横分为两个相等大小的、各具有一个核的子细胞。在快速生长时期,有时核虽分裂但不形成横隔,也有的虽已出现横隔但子细胞暂时不分离,形成类似菌丝的结构。进行裂殖的酵母菌种类很少,例如裂殖酵母属的八孢裂殖酵母(*Schizosaccharomyces octosporus*)等。

(3) 无性孢子:除了芽殖和裂殖,有些种类的酵母菌能产生一些特殊类型的无性孢子,如掷孢酵母属(*Sporobolomyces*)可在卵圆形营养细胞上长出小梗,在其上产生肾形的掷孢子(ballistospore)。此外,白假丝酵母(*Candida albicans*)在假菌丝顶端及菌丝中间都能形成具有较厚壁的厚垣孢子(chlamydospore),该孢子对不良环境有一定的抗性,既是一种无性孢子,又是一种休眠体。

2. 有性繁殖　真菌的有性繁殖都是借助形成的各种类型有性孢子完成的。酵母菌形成的有性孢子为子囊孢子(ascospore),产生子囊孢子的结构称为子囊(ascus)。不同种类的酵母菌通过有性繁殖形成的子囊结构并不完全相同,在形态上有的差异较大。子囊内产生子囊孢子,子囊孢子的数目也随菌种而异,有的为 4 个,有的为 8 个。

子囊孢子的形成过程是:① 2 个不同遗传型的细胞相互接触、细胞壁融合,称为质配;② 2 个细胞的核进行融合,称为核配;③ 二倍体的核进行减数分裂,形成 4 个或 8 个子核,然后它们各自与周围的原生质结合在一起,再在其表面形成孢子壁,从而形成成熟的子囊孢子。与此同时,营养细胞外壁分化、加厚,形成特定结构的子囊。子囊孢子成熟后,借助一定的方式释放到周围环境中,每个子囊孢子都可萌发、独立生长发育成新的酵母细胞。

由于多数酵母菌都能以子囊孢子进行有性繁殖,故子囊菌亚门中的酵母菌种类最多。

(二) 生活史

生活史又称生命周期(life cycle),指上一代生物个体经过一系列生长、发育而产生下一代的全部过程。在酵母菌的生活史中,既有以出芽方式进行的无性繁殖过程,也有以子囊孢子形式进行的有性繁殖过程。其中无性繁殖过程称为无性世代,有性繁殖过程称为有性世代。由于酵母菌是单倍体生物,因此它的无性世代又称单倍体世代(n),有性世代又称二倍体世代($2n$),由无性世代和有性世代共同组成酵母菌的生活史,称为世代交替现象(图 2-5)。

不同种类酵母菌的生活史并不相同。在其生活史中,无性世代和有性世代所占的比例差异较大。大体可分 3 种类型:① 单倍体世代(n)和二倍体世代($2n$)同等重要;② 单倍体世代(n)占优势;③ 二倍体世代($2n$)占优势。

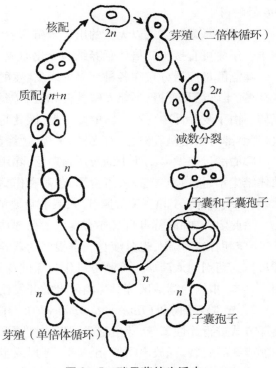

图 2-5　酵母菌的生活史

（三）酵母菌的培养特征

1. **固体培养** 将酵母菌接种至固体培养基表面,经 28 ℃ 24~48 h 培养后就可观察到长出的菌落。酵母菌是单细胞微生物,且细胞都是粗短的形状,细胞间充满着毛细管水,因此它们在固体培养基表面形成的菌落也与细菌相似,具有菌落表面都湿润、光滑、较黏稠,容易挑起,菌落质地均匀以及正反面和边缘、中央部位的颜色都很均一等特点。但由于酵母的细胞比细菌的大,细胞内颗粒较明显、细胞间隙含水量相对较少以及不能运动,故反映在宏观上就产生了较大、较厚、外观较稠和较不透明的菌落。酵母菌菌落的颜色比较单调,多数都呈乳白色,少数为红色,个别为黑色。若培养时间过长,菌落表面会出现皱缩。另外,凡不产生假菌丝的酵母菌,其菌落更为隆起,边缘圆整;而会产生假菌丝的酵母,则菌落较平坦,表面和边缘较粗糙。酵母菌的菌落一般还会散发出一股悦人的酒香味。

2. **液体培养** 在液体培养基中进行培养,酵母菌一般出现明显的沉淀,个别能在培养基中均匀生长或在培养基表面生长并形成菌醭。液体培养基中的生长情况与酵母菌对氧的利用有关;好氧生长时,菌体生长旺盛,常使培养基出现混浊状态;而厌氧生长时,由于不需要氧,菌体一般集中在培养基的底部并能形成很厚的一层沉淀。

三、常见酵母菌

1. **啤酒酵母**（*Saccharomyces cerevisiae*） 啤酒酵母是酵母菌的代表类型,是啤酒生产上常用的典型的发酵菌株。啤酒酵母菌细胞为圆形、卵圆形,少数变形延长成为腊肠形。细胞大小不一,特别是在长度上的差异较大,一般为 (3.5~8) μm×(5.0~16) μm。细胞很少形成假菌丝。按细胞长与宽的比例,可将啤酒酵母分为 3 组。第一组的细胞多为圆形、卵圆形或卵形(细胞长：宽<2),主要用于酒精发酵、酿造饮料酒和面包生产。第二组的细胞形状以卵形和长卵形为主,也有圆或短卵形细胞(细胞长：宽≈2),主要用于酿造葡萄酒和果酒,也可用于啤酒、蒸馏酒和酵母生产。第三组的细胞为长圆形(细胞长：宽>2),比较耐高渗透压和高浓度盐,适合于用甘蔗糖蜜为原料生产酒精,如台湾 396 号酵母。

啤酒酵母繁殖方式以无性的出芽繁殖为主,在一定营养条件下能进行有性繁殖,形成子囊及子囊孢子。子囊可直接由二倍体营养细胞分化而成,子囊内的子囊孢子为 1~4 个。

啤酒酵母广泛分布在各种水果的表皮、发酵的果汁、含糖量较高的土壤和酒曲中,能发酵葡萄糖、麦芽糖、半乳糖和蔗糖,不能发酵乳糖和蜜二糖。发酵产物主要有乙醇及一些有机酸,并能产生 CO_2 气体。由于麦芽汁中含有丰富的麦芽糖,因此它是培养啤酒酵母的天然培养基。在麦芽琼脂培养基上,啤酒酵母菌落呈乳白色,有光泽,平坦,边缘整齐。

啤酒酵母在发酵工业中的应用很广泛,除用于酿造啤酒、酒精及其他的饮料酒外,还可发酵面包。菌体维生素、蛋白质含量高,可食用、药用和作饲料酵母,还可以从其中提取细胞色素 C、核酸、谷胱甘肽、凝血质、辅酶 A 和三磷酸腺苷等,具有重要的药用价值。

除此之外,啤酒酵母自身亦有良好的保健功能,对糖尿病、脂肪肝、胃肠道疾病、皮肤过早老化、癌症等有辅助治疗作用,也是瘦身人群很好的营养促进剂,且可解酒护肝。早在 1930 年,日本就将啤酒酵母作为药剂列入药典。啤酒酵母作为保健食品和药剂,在东南亚和欧美发达国家已被民众广泛使用。日本、中国台湾地区等对啤酒酵母的开发比较成熟,已将其加工成冲剂。

2. **异常汉逊酵母**（*Hansenula anomala*） 细胞为圆形、卵圆形、卵形或腊肠形。营养细胞以多边出芽方式进行无性繁殖,芽生孢子圆形或椭圆形。有性繁殖为子囊孢子,子囊形状与营养细胞相同,子囊成熟后破裂,释放出帽形、土星形、圆形或半圆形的子囊孢子。每个子囊有 1~4 个子囊孢子。

该菌生长在麦芽汁琼脂斜面上的菌落平坦,呈乳白色,无光泽,边缘呈丝状。在加盖玻片的马铃薯葡萄糖琼脂培养基上培养,能生成发达的有树枝状分枝的假菌丝。异常汉逊酵母多能发酵产生乙酸乙酯,故常在调节食品风味中起到一定作用。可利用葡萄糖产生磷酸甘露聚糖,成为荚膜的主要成分。通过大量培养可提取荚膜中的多糖成分,应用于纺织及食品工业。此外,该菌对核酸有较强的降解能力,对烃类也有一定的降解和利用能力。

由于异常汉逊酵母利用的碳源类型广泛,生长能力强,而且带有荚膜,因此它是食品发酵工业中的一种常见污染菌。它们能在饮料表面生长并形成干而皱的菌醭,有的利用酒精作为碳源,给酒精发酵工业带来严重危害。

3. 产朊假丝酵母(*Candida utilis*)　产朊假丝酵母又称为食用圆拟酵母或食用球拟酵母。细胞呈圆形、椭圆形或腊肠形,大小为(3.5~4.5) μm×(7~13) μm。液体培养不产醭,管底有菌体沉淀。在麦芽汁琼脂培养基上,菌落呈乳白色,平滑,有或无光泽,边缘整齐或呈菌丝状。在玉米粉琼脂培养基上,形成原始假菌丝或不发达的假菌丝,或无假菌丝。能发酵葡萄糖、蔗糖、棉子糖,不发酵麦芽糖、半乳糖、乳糖和蜜二糖。不分解脂肪,能同化硝酸盐。

产朊假丝酵母的蛋白质含量和维生素 B 含量均高于啤酒酵母。它能以尿素和硝酸盐为氮源,不需任何生长因子。特别重要的是它能利用五碳糖和六碳糖,即能利用造纸工业的亚硫酸废液、木材水解液及糖蜜等生产人畜食用的蛋白质。

4. 热带假丝酵母(*Candida tropicalis*)　细胞呈卵形或球形,大小为(4~8) μm×(5~11) μm。在麦芽汁琼脂培养基表面形成的菌落为白色或奶油色,无光泽或略带光泽,菌落较软且平滑,有的可形成皱褶。培养时间过长时,菌落逐渐变硬,并出现菌丝状特征。

在加盖玻片的玉米粉琼脂培养基上培养,可观察到大量的假菌丝和芽生孢子。假菌丝的形态很典型,具有分枝,上面长有呈轮生状或短链状的芽生孢子。

该菌能发酵葡萄糖、麦芽糖、半乳糖、蔗糖,不能发酵乳糖、蜜二糖、棉子糖;不能同化硝酸盐,不能分解脂肪。在液体培养时,可出现菌醭,大量的菌体则沉淀于培养容器的底部。

热带假丝酵母氧化利用烃类的能力强,可用于石油脱蜡。在含有石油馏分的培养基中培养 24 h 后,可获得相当于烃类重量 92% 的菌体细胞,因此它是生产"石油蛋白"的重要菌种。也可用农副产品或工业废料来大量培养热带假丝酵母,作为饲料。此外,热带假丝酵母也能导致机体感染,具有一定的致病性。

5. 白假丝酵母(*Candida albicans*)　白假丝酵母菌,俗称白色念珠菌。细胞呈圆形或卵圆形,以芽生孢子出芽繁殖,不进行有性繁殖,不能形成子囊及子囊孢子。该菌在玉米粉琼脂培养基上可形成典型的假菌丝,在假菌丝上长有许多芽生孢子,菌丝的顶端或侧枝上可形成厚壁孢子。白假丝酵母菌在营养琼脂、血琼脂和沙氏培养基上均能较好地生长,菌落呈灰白或奶油色,表面湿润、光滑。

白假丝酵母菌是一种条件致病菌,在正常人体的体表、口腔及黏膜部位都有分布,参与正常菌群的构成,一般不致病。当机体受到感染出现菌群失调、抵抗力下降或因肿瘤、艾滋病、器官移植及糖尿病患者长期使用广谱抗生素或进行放疗、化疗等治疗过程时,机体的免疫力减弱,极易发生这类真菌感染。

该菌引起的感染一般为浅部感染,主要侵染皮肤、黏膜,如感染口腔黏膜引起鹅口疮,该病在体质虚弱的婴幼儿中最为常见。如治疗不当扩散至体内,也可引起内脏感染或中枢神经感染,导致肺炎、肾炎、脑膜炎等疾病的发生。

目前对白假丝酵母菌的高危人群尚未建立有效的预防措施。近年来,由于皮质激素、抗生素和免疫抑制剂在临床上的大量使用,白假丝酵母菌引起的感染日益增多。治疗白假丝酵母菌感染,局部可涂 1% 龙胆紫或克霉唑软膏、益康唑霜;内脏白假丝酵母菌病可选用两性霉素 B、氟康唑(fluconazole)、酮康唑(ketoconazole)、制霉菌素等治疗。由于真菌感染机会增多和药物的不合理使用,该菌对一些常规药物的抗药性增强,因此,可加强筛选新型的抗真菌药物。

第二节　丝状真菌——霉菌

　　霉菌(mold)是丝状真菌的统称。与酵母菌一样,霉菌也不属于分类上的名词。霉菌在自然界的分布极广,土壤、水体、空气及动植物体中都有它们的踪迹,在鞭毛菌亚门、接合菌亚门、子囊菌亚门和半知菌亚门中都有霉菌的种类。它们往往在潮湿的条件下大量生长繁殖,多数都能发育成肉眼可见的丝状、绒状或蛛网状的菌丝体(mycelium)。

　　霉菌与人类的关系十分密切,广泛应用于以发酵为主的食品加工、工业生产、药品制造及生物转化等各个环节中。环境中的腐生型霉菌对自然界物质循环也具有非常重要的作用,尤其是对数量极大的纤维素、半纤维素及木质素的分解和利用主要是通过霉菌完成的。

　　同时,由于霉菌污染对工农业所造成的损失也很大,食品、纺织品、皮革、纸张、木器、光学仪器、电工器材甚至药品等都能被霉菌污染,发生霉变。霉菌还能引起动植物的病害,严重威胁人类的健康。据统计,85％以上的植物传染性病害是由霉菌感染引起的。一些寄生型霉菌也能感染人和动物,导致临床症状,如皮肤癣菌引起的各种癣症。特别是有的种类能产生毒素,目前已发现的毒素有百种以上,如毒性很强的黄曲霉毒素不仅能引起中毒症状,还是强的致癌物质。

一、霉菌的形态学

(一) 形态和结构

　　霉菌是具有分枝菌丝体的、不能进行光合作用的异养型真核微生物,其基本组成单位是菌丝细胞。菌丝(hypha)为一种管状结构,直径一般为 $3\sim10~\mu m$,比普通细菌和放线菌大几倍到几十倍,由坚韧的含几丁质的细胞壁包被。菌丝能借助顶端生长进行延伸,并通过多次重复分枝而形成微细的网络结构,称之为菌丝体。

　　1. **菌丝形态**　霉菌的菌丝在固体培养基内和表面都能生长。向培养基内生长的菌丝主要功能是吸收营养,称为基内菌丝;在培养基表面生长的菌丝为气生菌丝,气生菌丝成熟时往往特化形成具有一定结构的用于繁殖的菌丝,称之为繁殖菌丝(图 2-6)。繁殖菌丝能够产生各种类型的孢子。这两类菌丝在长期的进化中,因其自身的生理功能和对不同环境的高度适应,已明显发展出各种特化的结构。

　　在显微镜下观察到的霉菌菌丝有两种类型:一种菌丝管腔中无横隔膜,称为无隔菌丝;另一种菌丝有横隔膜,称为有隔菌丝(图 2-7)。

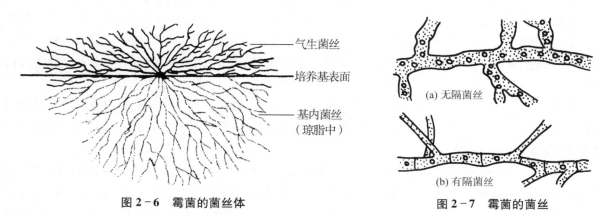

图 2-6　霉菌的菌丝体

图 2-7　霉菌的菌丝

　　无隔菌丝的整个菌丝为长管状的单细胞,细胞内含有多个核,生长时只表现为菌丝延长、细胞核裂殖增多和细胞质量的均匀增加,霉菌中的低等种类如根霉、毛霉、犁头霉等都属于这种类型。在无隔菌丝中一般看不到横隔膜,只有在菌丝体形成繁殖结构时才出现横隔膜,而且这种横隔膜是完全无孔的。

2. **菌丝结构** 有隔菌丝为典型的多细胞结构,两横隔膜之间组成一个细胞。子囊菌、担子菌和半知菌等许多高等种类均属于有隔菌丝类型。不同霉菌的横隔膜结构也不完全相同,主要有下列几种类型(图2-8):① 单孔型。隔膜中央具有一个较大的孔口,这种单孔型的隔膜是子囊菌和半知菌菌丝的典型特征。② 多孔型。隔膜上有许多微孔,这些微孔在隔膜上的排列又各有其特征,如白地霉(*Geotrichum candidum*)和镰刀菌属(*Fusarium*)的一些种类。③ 桶孔型。这种隔膜有一中心孔,并且该孔的边缘膨大而使中心孔成为"琵琶桶"状,在其外面覆盖一层由内质网膜形成的弧形膜,叫作桶孔覆垫。④ 全封闭型。霉菌的横隔膜可能是由于适应陆地环境而形成的,有隔菌丝的横隔膜在维持菌丝强度、防止胞内物质流失、抵抗干旱等方面发挥着重要作用。

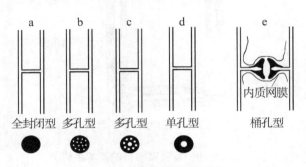

图2-8 霉菌的横隔膜结构

(二)细胞的基本结构

霉菌菌丝细胞的最外层是坚韧的细胞壁,紧贴细胞壁的是其原生质膜,在原生质膜包被的菌丝细胞质中,含有核、线粒体、核糖体、高尔基体及液泡等结构。亚显微结构主要由微管和内质网等单位膜结构支持和组成(图2-9)。

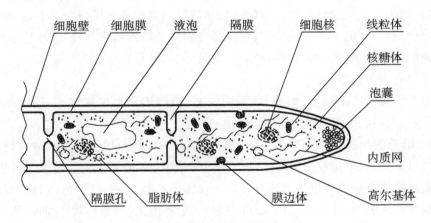

图2-9 霉菌细胞的基本结构

1. **细胞壁** 多数霉菌细胞壁的主要成分为几丁质。图2-10为霉菌细胞壁的基础结构。它是 *N*-乙酰葡萄糖胺借助 β-1,4 糖苷键连接成的链状聚合分子,该结构与组成植物细胞壁的纤维素相似,不同的是葡萄糖环上的第二碳原子连接的是乙酰氨基,而不是羟基。一些低等水生类型的霉菌如水霉菌,其细胞壁成分为纤维素。几丁质和纤维素分别构成了高等及低等霉菌细胞壁的多层、半晶体网状结构——微原纤维(microfibril),它镶嵌在无定形的 β-葡聚糖基质中形成坚韧的外层结构,有的还含有少量蛋白质。

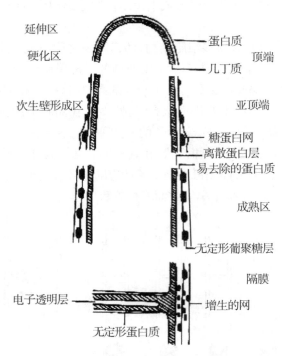

延伸区

硬化区

蛋白质

顶端

几丁质

次生壁形成区

亚顶端

糖蛋白网

离散蛋白层

易去除的蛋白质

成熟区

无定形葡聚糖层

隔膜

电子透明层

增生的网

无定形蛋白质

图 2 - 10　霉菌细胞壁的基本结构

2. 细胞膜　与原核细胞的膜相似,霉菌的细胞膜是一个分隔细胞内、外的半渗透性膜屏障。霉菌的细胞膜中也含有固醇,这种扁平的分子能增强膜的硬度。与其他生物膜结构不同的是在霉菌的细胞壁和细胞膜之间能形成一种特殊的膜结构,称为膜边体(lomasome)。这种由单位膜包围形成的膜边体形状变化很大,有管状、囊状及颗粒状,该结构可能与细胞壁的形成有关。

3. 细胞质和内含物　霉菌菌丝细胞中的细胞质组成与其他真核生物细胞基本相同。主要是由水、蛋白质、核酸、糖类及无机盐等构成的透明的胶状液体。霉菌细胞质分布是不均匀的,在菌丝的不同生长阶段,含量也有一定的差异。幼龄时,细胞质充满整个菌丝细胞,老龄时往往出现大的液泡,作为营养物和废物的储藏场所,其中含有多种物质,常见的有糖原、脂肪滴及异染颗粒等,特别是液泡的高含水量保持了细胞内的高膨胀压。

在细胞质中悬浮着一些细胞器,如线粒体、内质网、核糖体及高尔基体等,这些细胞器在能量产生、蛋白质合成等代谢活动中起着重要作用。

4. 细胞核　霉菌的细胞核是完整的,包括核仁、双层的核膜及核孔。不同种类霉菌的细胞核中含有的染色体数目不同,一般都在一条以上。染色体的结构、组成及功能与高等动植物的基本相同,不同的是霉菌染色体往往是以单倍体形式存在的。在细胞有丝分裂时,染色体要进行复制并随之进行分离。电镜观察结果表明,在两个核形成期间核膜一般不消失,呈哑铃状,这种分裂称为核分离;当减数分裂发生时,随着核分离,核膜完全消失,直至形成两个新的核膜。

二、霉菌的繁殖方式和生活史及培养特征

(一) 繁殖方式

霉菌的繁殖能力一般都很强,繁殖方式也较复杂,主要以产生大量的无性孢子为主。在液体培养时能够以菌丝断裂方式进行繁殖。在一定的生长阶段,当条件适宜时,多数霉菌可通过产生有性孢子的方式进行有性繁殖。在霉菌的生长周期中,一般先进行无性繁殖,后期进行有性繁殖,由此构成其独特的生活史。

　　1. 无性孢子繁殖　无性孢子是指不经"异性"菌丝细胞配合,由菌丝自身分化或分裂形成的孢子,通过产生无性孢子进行的繁殖称为无性孢子繁殖。霉菌的种类丰富,产生的无性孢子类型最为复杂(图2-11)。

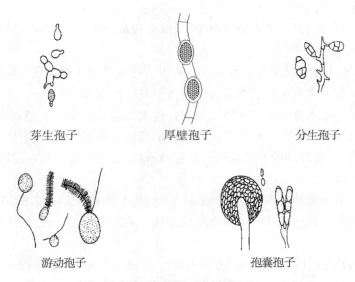

芽生孢子　　　　　　厚壁孢子　　　　　　分生孢子

游动孢子　　　　　　　　　孢囊孢子

图 2-11　霉菌的各种无性孢子

　　(1) 厚壁孢子:该种类型孢子具有较厚的壁,故名厚壁孢子。其形成过程是:在菌丝的顶端或中间由原生质浓缩、变圆、类脂物质密集,周围的菌丝壁增生并加厚,形成圆形、卵圆形或圆柱形的孢子。厚壁孢子的形成过程与细菌芽孢形成有类似之处,并且对不良环境也有较强的抗性,因此它既是霉菌的一种无性繁殖形式,也是霉菌的休眠体。当环境条件适宜时,厚壁孢子就会萌发,发育成新的菌丝体。接合菌亚门中的一些种类如总状毛霉(*Mucor racemosus*)往往能借助这种方式进行繁殖。

　　(2) 芽生孢子(blastospore):这种类型孢子的形成过程与酵母菌出芽类似,故名芽生孢子,简称芽孢子。出芽时,菌丝细胞壁变薄并突起形成芽体,细胞核及细胞质进入芽体后原生质浓集,细胞壁收缩,导致芽体与菌丝细胞分离。当出芽速度过快时,芽孢子不脱离母体细胞,可连接成链状,形成假菌丝样的结构。

　　(3) 关节孢子(arthrospore):是由菌丝体断裂形成的,一般呈圆柱形。形成与释放过程与放线菌的孢子丝有些相似,由菌丝顶端向基部逐渐形成、成熟。先出现许多横隔膜,然后从隔膜处断裂,形成串状排列的多个孢子。如白地霉(*Geotrichum candidum*)的无性繁殖形成的就是关节孢子。

　　(4) 孢囊孢子(sporangiospore):一些霉菌的菌丝发育成熟进入繁殖期后,菌丝的功能出现分化,一部分菌丝发育成孢子囊梗,梗的顶端细胞能特化形成一个圆球形、卵球形或梨形的囊状结构,称为孢子囊,囊内发育形成的孢子就是孢囊孢子。成熟的孢子囊主要由囊体、囊轴及孢子囊梗组成。孢囊孢子是一种内生孢子,其形成过程分为三步。① 孢子囊内大量积聚细胞质和细胞核;② 包围了大量细胞核的原生质被分割成许多小块,每一小块原生质中至少含有一个细胞核;③ 原生质小块最后发育成孢囊孢子。当孢囊孢子完全成熟后,一般通过囊体破裂将大量的孢子释放至周围环境中。个别种类霉菌形成的孢子囊不破裂,孢子可从孢子囊上的小孔或管口溢出。

　　孢囊孢子有两种类型。一类是有鞭毛能运动的孢子,称为游动孢子(zoospore),水生霉菌产生的孢子多为游动孢子;另一类是无鞭毛不能运动的孢子,称为不动孢子(aplanospore)或静孢子,陆生霉菌产生的孢子多为这种类型,该孢子主要借助空气传播。

　　(5) 分生孢子(conidium):与孢囊孢子相比,分生孢子是裸露的,无囊包围,属于外生孢子,它是霉菌的主要无性孢子。用于产生分生孢子的菌丝往往能特化形成一定的结构,霉菌的种类不同,特化的结构也不同。有的比较简单,如红曲霉和交链孢霉可直接由分枝菌丝的顶端细胞分化,形成单个或成簇的孢子;有的较复杂,产孢菌丝往往能特化形成具有一定结构的分生孢子器,通过分生孢子器分泌孢子。如青霉和曲霉都可分化形成分生孢子器,两者的分生孢子器结构虽有所差异,但功能是一致的,都能在其顶端产生分生孢子。

分生孢子多为圆形或卵圆形,着生方式有单生、成链或成簇排列,其特点是产生的量大,这也是决定霉菌繁殖力强弱的一个重要因素。

值得注意的是在同一种霉菌菌丝上不一定都采用一种类型的无性孢子,如在许多霉菌特别是接合菌亚门中,同一菌丝体上常发现孢囊孢子和厚壁孢子共存的现象。

2. 有性孢子繁殖　霉菌的有性繁殖都是借助各种类型的有性孢子完成的。由于霉菌的有性繁殖不如无性繁殖那么普遍和经常,一般只发生在特定的环境条件下,因此人工培养时很难观察到有性孢子及有性繁殖过程。与酵母菌的有性繁殖过程相似,霉菌有性繁殖的基本过程包括质配、核配和减数分裂三个阶段。

（1）质配阶段:是两个遗传型不同的"性细胞"结合的过程,质配时两者的细胞质融合在一起,但两者的核各自独立,共存于一细胞中,称为双核细胞。此时每个核的染色体数目都是单倍的（即 $n+n$）。

不同类型霉菌进行质配时所采用的方式有所不同,大体分为五种类型:① 配子结合（gametogamy）。有些霉菌进行有性繁殖的"性细胞"已出现分化,发育成"雌""雄"配子,由两个遗传型不同的配子结合形成合子。如果两个配子的大小、形态相似,称为同配生殖;若两者的差异较大,则称为异配生殖。② 配子囊接触（gametangial contact）。两个配子囊相互接触时,"雄性"的核通过在配子囊壁的接触点溶解成的小孔进入"雌"配子囊,或是借助两个配子囊之间形成的受精管进入"雌"配子囊。"雌""雄"配子囊可以是同形的,也可以是异形的。③ 配子囊配合（gametangial copulation）。这是以两个相互接触的配子囊的全部内容物的融合为特征的质配方式,又可分为两种形式:一种是"雄"配子囊的内容物通过配子囊壁上的接触点小孔转移到"雌"配子囊中;另一种是两个配子囊细胞直接融合为一,两个配子囊壁接触部位融合而成为一个公共细胞。④ "受精作用"（spermatiation）。此过程与植物的受精过程有些类似,多发生于子囊菌和担子菌。两种"性细胞"各自分化成"雄"配子和"雌"配子囊,"雄"配子借助风、水及昆虫等媒介与"雌"配子囊接触完成质配过程。⑤ 体细胞结合（somatogamy）。一些高等的子囊菌和担子菌可直接利用菌丝细胞作为配子囊进行接合完成质配过程。如果接合发生在相同类型的菌丝细胞之间,称为同宗接合;如果接合发生在不同类型的菌丝细胞之间,称为异宗接合。担子菌常通过两种不同类型的菌丝细胞接合形成双核菌丝,该现象称为菌丝联结（anastomosis）。

（2）核配阶段:质配完成后,双核细胞中的两个核进行融合,形成二倍体的合子,此时核的染色体数是双倍的（即 $2n$）。在低等霉菌中,质配后紧接着进行的就是核配;而高等霉菌中,质配后不一定马上进行核配,经常以双核形式存在一段时间,在此期间双核细胞也可分裂产生双核子细胞。霉菌染色体的基因重组一般发生在核配阶段。

（3）减数分裂:由于霉菌的核是以单倍体形式存在,故二倍体的核还需进行减数分裂才能使子代的染色体数与亲代保持一致,即恢复到原来的单倍体状态。多数霉菌在核配后立刻进行减数分裂,形成各种类型的单倍体有性孢子,但也有少数种类霉菌像酵母菌一样能以二倍体的合子形式存在一段时间,此现象常见于接合菌亚门中的霉菌。

经过上述三个阶段,霉菌最终以有性孢子完成繁殖全过程。霉菌有性孢子的形成是一个相当复杂的过程,有性孢子的类型也随霉菌的种类各异,常见的有性孢子有卵孢子（oospore）、接合孢子（zygospore）、子囊孢子（ascospore）和担孢子（basidiospore）四种类型（图 2-12）。

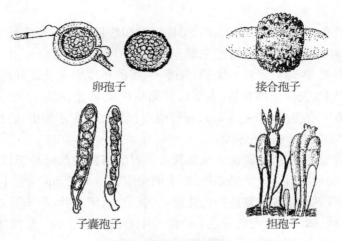

卵孢子　　　　　接合孢子

子囊孢子　　　　　担孢子

图 2 - 12　霉菌的各种有性孢子

（二）生活史

霉菌的生活史都是从孢子开始,经过发芽、生长成为菌丝体,再由菌丝体经过无性和有性繁殖最终又产生孢子为止,即孢子→菌丝体→孢子的循环过程。在绝大多数霉菌的生活史中都有无性阶段和有性阶段,它们分别组成无性世代和有性世代,因此霉菌中的世代交替现象十分明显。典型的生活史如下:霉菌的菌丝体发育成熟后可通过各种方式产生并释放出无性孢子,无性孢子萌发形成新的菌丝体。这样的繁殖方式可循环多次,构成霉菌的无性世代。当无性繁殖进行一段时间后,一般在霉菌生长发育的后期并且是在特定的环境条件下,才进入有性繁殖阶段,即在菌丝体上分化出特殊的"性细胞"或配子,经质配、核配和减数分裂等环节,最后产生各种类型的有性孢子,有性孢子萌发再发育成新的菌丝体,上述过程构成霉菌的有性世代(图 2 - 13)。

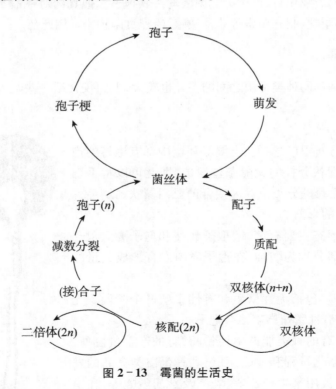

图 2 - 13　霉菌的生活史

半知菌亚门中的霉菌主要是以无性孢子繁殖方式完成其生活史,还没有发现有性繁殖阶段。由于它们的生活史中只发现了无性世代,故名半知菌。

（三）培养特征

霉菌在自然界中分布相当广泛，无所不在，而且种类和数量惊人。霉菌是各种复杂有机物，尤其是数量庞大的纤维素、半纤维素和木质素的主要分解菌。

大多数霉菌对营养要求不高，适宜在潮湿、温暖、阴暗的环境中生长。只需要水、盐、简单的氮源及碳水化合物，一般常用沙氏琼脂培养基(主要成分葡萄糖 4％、蛋白胨 1％、琼脂 2％)培养，但需要弱酸性(pH 4~6)、较低孵育温度(22~28 ℃)、充分湿度和氧气供应才能生长良好。霉菌生长都比较缓慢，大多需培养 4 d 以上才形成明显菌落。

由于霉菌的菌丝较粗而长，因而霉菌的菌落较大。有的霉菌的菌丝蔓延，没有局限性，其菌落可扩展到整个培养皿；有的种则有一定的局限性，形成的菌落直径 1~2 cm 或更小。菌落质地一般比放线菌疏松，外观干燥，不透明，呈现或紧或松的蛛网状、绒毛状、棉絮状、粉末状或石膏样；菌落与培养基的连接紧密，不易挑取；菌落正反面的颜色和边缘与中心的颜色常不一致，常作为鉴定菌种的参考，镜检可见有纵横交织的菌丝及各种孢子(例如各种癣菌的菌落)。

霉菌的生长伴随着菌丝细胞的延长、分裂和细胞质的合成，最后表现为菌丝体的生长。生长方式为菌丝顶端生长，即生长仅限于顶部，通过菌丝顶端的细胞膜与囊泡的融合而生长。菌丝的顶端是细胞延长区和硬化区，通过放射性自显影技术可见新形成的细胞壁仅在菌丝顶端 1 μm 以内的区域内合成，通过在菌丝顶端凝集新的质膜、分泌囊泡将新合成的细胞物质输送至菌丝顶端，使菌丝顶端细胞延伸、生长。

真菌很容易发生变异，在人工培养基中多次移种或孵育过久，就可出现形态结构、菌落性状、色素以及各种生理性状(包括毒力)的改变，用不同的培养基和温度培养真菌，其性状也有改变，真菌对干燥、阳光、紫外线及一般化学消毒剂耐受性却较强。但对热的抵抗力却不强。60 ℃以上 1 h 即可杀死孢子及其菌丝，在 1％~3％石炭酸、2.5％碘酊、0.1％升汞(HgCl$_2$)及 10％甲醛中可被灭活。用甲醛气体熏蒸被真菌污染的衣物用具，可杀灭真菌菌丝及其孢子。但真菌对一般抗生素及磺胺药均不敏感。只对两性霉素、酮康唑、制霉菌素等非常敏感，治疗真菌感染常用此药。

三、霉菌的代表属

霉菌的种类繁多且不同种类霉菌之间的差异也较大，下面仅介绍一些与人类关系较为密切的几类重要霉菌。

（一）毛霉属(*Mucor*)

毛霉在自然界的分布很广，空气、土壤等环境中都有毛霉的孢子。毛霉的菌丝体由管状分枝的无隔菌丝组成，因此可以将毛霉看作是单细胞霉菌。毛霉的分类位置为接合菌亚门藻状菌纲毛霉目毛霉属，属低等类型的真菌。

毛霉的显微镜下形态主要有菌丝、孢子囊梗和孢子囊。孢子囊梗嵌入孢子囊内的部分称为囊轴，在孢子囊内发育形成大量的孢囊孢子(图 2－14)。

毛霉的生活史完整，包括无性繁殖和有性繁殖两个阶段。无性繁殖产生孢囊孢子，有性繁殖产生接合孢子。

毛霉的应用广泛，有的种类能产生淀粉酶，有的产生蛋白酶，因此可用于工业上的糖化过程和豆豉、豆腐乳等蛋白类食品的发酵。此外，毛霉还经常被用来生产乙醇、乳酸及延胡索酸等，在甾体化合物的生物转化方面也具有重要作用。

此外，毛霉的害处也较大，它是一种主要的微生物污染源，经

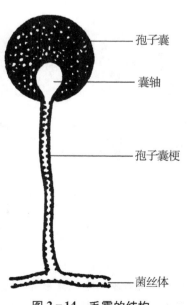

孢子囊

囊轴

孢子囊梗

菌丝体

图 2－14　毛霉的结构

常引起蔬菜、果品、衣物和药材等发霉变质,有的毛霉对一些纺织品及皮革等有一定的破坏作用。

（二）根霉属（*Rhizopus*）

根霉分类上属于接合菌亚门藻状菌纲毛霉目根霉属,与毛霉同属毛霉目,两者的形态、结构有相似之处。根霉的菌丝无横隔,主要由匍匐菌丝、假根、孢子囊梗和孢子囊组成（图2-15）。假根和匍匐菌丝有别于毛霉,是根霉、犁头霉（*Absidia sp.*）等少数霉菌特有的结构。根霉的菌丝粗大,在显微镜的低倍镜下很容易观察。菌丝在固体培养基上生长迅速,若培养时间延长可充满整个培养皿内的空间,因此很难形成固定的菌落。

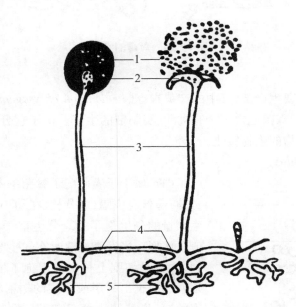

1—孢子囊;2—囊轴;3—孢子囊梗;4—匍匐菌丝;5—假根。

图2-15 根霉的结构

根霉具有典型的世代交替现象:无性繁殖产生孢囊孢子,有性繁殖产生接合孢子。根霉的孢子囊梗一般是在假根的相对位置上生出,顶端膨大发育成孢子囊,囊轴为半圆形,囊轴与孢子囊梗之间有横隔。孢囊孢子多数为球形,成熟时分泌黑色素。

根霉的营养要求不高且易于在含淀粉等多糖的环境中生长,因此含有淀粉的食品如果保存不当,特别容易污染根霉。一方面,根霉对其他物品的腐蚀能力也很强,可广泛引起包括皮革在内的多种物品发生霉变。而另一方面,产生淀粉酶这一特性使根霉成为工业上重要的糖化菌种。此外,根霉还经常被用于生产乙醇、乳酸等,它在甾体化合物的生物转化方面也有重要作用。

（三）青霉属（*Penicillium*）

青霉分类上属于子囊菌门子囊菌纲青霉属。青霉是多细胞的,菌丝有横隔,呈丛状着生并有明显分枝。气生菌丝发育成熟时特化成分生孢子梗,梗的顶端可出现多次分枝,在分枝末端生长出一轮或几轮对称的梗基和小梗,在最外层小梗的顶端可产生串状排列的分生孢子,分生孢子可呈青、灰绿、黄褐等不同颜色,这样的产孢结构称为分生孢子器。青霉菌的分生孢子器在显微镜下呈扫帚状,故名帚状枝或青霉穗（图2-16）。帚状枝的形态、结构,如梗基的生长轮数等都可作为青霉菌分类鉴定的依据。

在青霉菌无性繁殖即产生大量分生孢子,有性繁殖产生子囊孢子。

青霉菌在自然界中的分布非常广泛,种类很多,几乎在一切潮湿的物品上均能生长。如:橘青霉常生长在腐烂的柑橘皮上,呈现青绿色污染斑;在空气、土壤等环境中也有大量的青霉菌的孢子。青霉菌可使工农业产品、生物制剂、药物制品腐败变质,有些菌株产生的青霉菌素对人和畜类的健康也

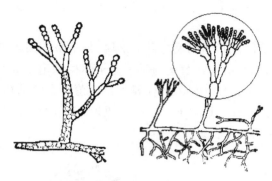

图 2 - 16　青霉的结构

有很大危害。

　　青霉菌是抗生素的重要生产菌,其中的产黄青霉(*Penicillium chrysogenum*)是青霉素的发酵生产菌种。除产生抗生素外,青霉菌也常用于有机酸、酶制剂的生产。由于它分解有机物的能力强,故广泛用于一些特殊有机化合物的生物转化。

　　（四）曲霉属(*Aspergillus*)

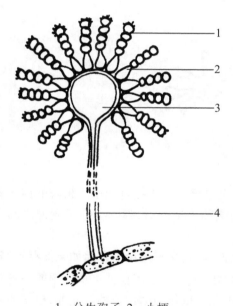

1—分生孢子;2—小梗;
3—顶囊;4—分生孢子梗。

图 2 - 17　曲霉的分生孢子器结构

　　曲霉属于子囊菌门子囊菌纲曲霉属。曲霉是多细胞的霉菌,菌丝有横隔,有分枝,在幼小而活力旺盛时,菌丝体产生大量的分生孢子梗。分生孢子梗顶端膨大成为顶囊,一般呈球形。当发育成熟时在气生菌丝上往往特化形成足细胞,并在足细胞上长出分生孢子梗,顶端膨大发育成顶囊,顶囊表面长出一层或两层的辐射状小梗(初生小梗与次生小梗)。最外侧小梗呈瓶状,顶端长有一串球形分生孢子(图 2 - 17),以上几部分呈放射状圆球体的结构合称为分生孢子头。该属各菌株的菌丝和孢子常呈不同的颜色,故菌落的颜色各不相同,有绿、黄、橙、褐、黑等颜色,且较稳定,都是菌种鉴定的主要依据。在显微镜下,曲霉分生孢子头的形态,包括分生孢子梗的长度、顶囊的形状、小梗着生是单轮还是双轮,分生孢子的形状、大小、表面结构及颜色等,也是菌种鉴定的依据。

　　曲霉属中的大多数种类仅发现了无性阶段,极少数种类可形成子囊孢子,故在真菌学中仍归于半知菌类。

　　曲霉在固体培养基上可形成圆形、毯状的大菌落,成熟后表面有孢子堆覆盖,呈现各种颜色。

　　曲霉广泛分布在谷物、空气、土壤和各种有机物品上。霉菌是发酵工业和食品加工业的重要菌种,已被利用的有近 60 种。2 000 多年前,我国就将其用于制酱、酿酒、制醋曲。现代发酵工业利用曲霉生产各种酶制剂(淀粉酶、蛋白酶、果胶酶等)、有机酸(柠檬酸、葡萄糖酸、五倍子酸等)及抗生素等,农业上用曲霉例如黑曲霉、米曲霉等作糖化饲料菌种。曲霉也是引起粮食、食品和药材等霉变的常见污染菌。生长在花生和大米上的曲霉,有的可产生对人体有害的真菌毒素,如有强烈致癌作用的黄曲霉毒素 B_1 。

第三节 大型真菌

真菌中还有一种比较高等的大型真菌,是能形成肉眼可见的大型子实体的一类真菌。大型真菌中的很多种类具有较高的营养价值和药用价值,是最有开发应用前景的一类真菌。

大型真菌在分类上大多属于担子菌亚门和子囊菌亚门,包括很多食用菌,比如蘑菇、木耳、金针菇等,这些食用菌不仅味道鲜美,而且含有大量的蛋白质、氨基酸、维生素、多糖,还具有抗癌、抗衰老、增强免疫力的功效。另外,大型真菌也包括一些药用菌,比如灵芝、冬虫夏草、猴头菇、马勃等,它们都具有重要的药用价值。其中也有少数的大型真菌能产生毒素,引起食物中毒。世界上有记述的毒蘑菇约1 000种,中国已知近500种,其中极毒致死人的约百种,主要有毒鹅膏菌、白毒鹅膏菌和毒粉褶菌等。其毒素主要包括毒伞肽(amatoxins)和毒肽(phallotoxins)两大类。

此外,一些大型真菌能够分解枯死的植物,对维持自然界物质循环、生态平衡有重要的作用,可开发应用于造纸业和环境净化;一些大型真菌能引起树木病害或损害多种木质产品,对此类病原真菌的认识的加强有利于预防和减少危害的发生。大型真菌的规范性保藏对于微生物菌种资源的安全、高效保藏及共享具有重要意义。

近数十年来,中国的真菌学家在艰苦的环境条件下开展了广泛的野外考察,收集了大量标本,并进行了分类研究工作,撰写出版了大量反映现代研究成果的论著。

一、形态和结构

普通大型真菌的基本构成为子实体和菌丝体。菌丝体由许多分枝菌丝组成,分布于土壤、腐木等基质内。其菌丝发育良好,具有分隔,常有两个核,称为双核结构。真菌的双核结构是通过锁状联合的方式形成的。锁状联合就是真菌在菌丝的顶端细胞的侧面生出小的突起,然后原来的双核菌丝细胞的一个核进入突起处,两个核同时进行有丝分裂,接下来在两对子核之间形成横隔,生成双核的末端细胞和单核的侧生细胞,还有一个单核的次末端细胞。最后侧生细胞和次末端细胞融合后,就形成了双核细胞,同时两个顶端细胞移到中间部位等待下一次锁状联合。示意图见图2-18。

大型真菌的菌丝按照它的生长顺序,可以有初级菌丝、次级菌丝、三级菌丝之分。初级菌丝的细胞是单核的;次级菌丝由双核菌丝构成;三级菌丝是由次级菌丝发育而来的,也是双核菌丝。三级菌丝围绕着担子并且和担子一起组成担子果,也就是子实体(图2-19)。

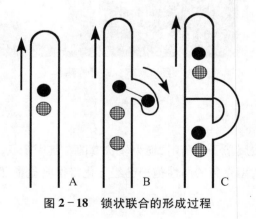

图2-18 锁状联合的形成过程

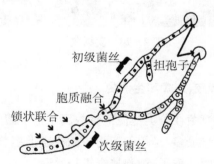

图2-19 担子菌的菌丝

大型真菌的子实体形态各异,有伞状、笔状、花朵状、舌状、树枝状,有些还有网裙一样的菌裙(图2-20至图2-25)。

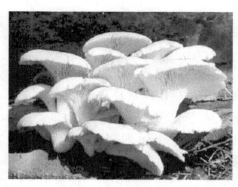

图 2－20　白黄侧耳

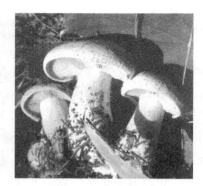

图 2－21　暗褐离褶伞

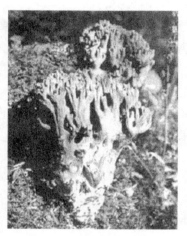

图 2－22　变绿枝瑚菌

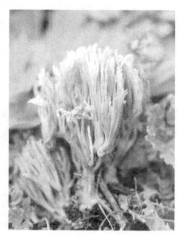

图 2－23　褐枝瑚菌

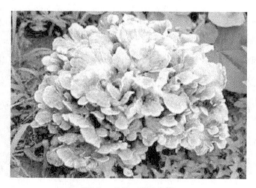

图 2－24　灰树花

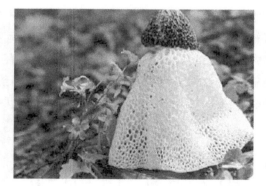

图 2－25　长裙竹荪

二、繁殖方式和生活史

大型真菌在分类地位上多数属于担子菌门,少数属于子囊菌门,均为丝状真菌。其中伞状真菌的种类和数量最多,是担子菌门中的代表类型。由于大型真菌的两性孢子已经分化得很明显了,因此它可以通过两性孢子、细胞接合进行繁殖。

（一）繁殖方式

担子菌的繁殖方式有无性繁殖和有性繁殖两种。

1. 无性繁殖　主要采用芽殖、裂殖和产生分生孢子等方式繁殖。

2. 有性繁殖　担子菌的有性繁殖是产生担子和担孢子,担子是担子菌产生孢子的结构,是完成了核配和减数分裂的细胞。双核菌丝的顶细胞逐渐增大,经锁状联合伸长形成幼担子。条件适宜时,双核菌丝顶端细胞的两个核发生核配,经减数分裂形成 4 个单倍体的核,同时担子顶端长出 4 个小梗,小梗头部膨大,单核分别进入 4 个小梗,进而发育成 4 个单倍体的担孢子。

担孢子成熟后弹射出来,遇到合适的条件再萌发,开始新的生活史。

（二）生活史

以担子菌为典型代表的大型真菌的生活史就是它们的有性世代。由担孢子萌发先形成初级菌丝;两个不同宗系的菌丝发生质配,形成双核细胞;通过锁状联合形成次生菌丝;次生菌体特化形成子实体;子实体菌褶形成双核担子;担子中双核经核配形成二倍体;减数分裂形成 4 个单倍体的担孢子;担孢子成熟弹射出来,遇到合适生长条件萌发。

第三章 病 毒

病毒(virus)属于非细胞型微生物,有其独特的性质:一是病毒个体微小,为纳米(nm)级,能通过细菌滤器,必须借助电子显微镜才能看到;二是病毒只含有核酸和蛋白质外壳,且病毒只含有一种核酸,即 RNA 或 DNA;三是病毒没有完整的酶系统,专性活细胞内寄生;四是病毒不通过分裂繁殖,而是以复制的方式进行增殖;五是病毒对抗生素有抵抗力,但受干扰素抑制;六是病毒具有感染性,绝大多数病毒能使人和动植物患病,据估计,人类传染病中约有 75% 是由病毒引起的。

第一节 病毒的形态、化学组成、结构和分类

一、病毒的形态

病毒是世界上最小的生物,能通过孔径为 0.22~0.45 μm 的细菌滤器,一般大小范围为 10~300 nm。如牛痘病毒大小为 300 nm×250 nm×200 nm;中等大小的病毒直径约为 100 nm,如流行性感冒病毒(influenza virus)和艾滋病毒(HIV);脊髓灰质炎病毒(poliovirus)直径仅为 20~30 nm,大小相当于血清白蛋白分子的大小。图 3-1 为主要病毒的大小和形态示意图。

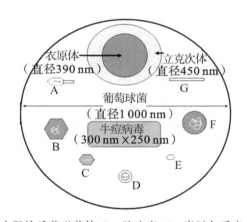

A—大肠埃希菌噬菌体;B—腺病毒;C—脊髓灰质炎病毒;
D—乙脑病毒;E—蛋白分子;F—流感病毒;G—烟草花叶病毒。

图 3-1 病毒的大小与形态

多数动物病毒呈球形或近似球形,如脊髓灰质炎病毒、流感病毒、腺病毒(adenovirus)等;多数植物病毒为杆状,如烟草花叶病毒(tobacco mosaic virus,TMV);痘苗病毒(vaccinia virus)则为砖形;而大多数细菌噬菌体则具有头和尾的结构,呈蝌蚪状,如大肠埃希菌噬菌体。有些病毒也具有多态性,如流感病毒,新分离株常呈丝状,细胞内稳定传代后呈直径约为 100 nm 的拟球形颗粒。

二、病毒的结构和化学组成

由于病毒没有细胞结构,故单个病毒个体不能称作单细胞,这样就产生了病毒粒子(virion)这个名词。病毒粒子有时也称为病毒粒体、病毒颗粒、病毒粒或病毒体,专指成熟的、结构完整的和有感染性的单个病毒。

（一）病毒的基本结构

病毒的种类很多，但结构有相似之处。一般来说，一个完整的病毒粒子由蛋白质或多肽组成的衣壳和核心（DNA 或 RNA）组成（图 3-2）。衣壳及其包裹的核酸合起来构成核衣壳。有些病毒的核衣壳就是完整的病毒粒子，而有的病毒在核衣壳的外面还有一层包膜。

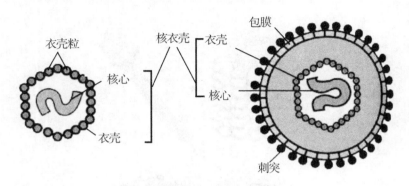

图 3-2　病毒的结构示意图

（二）病毒的化学组成

病毒主要由核酸和蛋白质组成。核酸位于病毒的中心，为病毒核酸基因组，其携带病毒复制所需的遗传信息。蛋白质是病毒的外壳，包围着病毒核酸基因组，构成病毒一定的形态。病毒的蛋白质可分为结构蛋白和非结构蛋白两类。结构蛋白构成病毒的外壳、刺突和存在于病毒体中的酶蛋白等，赋予病毒各种不同的形态；非结构蛋白在病毒复制增殖过程中起一定的作用。所有的病毒蛋白基因均由病毒基因组编码。

1. 核酸　病毒只含一类核酸，DNA 或 RNA，不能两者兼备。大多数植物病毒的核酸为 RNA，少数为 DNA；噬菌体的核酸大多数为 DNA，少数为 RNA；动物病毒，包括昆虫病毒，则一部分的核酸是 DNA，另一部分的核酸是 RNA。含 DNA 的病毒称为 DNA 病毒，含 RNA 的病毒称为 RNA 病毒。

核酸可以是单链（ss）或者双链（ds）核酸。RNA 病毒的核酸多数为单链，极少数为双链；DNA 病毒的核酸多数为双链，少数为单链。病毒核酸结构类型可以是线状 DNA、共价闭合环状 DNA 或者节段 RNA，如：玉米条纹病毒的核酸为线状单链 DNA，大丽菊花叶病毒的核酸为闭合环状双链 DNA，流感病毒的核酸是由 8 个节段组成的 RNA。

此外，病毒核酸还有正、负链的区别。凡碱基排列顺序与 mRNA 相同的单链 DNA 或 RNA，称（+）DNA 链或（+）RNA 链；凡碱基排列顺序与 mRNA 互补的单链 DNA 和 RNA，称（-）DNA 链或（-）RNA 链。如烟草花叶病毒的核酸属于（+）RNA，副黏病毒的核酸为（-）RNA。正链（+）RNA 具有侵染性，可直接作为 mRNA 合成蛋白质；负链（-）RNA 没有侵染性，必须依赖 RNA 的 RNA 聚合酶的作用，再转录成正链后才能作为 mRNA 合成蛋白质。

病毒的核酸含量随病毒种类而异，通常为 1%～50%，因种而异。病毒所含基因数目差异也很大，小的病毒只含 4～8 个基因，大的病毒如痘病毒则含有多于 200 个基因。显然病毒进入宿主细胞只携带有限的具有特殊功能的核酸。而病毒能有效地利用它自身的遗传物质作为模板，利用宿主细胞的酶系统、原材料、能量来合成病毒自身的核酸基因组和蛋白质外壳。

2. 蛋白质　病毒的蛋白质分为两种：组成病毒结构成分的结构蛋白和非结构蛋白。结构蛋白主要包括病毒的衣壳蛋白，还有包膜结构中镶嵌于脂质层中的蛋白质。衣壳蛋白对核酸具有保护作用，同时，衣壳蛋白和包膜蛋白是病毒与易感细胞吸附的位点。非结构蛋白是病毒复制过程的中间产物，具有酶活性或其他功能。在此仅介绍病毒的结构蛋白。

（1）衣壳蛋白：衣壳是包围核酸的蛋白质外壳，对基因组起到保护作用，避免其受到外界环境的影响。对无包膜的病毒而言，在病毒吸附到宿主细胞上时，蛋白质衣壳上的吸附蛋白与宿主细胞上的受体结合。大多数病毒的衣壳是由一个个衣壳粒以非共价键、按一定对称形式有规律地排列而成的。病毒的衣壳主要有两种对称型:螺旋对称型,如烟草花叶病毒(TMV);二十面体对称型,如腺病毒。有少数病毒,如 T_4 噬菌体是由二十面体对称的头部和螺旋对称的尾部所组成,从而可称为复合对称型。(图3-3)

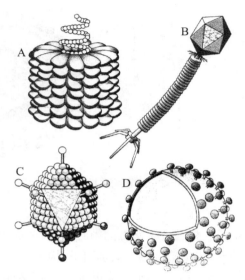

A—螺旋对称;B—复合对称;C—二十面体对称;D—有包膜的病毒。

图3-3 病毒的对称方式

衣壳蛋白的主要功能是构成病毒的壳体,保护病毒的核酸。无包膜病毒的壳体蛋白参与病毒的吸附、侵入,决定病毒的宿主嗜性,同时它们还是病毒的表面抗原。

(2)包膜蛋白:包膜蛋白是构成病毒包膜结构的蛋白质,包括包膜糖蛋白和基质蛋白两类。包膜糖蛋白的主要功能是作为病毒的主要表面抗原,与细胞受体相互作用启动病毒感染发生,有些还介导病毒的侵入。还可能具有凝集脊椎动物红细胞、细胞融合以及酶等活性。基质蛋白构成膜脂双层与核衣壳之间的亚膜结构,具有支撑包膜、维持病毒结构的作用,并在病毒出芽成熟过程中发挥重要作用。

(3)酶蛋白:病毒虽无完整的酶系统,但常含有一些特殊的酶,如噬菌体的溶菌酶。此外,呼肠孤病毒科、弹状病毒科、正黏病毒科和副黏病毒科病毒粒子中含 RNA 多聚酶,反录病毒科含反转录酶,均与核酸复制有关。

3. 脂类　许多病毒粒子的外面包围着一层弹性膜,叫作包膜。许多病毒的包膜内存在脂类化合物,如磷脂、脂肪酸、甘油三酯和胆固醇等。这些脂类几乎都是当病毒粒子在细胞内成熟,在细胞膜处以芽生方式释放时直接从寄主细胞膜上得到。病毒脂类的存在与病毒的吸附和侵入有关。

4. 碳水化合物　除病毒的核酸中含戊糖外,有的病毒还含有少量的碳水化合物。有包膜的病毒中碳水化合物以寡糖侧链的形式与蛋白质结合形成包膜糖蛋白。

5. 其他成分　在某些动物、植物病毒中存在多胺类有机阳离子,包括丁二胺、亚精胺、精胺等,它们大都结合于病毒核酸,对核酸的构型有一定影响。在某些病毒的病毒粒子中还有其他相对分子质量小的组分,如 ATP,它为噬菌体尾鞘收缩提供能量。

三、病毒的分类

(一)真病毒(euvirus)

上述病毒即真病毒,至少含有核酸和蛋白质两种成分。病毒的种类繁多,已报道的有 4 000 余种。将病毒进行科学有序分类对病毒的起源与进化、病毒的鉴定和病毒性疾病的防治都具有重要意义。病毒有多种不同的分类体系,如按宿主可将病毒分为动物病毒、植物病毒和细菌病毒(噬菌体)三类,其中动物病毒又可分为脊椎动物病毒和昆虫病毒两类。病毒的分类主要依据其生物学特征,如病毒体特性、形态学、核酸基因组、蛋白质等,在此不详细叙述。病毒常用的分类依据有:① 病毒核酸的类型,如 DNA 或 RNA、双链或单链、线状或环状、分节段或不分节段;② 病毒的形态,如球形、杆形、砖形、蝌蚪形等;③ 衣壳粒的数目、排列方式和对称形式;④ 包膜的有无;⑤ 病毒的抗原性;⑥ 宿主的种类;⑦ 传播方式或媒介种类等。

(二) 亚病毒(subvirus)

亚病毒是一类比病毒更简单的生命形式,包括类病毒、拟病毒和朊病毒。

1. 类病毒(viroid) 类病毒是当今所发现的最小的,只含单独侵染性 RNA 一种组分,专性细胞内寄生的分子生物。如马铃薯纺锤形块茎类病毒(potato spindle tuber viroid,PSTV)是瑞士学者迪内(T. O. Diener)于1967—1971 年研究发现的,它仅有 50 nm 长,呈棒状,由裸露的闭合环状 ssRNA 分子构成,相对分子质量为 1.2×10^5。PSTV 的 RNA 环由两个核苷酸数量分别为 179 和 180 的半体组成,核苷酸链间以氢键形成 122 个碱基对。整个棒状结构含 27 个内环,最大的螺旋分段含有 8 个碱基对,最大的内环含有 12 个核苷酸(图 3−4)。类病毒具有一定的耐热性,90 ℃仍可存活。一些植物类病毒可通过种子传播。

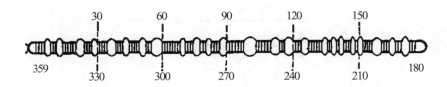

图 3−4 马铃薯纺锤形块茎类病毒(PSTV)结构示意图

2. 拟病毒(virusoid) 拟病毒只含不具有单独侵染性的 RNA 组分,它是一类包被于植物病毒粒子中的类病毒。如绒毛烟斑驳病毒(velvet tobacco mottle virus,VTMoV)是从绒毛烟上分离到的一种直径仅为 30 nm 的二十面体病毒,其基因组除含有大分子线状 ssRNA(RNA1)外,还含有类似于类病毒的环状 ssRNA(RNA2)及其他的线状形式 RNA(RNA3)。研究表明,绒毛烟斑驳病毒的 RNA1 和 RNA2 单独接种时都不具有感染性,只有 RNA1 和 RNA2 联合感染宿主才引发绒毛烟斑驳病,这种环状 ssRNA 分子类似于类病毒的 RNA 分子,称为拟病毒。

拟病毒只有和病毒核酸 RNA1 合在一起才能感染和复制(辅助病毒存在时才能复制),而辅助病毒的复制不需要拟病毒存在。

3. 朊病毒(prion,virino) 朊病毒又称蛋白侵染颗粒(proteinaceous infectious particle),它是一类能引起哺乳动物亚急性海绵样脑病的病原因子,其中包括人的库鲁病(Kuru disease)、克−雅病(Creutzfeldt-Jakob disease,CJD)、格−施综合征(Gerstmann-Straussler syndrome,GSS)、致死性家族性失眠(fetal familial insomnia,FFI)和动物的羊瘙痒病(scrapie)、牛海绵状脑病(bovine spongiform encephalopathy)等。此类病毒能引起人和动物致死性的中枢神经系统疾病,且具有不同于一般病毒的生物学特性和理化性质,如羊瘙痒病因子无免疫性,对紫外线、辐射、非离子型去污剂和蛋白酶等一些能使病毒灭活的理化因子有较强的抗性。

朊病毒的化学本质是蛋白质,即朊病毒蛋白(prion protein,PrP)。如羊瘙痒病因子的蛋白相对分子质量为 27 000~30 000,由于该蛋白来源于羊瘙痒病,故以 PrP^{sc} 表示。事实上,正常人和动物的细胞 DNA 中含有编码 PrP 的基因,且细胞内的 mRNA 水平与是否感染瘙痒病因子无关,表明 PrP 是细胞组成型基因表达的产物。细胞的 PrP 称为 PrP^c,是相对分子质量为 33 000~35 000 的膜糖蛋白。

正常细胞表达的 PrP^c 与羊瘙痒病的 PrP^{sc} 为同分异构体。PrP^c 具有 43% 的 α 螺旋和 3% 的 β 折叠,PrP^{sc} 约有 34% 的 α 螺旋和 43% 的 β 折叠。多个 β 折叠使 PrP^{sc} 溶解度降低,对蛋白酶抗性增强。

　　史坦利·布鲁希纳(Stanley Prusiner)等研究认为,PrP^{sc} 来源于 PrP^c 以及 PrP^c 翻译后的加工,并非 PrP^c 蛋白的共价修饰,具体形成过程有待进一步阐明。有人认为 PrP^{sc} 感染宿主细胞后与 PrP^c 结合,形成 PrP^{sc} – PrP^c 复合体,导致 PrP^c 构型发生改变并转变为 PrP^{sc},产生的 2 个 PrP^{sc} 分子再分别与 PrP^c 分子结合,产生 4 个 PrP^{sc} 分子,最终导致 PrP^{sc} 分子数目呈指数增加。目前,一系列研究结果都支持史坦利·布鲁希纳(Stanley Prusiner)等提出的朊病毒仅由蛋白质组成以及 PrP^{sc} 来源于 PrP^c 和 PrP^c 翻译后的加工这一假说。有关朊病毒的本质、朊病毒的繁殖及其传播方式和致病机制等有待进一步阐明。

第二节　病毒的增殖

　　病毒是专性的活细胞内寄生物,只能在活的宿主细胞内繁殖。它的繁殖方式不同于细菌的分裂,而称为复制(replication)。病毒的生活史(life cycle)意味着一系列的过程,先是病毒进入特异性的宿主细胞,在其中复制病毒材料,最后装配成完整的病毒粒子。成熟的病毒粒子最终从宿主细胞中释放出来,使宿主细胞裂解,完成病毒的一个复制周期。图 3 – 5 所示为 dsDNA 病毒增殖过程。

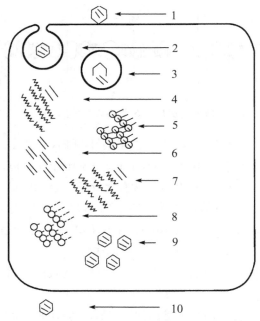

1—吸附;2—侵入;3—脱壳;4—早期 mRNA 的转录;5—早期蛋白质的翻译;
6—病毒 DNA 的复制;7—晚期 mRNA 的转录;8—晚期蛋白质的翻译;9—装配;10—释放。

图 3 – 5　dsDNA 病毒增殖过程示意图

　　病毒增殖的时间因种而异,如脊髓灰质炎病毒在神经细胞中增殖需 6~8 h,单纯疱疹病毒在上皮细胞中增殖需 12~30 h,腺病毒在呼吸道细胞中的复制周期则需 48 h。病毒复制周期基本上可分为吸附、侵入和脱壳、生物合成、装配及释放这几个阶段。研究病毒的复制周期有助于了解病毒的致病机制,从而采取有效措施阻断其正常复制,达到防治病毒性疾病的目的。

一、吸附

　　吸附(attachment,adsorption)是决定感染成功与否的关键环节。病毒吸附于敏感细胞需要病毒表面特异性的吸附蛋白与细胞表面受体相互作用。病毒吸附蛋白（virus attachment protein，VAP）一般由衣壳蛋白或包膜上的糖蛋白突起充当。细胞表面受体（virus receptor，也称为病毒受体）则为有效结合病毒粒子的细胞表面结构，大多数噬菌体的病毒受体为细菌细胞壁上的磷壁酸分子、脂多糖分子以及糖蛋白复合物，有的病毒受体则位于菌毛、鞭毛或荚膜上。大部分动物病毒的病毒受体为镶嵌在细胞膜脂质双分子层中的糖蛋白，也有的是糖脂或唾液酸寡糖苷。植物病毒迄今尚未发现有特异性细胞受体，其进入植物细胞的机制是通过伤口或媒介传播。

病毒的细胞受体具有种系和组织特异性，决定了病毒的宿主谱。一方面，不同种属的病毒其细胞受体不同，有的甚至同种不同型的病毒以及同型不同株的病毒受体也不相同；另一方面，有些不同种属的病毒却有相同的细胞受体，其吸附和感染可对其他病毒的感染产生干扰。

VAP与病毒受体的结合需要一定的温度条件，以促进与酶反应相类似的化学反应。在0~37℃内温度越高病毒吸附效率也越高。病毒吸附细胞的过程可在几分钟到几十分钟的时间内完成。

二、侵入和脱壳

一旦病毒粒子和宿主细胞的受体结合，病毒核酸会以特定的方式侵入（penetration）细胞。

1. 直接侵入　病毒吸附到宿主细胞膜上与受体结合，侵入的同时衣壳破损，病毒核酸进入细胞质。

2. 胞吞作用（endocytosis）　完整的病毒被吞入（类似吞噬作用）胞内成为内体，再与溶酶体融合，由溶酶体酶消化衣壳，释放出病毒核酸。

3. 融合（fusion）　病毒的包膜与细胞膜融合，核衣壳进入细胞。酶消化衣壳，释放出病毒核酸。

病毒进入细胞的过程叫作侵入。宿主细胞内的酶类消化衣壳，使之溶解释放出核酸的过程称为脱壳（uncoating）。有包膜病毒脱壳包括脱包膜和脱衣壳两个步骤；无包膜病毒只需脱衣壳，方式随病毒不同而异。注射式侵入的噬菌体和某些直接侵入的病毒可以直接在细胞膜或细胞壁表面同步完成侵入和脱壳。病毒粒子以内吞方式或直接进入细胞后，经蛋白酶的降解，先后脱去包膜和衣壳。以膜融合方式侵入的病毒，其包膜在与细胞膜融合时即已脱掉，核衣壳被移至脱壳部位并在酶的作用下进一步脱壳，病毒核酸游离并进入细胞的一定部位进行生物合成。病毒脱壳必须有酶的参与，脱壳酶来自宿主细胞，有的为病毒基因所编码。

三、生物合成

病毒侵入宿主细胞后，脱去衣壳，将核酸基因组释放于细胞内，病毒粒子已不存在，失去了感染性，随即开始了病毒核酸和蛋白质的生物合成（biosynthesis）。从最初失去感染性至最终细胞内出现复制的病毒子代粒子的过程称为隐蔽期（eclipse phase）。而潜伏期（latent phase）是指从最初失去感染性开始到子代病毒能游离存在于细胞外的时间，因此潜伏期包括隐蔽期和病毒从细胞中释放病毒颗粒所需要的时间。因此，病毒的生物合成是在隐蔽期进行的。

病毒的生物合成主要包括病毒基因组的复制、mRNA的转录、病毒蛋白质的翻译和翻译后加工成熟过程。因为病毒只含有少量的蛋白质和自身的遗传信息，不能独立地进行代谢。在宿主细胞内的病毒实际上只相当于独立存在的基因组，它必须利用宿主细胞提供的化学结构材料、能量和酶系统，由病毒基因组支配细胞的遗传体系，令其合成病毒核酸和蛋白质。DNA病毒的基因组除作为核酸复制的模板外，还为蛋白质合成提供了产生mRNA的遗传密码。（+）RNA病毒基因组的功能除核酸复制外，还可直接作为mRNA，合成病毒特异性蛋白。各种病毒有不同的生物合成场所，如腺病毒的基因组和核衣壳装配及成熟在宿主细胞核中进行，而脊髓灰质炎病毒的生物合成在细胞质中进行。

病毒生物合成的重要步骤是mRNA的合成，根据核酸基因组类型和mRNA合成方法的不同，可将病毒分成6类：① dsDNA（±DNA）；② ssDNA（+DNA）；③ dsRNA（±RNA）；④ ssRNA（+RNA）；

⑤ ssRNA(-RNA);⑥ 逆转录病毒 ssRNA(+RNA)。不同核酸类型病毒的 mRNA 合成方式不同,可简单概括为如图 3-6 所示。

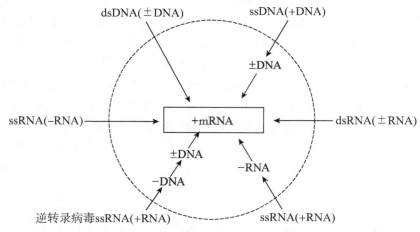

图 3-6 不同核酸类型病毒的 mRNA 合成方式

四、装配(assembly)

病毒的结构成分核酸与蛋白质分别合成后,在细胞核内或细胞质内组装成核衣壳。绝大多数 DNA 病毒在细胞核内组装,RNA 病毒与痘病毒类则在细胞质内组装。无包膜病毒组装成核衣壳即为成熟的病毒体。病毒的早期蛋白即非病毒结构成分不组装入病毒,残留在感染细胞中。

五、释放(release)

绝大多数无包膜病毒释放时,被感染的细胞崩解,释放出病毒颗粒,宿主细胞膜破坏,细胞迅即死亡。绝大多数有包膜病毒通过细胞内的内质网、空泡、或包上细胞核膜或细胞膜以出芽方式释放而成为成熟病毒,在一段时间内逐个释出,对细胞膜破坏轻,宿主细胞死亡慢。

从单个病毒吸附开始至所有病毒释放,此过程称为感染周期或复制周期。一个感染细胞释放的病毒数一般为 100~1 000 个。

第三节 病毒的人工培养

病毒只能在活细胞内寄生,培养病毒必须首先培养病毒的宿主细胞。病毒的人工培养是指用人工方法培养细胞后再接种病毒,使病毒在活细胞内大量增殖。病毒人工培养方法包括动物接种、鸡胚培养和细胞培养,其中常用的为细胞培养法。

一、动物接种

大多病毒有自己的易感动物。其中幼鼠对许多病毒敏感。将病毒接种于幼鼠体内可使其增殖。对病毒敏感的实验动物还有豚鼠、大鼠、兔和猴等。还有一些转基因小鼠可用作病毒感染造模。比如 K18 - hACE2(人源血管紧张素受体 2)转基因小鼠适用于对 SARS 冠状病毒和新型冠状病毒(SARS - CoV - 2)发病机理的研究以及抗病毒治疗药物的开发。

二、鸡胚培养

受精鸡胚用于接种和繁殖病毒具有价廉、无菌、易于操作的优点,并可选择不同的接种部位(图

3－7）。病毒在鸡胚上增殖的现象包括组织坏死、出现痘疱、血凝试验阳性等。因许多病毒表面具有血凝素抗原，它们与红细胞上的受体结合，可发生血球凝集的现象，常用以测定病毒的滴度。

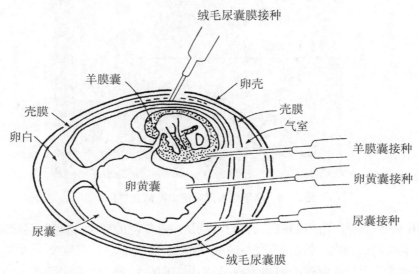

图 3－7 鸡胚构造和病毒接种部位示意图

三、细胞培养

（一）细胞培养（cell culture）

细胞（组织）培养是实验室常用的病毒增殖方法，几乎所有的动物病毒均可进行细胞培养，唯乙型肝炎病毒例外。

细胞培养中有三种常用标准的原代细胞系可供选用：① 胚胎肺中的人成纤维细胞；② 新生瘤细胞系；③ 初级猴肾细胞。原代细胞的获得方法：将离体组织标本（如人胚胎肾、肺、瘤组织等）洗净、切碎和用胰酶消化后可获得单细胞悬液。细胞可接种至含10％～20％胎牛血清的细胞培养液中，于细胞培养瓶中恒温培养数天，细胞贴壁生长，胰酶消化可获得单细胞悬液。如将病毒接种至上述单细胞悬液，病毒即大量增殖。除以上原代细胞外，人胚胎二倍体细胞及各种传代细胞系（主要从肿瘤组织中分离）也常应用，但不得用于制备疫苗。

（二）病毒在细胞内增殖的现象

1. 细胞病变（cytopathogenic effect，CPE） 病毒感染宿主细胞并在细胞内大量增殖的直接结果是产生细胞病变效应（CPE），可作为病毒在宿主细胞内增殖的检测指标。病毒的致细胞病变效应随病毒种类和细胞浆型不同而异，可直接导致细胞死亡。一般认为病毒DNA可能编码一种能抑制细胞RNA和蛋白质合成的蛋白质。宿主细胞的大分子合成受到抑制，最后死亡。这种毒性蛋白质是在病毒复制时产生的。病毒致死作用也可能与细胞溶解酶失常有关，病毒引起的细胞膜损伤使宿主细胞释放出溶解性酶类，导致宿主细胞溶解。病毒引起的细胞病变除导致宿主细胞死亡和溶解外，还可能造成细胞浆空泡形成（空斑）、细胞变圆、脱落、凝集或互相融合。细胞融合的结果可能形成有一定界限的巨细胞，或界限不清的合胞体（syncytium），或多核细胞。图3－8所示为麻疹病毒（measles virus）感染细胞后的病变效应。

2. 红细胞吸附 某些病毒（如正黏病毒、副黏病毒等）感染培养的宿主细胞后，宿主细胞表面可表达病毒特异性抗原成分——血凝素，导致感染细胞能吸附动物红细胞。该红细胞吸附现象可作为病毒在细胞内增殖的指标或用于病毒的初步鉴定。

3. 形成包涵体 某些病毒侵染细胞后，在细胞内存留的斑块结构，叫作包涵体（inclusion body），

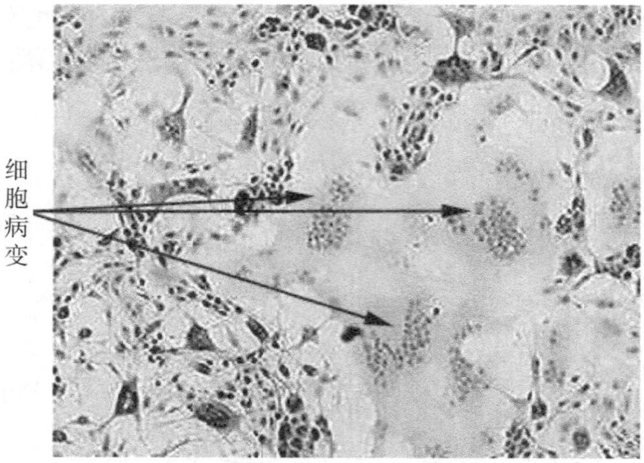

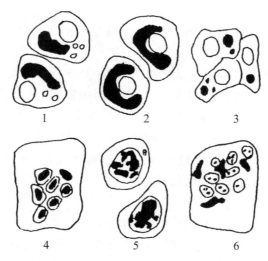

图 3－8　麻疹病毒感染的细胞病变效应

经特殊染色,能用普通光学显微镜观察到。它们可能是病毒复制的部位,也可能是病毒颗粒或亚颗粒的聚集物。包涵体的大小、形态、数量、所存在的细胞种类、部位等均具有重要的诊断意义。如:狂犬病病毒引起的包涵体位于神经细胞的细胞质内,呈圆形、嗜酸性,称为内基小体(negri body);而腺病毒引起的包涵体位于细胞核内,嗜碱性;麻疹病毒引起的包涵体位于感染细胞的细胞核和细胞质内,嗜酸性。包涵体的形态、大小、在细胞内的位置和染色性等对病毒的鉴定有一定的意义。常见病毒感染宿主细胞后形成的包涵体如图 3－9 所示。

1—牛痘苗病毒感染后在细胞浆内形成的嗜酸性包涵体(顾氏小体);2—呼肠孤病毒感染后在核周胞浆内形成的嗜酸性包涵体;3—狂犬病毒感染后在细胞浆内形成的嗜酸性包涵体(内基小体);4—单纯疱疹病毒感染后在核内形成的嗜酸性包涵体;5—腺病毒感染后在核内形成的嗜碱性包涵体;6—麻疹病毒在核内和胞浆内形成的嗜酸性包涵体。

图 3－9　病毒感染细胞后形成的包涵体

4. 细胞代谢改变　病毒感染细胞后可抑制宿主细胞代谢,使培养液的性质如 pH 发生改变,可作为病毒增殖的参考依据。

肿瘤病毒感染细胞后,一般不导致其死亡,而是引起细胞性质的变化,称为转化(transformation),并能将所获新特性传于后代。这种遗传学的稳定变化属于恶性转化。转化细胞的关键特征是:① 失去接触抑制(正常细胞相接触时即停止生长);② 高度密集生长,即所谓"疯长";③ 出现病毒特异性抗原,如肿瘤抗原(tumor antigen,TA)和肿瘤特异性移植抗原(tumor specific transplantation antigen,

TSTA);④ 转化细胞移植易感动物,引起肿瘤;⑤ 增加植物血凝素的凝集能力;⑥ 引起形态学变化。

在转化细胞中,病毒特异性核酸已整合到宿主细胞的基因组中去。DNA 病毒的核酸可直接整合,而 RNA 病毒则需先经逆转录合成互补的 DNA 链,然后再整合到宿主细胞染色体上。

第四节　干扰现象和干扰素

一、干扰现象

有些病毒感染宿主细胞后,不一定会引起细胞病变,用显微镜观察不到细胞有病毒感染的痕迹,但一种病毒感染宿主细胞后,可抑制另一种病毒的增殖,这种现象称为干扰现象(interference)。如鼻病毒感染的细胞可干扰副流感 Ⅰ 型病毒的增殖,从而宿主细胞不会产生感染流感 Ⅰ 型病毒后出现的红细胞吸附现象。病毒的干扰现象有助于对那些不引起 CPE 的病毒存在与否做出判断。

20 世纪初,早在干扰素被发现之前,病毒间的干扰现象就已为病毒学家所重视。干扰现象没有特异性,可以发生在异种病毒之间,也可发生在同种异型病毒株之间,甚至同一种病毒的无毒株与有毒株之间、灭活病毒与活病毒之间也可发生干扰现象。干扰现象不仅发生在动物机体水平,在组织培养细胞中也同样发生。但这并不是说任何病毒之间都有干扰现象,例如也有两种病毒(如牛痘苗病毒与疱疹病毒、麻疹病毒与脊髓灰质炎病毒)感染同一细胞后,病毒在其中的增殖情况宛如单纯病毒感染时那样良好。病毒间的干扰现象在病毒疫苗的制备和预防接种上有着重要意义。例如病毒的减毒活疫苗能阻止毒力较强病毒株的感染;机体被毒力较弱的呼吸道病毒感染后,可在一定时间内对另一些病毒不易感。由于病毒间存在干扰现象,在制备多价病毒疫苗以及免疫接种时就必须考虑到这一问题,以免影响疫苗预防接种的效果。

引起病毒干扰现象的原因可能是多方面的,有可能是首先感染的病毒改变了宿主细胞的表面受体或代谢途径,使得它们不会为另一病毒所利用。目前已经证明,在许多病毒细胞系统中有缺损性干扰颗粒(defective interfering particle,DIP)存在,它们干扰完整病毒的复制。还有一个原因就是首先入侵的病毒诱导宿主细胞产生一种活性物质——干扰素,进而抑制了另一种病毒的增殖。

二、干扰素

干扰素(interferon,IFN)是 1957 年艾萨克(Isaacs)和林德曼(Lindenmann)在研究病毒之间的干扰现象时发现的具有抗病毒活性的物质。随后研究发现 IFN 除具有抗病毒增殖活性外,还有抑制细胞分裂、免疫调节、抗肿瘤等多种生物学活性。干扰素是机体细胞受病毒感染后或机体在其他 IFN 诱导剂作用下由细胞基因组控制产生的一类蛋白质,具有抗病毒增殖等多种生物学活性,其活性的发挥又受细胞另一基因组的调节和控制。必须指出的是,干扰素是一种分泌到细胞外的蛋白质,其本身并不能直接杀灭病毒,而是通过诱导其他效应蛋白质产生抗病毒活性,它具有多方面生物学功能,且为广谱抗病毒活性物质。

(一) 干扰素的性质和种类

1. 干扰素的性质　干扰素是大多数脊椎动物感染病毒后所产生的糖蛋白,相对分子质量为 15 000~25 000,其结构因动物种类不同而异,且同种动物的不同组织产生的干扰素在生物学性质上也有区别。如白细胞产生的干扰素在白细胞中最有效,而成纤维细胞产生的另一类型干扰素对成纤维细胞病毒感染显示保护作用。因此干扰素的作用受到细胞种类的限制,如人产生的干扰素对人类有效。

干扰素的抗病毒作用没有特异性,是广谱抗病毒药物。

2. 干扰素的种类　人类干扰素有三种:由白细胞产生的干扰素称为 α 干扰素(IFN-α),由成纤维细胞产生的干扰素称为 β 干扰素(IFN-β),由淋巴细胞受到促有丝分裂剂激活或致敏 T 淋巴细胞受抗原刺激而产生的干扰素称为 γ 干扰素(IFN-γ,免疫干扰素)。三种人干扰素的性质如表 3-1 所示。目前这三种干扰素都能利用基因工程技术进行生产,称为重组干扰素。

表 3-1　三种人干扰素的性质比较

IFN	细胞来源	诱导剂	56 ℃30 min	pH 2.0	抗病毒作用	抗肿瘤作用	免疫调节作用
IFN-α	白细胞	病毒、poly(I:C)	稳定	稳定	较强	较弱	较弱
IFN-β	成纤维细胞						
IFN-γ	T 淋巴细胞	各种抗原、刀豆蛋白 A(ConA)、植物血凝素(PHA)	灭活	灭活	较弱	较强	较强

（二）干扰素的产生和作用机制

一般认为,在正常情况下,宿主细胞基因组中存在着 IFN 基因,但受阻遏物和操纵子的控制,IFN 基因处于被抑制的状态,干扰素基因不能转录和翻译成蛋白质,从而不产生 IFN。当发生病毒感染(或在其他 IFN 诱导剂作用下),IFN 阻遏物失活,IFN 基因去抑制而激活,通过转录和翻译合成 IFN 蛋白。IFN 作用同一细胞的另一组基因和(或)迅速释放到细胞外作用于同种细胞膜上的 IFN 受体,细胞内抗病毒蛋白(antiviral protein,AVP)基因去抑制而激活,转录并翻译产生几种 AVP,最终抑制病毒的增殖(图 3-10)。

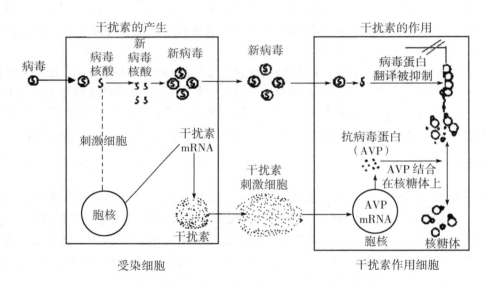

图 3-10　干扰素的产生与作用机制

（三）干扰素诱导剂

病毒是常见的干扰素诱导剂,其中双链 RNA 病毒诱导 IFN 能力较强。微生物如细菌、立克次体、原虫和衣原体等以及细菌的 LPS、真菌多糖等微生物代谢产物可诱导干扰素产生。人工合成的双链 RNA[如 poly(I:C)]、多核苷酸等大分子物质也是干扰素诱导剂。其次还有小分子物质卡那霉素等、有丝分裂素 PHA 和 ConA、中药黄芪等。

（四）干扰素的制备和应用

干扰素具有广谱抗病毒作用,现已作为一种抗病毒药物在临床上使用。人类白细胞中天然干扰素含量极低,20 世纪 80 年代开始人们已利用基因工程方法生产干扰素,即把干扰素目的基因克隆到微生物或动植物细胞,使其分泌干扰素。采用 DNA 重组技术制备干扰素,纯度可达 95% 以上,价格比动物细胞产生的干扰素低廉得多,临床可用于抗病毒和免疫功能低下的患者的辅助治疗。

干扰素除有抗病毒作用外还有抑制细胞生长、免疫调节和抗肿瘤活性,不仅能抑制病毒引起的肿瘤,而且能抑制非病毒性肿瘤,具有良好的应用前景。

第五节　噬　菌　体

噬菌体是一类病毒,原指细菌病毒,近年来发现真菌、藻类都有噬菌体。噬菌体体积微小,只有在电子显微镜下才能看见,是一种非细胞结构的生命,但只有进入宿主细胞才具有生命特征,并具有寄主专一性。

一、噬菌体的生物学性状

1. 形态与结构　目前已知噬菌体蛋白质衣壳有三种基本形态:① 蛋白质亚单位排列呈二十面体对称型,称为球形噬菌体;② 双对称型,即头部为二十面体对称,尾部为螺旋对称,称为蝌蚪形噬菌体;③ 蛋白质亚单位呈螺旋对称排列成中空柱状,称为丝状噬菌体。

噬菌体大多呈蝌蚪形,大肠埃希菌 T_4 噬菌体是其典型代表,图 3-11 所示为大肠埃希菌 T_4 噬菌体的电镜照片。大肠埃希菌 T_4 噬菌体的结构如图 3-12 所示,它由头部和尾部两部分组成。头部为稍长的二十面体对称型,大小约为 80 nm×110 nm,内部含有双链、线状 DNA 分子,相对分子质量为 $1.12×10^8$;尾部由尾领(collar)、尾鞘(sheath)、尾髓(tail core)、基板(base plate)、尾刺(spike)和尾丝(tail fibers)组成,大小约为 110 nm×20 nm,尾丝可伸展,幅度可达 140 nm。

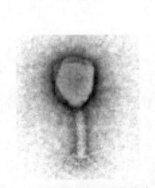

图 3-11　大肠埃希菌 T_4 噬菌体电镜照片

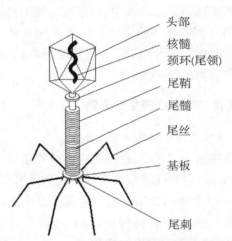

头部
核髓
颈环(尾领)
尾鞘
尾髓
尾丝
基板
尾刺

图 3-12　大肠埃希菌 T_4 噬菌体模式图

2. 化学组成　噬菌体是侵染细菌的病毒,它具有病毒的一系列特征,主要由核酸和蛋白质组成。核酸只有一种,即 DNA 或 RNA,它是噬菌体的遗传物质。噬菌体核酸多数是双链、线状 DNA(T_1、T_4、T_7、λ 噬菌体等),也有双链环状 DNA(PM_2),单链环状 DNA(ΦX174、fd 等),双链线状 RNA(噬菌体 Φ6)和单链线状 RNA(Qβ,f_2 等)。噬菌体基因组的大小变化很大,可以从 $3.6×10^3$ bp 直到 $2.5×10^5$ bp。噬菌体蛋白组成的头部和尾部结构,除了对内部核酸有保护作用外,还参与对宿主细胞受体的识别并与之结合。尾鞘蛋白的收缩有助于噬菌体头部核酸“注入”宿主细胞内,一次完成侵入与脱壳的作用。

二、噬菌斑(plaque)及噬菌体效价

自然环境中凡有细菌存在的地方都可能有相应噬菌体存在。分离细菌噬菌体可取污水、粪便

等作为分离材料。将材料接种于肉汤培养基中短时间孵育后过滤除菌，或者将材料加入含有指定细菌的培养液中培养后过滤除菌，所得的滤液加入待分离噬菌体的相应宿主菌细胞继续孵育。如培养液由最初的混浊状态变为透明澄清，则表明培养液中已有噬菌体增殖。将增殖的噬菌体与敏感宿主菌混合在熔化了的固体琼脂培养基中倾注平板，经孵育后，平板上出现如图3-13所示的由噬菌体裂解宿主细胞而形成的透明的溶菌空斑，称为噬菌斑。不同噬菌体的噬菌斑形态和大小各有不同。

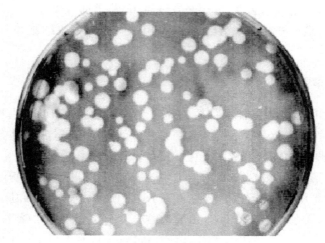

图3-13 噬菌斑

为了判断噬菌体数目的多少，可通过连续稀释法在液体培养基中进行测定，以能溶解相应细菌的最大稀释度判为该噬菌体的效价。或者采用固体培养基进行噬菌斑计数，可测定噬菌斑形成单位（plaque forming unit, PFU）数目，常以每毫升噬菌体液能出现的噬斑数（PFU/mL）表示。噬菌体的浓度又称为效价或滴度（titer）。

三、噬菌体与宿主细胞生活周期

（一）烈性噬菌体（virulent phage）

噬菌体感染宿主细胞后，在细胞内迅速增殖，最后使细胞裂解而死亡，这类噬菌体称为烈性噬菌体（virulent phage）。烈性噬菌体所经历的生活周期叫作溶菌生活周期。

1. 吸附 噬菌体的吸附有两个阶段：① 可逆阶段，噬菌体与细菌细胞由随机碰撞或静电引力或氢键作用而相互接触，无任何特异性；② 不可逆特异性结合阶段，不仅噬菌体与相应细胞表面产生牢固结合，且病毒粒子表面发生结构改变。

实验表明噬菌体尾部能与宿主细胞壁表面的受体发生特异性结合。受体的成分多种多样，如脂多糖、脂蛋白等。一种细菌可被多种噬菌体感染，不同的感染噬菌体在同一寄主细菌的不同受点上吸附。因此，一个宿主细菌（例如大肠埃希菌）与一种噬菌体（例如 T_4）饱和吸附后，并不妨碍它和另一种噬菌体（例如 T_6）再吸附。

2. 侵入 噬菌体侵入宿主细胞的方式较为复杂，通常是将核酸注入细胞，蛋白质留在细胞外，从吸附到侵入的时间间隔很短，只有几秒到几分钟。大肠埃希菌 T 系噬菌体能水解细菌细胞壁肽聚糖，其作用类似于溶菌酶，使细胞壁产生小孔，可以导致细菌细胞内容物漏出。但在正常病毒繁殖过程中，小孔很快会被细菌修复。

3. 生物合成 噬菌体的复制比较复杂，如 T_4 噬菌体的核酸为 dsDNA，转录和翻译分为三期，如图3-14所示。它的复制循环仅需 20～30 min，但与其他病毒比较，除早期转录、晚期转录外还增加了次早期转录的阶段。

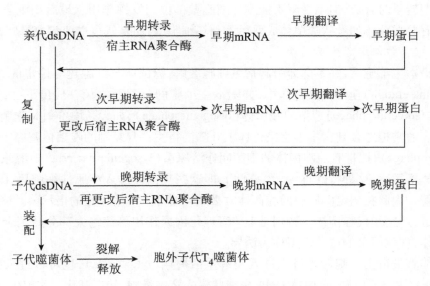

图 3－14 T₄ 噬菌体的复制过程

（1）早期转录：利用细菌的 RNA 聚合酶，以噬菌体 DNA 为模板来合成噬菌体 mRNA，早期 mRNA 翻译的蛋白质含有噬菌体的 RNA 聚合酶（如 T₇ 噬菌体）或更改蛋白质（如 T₄ 噬菌体），能与细菌原 RNA 聚合酶结合，更改其性质，使它只能转录噬菌体 DNA。

（2）次早期转录：利用噬菌体 RNA 聚合酶或更改后的宿主 RNA 聚合酶来合成噬菌体的次早期 mRNA 及次早期蛋白质（DNA 聚合酶、DNA 分解酶、溶菌酶等），或进一步更改宿主 RNA 聚合酶，为后期转录做准备。

（3）后期转录：子代核酸复制后，利用噬菌体 RNA 聚合酶或再更改后的宿主 RNA 聚合酶来合成晚期 mRNA 和噬菌体粒子结构蛋白质。

4. 装配噬菌体　在生物合成时，分别合成噬菌体 DNA、头部蛋白质亚单位、尾鞘、尾髓、基板和尾丝等部件，最后 DNA 收缩聚集，被头部蛋白质包围形成二十面体的结构，随之尾部也逐步装配起来，如图 3－15 所示。

5. 释放　大多数噬菌体由宿主细胞裂解而一次性释放出来，一个周期大约为 25 min，每一个感染细胞可释放 100～250 个子代噬菌体颗粒。宿主细胞的裂解是 T₄ 噬菌体诱导的溶菌酶作用的结果。溶

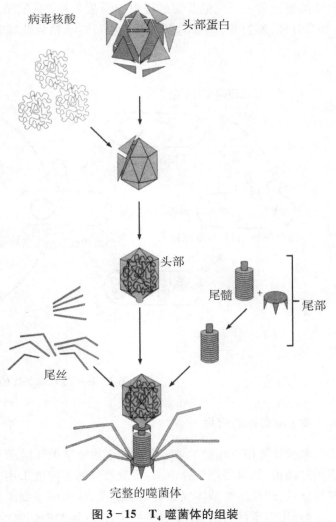

图 3－15　T₄ 噬菌体的组装

菌酶虽在次早期转录时合成，但因受阻不能到达细胞壁部位而发挥作用。最后细胞裂解是受噬菌体基因控制的。有些噬菌体如丝状噬菌体成熟后不破坏细胞壁，而是从宿主细胞中"钻"出来。

（二）温和噬菌体与溶原生活周期

噬菌体感染宿主细胞后，并不立即引起宿主细胞裂解，噬菌体与细胞建立稳定的共存关系，噬菌体 DNA 整合（integration）至细菌染色体中，并随宿主细胞的分裂而一代一代传下去，这类噬菌体称为温和噬菌体（temperate phage）或溶原噬菌体（lysogenic phage），如大肠埃希菌 λ 噬菌体是一个典型的温和噬菌体。通常把整合到宿主细胞染色体上并随同宿主一起复制的噬菌体基因组叫作前噬菌体或原噬菌体（prophage），把带有前噬菌体的细菌叫作溶原菌（lysogenic bacteria）。溶原菌对同源的或其本身的噬菌体不敏感，这种特性称为"免疫性"，即这些噬菌体进入溶原性细胞后，既不能增殖，也不导致细胞裂解。因此在测定溶原菌的噬菌体时必须同时加入非溶原性的指示菌。溶原菌能以极低的频率自发裂解，产生子代噬菌体。特别是 UV 等理化因素作用可使绝大部分乃至全部溶原菌裂解释放子代噬菌体，理化因素的这种作用称为诱导。

温和噬菌体感染宿主细胞后既可以进入裂解生活周期（lytic cycle），也可以进入溶原生活周期（lysogenic cycle）（图 3－16）。噬菌体 DNA 呈线状进入宿主细胞，然后环化。裂解生活周期中，以双链环状闭合 DNA 为模板复制核酸和生物合成蛋白质，然后自身装配起来，产生完整的病毒颗粒，最后细胞破裂，成熟的噬菌体释放出来。在溶原生活周期中，噬菌体 DNA 失去自主性，整合（insertion，又称插入）到细菌 DNA 中，此时的细菌即为噬菌体的溶原菌，前噬菌体可随细菌的分裂而不断增殖，但不溶解细菌。反向的剪切过程可以自发发生（自发消除频率很低，为 $10^{-5} \sim 10^{-2}$），也可经诱变剂（如紫外线、X 射线、丝裂霉素 C 等）诱导产生，结果使噬菌体的增殖进入裂解生活周期。

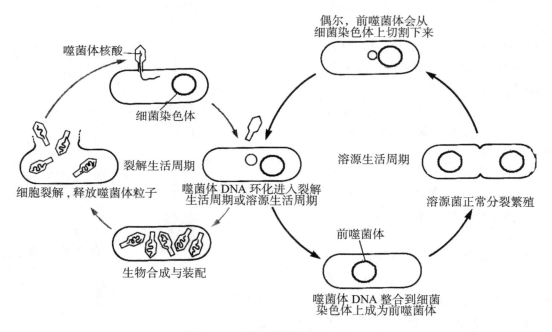

图 3－16　温和噬菌体的生活周期

四、噬菌体的应用

噬菌体可用于细菌的鉴定和分型。由于噬菌体溶菌具有高度的特异性，故可用已知噬菌体去鉴定未知细菌，如鼠疫耶尔森菌苗、霍乱弧菌的鉴定就采用了噬菌体溶菌法。不仅如此，噬菌体还具有型特异性，即某型噬菌体仅裂解某型细菌，故可用于细菌的分型，如：用葡萄球菌噬菌体对葡萄球菌进行分型，用伤寒沙门菌 Vi 噬菌体可将有 Vi 抗原的伤寒沙门菌分为 96 个噬菌体型。

由于噬菌体的结构简单,基因数较少,又易于大量增殖,它已成为分子生物学研究的重要工具。三个核苷酸决定一个氨基酸的三联密码这一重要发现就是通过研究噬菌体基因与蛋白质的关系得到的。在遗传工程研究中,也利用噬菌体作为载体将目的基因带入宿主细胞中去,细菌在增殖过程中可表达目的基因产物。近年在基因工程抗体研究方面,也利用噬菌体表达的产物存在于噬菌体表面这一特性,通过多轮的抗原吸附—洗脱—扩增而大大简化筛选过程,并且噬菌体表达的抗体具有产量高、活性强、特异性好等优点。目前,已将噬菌体用于基因工程抗体库的建立。

噬菌体分布广泛,在发酵工业中应严防噬菌体的污染,在菌种选育时可筛选抗噬菌体的突变株。噬菌体还可供作抗病毒药物和抗肿瘤抗生素筛选的实验模型。也可通过测定标本中的噬菌体或应用噬菌体效价增殖试验检测标本中的未知细菌。

第六节 病毒与人类的关系

人类对病毒(virus)的最初认识应追溯到公元前 500 年和公元前 300 年左右,当时在欧洲和中国分别有了狂犬病和天花的记载。经历了许多世纪之后,到 17—19 世纪,显微镜的成功研制让人们真正认识了细菌。但一直到 19 世纪,人们发现了烟草花叶病的致病因子可以通过细菌滤器,并称之为病毒,此时病毒才被真正认识。

20 世纪以来,病毒的培养技术经历了动物接种、鸡胚接种到目前的体外单层细胞培养技术的广泛应用。特别是 50 年代后期,电子显微技术的建立和推广使人们对病毒的形态结构以及病毒在细胞中的生长繁殖有了更深入的研究和更清晰的认识。

20 世纪 70 年代,人们发现了不同于常规病毒的类病毒和朊病毒。类病毒是只有 RNA、无蛋白质结构的粒子,主要引起植物疾病;朊病毒则是一种没有任何核酸成分的蛋白质大分子,能引起人和动物的亚急性海绵状脑病,如牛海绵状脑病。类病毒和朊病毒的发现使人们对病毒的特征和起源有了崭新的思考。

一、病毒在医药工业中的应用

病毒在医药工业上具有重要的作用。灭活的病毒可用于免疫动物生产抗病毒血清,也可作为灭活疫苗用于病毒性疾病的防治。病毒的培养可用于筛选所需的抗病毒药物。病毒生物合成过程的研究有助于我们对药物抗病毒机制进行深入了解,进而合成和筛选疗效高和毒副作用小的抗病毒药物。

现代基因工程技术也进一步拓展了病毒在药物研究和生产领域的应用范围。如通过大规模培养宿主细胞,接种定向构建的重组腺病毒,可获得用于肿瘤基因治疗的生物药物。同时,可将所需的蛋白质目的基因克隆到病毒基因组中,获得的重组病毒感染大规模培养的宿主细胞,在病毒的增殖过程中则大量表达目的基因产物,从而制备基因工程蛋白质药物。通过对病毒进行分子改造,还可得到无感染危险且具有某种病毒特性的假病毒,用于抗病毒药物的定向筛选,如筛选抗病毒与宿主细胞表面受体结合的药物等。

对病毒进行深入研究是我们寻找有效的抗病毒药物和战胜病毒性疾病的基础。

二、病毒与人类疾病

在人类的传染病中,病毒性疾病占 75% 以上,而且病毒性疾病易传染、危害大、病死率高,致病机制复杂,至今尚无治疗病毒性疾病的特效药,再加上某些病毒的感染与人类肿瘤的发生关系密切,病毒对人类健康危害极大。本部分主要介绍几种常见的人类病原性病毒。

(一)流行性感冒病毒

流行性感冒简称流感,是由流感病毒(influenza viruses)引起的急性呼吸道传染病,能引起心肌炎、肺炎、支气管炎等多种并发症。由于流感病毒具有高度传染性,因此极易发生流行,甚至世界范围的大流行。例如1917—1919年,欧洲爆发流感,导致2 000万人死亡,是人类有史以来最严重的一次流感爆发。

我国是流感多发国,自1957年以来的3次世界性大流行都起源于我国。

1. 生物学性状　流感病毒属正黏病毒科,分甲、乙、丙三型,呈球形或丝状,直径为80~120 nm。三型病毒具有相似的生化和生物学特征。如图3-17所示,病毒由三层构成,内层为病毒核衣壳,含核蛋白(NP)、P蛋白和RNA。NP是可溶性抗原,具有型特异性,抗原性稳定。P蛋白(P1、P2、P3)可能是RNA转录和复制所需的多聚酶。中层为病毒囊膜,由一层类脂体和一层膜蛋白(MP)构成,MP抗原性稳定,也具有型特异性。外层为两种不同糖蛋白构成的辐射状突起,即血凝素(hemagglutinin,HA)和神经氨酸酶(neuraminidase,NA)。HA能引起红细胞凝集,是病毒吸附于敏感细胞表面的工具,NA则能水解黏液蛋白,水解细胞表面受体特异性糖蛋白末端的N-乙酰神经氨酸,是病毒复制完成后脱离细胞表面的工具。HA和NA均有变异特性,是流感病毒分亚型的依据。

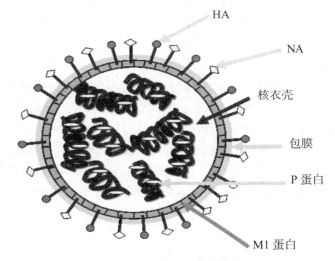

图3-17　流感病毒结构图

根据NP的抗原性,将流感病毒分为甲、乙、丙三型。按H和N抗原不同,同型病毒又分若干亚型。流感病毒的抗原性变异就是指H和N(主要是H)抗原结构的改变。在亚型内部经常发生小变异(量变),称为抗原漂移(antigenic drift)。甲型流感病毒的抗原变异较快,2~3年可发生一次,乙型流感病毒的抗原变异很慢。大的抗原变异出现新的亚型(质变)即称抗原转变(antigenic shift),其为H和(或)N都发生了大的变异,由此而产生新的亚型,可引起世界性大流行。变异的病毒株称为变种。甲型流感病毒大约每隔十几年发生一次大变异。自1933年以来甲型病毒已经历了4次抗原转变:1933—1946年为H0N1(原甲型,A0),1946—1957年为H1N1(亚甲型,A1),1957—1968年为H2N2(亚型甲型,A2),1968年以后为H3N2(香港型,A3)。一般新旧亚型之间有明显的交替现象,在新的亚型出现并流行到一个地区后,旧的亚型就不再能分离到。另外,每个亚型中都发生过一些变种。乙型流感染毒间同样有大变异与小变异,但未划分成亚型转变。丙型流感病毒尚未发现抗原变异。

2. 致病性与免疫性　流感病毒经呼吸道传播而侵入机体,并在宿主细胞内大量增殖,引起细胞变性、死亡和组织炎症,产生显著的流行性感冒临床症状,如发热、咳嗽等。流感病毒感染痊愈后机体可获得对同型流感病毒的免疫力。

3. 传播途径与预防　流感的主要传染源是患者和隐性感染者。流感病毒主要经飞沫及接触传播。人群对病毒普遍敏感。在我国,流感的多发流行季节主要为11月到次年的2月,某些流感会延伸到春季,甚至夏季。因此,在这些季节里要提高警惕,注意身体健康。

预防流感的发生要从以下几方面着手:① 注射疫苗;② 均衡营养,提高身体素质;③ 流感流行期间远离人群集中的地方;④ 食醋熏蒸消毒;⑤ 开窗通风,增加湿度;⑥ 与流感患者保持距离。

4. 抗流感病毒化学药物 目前,正式上市的抗流感药物大体分为两类:一类以 20 世纪 60 年代中期发现的金刚烷胺(amantadine)为代表,只对甲型流感病毒有预防和治疗作用,属于离子通道阻断剂;另一类为神经氨酸酶抑制剂,对甲型和乙型流感病毒均有效。另外,还有一些以流感病毒复制过程的不同环节为靶点的药物,正处于实验室研究或临床研究阶段。

禽流感属于甲型流感病毒,所有抗流感病毒药物均可用于抗禽流感病毒。美国疾病预防与控制中心推荐使用离子通道阻断剂金刚烷胺及金刚乙胺,以及神经氨酸酶抑制剂奥塞米韦(oseltamivir phosphate,tamiflu,商品名达菲)、扎那米韦(zanamivir)用于禽流感的防治。

(二)乙型肝炎病毒

病毒性肝炎是严重危害广大人民群众的一种常见病。根据原卫生部的调查(1992—1995 年),我国人群甲肝感染率为 80.9%,乙肝感染率为 57.6%。据此推算,我国约有 9.7 亿人已感染过甲肝病毒,6.9 亿人已感染或正在感染乙肝病毒,1.2 亿人携带乙肝病毒。病毒性肝炎已成为一个十分严重的公共卫生问题,应引起社会各界的重视,以加强预防,减少发病,控制流行。限于篇幅,在这里只介绍一下乙型肝炎和乙型肝炎病毒的有关知识。

1. 生物学性状 1963 年巴鲁克·塞缪尔·布隆伯格(Baruch Samuel Blumberg)在两名多次接受输血治疗的病人血清中,发现一种异常的抗体,它能与一位澳大利亚土著人的血清起沉淀反应。直到 1967 年才明确这种抗体与乙型肝炎(简称乙肝)有关,1970 年在电子显微镜下观察到乙型肝炎病毒(hepatitis B virus,HBV)的形态,1986 年将其列入嗜肝 DNA 病毒科。

HBV 呈球形,直径为 42 nm,具有双层衣壳,因丹(D. S. Dane)首先在乙型肝炎病毒感染者的血清中发现,故又称为丹氏(Dane)颗粒。电镜下可见如图 3-18 所示的 3 种形式的乙型肝炎病毒颗粒,即大球形颗粒(丹氏颗粒,直径 42 nm)、小球形颗粒(直径 22 nm)和管形颗粒[22 nm×(50~700) nm]。

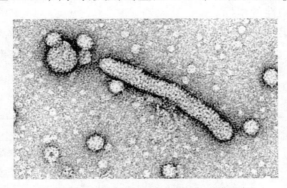

图 3-18 3 种形式的乙型肝炎病毒颗粒

丹氏颗粒是完整的 HBV 颗粒,含双层衣壳。外衣壳相当于一般病毒的包膜,由脂质和蛋白质组成,内衣壳是二十面体立体对称的核心结构,含 DNA 和 DNA 多聚酶(图 3-19)。小球形颗粒主要由乙肝表面抗原 HBsAg 组成,不含 DNA,无感染性。管形颗粒为一串聚合的小球形颗粒。

乙型肝炎病毒的抗原主要由病毒外衣壳上的表面抗原 HBsAg、Pre-S1、Pre-S2 和病毒内衣壳上的核心抗原 HBcAg、e 抗原(HBeAg)组成。HBsAg 是由 226 个氨基酸组成的相对分子质量为 27 000 的蛋白质,其 N 末端与 Pre-S2(55 个氨基酸组成)相连,同时,由 119 个氨基酸组成的 Pre-S1 与 Pre-S2 N 端相连。Pre-S1、Pre-S2 可能介导 HBV 与宿主细胞表面的受体结合。HBcAg 是相对分子质量为 22 000 的蛋白质,而 HBeAg 为血清中相对分子质量为 19 000 的可溶性蛋白。

2. 致病性与免疫性 乙型肝炎病毒感染机体后,病毒在肝细胞中不断复制和增殖,并导致组织

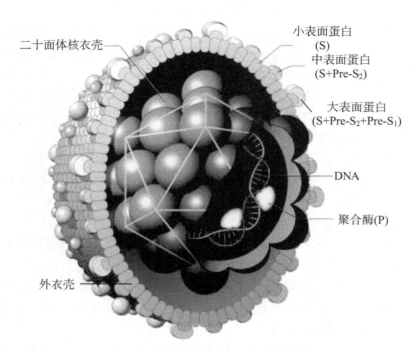

二十面体核衣壳

小表面蛋白(S)
中表面蛋白(S+Pre-S₂)
大表面蛋白(S+Pre-S₂+Pre-S₁)
DNA
聚合酶(P)

外衣壳

图3-19　乙型肝炎病毒结构图

损伤。患者感染 HBV 后,部分可发生原发性肝癌。

　　HBV 感染可刺激机体产生一系列抗体和免疫细胞。HBsAg 是 HBV 感染的主要标志,它可刺激机体产生相应的抗体(抗 HBs),并对机体产生保护作用。HBcAg 抗原性强,能刺激机体产生抗体(抗 HBc)。若该抗体为 IgM,表明 HBV 在体内复制,具有传染性;若该抗体为 IgG,则表明机体曾受到 HBV 的感染。HBeAg 与 HBV 的 DNA 聚合酶在血清中的消长基本对应,可作为体内病毒复制和判断感染者血清是否具有传染性的指标。

　　乙型肝炎病毒感染常采用抗原抗体检测、血清 HBV 的 DNA 和 DNA 聚合酶检测等,其中 HBV 的 HBsAg、HBeAg、抗 HBs、抗 HBe、抗 HBc 称为"两对半",是临床乙型肝炎病毒感染的检测指标(表3-2)。

表3-2　HBV 抗原抗体检测结果的临床分析

HBsAg	HBeAg	抗 HBs	抗 HBe	抗 HBc	临床判断
+	-	-	-	-	感染 HBV,结合肝功能判断病情
+	+	-	-	-	急慢性乙肝或无症状携带者,传染性强
+	+	-	-	+	急慢性乙肝或无症状携带者,传染性极强,即统称的"大三阳"
-	-	+	+	+	乙肝恢复期,或感染过 HBV,有免疫力
-	-	+	+	-	乙肝恢复期
-	-	-	-	+	感染过 HBV
-	-	+	-	-	接种过乙肝疫苗或乙肝已恢复
-	-	-	-	-	未感染过 HBV

　　3. 传播途径与预防　乙型肝炎病毒常通过输血和被污染的注射器针头传播;外科手术、口腔治疗、针刺、剃须刀或牙刷等也可传播;乙肝患者或 HBV 携带者的唾液、精液、阴道分泌物中均可检测到乙型肝炎病毒,故可通过密切接触和性接触传播;母婴传播也是 HBV 感染的重要途径。

注射乙肝疫苗是最有效的预防乙型肝炎病毒感染的方法,可用于非 HBV 携带者、新生儿。目前,我国已全面采用基因工程法生产乙肝疫苗。

4. 抗乙肝病毒药物　目前对乙肝尚无可靠的特效药物。由于临床型别不同,轻重不一,故应用的药物也有所不同。急性乙肝大多在 3~6 个月内能自愈。如临床症状重笃或黄疸深重,可用静脉输注高渗葡萄糖液、维生素 C、天门冬氨酸钾镁等支持疗法,不主张应用肾上腺皮质激素。慢性乙肝的病理机制复杂,既有肝炎病毒的存在,又有机体免疫功能失调。所以治疗乙肝必须顾及抗病毒及免疫调控两方面,才能达到治疗的目的。目前常用的药物主要包括以下几大类:

(1) 直接影响乙型肝炎病毒的药物:这类药物主要以核苷类似物为主,如拉米夫定、阿德福韦酯、恩替卡韦等。它们可以抑制乙型肝炎病毒增殖,其优点是可以口服,服一个月左右即可起效,但是这类药物也存在一些缺点,如必须长期服药,停药后有的患者会复发,而且较容易使乙型肝炎病毒变异,病毒变异后宜终止治疗。另一类药物如干扰素。目前用于慢性乙肝治疗的干扰素主要是 α 干扰素,α 干扰素被用于治疗慢性乙肝已有 20 多年了,人们对此基本有了共识:α 干扰素是一种有效的治疗慢性乙肝的药物,但疗效不满意,停药后随访一年,血清 HBV DNA 和 HBeAg 的阴转率只有 20%～40%。α 干扰素的抗 HBV 感染的作用主要是抑制 HBV 复制,表现为血清 HBeAg 转阴后 HBV DNA 转阴,难以清除 HBV,因此治疗后复发率较高。如何提高 α 干扰素对慢性乙型肝炎的治疗效果,是当前临床研究的热点。

(2) 间接影响乙型肝炎病毒的药物:这类药物比较多,常用的有胸腺素类、转移因子、抗乙肝免疫核糖核酸、猪苓多糖、左旋咪唑涂布剂等。它们没有直接抑制或杀灭病毒作用,主要通过提高或调节人体的免疫系统功能,从而起到一定的抗病毒作用,临床上主要和其他抗病毒药物联合使用。

(3) 影响乙型肝炎病毒的中药:这类药物也比较多,常用的中草药包括苦参、虎杖等。常用中成药包括乙肝健、乙肝清热解毒片或冲剂、乙肝散、肝炎灵等。这类药物临床试验证明其均有一定的疗效,但是这些药物的有效作用及其机制尚待确证。

(三) 人类免疫缺陷病毒

1983 年,在法国巴斯德研究所工作的 Montagnier 等人从一患有淋巴腺结合征的男性同性恋者的血液中分离得到一种新的逆转录病毒,称之为淋巴腺病相关病毒(LAV)。同年,美国病毒学家 Gallo 也从艾滋病患者的口腔白细胞中分离出类似的逆转录病毒,称之为人类嗜 T 淋巴细胞病毒Ⅲ型(HTLVⅢ)。后来证明 LAV 和 HTLVⅢ是同一病毒,统一命名为人类免疫缺陷病毒(HIV)。

艾滋病是由人类免疫缺陷病毒(human immunodeficiency virus, HIV)引起的疾病,在医学上全称为获得性免疫缺陷综合征(acquired immune deficiency syndrome, AIDS)。顾名思义,艾滋病是发生于人体免疫系统的疾病。

1. 生物学性状　如图 3-20 所示,艾滋病病毒(HIV)颗粒呈球形,直径为 90~130 nm。病毒的核心呈中空锥形,由两条相同的单链 RNA 链、逆转录酶和蛋白质组成。核心之外为病毒衣壳,呈二十面体立体对称,含有核衣壳蛋白质。最外层为包膜,包膜是病毒的外套,由双层脂蛋白构成,其中的蛋白是病毒识别攻击宿主细胞所必不可少的。核衣壳则由核心蛋白包着 RNA(核糖核酸)而形成。与正常的核酸复制(由 DNA 到 RNA)不同,HIV 利用逆转录酶使 RNA 转变为 DNA(脱氧核糖核酸)来进行其自身的复制增殖,所以称为逆转录病毒。

HIV 的抵抗力较弱,56 ℃、30 min 即可灭活,但

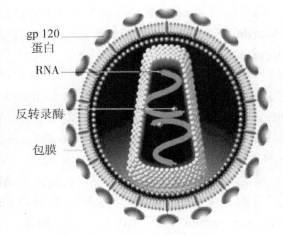

gp 120 蛋白

RNA

反转录酶

包膜

图 3-20　HIV 结构图

在 20~22 ℃可存活 7 d。0.2%次氯酸钠、0.3%过氧化氢和 50%乙醇处理 5 min 均可灭活 HIV。

2. 传播途径与预防　HIV 主要通过三种方式传播:① 同性或异性间的性行为;② 输血或使用含 HIV 的血液制品、器官或骨髓移植、人工授精和使用被 HIV 污染注射器及针头等;③ 母婴传播。要说明的是,只有带病毒的血液、精液或阴道分泌物成功进入人体内(血管中),才能构成 HIV 的传播。而与艾滋病人及艾滋病病毒感染者的日常生活和工作接触(如握手,拥抱,共同进餐,共用工具、办公用具等)不会感染艾滋病,艾滋病不会经马桶圈、电话听筒、餐具、卧具、游泳池或公共浴室等公共设施传播,也不会经咳嗽、打喷嚏、蚊虫叮咬等途径传播。绝大多数染上 HIV 的人要经过 5~10 年的时间才发展成为患者,一般会在发病后的 2~3 年内死亡。

目前尚无有效的 HIV 疫苗,因此控制 HIV 的传播途径是唯一有效的预防 HIV 感染的方法:① 已感染 HIV 的女性应避免妊娠及哺乳,以免将病毒传染给胎儿;② 输血或器官组织的移植应做好术前的检验(无论供应者或受用者),使用彻底消毒的注射器;③ 皮肤或黏膜的破损伤口应避免接触感染者体液;④ 采取安全的性生活方式。

3. 抗 HIV 病毒药物　1995 年以来,抗 HIV 病毒治疗上取得了明显的进展。新的药物不断涌现,抗逆转录病毒的联合疗法逐步规范化。随着西方国家对 HIV 感染者加强临床管理,实施高效抗逆转录病毒治疗(highly active antiretroviral therapy,HAART),使其艾滋病的发病率和死亡率明显下降,HIV 感染者/艾滋病患者存活期延长、生活质量提高。

目前已批准生产的抗 HIV 病毒药物有:

(1) 逆转录酶抑制剂(RTI):抑制逆转录酶的活性,从而抑制病毒复制。RTI 可分为核苷类逆转录酶抑制剂(NRTIs)和非核苷类逆转录酶抑制剂(NNRTIs)两类。NRTIs 通过阻断病毒 RNA 基因的逆转录,即阻断病毒双股 DNA 的形成,使病毒失去复制的模板来阻断 HIV1 复制。NNRTIs 是一组与核苷无关、化学结构完全不同的特异性抑制剂,通过与酶活性点附近的 p66 疏水区结合而抑制逆转录酶。它们高度抑制 HIV1,不抑制其他逆转录病毒和 DNA 多聚酶,故细胞毒性很小、抗病毒选择指数(IC_{50})很高,缺点是易产生耐药性。

属于蛋白酶抑制剂的药物品种有齐多夫定(zidovudine)、去羟肌苷(didanosine)、扎西他滨(zalcitabine)、司坦夫定(stavudine)、拉米夫定(lamivudine)、阿巴卡韦(abacavir)等。属于非核苷类逆转录酶抑制剂的药物品种有奈韦拉平(nevirapine)、依非韦仑(efavirenz)、地拉韦定(delavirdine)等。

(2) 蛋白酶抑制剂(PI):PI 是基于肽类的化合物,它们或竞争性抑制蛋白酶活性,或作为互补蛋白酶活性点的抑制剂,能抑制蛋白酶的功能,使新产生的病毒不成熟,有很强的抗病毒作用。多位点的变异才会产生耐药性。

属于蛋白酶抑制剂的药物品种有沙奎那韦(saquinavir)、印地那韦(indinavir)、利托那韦(ritonavir)、奈非那韦(nelfinavir)、安普那韦(amprenavir)、洛匹那韦(lopinavir)等。

(四) SARS 病毒

目前,世界卫生组织(WHO)已将 SARS(severe acute respiratory syndrome)的病原确定为 SARS 病毒(SARS virus),它属冠状病毒科(Coronaviridae)(图 3-21)。

冠状病毒科病毒只感染脊椎动物,与人和动物的许多疾病有关。如禽传染性支气管炎病毒(avian infectious bronchitis virus,IBV)、人冠状病毒(human coronavirus)、猪血凝性脑脊髓炎病毒(swine

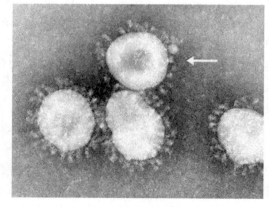

图 3-21　SARS 病毒(电镜)

hemagglutinating encephalomyelitis virus)、猫传染性腹膜炎病毒(feline infectious peritonitis virus)、犬冠状病毒(canine coronavirus)、火鸡蓝冠病毒(turkey bluecomb virus)和大鼠冠状病毒(rat coronavirus,RCV)等。自1980年在德国召开第一届国际冠状病毒讨论会以来,冠状病毒日益受到医学、兽医学和分子生物学家的广泛重视。冠状病毒具有胃肠道、呼吸道和神经系统的嗜性。人冠状病毒分别属于OC43和229E两个抗原型,它是引起人类上呼吸道感染的病原,常引起成人的普通感冒,可以感染各个年龄段人类,主要发生在冬季和早春。冠状病毒感染分布在全世界各个地区。

SARS病毒呈球形,为+RNA病毒,核酸基因组易变异。病毒粒子主要抗原成分为S蛋白、M蛋白、HE蛋白等。其中S蛋白被认为是冠状病毒侵染过程中的关键蛋白。M蛋白可能起着连接病毒包膜和核衣壳的作用,并影响病毒出芽的功能。SARS一类的冠状病毒在感染、复制的多个阶段涉及脂膜融合。病毒的复制增殖过程基本遵循单正链RNA病毒的规律。其中在宿主细胞内翻译产生的病毒特异性的RNA聚酶,是SARS侵入宿主细胞之后启动其他一切生命活动的关键蛋白质。

(五)COVID-19病毒

新型冠状病毒肺炎(corona virus disease 2019,COVID-19)是由新型严重急性呼吸综合征2型冠状病毒(SARS-CoV-2)引起的新发急性呼吸道传染病,目前已成为全球性重大的公共卫生事件。截至2022年1月2日,在全球累计造成2.86亿人感染,致死人数超过542万例,严重地影响了人类健康与社会发展。

1. 传播途径和临床症状 SARS-CoV-2的传染源主要是新型冠状病毒感染的患者和无症状感染者,患者在潜伏期也具有传染性,发病后5 d内传染性较强。平均潜伏期约为4.5 d,大约97.5%的人会在感染后11.5 d内出现症状。

面对面呼吸道飞沫传播和密切接触传播是SARS-CoV-2的主要传播方式,少部分经接触受污染的物体表面传播,在相对封闭的环境中长时间暴露于高浓度气溶胶情况下可能会发生气溶胶传染。

患者临床特征包括发热、咳嗽、气短,其他症状包括虚弱、疲劳、恶心、呕吐、腹泻、味觉和气味的变化。指标异常主要包括淋巴细胞减少、凝血酶原时间(PT)延长、乳酸脱氢酶升高。胸片典型表现是双侧肺叶斑片状浸润;CT则有典型的毛玻璃样病变。在病理剖检中发现,患者肺组织内有透明膜形成,肺间质单核细胞浸润并可见多核巨细胞。

2. 生物学特征 SARS-CoV-2有包膜,颗粒呈圆形或椭圆形,直径60~140 nm,并且具有明显的尖峰,范围为9~12 nm,病毒体外观形态像日冕。SARS-CoV-2是正义单链RNA病毒,具有5个必需基因,分别针对核蛋白(N)、病毒包膜(E)、基质蛋白(M)和刺突蛋白(S)4种结构蛋白及RNA依赖性的RNA聚合酶(RdRP)。核蛋白(N)包裹RNA基因组构成核衣壳,其外围绕着病毒包膜(E),病毒包膜包埋有基质蛋白(M)和刺突蛋白(S)等蛋白,其中S蛋白通过结合血管紧张素转化酶2(ACE2)进入细胞。图3-22为COVID-19结构图。

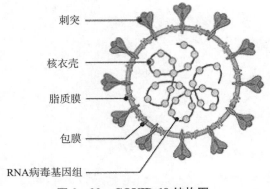

刺突
核衣壳
脂质膜
包膜
RNA病毒基因组

图3-22 COVID-19结构图

3. 预防和抗病毒药物　研究发现 COVID-19 患者会产生强烈的抗体反应,这说明 SARS-CoV-2 感染患者不仅会发生保护性免疫反应从而彻底清除病毒,而且会产生免疫保护抵御重复感染。这为疫苗研发和抗体治疗提供了十分重要的依据。目前研发并上市的疫苗类型主要有灭活疫苗、基因重组疫苗、核酸疫苗等。

中医药干预治疗方面的药物以连花清瘟胶囊为代表。它作为治疗流行性感冒属热毒袭肺证的药物,因具有抗病毒、抗感染及免疫调节的能力被推荐用于 COVID-19 医学观察期的防治。还有其他含金银花成分的中成药如双黄连、血必净注射液等被推荐在诊疗方案中。

在新冠肺炎疫情出现近两年之后,抗新冠病毒的口服药物开始进入收获期。除瑞德西韦(Remdesiviv)外,2021 年 11 月 4 日,美国药企默沙东宣布其小分子药物莫诺拉韦(Molnupiravir)获得英国药监局批准上市,成为全球第一款获批用于治疗成人轻度至中度新冠病毒感染的口服药物。仅一天之后,美国辉瑞制药披露其研发的新冠肺炎口服药 Paxlovid 临床试验结果:在出现症状早期服用该药,可将新冠肺炎患者住院或者死亡的风险降低 89％。

第四章　微生物的营养

微生物从外界环境中获得和利用营养物质以满足正常生长和繁殖需要的基本生理过程称为营养（nutrition）。能够满足微生物生长繁殖及完成各种生理活动所需的物质统称为营养物质（nutrient），在微生物学中，营养物质包括非常规物质形式的光能在内。与其他生物一样，当微生物处于适宜的环境条件时，能够以其独特的方式不断地从外界吸收所需要的各种营养物质。这些营养物质对微生物的作用可以概括为：参与细胞的结构组成，提供细胞生长、繁殖所需的能量，代谢调节物质和必要的生理环境等。营养物质是微生物生存的物质基础，也是其生长繁殖的前提条件，而营养则是微生物维持和延续自身生命形式的一种生理过程。

第一节　微生物的营养需求

一、微生物细胞的化学组成

微生物细胞的化学组成与其他生物细胞的化学组成基本相同，由各种元素构成细胞内的各类生理活性物质，并进一步形成相应的一些结构。微生物细胞具有结构简单、繁殖迅速、代谢方式原始等特性，并且其化学成分与高等动、植物相比也有一些独特之处，研究其化学组成能正确理解微生物的营养需求和生理特性。

（一）组成元素（chemical elements）

微生物细胞最基本的组成单位是各种化学元素，按微生物细胞对各化学元素需要量的不同，可将组成微生物细胞的化学元素分为主要元素（macroelement）和微量元素（trace element）。主要元素包括碳、氢、氧、氮、磷、硫、钾、钙、镁、铁等，其中碳、氢、氧、氮、磷、硫这6种元素可占细胞干重的97%；微量元素是指那些含量极低且在不同类型微生物细胞中含量差异较大的一些元素，主要有锌、锰、铜、锡、钨、钼、硒、钴、镍、硼等。微生物细胞内的元素组成和所占的比例不是固定不变的，微生物的类型、所处的环境、菌株的培养时间等都会在一定程度上对其造成影响，如硫细菌、铁细菌含有较多的硫、铁，幼龄菌比老龄菌含氮量高。

（二）化学组成

微生物细胞中的各类化学元素绝大多数是以化合物的形式存在的。重要的组成物质有水、无机物和有机物。水构成细胞的液形成分，简单无机物、有机物和以这些物质为基础合成的蛋白质、核酸、糖类及脂类等复杂生物大分子组成细胞的固形成分。

1. 水　微生物所含水分以游离水和结合水两种状态存在，两者的生理作用不同。结合水不具有一般水的特性，不能流动，不易蒸发，不冻结，不能作为溶剂，也不能渗透；游离水则与之相反，具有一般水的特性，能流动，容易从细胞中排出，并能作为溶剂，帮助水溶性物质进出细胞。

水分是微生物细胞的主要组成成分，占微生物细胞鲜重的70%~90%。不同种类、不同部位含水量有一定的差别，如细菌、霉菌和酵母菌的营养体含水量分别为80%、85%和75%左右，霉菌孢子含水量约为39%，而细菌芽孢核心部分的含水量则低于30%。

细胞中水的主要生理功能将在以下五大营养要素中详细讲解。

2. 固形成分

（1）蛋白质：微生物细胞中主要的固形成分是蛋白质，占细胞固形成分的40%~80%，分布在菌体各部分。蛋白质的存在方式有两种:一是简单蛋白,如鞭毛蛋白、球蛋白和一些水解酶蛋白;二是复合蛋白,如核蛋白、糖蛋白及脂蛋白等,其中核蛋白占蛋白总量的50%以上。

蛋白质在微生物细胞中发挥着各种各样的生物学作用:① 参与微生物细胞的结构组成;② 多数以酶的形式存在,催化细胞内进行的各种生化反应;③ 参与营养物质的运输;④ 与细胞的生长繁殖及遗传变异有关。可以说微生物的各种生理现象和生命活动都离不开蛋白质。

(2)核酸:微生物细胞内的核酸有脱氧核糖核酸(DNA)和核糖核酸(RNA),约占细胞固形成分的10%~15%。不同种类的微生物,其细胞内DNA的存在状态是不同的:其中真菌的DNA与蛋白结合形成与高等生物类似的染色体;细菌和放线菌的DNA基本是以原核、游离形式存在的,同时还存在于质粒中。RNA一般存在于细胞质中,除少量以游离状态存在外,多数都与蛋白质结合,形成核蛋白体。核酸是微生物遗传和变异的物质基础。对于细胞型微生物,DNA上携带全部的遗传基因,通过DNA的复制和细胞分裂将基因传递给子代,RNA主要参与控制蛋白质的生物合成。另外,微生物细胞DNA的(G+C)%常作为现代微生物分类的一个重要依据。

(3)糖类:糖类的含量受微生物种类影响较大,一般占固形成分的10%~30%,某些种类含糖量可达30%。糖类在细胞中的存在方式较复杂,既有以复杂组成成分存在的类型,如脂多糖、肽聚糖、荚膜多糖、真菌多糖等,也有以游离形式存在的类型,如糖原、淀粉等。前者主要组成微生物细胞的结构物质,后者主要是细胞内的贮藏性碳源和能源,微生物可以分解利用。最简单的糖是单糖,其中又以戊糖和己糖最重要,戊糖中的核糖和脱氧核糖是核酸的组成成分,葡萄糖则是细胞的主要供能物质,它经过一系列氧化反应,释放出能量,供细胞生命活动所需。

(4)脂类:脂类含量占固形成分的1%~10%,极个别类型微生物脂类含量偏高,如结核杆菌体内的脂类含量高达40%。主要的脂类有脂肪酸、磷脂、糖脂、蜡脂和固醇等。磷脂是构成微生物细胞内各种膜的主要成分;脂蛋白、脂多糖及固醇则是微生物细胞的重要组分;脂肪酸可以结合糖或蛋白质,也可以游离状态存在,游离态的脂肪酸也是微生物细胞内的能源性物质。

(5)维生素:细菌细胞中的维生素主要是水溶性B族维生素,主要构成细胞中的酶和辅酶,在微生物代谢过程中起重要作用。

除上述固形成分外,微生物细胞中还有无机盐及一些特殊成分,如肽聚糖、磷壁酸、二氨基庚二酸等。无机盐可以调节细胞的渗透压,维持酶活性。特殊成分的含量虽然很低,但对于微生物细胞生长是必不可少的。

二、微生物的营养要素

微生物可利用的营养物质虽然种类繁多,但它们在细胞中的生理功能是相似的。按照营养物质中所含主要元素成分及在微生物生长繁殖中生理功能的不同,可将其分为碳源、氮源、无机盐、生长因子和水五大营养要素。

(一)碳源(carbon source)

碳源是微生物生长所需的最基本的营养要素,主要为微生物生长提供碳元素,是指含碳元素的各种化合物。微生物吸收和利用碳源主要用于合成细胞骨架和细胞中的含碳物质,同时为代谢产物提供碳元素,并为异养微生物生长繁殖提供能量。由于绝大部分碳源物质在细胞内生化反应过程中能为机体提供维持生命活动所需的能源,因此碳源物质通常也是能源物质,但是有些以CO_2作为唯一或主要碳源的微生物生长所需的能源则并非来自碳源物质。

微生物可以利用的碳源有多种类型,分为无机碳源和有机碳源两类。无机碳源主要是CO_2及碳酸盐(CO_3^{2-}或HCO_3^-);有机碳源的种类非常丰富,常见类型有糖类及其衍生物、脂类、醇类、有机酸、氨基酸和烃类等,其中糖类是应用最广泛的有机碳源,尤其是单糖(葡萄糖、果糖)、双糖(蔗糖、麦芽糖、乳糖),绝大多数微生物都能利用。我们在制作培养基时常加入葡萄糖、蔗糖作为碳源。

利用有机碳源的微生物称为异养微生物,而以无机碳源为主要碳源的微生物称为自养微生物。能利用无机碳源的微生物种类较少,特别是对 CO_2 这样已经被彻底氧化的碳源,要想吸收和利用必须消耗大量的能量。多数微生物都能吸收和利用一些有机碳源,但对各种有机碳源的吸收和利用能力也存在较大的差异。因此,可以依据微生物利用碳源能力的差异来对其进行分类鉴定。

在微生物发酵工业中,常根据不同微生物的需要,利用各种农副产品如玉米粉、米糠、麦麸、马铃薯、甘薯以及各种野生植物的淀粉作为微生物生产廉价的碳源。这类碳源往往包含了几种营养要素。

（二）氮源（nitrogen source）

微生物细胞中含氮 5％~13％,它是微生物细胞蛋白质和核酸的主要成分。氮元素对微生物的生长发育有着重要的意义,微生物利用它在细胞内合成氨基酸和碱基,进而合成蛋白质、核酸等细胞成分,以及含氮的代谢产物。

氮源是指那些含氮元素的各种化合物或简单分子,是为微生物生长提供氮元素来源的营养物质的统称。氮源一般不作为能源,主要为微生物细胞合成生命大分子物质如蛋白质、核酸等提供氮元素,并为含氮代谢产物提供氮元素,和碳源同为微生物的主要营养物质。只有个别种类的细菌（如硝化细菌）能利用氨基酸、铵盐或硝酸盐并将其同时作为氮源和能源。

氮源可分为无机氮源和有机氮源两大类。无机氮源是一些无机含氮化合物,主要有铵盐、硝酸盐、NH_3 及 N_2 等;而有机氮源主要是动物或植物蛋白及其不同程度降解的产物（胨、肽、氨基酸等）,也称为蛋白质类氮源,如鱼粉、黄豆饼粉、花生饼粉、牛肉膏、蛋白胨、玉米浆等。对于大多数微生物来说,无机氮源和有机氮源都可以作为其生长的氮源,但它们对氮源的利用具有选择性。细菌可以铵盐、硝酸盐作为氮源,放线菌、霉菌可以硝酸盐作为氮源,而牛肉膏、蛋白胨等有机氮源中由于含有多种营养因子,故可作为多数微生物的氮源物质。

由于一些无机氮源的分子量小、结构简单,很容易被微生物吸收和利用,在较短时间内就可满足菌体生长需要,故称之为速效氮源。如硫酸铵就是一种速效氮源,该分子中的氮是以还原态形式存在的,可直接被微生物细胞吸收利用。相反,大多数有机氮源的分子量大且存在形式较复杂,在被微生物利用之前还需经进一步的降解,因此微生物吸收和利用这样的氮源需要一段时间,这类氮源称为迟效氮源。如黄豆饼粉、花生饼粉中所含的氮主要以蛋白质形式存在,这种类型的氮源不能直接被微生物利用,属于典型的迟效氮源。一般来说速效氮源有利于菌体快速生长,但由于维持时间短,表现为发酵持续能力差;而迟效氮源由于是被微生物缓慢吸收和利用的,故在培养基中存留的时间长,有利于菌体合成代谢产物。因此,在微生物的发酵生产中,必须在培养基中添加一定比例的速效氮源和迟效氮源,通过控制速效氮源和迟效氮源的加入量及加入时间来调整微生物的生长期和代谢产物合成期,达到提高发酵产量的目的。

个别种类的微生物能够吸收并利用环境中的游离 N_2 作为氮源,这些微生物称为固氮微生物。它们能通过体内特有的固氮酶将分子态的氮转化为氨和其他氮化物,这一复杂生理过程称为生物固氮作用。具备固氮能力的微生物既有细菌,也有放线菌和真菌,统称为固氮菌。

在实验室和发酵工业生产中,我们常常以铵盐、硝酸盐、牛肉膏、蛋白胨、酵母膏、鱼粉、血粉、蚕蛹粉、豆饼粉、花生饼粉作为微生物的氮源。

（三）无机盐（inorganic salt）

无机盐是微生物生命活动中必不可少的一类营养物质。无机盐主要是指含有磷、硫、镁、钾、钠、钙、铁等矿物质元素的各种无机化合物,一般以硫酸盐、磷酸盐、碳酸盐及硝酸盐形式存在。

磷、硫、钾、钠、钙、镁等盐参与细胞结构组成,并与能量转移、细胞透性调节功能有关。微生物对它们的需求量较大（10^{-4}~10^{-3} mol/L）,称为"大量元素"。没有它们,微生物就无法生长。锰、铜、钴、锌、钼等盐一般是酶的辅助因子,需求量不大（10^{-8}~10^{-6} mol/L）,所以称为"微量元素"。不同微生物对以上各种元素的需求量各不相同。铁元素介于大量元素和微量元素之间。

与碳源和氮源相比,微生物细胞对无机盐的需求量很低,对一些微量元素的需要量更是十分微小,当培养基中含有微量元素的无机盐过量时,往往会抑制微生物的生长。

在配制培养基时,可通过添加有关化学试剂来补充宏量元素,其中首选的是 K_2HPO_4 和 $MgSO_4$,它们可提供需要量很大的元素:K、P、S 和 Mg。微量元素在一些化学试剂、天然水和天然培养基组分中都以杂质等状态存在,在玻璃器皿等实验用品上也有少量微量元素存在,所以,不必另行加入。

微生物生长所需的一些矿质元素、其相应存在形式及生理功能见表4-1。

表4-1 微生物生长所需的矿质元素、其存在形式及生理功能

矿质元素		主要存在形式	重要生理功能
大量元素	磷	$H_2PO_4^-$、HPO_4^{2-}、PO_4^{3-}	构成核酸、磷脂、辅酶,参与磷酸化,调节 pH
	硫	H_2S、S、$S_2O_3^{2-}$、SO_4^{2-}	构成氨基酸、酶活性基、维生素,提供能源
	镁	$MgSO_4$、$MgCl_2$	组成酶活性部位,作为酶激活剂,维持膜活性
	钾	KH_2PO_4、K_2HPO_4、KNO_3	作为酶激活剂,维持渗透压,与物质运输有关
	钠	$NaCl$、NaH_2PO_4	与物质运输有关,维持渗透压,维持酶稳定性
	钙	$CaCl_2$、$CaCO_3$、$Ca(NO_3)_2$	降低膜透性,调节 pH,作为酶辅助因子,芽孢抗热
	铁	$FeSO_4$	构成细胞色素、酶活性基,提供能源
微量元素	钴	$CoCl_2$	构成维生素 B_{12}、酶辅基
	锰	$MnSO_4$	作为多种酶激活剂,参与羧化反应
	铜	$CuSO_4$、$CuCl_2$	多元酚氧化酶活性基,与孢子色素形成有关
	锌	$ZnSO_4$	酶的活性基,作为酶激活剂
	钼	$MoSO_4$	参与酶组成,促进固氮作用

无机盐对微生物细胞的生理功能是多方面的,主要作用包括:① 作为细胞内一般分子和一些特殊分子的结构成分;② 作为酶或辅酶的组成部分;③ 作为酶的调节剂,参与调节酶的活性;④ 调节并维持细菌细胞内的渗透压、氧化还原电位、pH 等;⑤ 可以作为一些特殊类型细菌,如硫细菌、铁细菌的能源;⑥ 维持生物大分子和细胞结构的稳定性。

(四) 生长因子(growth factor)

生长因子是指那些微生物正常代谢所必需,而微生物细胞本身不能合成或合成量不足的微量有机营养因子。广义的生长因子主要有维生素、各类碱基(嘌呤及嘧啶)、卟啉及其衍生物、甾醇、胺类等,还包括营养缺陷突变株所需的氨基酸;狭义的生长因子一般仅指维生素。

不同类型微生物对维生素生长因子的需要程度不同。有些微生物如一些天然野生型细菌能利用所吸收的营养物质合成自身需要的各种维生素,在培养这些类型细菌时,不需外源供给维生素。这些类型细菌的细胞中含有合成各种维生素的酶,合成能力强。也有些微生物因缺少合成某种或多种维生素的酶,从而丧失了合成维生素的能力。在培养这些类型微生物时,必须外源加入相应的维生素。对微生物生长起重要作用的维生素主要是 B 族维生素,这些维生素是微生物细胞中各种酶活性基的组成部分,缺少它们,酶的活性就会失去,细胞内的各种代谢就会停止,表现为微生物不能生长。

微生物对氨基酸、碱基等生长因子的需要也与微生物细胞本身的特性有关。氨基酸是合成蛋白质的前体,碱基则是合成核酸的原料,它们都是微生物生长所必需的。有些微生物在生长过程中可以通过吸收利用一些简单的碳源和氮源来合成这些生长因子;还有些微生物由于自身遗传基因的改变、环境条件的影响等,不能合成这些生长因子,必须在培养基中补充相应的氨基酸、碱基或含有这些生长因子的营养物质。

（五）水

除蓝细菌等少数微生物能利用水中的氢还原 CO_2 以合成糖类物质外,其他微生物都不真正地把水当作营养物质,但是,由于水在微生物代谢中不可缺少,本书仍将水作为一种营养要素来考虑。

水是地球上整个生命系统存在和发展的必要条件,对于微生物也不例外。水在微生物细胞中的生理功能主要有:① 发挥溶剂与运输介质的作用,营养物质的吸收与代谢产物的分泌必须以水为介质才能完成;② 是细胞的组成成分,充足的水分有助于维持细胞内一定的压力,是细胞维持自身正常形态的重要因素;③ 维持蛋白质、核酸等生物大分子稳定的天然构象;④ 水的比热容高,是热的良好导体,能有效地吸收代谢过程中产生的热并及时地将热迅速散发到体外,从而有效控制细胞内温度的变化;⑤ 参与细胞内一系列代谢反应,并提供氢、氧元素;⑥ 微生物通过水合作用和脱水作用控制由多亚基组成的结构,如酶、微管、鞭毛及病毒颗粒的组装与解离。

微生物生长的环境中水的有效性以水活度值（water activity，A_w），即一定温度和压力条件下,溶液的蒸气压力与同样条件下纯水的蒸气压力之比,纯水的 A_w 为 1.00。微生物一般在 $A_w = 0.60 \sim 0.99$ 的条件下生长,细菌所需水活度较酵母菌和霉菌高,而嗜盐微生物所需水活度则较低。

第二节　微生物的营养类型

一、营养类型的划分依据

微生物的营养类型实质为利用营养物质的特定方式。营养物质的种类繁多,在微生物生长中所起的作用也各不相同,人们常在不同层次和侧面上划分微生物的营养类型。一般选择最重要的营养物质——碳源作为微生物营养类型划分的一个主要依据。由于在营养物质的利用中不可避免地要涉及微生物的能量来源,故微生物的能源也是营养类型划分的重要依据。此外,营养物质的性质、微生物吸收营养物质的方式、营养代谢中的供氢体及合成某些生长因子的能力等在某种程度上都可作为营养类型的划分依据。

（一）按碳源划分

根据微生物生长所需碳源的不同,可将其分为自养型（autotrophy）微生物和异养型（heterotrophy）微生物。

1. 自养型微生物　是指那些能够以简单无机物质作为碳源的微生物类型,如硝化细菌。主要的无机碳源是 CO_2 和碳酸盐。自养型微生物广泛分布于土壤及水环境中,它们在自然界的物质循环中发挥着重要作用。

2. 异养型微生物　是指那些只能以复杂有机物质作为碳源的微生物类型。异养型微生物的自身合成能力差,不能以简单的无机物合成复杂的细胞物质。多数微生物都属于这种类型。

（二）按能源划分

按微生物生长的能量来源可以将其分为光能营养型（phototrophy）微生物和化能营养型（chemotrophy）微生物。

1. 光能营养型微生物　光能营养型微生物的能源来自光辐射能,其细胞内有细菌叶绿素等光合色素,通过吸收自然光,利用光合磷酸化反应产生菌体细胞生长所需的能量,如蓝细菌。在地球早期生态环境的演化过程中,光能型微生物起了重要的作用。

2. 化能营养型微生物　化能营养型微生物的能源来自无机物或有机物氧化过程中释放的化学能。在微生物中,化能营养型微生物的种类和数量占优势,大多数细菌、真菌、原生动物都属该型微生物。

二、微生物的营养类型

综合碳源、能源及供氢体性质的差异，可将微生物的营养类型分为光能无机自养型（photolithoautotrophy）、光能有机异养型（photoorganoheterotrophy）、化能无机自养型（chemolithoautotrophy）和化能有机异养型（chemoorganoheterotrophy）4种基本类型，见表4-2。

表4-2 微生物的基本营养类型

营养类型	能源	主要或唯一碳源	供氢体	代表类型
光能无机自养型	光能	CO_2	H_2S、S、H_2 或 H_2O 等无机物	着色细菌、蓝细菌、藻类
光能有机异养型	光能	简单有机物及 CO_2	有机物	红螺菌科细菌（即紫色无硫细菌）
化能无机自养型	无机物	CO_2 或碳酸盐	H_2S、H_2、Fe^{2+}、NH_4^+ 或 NO_2^- 等无机物	硝化细菌、铁细菌、硫细菌、氢细菌
化能有机异养型	有机物	有机物	有机物	多数细菌、全部真核微生物

1. **光能无机自养型** 又称光能自养型，这种类型微生物能吸收光能并以 CO_2 作为主要或唯一的碳源进行生长。红硫细菌、绿硫细菌就属于该种营养类型，它们能以 H_2S 为供氢体，还原 CO_2 为细胞物质。

2. **光能有机异养型** 又称光能异养型，这种类型微生物能吸收光能，利用有机物作为碳源及供氢体，但不能以 CO_2 作为主要或唯一的碳源。红螺细菌属于这种营养类型，它能以异丙醇作为供氢体，将 CO_2 还原为细胞物质，并同时在细胞内积累丙酮。光能异养型微生物生长时，大多数需要外源的生长因子。

3. **化能无机自养型** 又称化能自养型，这类微生物生长所需的能量来自无机物氧化过程中放出的化学能，它们能够以 CO_2 或碳酸盐作为主要或唯一的碳源来合成细胞结构物质，而供氢体是 H_2S、H_2、Fe^{2+}、NH_4^+ 或 NO_2^- 等无机物。由于氧化会导致这些无机物中元素的化合价发生变化，从而使这些元素的存在形式发生改变，因此该类微生物对自然界中的一些重要元素的循环、物质转换起十分关键的作用。如土壤中的硝化细菌能以亚硝酸作为能源，氧化 NO_2^- 使之成为 NO_3^-，从中获取ATP，再以 CO_2 或碳酸盐为碳源来合成细胞物质。

4. **化能有机异养型** 又称化能异养型，它们以有机物氧化时所产生的化学能为能源，并以有机物作为碳源，其合成代谢中的供氢体也是一些有机中间产物。因此，有机物对于这种类型微生物来说既是碳源又是能源。在化能营养型微生物中，该型是主要类型，大多数细菌、真菌及原生动物都属于该类型，特别是所有的病原性微生物都属于此种类型。

根据利用的有机物性质不同，还可以将化能有机异养型微生物分为腐生型和寄生型两类。前者以无生命的有机物质，如土壤中动、植物的尸体和残体作为碳源；后者则以有生命的有机物质作碳源，主要借助寄生方式生活在活体细胞或组织间隙中，从宿主体内获得生长所需的营养物质。寄生型的微生物绝大多数都是致病性微生物，寄生会导致宿主发生病变。

这里需要指出的是微生物营养类型的划分不是绝对的，不同营养类型之间的界限并非十分严格。在特定环境条件下，有些自养型微生物可以有机物作为碳源生长，一些异养型微生物也可以 CO_2 或碳酸盐作为碳源生长。有些微生物在不同条件下生长时，其营养类型也会发生改变。例如当紫色非硫细菌处于有机质丰富的环境时，可以有机物作为碳源进行生长，属于异养型微生物；该菌在缺乏有机质的环境中也可通过同化 CO_2 生长，此时又为自养型微生物；在光照和厌氧条件下该菌可利用光能生长，为光能营养型微生物；而在黑暗和好氧条件下，则成为化能营养型微生物。同样，在寄生型和腐生型之间,还存在一些兼性的中间类型,如大肠埃希菌既可以在人体肠道中进行寄生生活,又可以在自然环境中进行腐生生活,这种方式称为兼性腐生(facultative metatrophy)或兼性寄生(facultative paratrophy)。微生物营养类型的可变性有利于提高微生物对环境条件改变的适应能力。

第三节 营养物质的运输

微生物的结构非常简单,大多数都是单细胞生物,没有专门的摄食器官或相关结构,因此,对营养物质的运输只能借助其细胞壁和细胞膜的渗透来实现。影响营养物质向细胞内运输的因素主要有三点:

1. 微生物细胞的透过屏障 细胞壁和细胞膜组成了微生物细胞的屏障结构,若为有荚膜或黏液层的微生物,荚膜或黏液层也参与构成此屏障结构。该结构对各种营养物质具有自由或选择性的通透作用。其中细胞壁主要起机械阻挡作用,由于其孔径较大,一般的营养物质可以自由通过,但是 G^+ 细菌的细胞壁结构较为紧密,对营养物质的吸收会有一定影响。细胞膜对营养物质的运输起关键作用,它对营养物质具有选择性的通透作用。细胞膜带有极性,膜上有微孔,特别是在膜上有一些与营养物质运输有关的蛋白——转运蛋白(transport proteins),这些蛋白作为营养物质的载体,能通过多种方式完成营养物质的跨膜转运。

2. 营养物质本身的性质 营养物质分子的大小、溶解性、极性、所带电荷等会在一定程度上影响运输方式和运输的难易程度。

3. 微生物细胞所处的环境条件 如 pH、介质的离子强度会通过影响营养物质的电离程度来影响其进入细胞,温度会通过影响营养物质的溶解度、细胞膜的流动性、运输系统中酶的活性等在一定程度上影响运输方式和运输效率。

根据微生物细胞吸收营养物质的特点,一般将跨膜运输方式分为被动扩散(passive diffusion)、促进扩散(facilitated diffusion)、主动运输(active transport)和基团转位(group translocation)四种主要类型。

一、被动扩散

被动扩散又称为单纯扩散(simple diffusion),是借助细胞内外物质的浓度梯度进行的物理扩散,当物质进出膜时不需要膜上的转运蛋白。这种扩散的驱动力是浓度梯度,扩散方向总是从高浓度侧到低浓度侧。扩散的主要特点是:① 不消耗能量;② 不需要转运蛋白参与;③ 扩散的速率随浓度梯度的降低而减小,营养物质(包括气体)由浓度高的一侧向浓度低的一侧运动,当达到平衡时,朝一个方向的被动扩散净运动就停止。但是,由于细胞内消耗营养物质的过程(如呼吸作用)是不会停止的,使得这种平衡永远达不到,因此被动扩散是细胞始终进行的一种扩散。

能够以被动扩散的方式进入细胞的物质种类并不多,但是被动扩散属于非特异性扩散,这是由细胞膜的结构特点决定的。细胞膜是有极性的,组成膜的双层排列的磷脂分子极性部分向外、非极性部分向内,这就使得一些分子量小、极性低的脂溶性物质容易通过细胞膜。而且,细胞膜上的含水小孔的大小和形状对参与扩散的营养物质也有一定的选择性。同时,温度提高使细胞膜的流动性增强,也有利于营养物质的扩散。

由于被动扩散能力有限,因此它不是微生物运输营养物质的主要方式。能以该运输方式出入细胞的物质有水、脂肪酸、乙醇、甘油、苯和一些氨基酸分子,一些气体分子包括 O_2 和 CO_2 等也可借助该方式进行扩散。

二、促进扩散

促进扩散与被动扩散相似,都是借助细胞内外营养物质的浓度梯度完成的,也不需要消耗能量,但与被动扩散不同之处是，促进扩散中还需要细胞膜上的转运蛋白（transport protein）参与，每种转运蛋白只运输相应的物质，具有较强的特异性和选择性。溶质分子在膜的外侧与特异的转运蛋白结合，在膜的内侧释放（图 4－1）。

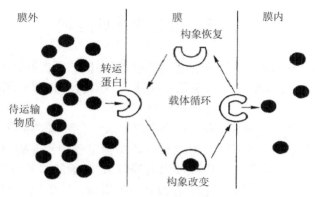

膜外　　　　　　膜　　　　膜内

构象恢复

转运蛋白

载体循环

待运输物质

构象改变

图 4－1　促进扩散示意图

转运蛋白又称为渗透酶（permease）、移位酶（translocase）、载体蛋白（carrier protein），大多是诱导酶，只有在环境中存在机体生长所需营养物质时才会合成。当环境中的营养物质浓度比其在细胞内的浓度高，并且微生物细胞需要吸收该营养物时，促进扩散才能发生。当细胞快速利用营养物质使得细胞内外浓度相等时，运输终止。转运蛋白的参与使得促进扩散具有酶的作用特征：在一定浓度范围内，增加转运蛋白数量可提高运输速率，但不能改变浓度平衡点，但是当被运输物质浓度过高而饱和时，运输速率就不再增加；能进行促进扩散的物质具有特异性。除了转运蛋白作为载体介导促进扩散以外，一些抗生素如缬氨霉素也可起到载体的作用。

通过促进扩散进入细胞的营养物质主要有氨基酸、单糖、维生素、甘油及无机盐等。

三、主动运输

主动运输是广泛存在于微生物细胞中的一种主要的物质运输方式，是指物质从低浓度一侧通过细胞膜向高浓度一侧转运，消耗能量是主动运输的一个重要特征，同时还需要特异性的转运蛋白参与。如正常生活细胞内 K^+ 的浓度比细胞外高，而 Na^+ 浓度比细胞外低，即通过所谓的"钠钾泵"的主动运输来完成的。"泵"即指转运蛋白，实质是一种酶，对被运输的营养物质具有高度的选择性。某种营养物质经主动运输后，其胞内浓度要远远高于胞外浓度，因此，主动运输可以改变浓度的平衡点。在特异性转运蛋白的协助下，主动运输能够逆浓度梯度运输细胞需要的一些营养物质，因此这种运输方式能在环境中营养物质浓度明显低于其在细胞内的浓度时发生，使细胞在营养物浓度普遍低的自然界环境中得以生存，故对微生物细胞的生长繁殖是十分重要的。

在主动运输中，转运蛋白与其运输的营养物之间的亲和力的大小是由转运蛋白的构象决定的，并且转运蛋白的构象可以伴随运输过程发生改变，但与促进扩散不同的是，这种变化需要消耗能量。在膜的外表面，转运蛋白对营养物显示了高的亲和力，使得营养物能与转运蛋白特异性结合；当营养物被运输穿过膜时，转运蛋白的构象发生改变，产生了对营养物具有低亲和力的结构，导致营养物在细胞内释放（图 4－2）。

按运输营养物质的特点不同可以将转运蛋白分为三类：① 单向转运蛋白（uniporters）是指只能沿一个方向运输一种类型化合物的蛋白；② 同向转运蛋白（symporters）是指能沿单一方向同时运输两种类型化合物的蛋白；③ 反向转运蛋白（antiporters）是指能同时转运两种类型的化合物但运输方向相反的蛋白。多数的微生物往往只能借助单向转运蛋白来运输相应的营养物质，少数微生物可以利用同向及反向转运蛋白来运输不同的营养物质。

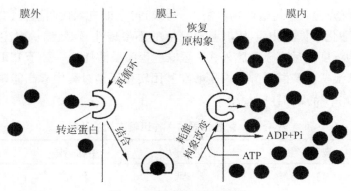

图4-2 主动运输示意图

主动运输所需要的能量来自质子动力(proton motive force，PMF)或ATP的水解，能量的来源因微生物的不同而不同。通过主动运输进入细胞的物质主要有氨基酸、无机离子如Na^+、K^+等，还有乳糖、葡萄糖、麦芽糖等糖类。

四、基团转位

严格来说，基团转位不能算是第四种运输方式，而是一种特殊形式的主动运输，其特点是被运输的营养物质在由细胞膜外向膜内运输中发生了化学变化，常常被化学修饰，如葡萄糖经过修饰后，其分子上增加了一个磷酸基团，变为磷酸葡萄糖。通过基团转位方式运输的营养物质主要是糖类，除糖类外，脂肪酸、核苷、碱基等营养物质也可通过这种方式进入微生物细胞。基团转位主要存在于厌氧型和兼性厌氧型细菌中，尚未在好氧型细菌及真核生物中发现，也未发现氨基酸通过这种方式运输。

以大肠埃希菌运输葡萄糖为例介绍其运输机制(图4-3)：每输入一个葡萄糖分子，就要消耗相当于一个ATP的能量，能量来自高能化合物磷酸烯醇式丙酮酸(PEP)，主要靠磷酸转移酶系统(phosphotransferase system，PTS)，即磷酸烯醇式丙酮酸-己糖磷酸转移酶系统进行。PTS组成较为复杂，由酶Ⅰ、酶Ⅱ和一种低分子质量的热稳定载体蛋白(heat-stable carrier protein，HPr)组成。HPr和酶Ⅰ是非特异性地存在于细胞质中的蛋白，两者都不与糖类结合，无底物特异性，都不是载体蛋白。酶Ⅱ结构多变，常由a、b和c3个亚基组成。其中酶Ⅱa为无底物特异性可溶的细胞质蛋白；酶Ⅱb和酶Ⅱc均是对底物有特异性的膜蛋白，通过诱导产生，因此种类多。微生物生长在含葡萄糖的环境中，会诱导产生相应的酶Ⅱ，磷酸基团从HPr~P转移至葡萄糖，形成葡萄糖-6-磷酸。如果生长在甘露糖中，即将HPr~P磷酸基团转移到甘露糖形成甘露糖-6-磷酸。具体运送分两步进行：① 热稳定载体蛋白(HPr)的激活。细胞内磷酸烯醇式丙酮酸(PEP)的磷酸基团在酶Ⅰ的催化作用下激活为HPr~P。② 糖经磷酸化而进入细胞膜内。膜外的糖分子先与酶Ⅱc(细胞表面的底物特异蛋白)结合，然后糖分子依次被HPr~P、酶Ⅱa、酶Ⅱb逐级传递的磷酸基因激活，最后这一磷酸糖通过酶Ⅱc释放到胞内。

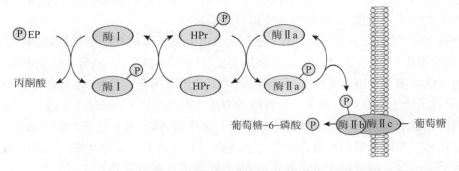

图4-3 大肠埃希菌通过磷酸转移酶系统(PTS)运输葡萄糖的过程

这种运输机制的优点是:① 运输产物(糖-6-磷酸)可立即进入代谢途径;② 运输进细胞的营养物质转化为相应的磷酸化的糖类物质,因其具有高度的不渗透性,磷酸糖一旦生成,就不再渗透出细胞,从而使细胞内糖的浓度远远高于细胞外;③ 运输过程中虽消耗了一分子PEP,但能量高效地保存在糖-6-磷酸中,并未浪费。磷酸烯醇式丙酮酸在基团转移运输过程中起高能磷酸载体的作用。

现将4种运输方式的特点和异同小结于表4-3。

表4-3　营养物质的4种运输方式的比较

	被动扩散	促进扩散	主动运输	基团转位
运输方向(浓度)	高→低	高→低	低→高	低→高
平衡浓度	[内]=[外]	[内]=[外]	[内]>[外]	[内]>[外]
消耗能量	–	–	+	+
载体蛋白参与	–	+	+	+
化学修饰	–	–	–	+
运送速度	慢	快	快	快
运送分子特异性	–	+	+	+
载体饱和效应	–	+	+	+
举例	H_2O、O_2、CO_2、甘油、乙醇、氨基酸、盐类	SO_4^{2-}、PO_4^{3-}、糖	AA、糖类、Na^+、K^+等无机离子	葡萄糖、果糖、甘露糖、嘌呤、核苷、脂肪酸等

注:"–"表示"否、没有","+"表示"是、有"。

第四节　培　养　基

培养基(medium)是人工配制的供微生物生长繁殖或积累代谢产物的营养基质。人们要认识、研究微生物或者想要得到大量微生物代谢产物,就首先要对微生物进行人工培养,即在适宜的条件下,利用培养基来培养微生物。掌握培养基的配制原则,了解培养基的种类和应用是进行微生物学研究和微生物发酵生产的基础。

一、培养基的配制原则

配制培养基必须根据微生物的种类、培养的目的全面考虑。在具体配制培养基时主要注意以下四个原则:

(一)营养合适并协调

1. 选择适宜的营养物质以满足微生物的营养需要　微生物的生长离不开碳源、氮源、无机盐、生长因子及水这五大营养要素,但微生物的种类不同,对营养物质的需求也不相同,因此,选择适宜的营养物质对培养微生物非常重要,应有针对性地选择营养物质。

一般的自养型微生物能利用简单的无机物合成细胞生长所需的复杂有机物,故其培养基主要由无机物构成;异养微生物的合成能力弱,不能利用无机物合成有机物,在进行人工培养时需加入一些有机营养物质。细菌多用牛肉膏蛋白胨培养基,放线菌常用高氏合成培养基,而酵母菌用麦芽汁培养基,霉菌则常用查氏合成培养基。对于一些特殊营养类型的微生物,培养时还需添加一些生长因子以满足其独特的营养要求。如为了使肠膜明串珠菌很好地生长,需要在合成培养基中添加30多种生长因子;而链球菌、淋病双球菌等病原菌在含有血液或血清的有机培养基中才能生长。因此,在对一些营养要求尚不明确的微生物进行大量培养之前,需要详细考察其营养要求。

2. 控制营养物质的浓度并注意各营养物的比例 培养基中营养物质的浓度在一定范围内影响微生物的生长速度。营养物质浓度过低时不能满足微生物的营养需要,营养物质浓度过高时可能会对微生物生长产生抑制作用,营养物质浓度适宜才能对微生物生长有促进作用。因此,培养基中营养物的浓度并非越高越好,过高的营养物质浓度不但会造成浪费,还会对微生物生长产生危害。

此外,各种营养物质的比例也十分重要,尤其是碳源和氮源的比例即碳氮比(C/N)对微生物的生长繁殖和积累代谢产物的影响最大。氮源不足时,菌体生长速度慢,不利于代谢产物积累;氮源过剩时,菌体生长过于旺盛,同样不利于代谢产物的积累。在抗生素的发酵生产中,为了获得大量的代谢产物,必须控制好培养基的碳氮比。不同微生物需求的 C/N 不同,一般细菌和酵母菌的 C/N 约为 5∶1;霉菌约为 10∶1。此外,抗生素生产中可通过调节速效氮(或碳)源与迟效氮(或碳)源的比例来控制菌体生长与抗生素的合成协调。

(二)理化条件适宜

指培养基的 pH、渗透压、水活度和氧化还原势等理化条件较为适宜。

1. 调节微生物生长所需的适宜 pH 培养基的 pH 对微生物生长的影响较大。每种微生物都有其生长的适宜 pH 范围。普通细菌和放线菌生长的最适 pH 为 7.0~7.6,真菌为 4.0~6.0,藻类为 6.0~7.0,原生动物为 6.0~8.0。值得注意的是微生物生长的最适 pH 和积累代谢产物的最适 pH 经常不一致,所以在发酵生产中要根据发酵的不同阶段来适当调节培养液的 pH。此外,在发酵后期,由于产生了一些酸性的代谢产物,培养液的 pH 往往下降,如不及时调节 pH 也会对微生物的生长及有用代谢产物的积累带来不利影响。

为了使培养基的 pH 保持恒定,可以在培养基中加入缓冲剂。常用缓冲剂是 K_2HPO_4 和 KH_2PO_4 的混合物。该混合物可以使培养基的 pH 维持在 6.4~7.2。对于大量产酸的微生物可以在相应培养基中加入 $CaCO_3$。$CaCO_3$ 难溶于水,不会使培养基的 pH 过度升高,但由于它能不断中和微生物发酵产生的酸,可控制培养基的 pH 范围。

2. 渗透压和水活度 渗透压与微生物细胞渗透压相等的等渗溶液最适宜微生物的生长,高渗溶液会使细胞发生质壁分离,低渗溶液则会使细胞吸水膨胀,对于各种缺壁细胞尤为致命。

水活度 A_w 在前面已做过介绍,各种微生物生长繁殖的最适的 A_w 值范围为 0.60~0.998。

(三)适当的物理状态

根据培养基中凝固剂用量的多少,培养基的物理状态可以分为三类:液体、固体和半固体。液体培养基主要用于大量培养微生物、获得微生物的发酵产物,固体培养基主要用于微生物的分离、鉴定、计数和菌种保藏等,半固体培养基可用来观察微生物的运动性、对微生物进行鉴定或保藏菌种。因此配制培养基时应根据用途选择合适物理状态的培养基。

(四)灭菌处理并维持无菌状态

由于在培养基的配制过程中会带入一定的污染,培养基中的各营养物也并非是无菌的原料,因此配制好的培养基必须马上进行灭菌处理,使之达到无菌状态。只有无菌状态的培养基才能使用或保存,否则培养基中的杂菌就会生长,干扰想要培养的目的菌株。对培养基进行灭菌一般采用高压蒸汽灭菌:121.3 ℃维持 15~30 min,针对培养基中的一些特殊成分,如不耐热的糖、易沉淀的磷酸盐和钙、镁、铁等离子可适当调整方法。

除上述原则外,在培养基的配制过程中还要考虑到培养基的氧化还原电位(Eh)、培养目的及培养基的制作成本等方面的因素,特别是在工业发酵中,培养基的用量很大,价格低廉的原料会大大降低生产成本。

二、培养基的类型及其应用

培养基的类型有多种,可以按照不同的分类原则进行划分。

（一）按培养基的来源

可以将其分为天然培养基、半合成培养基和合成培养基三类。

1. 天然培养基（complex media） 是用天然原料或一些经过人工降解的天然有机营养物质配制的，因其化学组分不清楚或不恒定，又称非化学限定培养基。例如牛肉膏蛋白胨培养基、麦芽汁培养基、基因克隆技术中常用的 LB 培养基。天然培养基的优点是营养丰富、种类多样、配制方便、价格低廉，缺点是成分不清楚、不稳定，因此，只适合于实验室中一般的菌种培养以及工业上较大规模的微生物发酵生产。

2. 合成培养基（synthetic media） 又称组合培养基或综合培养基，是按微生物营养要求精确设计，由化学成分完全了解的高纯度化学试剂配制而成的，也称化学限定培养基。如培养放线菌的高氏一号培养基、培养真菌的查氏培养基等。组合培养基的优点是成分精确、重现性高；缺点是价格较贵、配制麻烦，且微生物在其中生长速度较慢。组合培养基一般适用于营养、代谢、生理、生化、遗传、育种、生物测定等对定量要求较高的研究工作。

3. 半合成培养基（semi-synthetic media） 又称半组合培养基，指一类主要以化学试剂配制，同时加有某些天然成分的培养基。如培养真菌的马铃薯蔗糖培养基。

（二）按培养基的物理状态

根据培养基中凝固剂的有无和多少，可以将其分为液体、固体和半固体培养基。液体培养基的溶剂是水，而固体和半固体培养基中除水外还需添加凝固剂。理想的凝固剂应具备的条件有：① 不能被微生物分解利用；② 有适当的熔点和凝固点，在微生物生长的温度范围内应是固体状态；③ 透明度好、黏附力强；④ 对微生物无毒害作用；⑤ 价格低廉，使用方便。凝固剂主要有琼脂（agar）、明胶及硅胶。琼脂是最常用的凝固剂，一般微生物都不能分解利用。固体培养基中琼脂的添加量为 1.5%~2.0%，半固体培养基中琼脂的添加量为 0.2%~0.8%。

1. 固体培养基（solid media） 在实验室中，固体培养基一般加入平皿或试管中，制成平板培养基或斜面培养基。用天然固态基质也可直接配制得到固体培养基，如用麸皮、米糠、木屑、纤维或稻草粉配制的培养真菌的培养基，用马铃薯片、胡萝卜条、大豆、植物组织直接配制的培养基。固体培养基在科学研究和生产实践中应用广泛，可用于菌种分离、鉴定、菌落计数、检验杂菌、选种育种、菌种保藏、生物活性物质的生物测定、获取大量真菌孢子以及大规模生产等。

2. 半固体培养基（semi-solid media） 半固体培养基中琼脂含量为 0.2%~0.8%，在容器中倒置时不会流出，但剧烈振荡后呈破散状态。一般在试管中将其做成直立柱状，常用于观察微生物的动力和趋化性、厌氧菌的培养分离和计数、对微生物进行鉴定或保藏菌种。

3. 液体培养基（liquid media） 使用液体培养基时，可以通过搅拌或振荡增加培养基的通气量，同时使营养物质分布均匀，主要用于大量培养微生物、获得微生物的发酵产物，或是实验室中进行基础理论和应用方面的研究，如生理生化试验。

（三）按培养基的营养成分是否完全区分

根据培养基的营养成分是否完全来区分，可以将培养基分为基本培养基、完全培养基和补充培养基。这类术语主要用在微生物遗传学中。

1. 基本培养基 亦称"最低限度培养基"。它只能保证某些微生物的野生型菌株正常生长，是含有营养要求最低成分的合成培养基，常用"[-]"表示。这种培养基往往缺少某些生长因子，所以经过诱变的营养缺陷型菌株不能生长。

2. 完全培养基 可在基本培养基中加入一些富含氨基酸、维生素和碱基之类的天然物质（如酵母浸出物、蛋白胨等），即加入生长因子而使其成为完全培养基。完全培养基可满足微生物的各种营养缺陷型菌株的生长需要，常以"[+]"表示。

3. 补充培养基 如果往基本培养基中有针对性加进某一种或某几种营养成分，以满足相应的营养缺陷型菌株生长的需要,这种培养基称为补充培养基,常用某种成分如"[A]""[B]"表示。

（四）按照培养基的用途

按用途可以将培养基分为以下五种常用类型。

1. 基础培养基（minimum medium）　是含有基本营养物质,用于满足一般微生物生长繁殖需要的培养基,如普通琼脂培养基。牛肉膏蛋白胨培养基为最常用的基本培养基,其液体组成为牛肉膏、蛋白胨、氯化钠和水。在液体培养基中加入2%左右的琼脂,即为固体培养基。

2. 加富培养基（enrichment medium）　在基础培养基中加入一些特殊的营养物质,以满足对营养要求较高的微生物生长,又称营养培养基。特殊营养物质有血液、血清、酵母浸膏、动植物组织液等。该培养基一般用来培养对营养要求较苛刻的异养型微生物,如肺炎球菌和溶血性链球菌必须在血琼脂培养基上才能很好地生长。加富培养基还可以用来富集和分离某种特定微生物,使其形成生长优势从而实现分离。

3. 鉴定培养基（differential medium）　是用于鉴别不同类型微生物的培养基,一般在培养基中加入某种特殊化学物质,特定微生物的某种代谢产物与之发生特定生化反应,由于在反应发生时往往会出现一些现象,故常用于菌株的鉴定和分类。如在培养基中加入某种糖类及指示剂,可鉴别微生物发酵分解糖的能力。鉴别培养基主要用于微生物的快速分类鉴定,常用的有鉴别产蛋白酶菌株的酪素培养基、明胶培养基,鉴别产淀粉酶菌株的淀粉培养基,鉴别产 H_2S 菌株的醋酸铅培养基,鉴别水中大肠埃希菌的伊红美蓝培养基等。

4. 选择培养基（selective medium）　是用于从混杂材料中分离目的菌株的培养基。利用微生物对某些化学物质的敏感性差异或微生物本身的特殊营养要求不同,在培养基中加入相应的特殊化学物质或营养物质,从而抑制混杂微生物的生长,而目的微生物却不受影响,从而达到筛选目的。例如在培养基中加入胆酸盐,可选择性地抑制革兰阳性菌生长,有利于革兰阴性肠道杆菌的分离;在培养基中加入高浓度氯化钠则可抑制多种细菌生长,但对金黄色葡萄球菌生长却不产生影响,有利于对该类细菌进行分离;在培养基中加入10%酚数滴可抑制细菌和霉菌生长,从而分离放线菌常见的选择性培养基见表4-4。

表4-4　常见的选择性培养基

培养基	用途	原因
加入青霉素	分离酵母菌、霉菌等真菌	青霉素仅作用于细菌,对真菌无作用
加入高浓度食盐	分离金黄色葡萄球菌	金黄色葡萄球菌细胞壁结构致密,且能分泌血浆凝固酶,分解纤维蛋白原为纤维蛋白,沉积在细胞壁表面形成很厚的一层不透水的膜,不易失水
不加氮源	分离固氮菌	固氮菌能利用空气中的氮气,其他菌类不行
不加含碳有机物	分离自养型微生物	自养型微生物可利用无机碳源,异养型微生物不行
加入青霉素等抗生素	分离导入了目的基因的受体细胞	导入了目的基因的受体细胞中含有标记基因,对特定抗生素有抗性
加入氨基蝶呤、次黄嘌呤、胸腺嘧啶核苷酸	分离杂交瘤细胞	上一步得到的细胞中,仅有杂交瘤细胞能完成DNA复制,正常进行细胞分裂,其他细胞的DNA复制过程被阻断,无法进行分裂

5. 厌氧培养基（anaerobic medium）　也叫还原性培养基,是专门用于培养厌氧微生物的培养基。要求培养基中营养物质的氧化还原电位(Eh)不能高,Eh值一般控制在-150~-420 mV之间比较合适。通常在培养基中加入还原剂以降低环境中的氧化还原电位,如液体培养基中可加入巯基乙酸钠、谷胱甘肽等。

除培养基外,微生物生长的环境也十分重要,要求环境中不能有氧。厌氧措施主要有：① 以 N_2、H_2 或 CO_2 等气体来替代空气,排除环境中的游离氧；② 接种微生物后,必须采取隔离空气的措施,如在培养基上面用凡士林或石蜡封闭,以隔绝外界空气进入。目前已有专门用于培养厌氧菌的装置,如厌氧培养箱。

除上述类型培养基外,还有分析培养基,常用于分析某些化学物质如抗生素的浓度。另有组织培养物培养基,用于培养病毒、衣原体等专性寄生的微生物等等。

（五）按培养基用于生产的目的区分

根据培养基用于生产的目的来区分,可以分为种子培养基和发酵培养基。

1. 种子培养基　种子培养基是为保证发酵工业获得大量优质菌种而设计的培养基。种子培养基的目的是提供大量优质的菌种。所以这种培养基与发酵培养基相比,营养总是较为丰富,氮源比例较高。为了使菌种能够较快适应发酵生产,有时会在种子培养基中有意识地加入使菌种适应发酵条件的基质。

2. 发酵培养基　发酵培养基是为了使生产菌种能够大量生长并能累积大量代谢产物而设计的培养基。发酵培养基的用量大,因此发酵培养基除了要满足菌种对营养的需要和累积大量代谢产物外,原料来源还要广泛,且成本比较低。所以,这种培养基的成分一般都比较粗,碳源的比例较大。

三、常用的培养基

1. 细菌培养基　细菌对营养的要求一般较高,因此培养细菌的培养基组成成分中常含有营养物质较丰富的复杂有机物,如牛肉膏、蛋白胨等。实验室中常用的细菌培养基就是牛肉膏蛋白胨培养基,又称营养肉汤（nutrient broth）。

营养肉汤的组成为：牛肉膏 3 g、蛋白胨 10 g、NaCl 5 g、水 1 000 mL,调 pH 至 7.2~7.4,121 ℃灭菌 20~30 min。

在上述液体培养基中加入 1.5%~2.0% 的琼脂即为营养琼脂（nutrient agar）培养基,它是常用的培养细菌的固体培养基。

2. 放线菌培养基　放线菌多数为腐生型需氧菌,常以糖类特别是淀粉、糊精等多糖作为碳源,并需要各种无机盐和一些微量元素,以满足其生长及合成抗生素的需要。实验室中常用的放线菌培养基为高氏一号培养基。

高氏一号培养基的组成为：可溶性淀粉 20 g、K_2HPO_4 0.5 g、KNO_3 1 g、$MgSO_4 \cdot 7H_2O$ 0.5 g、$FeSO_4 \cdot 7H_2O$ 0.01 g、NaCl 0.5 g、琼脂 20 g、水 1 000 mL,调 pH 至 7.0~7.6,121 ℃灭菌 20~30 min。

3. 真菌培养基　与细菌和放线菌相比,真菌对营养的要求不高,也比较容易培养。一般来说,单糖、双糖、糊精和淀粉等都可作为碳源。实验室中常用查氏培养基培养霉菌,用麦芽汁培养基培养酵母菌。

查氏培养基的组成为：蔗糖 30 g、$NaNO_3$ 3 g、$MgSO_4 \cdot 7H_2O$ 0.5 g、$FeSO_4$ 0.01 g、K_2HPO_4 1 g、KCl 0.5 g、水 1 000 mL,pH 自然,121 ℃灭菌 20~30 min。

麦芽汁培养基是由单一麦芽汁组成的天然培养基,糖度一般为 8~10 巴林度,调 pH 至 6.0~6.5,115 ℃灭菌 15~20 min。

麦芽汁的制作方法是：将干麦芽粉加 4 倍水,在 55~65 ℃下保温糖化 3~4 h,用碘液检查至完全糖化为止。新制备的麦芽汁糖度较高,故在使用前需加水稀释。

以上仅为几种培养普通微生物的常用培养基,如果要培养一些营养要求特殊的微生物,还需采用特殊的培养基或对原有的培养基组成进行调整,以满足微生物生长的需要。

第五章 微生物的生长及其控制

微生物的生长包括了微生物的个体生长和群体生长。

在适宜的条件下,微生物不断地从外界吸收营养物质,进行新陈代谢活动,如果同化或合成作用的速率高于异化或分解作用的速率,原生质总量增加,表现为菌体的重量增加、体积增大,这种现象称为微生物个体生长(growth)。

单细胞微生物如细菌,生长往往伴随着细胞数目的增加。当细胞增长到一定程度时,就以二分裂的方式形成两个基本相似的子细胞,子细胞又重复以上过程。在单细胞微生物中,由于细胞分裂而引起的个体数目的增加,称为繁殖(reproduce)。在一般情况下,当环境条件适合,生长与繁殖始终是交替进行的。从生长到繁殖是一个由质变到量变的过程,这个过程就是发育(development)。

多细胞微生物如某些霉菌,细胞数目的增加如不伴随着个体数目的增加,只能叫生长。只有通过形成无性孢子或有性孢子,使菌体数目增加的过程才叫繁殖。

微生物的生长和繁殖虽有区别,却又紧密联系。微生物没有生长,就难以繁殖,没有繁殖,细胞也不可能无休止地生长。微生物的生长是一个量变过程,是繁殖的基础,而繁殖是生长的结果,繁殖又为新的个体的生长创造了条件。当环境条件适宜时,生长与繁殖始终是交替进行的。这样,原有的个体已经发展成一个群体(population)或培养物(culture)。微生物群体在生长过程中个体体积和重量的变化不易察觉,所以常以细胞数量的增加或以细胞群体的总重量的增加作为生长的指标。

微生物广泛存在于自然界,多数为单细胞生物,其生命活动易受各种因素的影响。环境条件不适宜时,微生物可发生代谢障碍,生长繁殖受到抑制甚至死亡。微生物的生长繁殖也影响其生存的环境。绝大多数微生物对人类和动植物有益,对工农业及药物生产有利。微生物也有危害人类的一面,如食品和工农业产品的霉腐变质,实验室中动植物细胞或微生物纯培养物的污染,发酵工业中杂菌的污染,动植物体受病原微生物感染而患各种传染病等。因此,如何控制微生物的生长或消灭有害微生物在实际应用中具有重要的意义。

第一节 测定微生物生长繁殖的方法

一、微生物的个体生长与繁殖

细菌的个体生长包括细胞结构的复制与再生、细胞的分裂与控制。细胞通过新陈代谢合成新的细胞物质和细胞结构,如 DNA、RNA、蛋白质、酶及其他大分子物质,细胞壁物质,细胞重量和体积增加,使菌体开始繁殖过程。DNA 复制完成后随着细胞膜和细胞壁的生长而被分开,与此同时,细胞赤道附近的细胞膜从外向中心做环状推进,闭合形成一个垂直于细胞长轴的细胞质隔膜。此时母细胞的细胞壁也从四周向中心延伸,横隔壁形成,把细胞质隔膜分为两层,将一个细菌分裂成两个大小相等的子细菌,完成一次分裂。

霉菌营养体的基本单位是菌丝,根据菌丝中是否有隔膜,可把所有菌丝分为单细胞菌丝和多细胞菌丝。菌丝的生长意味着细胞的延长、分裂和细胞质的合成,主要以顶端生长的方式进行。顶端生长虽在菌丝生长中占主导地位,但也不排斥其他生长的可能。酵母菌常以单个细胞存在,以出芽形式进行无性繁殖,有性孢子为子囊孢子。

二、测定群体生长繁殖的方法

微生物的群体是指单一纯培养物的群体。微生物特别是单细胞微生物,体积很小,个体生长很难测定且没有实际应用价值。所以除特定的研究目的外,一般所言的微生物生长是指群体生长。群体生长更具有科研和生产上的意义。微生物群体在生长过程中,个体体积和重量的变化不易察觉,常以细胞数量的增加或以细胞群体总重量的增加作为生长指标。测定群性生长繁殖主要使用直接或间接测定微生物的数量、重量和生理指标等方法。

(一)计数法

1. 显微计数法　这是一种常用的方法,适用于单细胞微生物或丝状微生物所产生的孢子。用血球计数板或细菌计数板在显微镜下直接计数。测定方法简单、速度较快、需要设备少,可同时观察细胞形态,过浓的菌液稀释后也能计数。由于此法计数的既包括活菌又包括死菌,又称全菌计数法。

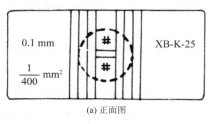

(a) 正面图

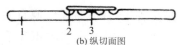

(b) 纵切面图

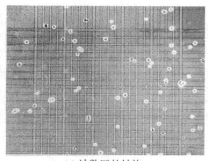

(c) 计数区的结构

1—血球计数板;2—盖玻片;3—计数室。

图 5-1　血球计数板

血球计数板是一特制的载玻片,上面有一特定的计数室(总面积 1 mm^2,高 0.1 mm),由 25(或 16)个中格组成,每个中格又被划分为 16(或 25)个小格,总计由 400 个小格组成(图 5-1)。将稀释的单细胞微生物悬液置于计数板载玻片与盖玻片之间的计数室内,在显微镜下计算出每毫升样品所含菌数。

$$菌数/mL = 每小格平均菌数×400×10\,000×稀释倍数$$

2. 比浊法　这是测定微生物群体生长的迅速方法。其原理是菌体不透光,光束透过菌悬液时可引起光的散射或吸收,降低透光率。在一定范围内,菌悬液中的单细胞微生物细胞浓度与混浊度成正比,与透光度成反比。菌越多,菌悬液越显混浊,透光量越少。因此测定菌悬液的光密度或透光率可以反映出细胞的浓度。浊度计、分光光度仪是测定菌悬液细胞浓度的常用仪器。测定波长常在 450~650 nm 可见光区。比浊法比较简便,但测得的结果既包括活菌又包括死菌,样品颜色和杂质都有可能影响测定结果。一般在用此法测定细胞浓度时,应先用计数法做对应计数,取得经验数据,并制作菌数对吸光度值的标准曲线,将未知细胞数的悬液与已知细胞数的菌悬液相比,可求出未知菌悬液所含的细胞数。

在日常的科研工作中,有时对菌数的要求并不很精确,只要求在一定的范围内,此时可采用目测比浊法。目测比浊法是以不同浓度的氯化钡与稀硫酸配制成系列标准比浊管,形成硫酸钡的梯度沉淀,分别代表相对的细菌浓度(用相应的细菌标定)。以硫酸钡沉淀产生的浊度为标准,目测某一未知浓度的菌液,与比浊管进行比较,可推测该菌的大致浓度。此法操作方便,对设备要求低,但只适用于粗略的菌数测定。

3. 平板计数法　这是一种常用的活菌计数法,原理是每个活的、分散的微生物在适宜的培养基、适宜的培养条件下能形成菌落。取一定量的稀释菌悬液与培养基在其凝固前混匀,制备混菌平板,或涂布于凝固的培养基表面制备涂菌平板,经培养后长出的菌落数就是稀释液中含有的活细胞数,可以计算出供测样品中的活细胞数。由于平板上的单个菌落可能并不是由一个菌体细胞形成的,因此在表达单位样品含菌数时,可用单位样品中菌落形成单位(colony forming unit,CFU)来表示,即 CFU/mL 或 CFU/g。

平板计数法对设备要求不高,结果较为准确,广泛应用于教学、生产和科研中,是最为常用的活菌计数法。此法适用于水、土壤、食品、药品等各种材料的细菌检验,即使样品中含菌量极少也可以测出。但对操作有较高的要求,操作者需要有熟练的技术,重要的是要掌握好菌液的浓度,例如细菌菌落计数以每平板(9 cm 直径)中有 30~300 个菌落为宜,过多过少均影响结果准确性;要注意菌悬液的分散度,如聚集成簇或成链会使计数偏低。此外,此法所需时间较长且仅适用于形成菌落的微生物,严格厌氧菌的计数要应用严格的厌氧技术。

其他微生物计数法还有液体稀释法、薄膜过滤计数法等,现在更有多种多样的快速、简易、自动化的仪器和装置等可用于微生物计数。

(二)细胞量的测定

1. 测定细胞重量法　尽管微生物个体微小,但仍有一定重量,因此可用于单细胞、多细胞及丝状微生物生长的测定。

(1)湿重:一定体积的培养物通过离心或过滤将菌体分离,经洗涤再离心后直接称重即为湿重。对于丝状体微生物,过滤后用滤纸吸去菌丝之间的水分,再称湿重。

(2)干重:将收集的湿菌体洗涤后,放入干热器加热烘干或在较低的温度(40 ℃或 80 ℃)真空干燥至恒重,冷却后称重即为干重。

如果要测定固体培养基上生长的放线菌或丝状真菌,可先将其加热至 50 ℃,使琼脂熔化,过滤得菌丝体,再用 50 ℃生理盐水洗涤菌丝。再用上述方法测其湿重或干重。

一般来说,菌体的干重为湿重的 20%~25%,即 1 mg 干菌体 = 4~5 mg 湿菌体 = $4×10^9$~$5×10^9$ 个菌体。此法直接可靠,适用于菌体浓度较高的样品,但要求样品中不含非菌体的干物质。

2. 测定细胞总氮量　氮是细胞的主要物质,大多数细菌的含氮量为其干重的 12.5%,酵母菌含氮量为其干重的 7.5%,霉菌含氮量为其干重的 6.0%。根据其含氮量再乘 6.25,即可推知其粗蛋白的含量。

3. DNA 含量测定　DNA 是微生物重要的遗传物质,每个细菌的 DNA 含量平均为 $8.4×10^{-5}$ ng,相当恒定。因此提取一定体积培养物的 DNA,测其含量,可直接反映菌体物质的量变并可计算出菌体的数量。

4. 其他生理指标测定　微生物的新陈代谢,必然要消耗或产生一定量的物质,导致生理指标如呼吸强度、耗氧量、酶活性、生物热、发酵糖产酸量等发生变化,可借助特定的仪器测定相应的指标。这是一种间接方法,主要用于科学研究,分析微生物生理活性等。

第二节　微生物的生长规律

一、细菌的群体生长

细菌的繁殖主要是无性二分裂法,每分裂一次为一个世代。每经过一个世代,群体数增加一倍。所以细菌的群体生长是按指数速度进行的。这种类型的群体生长称为指数生长。这是单细胞微生物的生长特征。

将一定量的细菌接种到定量适宜的液体培养基中培养,定时取样计数菌数,以时间为横坐标,细菌数的对数为纵坐标,可绘出一条曲线,称为细菌的生长曲线(growth curve)。按生长繁殖速度的不同,生长曲线(图 5-2)可划分为 4 个时期,即:① 延滞期,② 对数生长期,③ 稳定期,④ 衰亡期。生长曲线代表了细菌在适宜的环境中生长繁殖直至衰老全过程的动态变化,正确认识和掌握生长曲线各期的特点对指导发酵生产和科学研究是十分必要的。

(1)延滞期(lag phase):又称停滞期、适应期、迟缓期或调整期,是细菌适应环境的繁殖前准备时

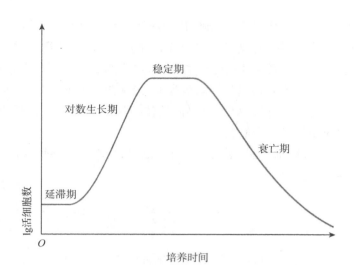

图 5 – 2　细菌的生长曲线

期,此期细菌生长速率等于零,细菌数几乎保持不变,甚至稍有减少,但合成代谢活跃,体积增大,对不良环境如渗透压、温度和抗生素等敏感。出现延滞期是由于细菌需要适应新的环境,合成新的酶、辅酶及必需的中间代谢产物。延滞期的长短与菌种、菌龄、接种前后培养基成分和其他培养条件的差异等因素有关。在延滞期后期,少数细胞开始分裂,曲线略有上升,进入下一阶段。

　　(2)对数生长期(logarithmic phase):又称指数期(exponential phase)。此期细菌生长繁殖迅速,菌数呈几何级数增加,即 $2^0 \rightarrow 2^1 \rightarrow 2^2 \rightarrow 2^n$。此期细胞代谢活跃,菌体内各成分按比例有规律地增加,代时最短,活菌数和总菌数非常接近,是研究菌体生物学性状如形态、大小、染色性和基本代谢、生理的良好材料,是噬菌体吸附的最适菌龄,也是发酵生产用作种子和药敏试验的最适菌龄。

　　对数期细菌代时(generation time,G)除与菌种、营养成分和温度有关外,营养物的浓度也影响微生物的生长速率和总生长量。凡处于较低浓度范围内,可影响微生物生长速率和总生长量的营养物,称为生长限制因子(growth-limited factor)。

　　(3)稳定期(stationary phase):又称平衡期、恒定期或最高生长期。由于培养基中营养物质消耗和营养物质比例失调,有害代谢产物如酸、醇、毒素或 H_2O_2 等积累及培养基 pH、氧化还原电位、温度等改变,逐渐不适宜细菌的生长繁殖。其特点是新增殖的细胞数和死亡的细胞数处于动态平衡,生长速率逐渐趋向于零,活菌数相对稳定。这时菌体产量达到了最高点并维持稳定。细胞开始贮存糖原、异染颗粒和脂肪等贮藏物,细菌的芽孢多在此期形成,某些次级代谢产物如毒素、抗生素等也在此期开始产生。稳定期的长短与菌种和培养条件有关。

　　(4)衰亡期(decline phase 或 death phase):此期菌体死亡的速率超过菌体增殖的速率,活菌数急剧下降。此时细胞形态改变,出现畸形或衰退型,有时发生自溶,形成的芽孢成熟。

　　了解细菌的生长曲线对研究细菌生理学和指导生产实践有重要意义。例如,为了尽量减少菌数的增加,在无菌制剂和输液的制备中就要把灭菌工序安排在延滞期,以保证输液质量和减少热原质的污染;在大量培养细菌时,选择适当的菌种、菌龄、培养基及控制培养条件,可缩短延滞期。对数生长期的细菌生长繁殖迅速,代谢旺盛,可利用此期细菌作为连续发酵的种子,以缩短生产周期,实验中多采用此期细菌进行形态结构、生理代谢等的研究。稳定期是细菌代谢产物增多并大量积累的时期,可在这一时期适当补充营养物质、调节 pH、调整温度等以延长稳定期,积累更多的代谢产物,可提高发酵产量。芽孢在衰亡期成熟,有利于菌种保藏。

二、霉菌的群体生长规律

　　霉菌在分批培养时,菌丝体呈絮状,如果不停地搅拌,便可使菌丝均匀地分布于培养液中。在这种情况下,其生长繁殖的规律和细菌相似,表现为典型的生长曲线。

第三节 影响微生物生长的因素

微生物与所处的环境之间具有复杂的相互影响和相互作用:一方面,各种各样的环境因素对微生物的生长和繁殖有影响;另一方面,微生物生长繁殖也会影响和改变环境。研究环境因素与微生物之间的关系,可以通过控制环境条件来利用微生物有益的一面,同时防止它有害的一面。

研究表明,环境的化学和物理特性对微生物生长的影响很大。环境因子对微生物的影响大致可分为三类:在适宜环境中,微生物正常地进行生命活动;在不适宜环境中,微生物正常的生命活动受到抑制或暂时改变原有的一些特性;在恶劣环境中,微生物死亡或发生遗传变异。理解环境因子对微生物生长的影响,可从另一个侧面揭示微生物生命活动的规律,有助于说明微生物在自然界的分布,使我们更能够对所开展的微生物监测的原理、方法及过程加深理解。

影响微生物生长繁殖的外界因素很多。其中最主要的因素为营养、温度、pH、氧气、水的活度。分别讨论如下:

一、营养物质

满足微生物的营养物质需求,是微生物生长繁殖的首要条件。微生物所需的基本营养物质可分为碳源、氮源、无机盐、生长因子以及水五类。详见第四章。

二、温度

温度是影响微生物生长的一个重要因子。温度太低,可使原生质膜处于凝固状态,不能正常地进行营养物质的运输或形成质子梯度,因而生长不能进行。当温度升高时,细胞内的酶反应和代谢速率加快,生长速率加快。然而当高过某一温度时,蛋白质、核酸和细胞其他成分就会发生不可逆的变性作用。因此,当温度在一个给定的范围内增加时,生长和代谢功能就会随之增加,但超过某一最大值后,失活反应开始发生,细胞功能急速下降到零。

任何微生物的生长都在一定的温度范围内,最低生长温度是指微生物能进行生长繁殖的最低温度,在此温度下微生物生长速率很低,如果低于此温度则生长可完全停止;最高生长温度是指微生物生长繁殖的最高温度,在此温度下微生物细胞易于衰老和死亡。最适生长温度是指使微生物维持最大生长速率的温度,但不一定是一切代谢活动的最佳温度。

各类微生物的适宜温度范围随其原来所处环境的不同而异。根据微生物的最适生长温度范围,可将微生物粗略地划分为嗜冷微生物、嗜温微生物和嗜热微生物(表5-1)。

表5-1 微生物生长的温度范围

微生物类型	生长温度范围/℃	最适生长温度/℃	分布区域
嗜冷微生物(psychrophile)	-10~30	10~20	地球两极、海洋、冷泉、冷藏食品
嗜温微生物(mesophile)	10~45	25~40	腐生环境、寄生环境
嗜热微生物(thermophile)	25~80	50~55	温泉、堆肥、土壤

三、pH

pH影响微生物的生长,是因为pH影响生活环境中营养物质的生物可给性和有毒物质的毒性,影响菌体细胞膜的带电荷性质、膜的稳定性及膜对物质的吸收能力,使菌体表面蛋白变性或水解。

各种微生物都有其生长的最低、最适和最高 pH。低于最低或超过最高生长 pH 时,微生物生长受抑制或死亡。每种微生物都有一个可生长的 pH 范围,以及最适生长 pH。不同的微生物的最适生长 pH 不同。微生物的生长 pH 范围极广,从 pH 小于 2 至 pH 大于 8 的环境中都有微生物能生长,但是绝大多数种类微生物都生活在 pH 为 5~9 的环境中,只有少数微生物能够在低于 pH 为 2 或 pH 大于 10 的环境中生长。大多数自然环境 pH 为 5~9,适合于多数微生物的生长。

同一种微生物在其不同的生长阶段和不同的生理生化过程中,对环境 pH 的要求也不同。在发酵工业中,控制 pH 尤其重要。例如:黑曲霉(*Aspergillus niger*)在 pH 2.0~2.5 范围时有利于合成柠檬酸;当在 pH 2.5~6.5 范围内时以菌体生长为主;而在 pH 7.0 时,则以合成草酸为主。

值得注意的是,虽然微生物能够生长的 pH 范围比较广泛,但细胞内部的 pH 却相当稳定,一般都接近中性。这是因为细胞内的 DNA、ATP 等对酸性敏感,而 RNA 和磷脂类等对碱性敏感,所以微生物细胞具有控制氢离子进出细胞的能力,维持细胞内环境中性。

微生物在基质中生长繁殖,营养物质不断被消耗,同时改变了基质的氢离子浓度。例如尿素细菌分解尿素后产生氨,基质 pH 上升;乳酸菌分解葡萄糖产生乳酸,基质 pH 下降。所以,在生产实践中 pH 的变化是一种生产指标,要经常测定和控制培养基的 pH,可采用加缓冲剂或调节酸、碱等方法控制 pH。缓冲剂有近百种,不同的缓冲剂适用于不同的 pH 范围,广泛使用的磷酸盐如 K_2HPO_4 和 KH_2PO_4 适用于 pH 6~8 的范围内;也可通过选用不同的培养基组成成分如蛋白质、氨基酸等来调整环境 pH;工业生产中,如果大量产酸,常以 $CaCO_3$ 作缓冲剂。

四、氧气

微生物种类不同,对氧的需求也不同,可据此将微生物分为专性好氧菌、微好氧菌、耐氧菌、厌氧菌和兼性厌氧菌 5 种类型。各自的特点如下:

1. 专性好氧菌(strict aerobe) 它们以氧为呼吸链的最终电子受体,氧最后与氢离子结合成水。在呼吸链的电子传递过程中,释放出大量能量,供细胞维持生长和合成反应使用。好氧菌缺氧就不能生长。绝大多数真菌、放线菌和许多细菌是专性好氧菌,如结核分枝杆菌、绿脓杆菌、白喉棒状杆菌和枯草芽孢杆菌等。

2. 微好氧菌(microaerophilic bacteria) 它们在充分通气或严格厌氧的环境中均不能生长,只能在含氧量为 2%~10% 的条件下生长,如霍乱弧菌及少数拟杆菌属的种。

3. 耐氧菌(aerotolerant anaerobe) 它们可以在分子氧存在的条件下进行厌氧生活,只能以发酵产能,但分子氧对其无毒害。此类微生物细胞内存在超氧化物歧化酶(SOD)和过氧化物酶,但缺乏过氧化氢酶。一般的乳酸菌多数为耐氧菌,如乳链球菌、乳酸乳杆菌及肠膜明串珠菌等。

4. 厌氧菌(anaerobe) 它们通过发酵、无氧呼吸、甲烷发酵或光合磷酸化等方式获得能量。由于在有氧条件下会产生电子结构特殊的单一态氧、超氧化物游离基和过氧化物等有害化合物,而厌氧菌缺少 H_2O_2 酶、过氧化物酶和超氧化物歧化酶(SOD),无法消除这些毒物的作用。所以它们暴露在空气中将停止生长,甚至很快死亡,在无氧或基本无氧的条件下才能生长。如破伤风菌、双歧杆菌属、光合细菌及产甲烷菌等。

5. 兼性厌氧菌(facultative anaerobe) 它们在有氧和无氧条件下均能生长,但在有氧的条件下生长得更好,以有氧时进行呼吸产能为主,无氧的时候通过发酵或无氧呼吸产能。细胞内含有 SOD 和过氧化氢酶。许多细菌和许多酵母菌都属此类。

将这 5 种类型的微生物分别培养在含 0.7% 琼脂的试管中,就会出现图 5-3 的生长情况。因此培养不同类型的微生物时,要采用相应的措施保证不同微生物的生长。培养好氧微生物时,需振荡或通气,保证充足的氧气。培养厌氧微生物时,需排除环境中的氧气,同时在培养基中添加还原剂,降低培养基中的氧化还原电位势。培养兼性厌氧或耐氧微生物,可深层静置培养。

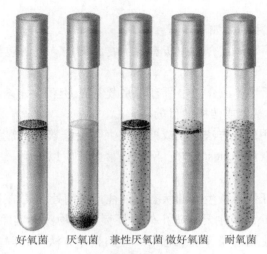

好氧菌　厌氧菌　兼性厌氧菌 微好氧菌　耐氧菌

图 5 - 3　氧与细菌生长的关系

五、水的活度

微生物的生长需要水,但结合在分子内的水不能被微生物利用,只有游离的水才能被利用。在实践中,采用水活度值(A_w)这一概念来表示能被微生物利用的实际含水量。水活度值是指在一定的压力和温度条件下,溶液的蒸气压与纯水蒸气压之比。纯水的 A_w 为 1.00,溶液中溶质越多,A_w 越小。微生物生长的最低水活度在 0.60~0.99 之间。微生物不同,其生长的最适 A_w 不同(表 5-2)。高于或低于所需要的 A_w 值,都会影响微生物的生长速率和总生长量。

表 5 - 2　不同微生物生长的 A_w

微生物类群	A_w 范围	微生物类群	最低 A_w
大多数细菌	0.90~0.99	嗜盐性细菌	0.75
大多数酵母菌	0.88~0.94	耐高渗酵母	0.60
大多数霉菌	0.73~0.94	干性霉菌	0.65

第四节　消毒灭菌

微生物极易受到环境条件的影响。在合适的环境条件下,微生物可正常生长繁殖;如环境条件不适宜,微生物会发生变异;但如环境条件超过一定限度,则微生物生长受到抑制,甚至死亡。

微生物广泛存在于人类生活的环境中,控制微生物能够保证公共卫生和人体健康。例如水的净化、牛奶的消毒、食物和药物的保存和制造过程等都需要采取控制微生物的措施,有助于阻止微生物进入人体,或阻断可能导致疾病发生的某一环节,也有一些方法如化学疗剂可直接杀死或抑制机体内的微生物,用以治疗疾病,从而保障社会公众的健康水平。微生物的危害性还表现在引起工农业原料、产品、食品、生活用品以及药物腐变与霉烂。全世界每年由霉腐微生物引起的损失是极其巨大又难以确切估计的。全世界每年因霉变而损失的粮食就占其总产量的 2% 左右,这是一笔极大的浪费,必须采取有效的控制方法。

影响微生物生长繁殖的因素可分为物理因素、化学因素、生物因素等三方面。其中生物因素主要包括细菌素、噬菌体和抗生素,它们对微生物生长的影响分别在第一章"细菌"、第三章"病毒"和第八章"抗生素"中介绍。这里主要讨论各种物理、化学因素对微生物生长的抑制与致死的影响,以及它们在实践中的应用。

在控制微生物方面经常用到的如下术语:

灭菌(sterilization):杀灭物体或介质中所有微生物的方法。灭菌包括杀灭病原微生物和非病原微生物、繁殖体和芽孢。

消毒(disinfection):杀死物体或介质中所有病原微生物,但不一定杀死细菌芽孢的方法。通过消毒可以达到防止病原微生物感染或传播的目的。

防腐(antisepsis):是利用理化方法防止或抑制微生物生长繁殖,微生物一般不死亡,但可防止食物腐败、物质霉变,亦称抑菌(bacteriostasis)。例如日常生活中以干燥、缺氧、低温、盐腌或糖渍、使用防腐剂等防腐方法保藏食物。

无菌(asepsis):指不含任何活微生物的状态。往往是灭菌处理的结果。

无菌操作(asepsis technique):主要是防止外界环境微生物污染实验材料、破坏实验微生物的纯培养状态,同时防止实验微生物污染环境或感染人体的操作方法。无菌操作所用的器具和材料必须经灭菌处理。

死亡(death):对微生物细胞来说,是指不可逆地失去生长、繁殖的能力。

杀菌(bacteriocidation):指菌体虽死,但形体尚存。

溶菌(bacteriolysis):指菌体被杀死后,其细胞溶化、消失的现象。

抑制(inhibition):是亚致死剂量因子作用导致微生物生长停止,移去这种因子后微生物生长仍可以恢复的生物学现象。

化疗(chemotherapy):化学治疗。它是指利用具有选择毒性的化学物质如磺胺、抗生素等杀死组织内的病原微生物或病变细胞,但对机体本身无毒害作用的治疗措施。

一、控制微生物的物理方法

用于消毒灭菌的物理因素主要有热力、辐射、过滤和超声波等。

(一)热力灭菌法

微生物必须在适宜的温度范围内才能良好地生长繁殖。温度低于最低生长温度时,微生物的生长受到抑制,新陈代谢降低,处于休眠状态,所以低温适于保藏微生物。高温可使微生物中的 DNA 断裂、蛋白质变性凝固、酶失活、核糖体解体或破坏细胞膜结构等从而导致微生物死亡。热力灭菌法是利用高温杀死微生物的方法。该法简便、经济、有效,应用非常广泛。

热力灭菌法又分为干热灭菌法和湿热灭菌法两大类。

1. 干热灭菌法(dry heat sterilization)　干热灭菌法是在干燥环境下用高温杀死细菌和细菌芽孢的技术。用于不能耐受湿热蒸汽、不能用高压蒸汽灭菌的物品,如必须保持干燥的化学物品,有刃器械如刀、剪之类,无水的油剂、油膏、甘油等。干热灭菌法所需温度较高,时间较长,对某些不耐热材料有较大损害,不宜应用。

常用的干热灭菌法包括:

(1)灼烧法:直接用火焰灭菌。此法适于微生物实验室接种环、接种针、试管口、瓶口等的灭菌。

(2)焚烧法:直接点燃或在焚烧炉内焚烧。它是一种彻底的灭菌方法,适用于废弃的污染物品、尸体等。

(3)干烤法:利用在密闭的干烤箱中高热空气灭菌的方法。在 160~170 ℃ 维持 1~2 h 可杀灭包括芽孢在内一切微生物的彻底灭菌。此法适用于高温下不变质、不损坏、不蒸发的物品,如一般玻璃器皿、瓷器、金属工具、注射器、药粉等。为避免包装纸与棉花等纤维物品烧焦引起火灾,需注意温度不宜超过 180 ℃。同时应注意玻璃器皿等必须洗净烘干,不能沾有油脂等有机物。

2. 湿热灭菌法(moist heat sterilization) 湿热灭菌法是以高温高压水蒸气为介质,由于蒸汽潜热大、穿透力强,容易使蛋白质变性或凝固,最终导致微生物的死亡,因此该法的灭菌效率比干热灭菌法高,是药物制剂生产过程中最常用的灭菌方法。

在潮湿环境中,多数细菌和真菌的营养细胞在60 ℃左右处理5~10 min后即可被杀死,真菌的孢子稍耐热些,在80 ℃以上的温度才能被杀死,细菌的芽孢最耐热,一般要在120 ℃下处理15 min才能被杀死。

湿热灭菌法可分为:高压蒸汽灭菌法、流通蒸汽灭菌法和间歇蒸汽灭菌法等。此外,有一些消毒方法,比如巴氏消毒法和煮沸法,是将待消毒的物品用高温水浴来进行消毒的,为了讲述方便,在此一并介绍。

(1)巴氏消毒法(pasteurization):此法是根据结核杆菌在62 ℃条件下15 min致死而规定的,因巴斯德首创而得名,是一种较低温度(相对于沸水温度)的消毒法。具体方法可分为两类:低温维持法(low temperature holding method, LTH),即63 ℃下维持30 min,采用这一方法,可杀死牛奶中的各种生长型致病菌,灭菌效率可达97.3%~99.9%,经消毒后残留的只是部分嗜热菌、耐热性菌以及芽孢等,但这些细菌多数是乳酸菌,乳酸菌不但对人无害,反而有益人体健康;高温瞬时法(high temperature short time, HTST),即72 ℃下维持15 s。巴氏消毒法的优点是可以保留食品风味和营养价值,适用于牛奶、酒类、酱油等食品消毒。现在,牛奶等食品一般都采用超高温灭菌,即135~150 ℃维持2~6 s,即可杀菌和保质,缩短了时间,又提高了经济效益。

(2)煮沸法(boiling):煮沸100 ℃ 5 min可杀死细菌的繁殖体,1~3 h可杀死芽孢。此法主要用于外科器械、注射器、胶管、食具和饮用水的消毒。因被灭菌物品要浸湿,其应用受到一定限制。如于水中加入1%~2%碳酸氢钠,可增高沸点至105 ℃,加速芽孢死亡,既可提高杀菌力,又可防止金属器械生锈。

(3)流通蒸汽灭菌法:又称为常压蒸汽灭菌法,是在1个标准大气压下,利用特制的流通蒸汽灭菌器(Arnold流通蒸汽灭菌器)或蒸笼生成100 ℃左右的水蒸气进行灭菌。灭菌时间应从水沸腾后有蒸汽冒出时算起,维持杀菌30 min,能杀死细菌的繁殖体,但不能保证杀死细菌的芽孢和霉菌孢子。

流通蒸汽灭菌法不是可靠的灭菌方法,在实践中主要用于不耐高温高压物品(如一般外科器械、注射器、食具)的消毒。进行流通蒸汽消毒时,消毒物品包装不宜过大、过紧,吸水物品不要浸湿后放入。

(4)间歇蒸气灭菌法(fractional sterilization):因由丁达尔(Tyndall)首创,故又称丁达尔灭菌法(tyndallization)。它是利用反复多次的流通蒸汽消毒法杀死细菌的繁殖体和芽孢的灭菌法。方法是将物品置于Arnold流通蒸汽灭菌器或普通蒸笼内,于100 ℃的水蒸气中维持15~30 min,杀死其中的细菌繁殖体,冷却后置于37 ℃培养箱过夜,使其中可能残存的芽孢萌发成繁殖体,次日再用同法重复灭菌。如此连续3次,可将所有繁殖体和芽孢全部杀死,又不破坏被灭菌物品的成分。此法的缺点是灭菌比较费时,一般只用于不耐热的药品、营养物、特殊培养基(如含有血清、卵黄等的培养基)等的灭菌。在缺乏高压蒸汽灭菌设备时亦可用于一般物品的灭菌。

(5)常规高压蒸汽灭菌法(normal autoclaving):是灭菌效果最好、目前应用最广泛的方法。灭菌的温度取决于蒸汽压,在一个大气压下,蒸汽的温度为100 ℃,但在密闭的高压蒸汽灭菌器内,加热时蒸汽不能外溢,随着饱和蒸汽压的增加,温度也增高,杀菌力大为增强,能迅速杀死繁殖体和芽孢。

此法适合于一切微生物学实验室、医疗保健机构或发酵工厂,适用于各种耐热物品如一般培养基、生理盐水、各种缓冲液、玻璃器皿、金属用具、工作服等的灭菌。常采用温度121 ℃(压强为103.5 kPa),时间维持15~20 min,即可达到灭菌的目的。也可采用在较低的温度(113~115 ℃,压强为55.2~68.9 kPa)下维持20~30 min的方法,如对含有在高温下易被破坏成分的培养基(如含糖组合培养基)可进行低压灭菌。

高压蒸汽灭菌锅是每一个微生物学实验室、医院必备的设备。使用高压蒸汽灭菌时,要注意事先保证排出锅内冷空气,否则压力虽上升,但混合蒸汽的温度达不到饱和蒸汽的温度。还需注意锅内水量,避免烧干;物品摆放疏松以使蒸汽流通;到达灭菌时间,停止加热后,待锅内压力自行下降至零,缓缓打开排气阀门,使内外压力平衡,才可以取出灭菌物品;最后,高压蒸汽灭菌锅属于高压设备,为了保证实验和生产的安全,要定期检测高压蒸汽灭菌锅的性能。

(6)连续加压灭菌法(continuous autoclaving):此法适于大规模的发酵工厂中作培养基灭菌用,也称"连消法"。方法主要是将培养基在发酵罐外连续不断地进行加热、维持和冷却,再进入发酵罐。培养基一般在135~140 ℃下处理5~15 s。优点是:① 采用高温瞬时灭菌,可最大限度减少营养成分的破坏,提高了原料的利用率,比采用"实罐灭菌"(121 ℃,30 min)产量提高5%~10%;② 适于自动化操作,降低操作人员的劳动强度;③ 总的灭菌时间较分批灭菌时间明显减少,缩短了发酵罐的占用周期,提高了利用率;④ 由于蒸汽负荷均匀,提高了锅炉利用率。

(二)辐射

1. 日光与紫外线(ultraviolet light) 紫外线是一种电磁波,波长范围为100~400 nm。紫外线按波长通常分为长、中、短波3种。波长为320~380 nm 的长波紫外线简称 UVA,波长为280~320 nm 的中波紫外线简称 UVB,波长短于280 nm 的短波紫外线简称 UVC。紫外线杀菌的波长范围是200~275 nm,其中杀菌作用较强的波段是254 nm 左右。当微生物被照射时,DNA 吸收紫外线,在链间或链内相邻的胸腺嘧啶之间形成二聚体,从而改变了 DNA 的分子构型,干扰了 DNA 复制,造成微生物死亡。如果照射时间或照射剂量不足,则可引起微生物发生突变。此外,紫外线还对病毒、毒素和酶类有灭活作用。把紫外线照射损伤的微生物细胞立即暴露于可见光下时,其中一部分细菌又能恢复正常生长,这种现象被称为光复活作用(photoreactivation)。这是由于微生物细胞中的光复活酶在可见光下获得光能而被激活,使嘧啶二聚体重新分解成单体。

紫外线强度和照射剂量是影响紫外线消毒效果的主要因素。实际应用时常使用人工紫外灯,即将汞置于石英玻璃灯管中,通电后汞化为气体,放出紫外线。紫外线杀菌力强,但释放能量较低,穿透力差,不能透过普通玻璃、纸张、尘埃和水蒸气等,故紫外线只适用于空气和物体表面的消毒。人工紫外线广泛用于微生物实验室、医院、公共场所、动物房的空气或不耐热物品表面消毒等。一般无菌室内装一支30 W 的紫外灯管,照射30 min 即可杀死空气中的微生物。空气的湿度超过55%时,紫外线的杀菌效果迅速下降。使用紫外线消毒时,要注意防护,不能在紫外灯下操作,紫外线会损伤皮肤和眼结膜。此外,紫外线可能诱导环境中产生有害变化而间接影响微生物的生长,如产生臭氧、过氧化物等,对人体健康也有一定影响。

2. 电离辐射(ionizing radiation) 电离辐射,是指携带足以使物质原子或分子中的电子成为自由态,从而使这些原子或分子发生电离现象的能量的辐射,电离辐射波长小于100 nm,包括宇宙射线、X 射线和来自放射性物质的辐射。

电离辐射光波短、能量强、穿透力高,能使吸收它们的原子离子化或激发出高能电子,从而导致许多细胞发生有害的化学变化,引起细胞死亡。其中最实用的杀菌射线是 X 射线、γ 射线及阴极射线等。电离辐射主要用于不耐热的塑料注射器、吸管、导管等消毒,也可用于食品的消毒,而且不破坏其营养和风味。

(三)过滤除菌

过滤除菌(filtration)是利用滤器(filter)机械地滤除流体(液体和气体)中细菌的方法。滤过除菌主要用于一些不耐热、不能以化学方法处理的液体,如血清、毒素、抗毒素、酶、抗生素、维生素的溶液、细胞培养液等,另外,制药及发酵工业上大量采用的无菌空气也采用过滤除菌。过滤除菌设备有多种,它们的除菌机制不同。

空气通过无菌棉花加活性炭过滤可得无菌空气,棉花纤维错综交织,利用惯性、拦截、吸附及静电等作用滤除空气中的灰尘和细菌。药品生产中 GMP(药品生产质量管理规范)所要求的净化空气,就是通过初效、中效和高效过滤后获得的。微生物实验用的试管、烧瓶的棉塞既能通气,又起到过滤除菌的作用。

滤膜是由高分子材料如醋酸纤维或硝酸纤维制成的比较坚韧的具有微孔的膜,灭菌后使用。根据其孔径的不同,可分为微滤膜(孔径>0.1 μm)、超滤膜(孔径为 0.01~0.1 μm)、纳滤膜[nano-filtvcction, NF;截留分子量(MWCO)为 150~1 000 Da]和反渗透膜(RO,氯化钠截留率≥99%)。可根据不同的目的要求选择不同类型的滤膜。微滤膜用于医药生产及医药制品的无菌检查已经相当广泛,已被纳入许多国家的药典。现已能生产制造的微孔直径为 0.1~100 μm,这一技术特别适用于大体积溶液的消毒,工业生产上啤酒、饮料及加热易破坏的药液。对水样和其他材料的微生物计数和鉴定也常采用滤膜法。超滤膜可用于病毒、大分子有机物和蛋白质等的分离截留。纳滤可截留小分子有机物、化学需氧量(COD)、生化需氧量(BOD)、重金属离子等。反渗透膜可截留无机盐。纳滤膜和反渗透膜主要用于纯水和矿泉水制造,食品发酵工业、制药行业的生物制剂和无菌水的制备,污水处理系统等。细菌滤膜滤器(membrane filter)利用孔径为 0.22~0.45 μm 的微孔滤膜,只允许液体通过,而截留溶液中的细菌。一般细菌滤器只能除去细菌而不能除去比细菌小的微生物,如病毒、支原体等。

(四) 其他物理方法

1. 干燥　水是微生物的自身组成成分,也是其生长繁殖的必备物质。微生物在干燥环境中细胞脱水,细胞内盐类浓度增高,代谢活动停止,可导致死亡。各种微生物对干燥的抵抗力不同,金黄色葡萄球菌、链球菌、结核分枝杆菌、酵母菌等耐干燥力较强,芽孢对干燥的抵抗力更强,但真菌菌丝不耐干燥。飞沫或痰液中的微生物由于有机物的保护,其抵抗干燥的能力增强,这与结核病及其他呼吸道感染的传播有密切关系。

干燥是去除或破坏微生物的重要自然方法。药材、食品、粮食等物品经干燥后,含水量降至低点(3%左右),可以抑制微生物生长。用浓盐液或糖浆处理药物或食品,使细菌细胞内水溢出,也是久存食品和药品的方法之一。

2. 超声波杀菌　超声波是指不被人耳感受的频率大于 20 kHz 的声波,其频率高、波长短,除了具有方向性好、功率大、穿透力强等特点之外,还能引起空化作用和一系列的特殊效应,如机械效应、热效应、化学效应等。

一般认为,超声波具有的杀菌效力主要由其产生的空化作用所引起的。超声波处理过程中,当高强度的超声波在液体介质中传播时,产生纵波,从而产生交替压缩和膨胀的区域,这些压力改变的区域易发生空化作用,并在介质中形成微小气泡核。微小气泡核在绝热收缩及崩溃的瞬间,其内部呈现 5 000 ℃以上的高温及 50 000 kPa 的压力,从而使液体中某些细菌致死,病毒失活,甚至使体积较小的一些微生物的细胞壁破坏,但是作用的范围有限,消毒效果不彻底。

超声波处理可引起微生物的细胞壁破裂,内含物外溢,是分子生物学实验中破碎细胞常用的一种方法。高频率超声波比低频率超声波杀菌效果好,球菌较杆菌抗性强,细菌芽孢具有更强的抗性。

3. 渗透作用　水或其他溶剂经过半透性膜而向溶质浓度低的一侧进行扩散的现象称为渗透(osmosis),半透膜两侧的压力差即为渗透压(osmotic pressure)。

细胞质膜是一种半透膜,它将细胞内的原生质与环境中的溶液(培养基等)分开。一般当微生物细胞置于低渗溶液或水中时,水将从溶液进入细胞引起细胞吸水膨胀而破裂。当微生物细胞置于高渗溶液(如 20%NaCl 水溶液)中,会造成细胞质失水而发生质壁分离,导致细胞生长停止甚至死亡。因此提高环境的渗透压,就可以达到控制微生物生长的目的。例如用盐(浓度通常为 10%~15%)腌制的鱼、肉、食品就是通过加盐使新鲜鱼、肉脱水,使微生物不能在其表面生长;新鲜水果通过加糖(浓度一般为 50%~70%)制成果脯、蜜饯,抑制微生物生长与繁殖,起到防止腐败变质的效果。

二、控制微生物的化学方法

化学方法是用化学药品来杀死微生物或抑制微生物生长与繁殖的方法。这类化学药品包括用于消毒和防腐的化学消毒剂和防腐剂,用于治疗的化学治疗剂等。化学方法很少能达到灭菌要求,主要起消毒防腐的作用。

消毒剂(disinfectant):指能杀灭病原菌和微生物繁殖体的化学物质,毒性大,不能直接用于机体组织。

防腐剂(antiseptic):指能抑制微生物生长繁殖的化学物质。在饮料、生物制品中加入防腐剂,可防止微生物生长。

化学治疗剂(chemotherapeutant):用于化疗目的的化学物质。最重要的化学治疗剂有各种抗生素、磺胺类药物和中草药中的有效成分等。

清洁剂(sanitizer):使微生物数量减少到公共卫生所要求的安全水平以下的化学物质。通常用于非生命物质,如牛奶厂、食品厂、药厂的设备及器具、餐厅及家庭餐具和其他用具的处理。

化学治疗剂(chemotherapeutic agents):用来治疗微生物感染的药剂。可直接施用于人体(如口服或注射),临床上用于治疗疾病。化学治疗剂也可能属于抗菌剂。

抗菌剂(antimicrobial agents):干扰和抑制微生物生长及生命活动的药剂的统称。

抑菌剂(bacteriostatic agents):用于抑制微生物生长繁殖的药剂。当移去抑菌剂后,微生物又可恢复生长繁殖能力。

杀菌剂(bactericidal agents):用于杀灭微生物的药剂。这种杀灭作用属不可逆过程,即使除去杀菌剂,微生物仍不可能生长。在一些情况下,杀菌剂引起细胞溶解,称为溶菌剂(bacteriolytic agents)。

实际上消毒剂和防腐剂之间无本质区别,一种化学物质在高浓度时是消毒剂,在低浓度时是防腐剂,一般统称为消毒防腐剂。消毒防腐剂不仅作用于病原菌,同时对机体组织细胞也有损害作用,所以只能用于体表(皮肤、黏膜、浅表伤口等)、器械、排泄物和周围环境的消毒。理想的消毒剂应是杀菌力强、作用迅速、无腐蚀性、能长期保存、对人畜无毒性或毒性较小的化学药品。化学治疗剂的最大特点是具有选择性,能杀灭或抑制微生物,而对机体没有毒性或不产生明显毒性,包括磺胺、抗生素和中草药中的有效成分等。

(一)化学消毒防腐剂的种类、作用机制和适用范围

化学消毒防腐剂种类很多,作用机制多种多样,归纳起来有3个方面:① 蛋白质变性作用;② 破坏细胞的表面结构;③ 改变酶的功能基团或直接干扰细胞的正常代谢。一种化学消毒防腐剂对微生物的影响常是多方面的,但以某一方面为主。常用的消毒防腐剂的种类、作用机制和用途见表5-3。

表5-3 常用的化学消毒防腐剂

化学消毒防腐剂	用途	作用机制	备注
0.05%~0.1%升汞	非金属物品、器皿消毒	与蛋白质中的—SH结合使蛋白质失活	杀菌作用强,腐蚀金属器械,遇肥皂和蛋白质时失去作用
2%红汞	皮肤、黏膜、小创伤消毒	与蛋白质中的—SH结合使蛋白质失活	作用小但无刺激性
0.02%~0.1%硫柳汞	皮肤、手术部位消毒,生物制品防腐	与蛋白质中的—SH结合使蛋白质失活	杀菌力弱,抑菌力强
1%硝酸银	皮肤、新生儿滴眼预防淋球菌感染	沉淀蛋白质,使其变性	刺激皮肤

化学消毒防腐剂	用途	作用机制	备注
0.1%~0.5%硫酸铜	游泳池、供水池消毒	与蛋白质—SH 结合,使蛋白质失活	遇有机物失活
0.1%高锰酸钾	皮肤、尿道、阴道消毒,蔬菜、水果消毒	氧化蛋白质的活性基团	久置失效随用随配
3%过氧化氢	口腔黏膜消毒,冲洗伤口	创建厌氧环境,氧化蛋白质	不稳定
0.2%~0.5%过氧乙酸	塑料、玻璃器材及洗手	氧化蛋白质的活性基团	原液对皮肤、金属有腐蚀性
0.2~0.5 mg/L 氯	饮水及游泳池消毒	破坏细胞膜、蛋白质	刺激性强
10%~20%漂白粉	饮水消毒,地面、厕所及排泄物消毒	破坏细胞膜、蛋白质	有效氯易挥发,有腐蚀及褪色作用,不能用于金属及衣物消毒
2%~2.5%碘酊	皮肤消毒	使蛋白质中的酪氨酸发生碘化作用	不能与红汞同用,有刺激性,用后用酒精脱碘
0.05%~0.1%新洁尔灭	外科手术洗手,皮肤、黏膜消毒,浸泡手术器械	使蛋白质变性,溶解细胞膜上的脂肪	遇肥皂及其他合成洗涤剂,作用减弱
0.05%~0.1%杜米芬	皮肤创伤,金属、橡皮、塑料类物质消毒	使蛋白质变性,溶解细胞膜上的脂肪	遇肥皂及其他合成洗涤剂,作用减弱
5~10 mL/m³ 醋酸加等量水蒸发	空气消毒	改变 pH,使蛋白质凝固,破坏细胞膜和细胞壁	刺激皮肤
生石灰加水按 1∶4 或 1∶8 配成糊状	排泄物及地面消毒	改变 pH,使蛋白质凝固,破坏细胞膜和细胞壁	腐蚀性大,应新鲜配制
3%~5%石炭酸	地面、家具、器皿的表面消毒	使蛋白质凝固,破坏细胞膜	杀菌力强,有特殊气味
2%~5%来苏尔	地面、家具、器皿的表面消毒	使蛋白质凝固,破坏细胞膜	腐蚀性强
2%~4%龙胆紫	浅表创伤消毒	与蛋白质的羧基结合	对葡萄球菌杀灭作用较好
70%~75%酒精	皮肤消毒,体温计消毒	使蛋白质变性,溶解脂肪,作脱水剂	有刺激性,不宜用于黏膜及创面,易挥发
0.5%~10%甲醛	物品消毒,接种箱、接种室熏蒸	破坏蛋白质氢键或氨基	穿透力弱,对组织有过敏毒性,受有机物干扰。37%的甲醛溶液(即福尔马林溶液)可用于尸体防腐
2%戊二醛(pH 8 左右)	外科器械的消毒	破坏蛋白质氢键或氨基	不稳定,对皮肤有毒性
环氧乙烷	手术器械、毛皮、食品、药品消毒	有机物烷化,酶失活	易爆,对皮肤有毒性,需要维持湿度

（二）影响消毒剂发挥作用的因素

消毒剂的作用效果受环境、微生物种类及消毒剂本身等多种因素的影响,合理使用可提高消毒效果,否则会减弱消毒效果,使用时应加以注意。影响消毒剂消毒效果的主要因素有以下几种。

1. 消毒剂的性质、浓度和作用时间　各种消毒剂的理化性质不同,对微生物的作用方式各异。例如表面活性剂对革兰阳性菌的杀菌效果比对革兰阴性菌好;龙胆紫对葡萄球菌作用较强。同一种消毒剂的浓度不同,其消毒效果也不同。绝大多数消毒剂在高浓度时杀菌作用大,当浓度降低至一定程度时只有抑菌作用,但醇类例外,70%~75%的乙醇或50%~80%异丙醇的杀菌力最强,原因可能是高浓度醇类可使菌体表面的蛋白质迅速凝固,导致乙醇等无法继续渗入菌体内部发挥作用。

阴离子表面活性剂可降低季铵盐类和洗必泰的消毒作用,因此不能将新洁尔灭等消毒剂与肥皂、阴离子洗涤剂合用。次氯酸盐和过氧乙酸会被硫代硫酸钠中和,金属离子的存在对消毒剂的消毒效果也有一定影响,可降低或增加消毒作用。

2. 微生物的种类与数量　同一消毒剂对不同微生物的杀灭效果不同。例如70%乙醇可杀死一般细菌繁殖体,但不能杀灭细菌的芽孢;5%石炭酸作用5 min可杀死沙门菌,而杀死金黄色葡萄球菌则需作用10~15 min;一般消毒剂对结核杆菌的作用要比对其他细菌繁殖体的作用差。因此,必须根据消毒对象选择合适的消毒剂。

微生物污染程度越严重,消毒就越困难,因为微生物彼此重叠,机械保护作用加强。所以在处理污染严重的物品时,必须加大消毒剂浓度或延长消毒作用的时间。

3. 环境因素　被消毒物品的温度、pH、环境中的有机物的存在等都影响消毒剂发挥作用。一般温度升高可提高消毒效果,例如2%戊二醛杀灭炭疽杆菌芽孢(10^4/mL),20 ℃时需15 min,40 ℃需2 min,56 ℃时需1 min。湿度对许多气体消毒剂有影响。pH的变化可影响消毒剂杀灭微生物的作用。例如,季铵盐类化合物的戊二醛溶液在碱性环境中杀灭微生物效果较好;酚类和次氯酸盐药剂则在酸性条件下杀灭微生物的作用较强。环境中的有机物常与消毒剂结合而影响其杀菌效果。在对皮肤或器械进行消毒时,应先洗净再用药,对痰、排泄物进行消毒,应选用受有机物影响小的消毒剂。

第六章　微生物的遗传和变异

微生物与其他任何生物一样具有遗传性(inheritance)和变异性(variation)。生物通过无性繁殖或有性繁殖方式繁衍后代,保证生命在世代间的连续,并使子代与亲代相似,这种世代间子代与亲代相似的现象就是遗传。在一定条件下,微生物的形态、结构、代谢、繁殖、毒力、抗原性和对药物的敏感性等生物学特性相对稳定,并能代代相传,子代与亲代之间表现出相似性,遗传性使微生物保持了种属的稳定性。但是生物的子代与亲代之间、子代的不同个体之间总是存在不同程度的差异,这种现象称为变异,变异性能使微生物产生变种和新种,使物种得以发展和进化。

第一节　微生物遗传和变异的物质基础

一、证明核酸是遗传物质基础的实验

（一）转化实验

肺炎球菌(*Streptococcus pneumoniae*)有两种类型:致病型和非致病型。致病型有荚膜,菌落光滑,称为 S 型,感染小鼠会导致小鼠患败血症而死亡;非致病型无荚膜,菌落粗糙,称为 R 型。1928 年格里菲斯(Griffith)在肺炎球菌中发现转化现象,结果如图 6-1 所示。

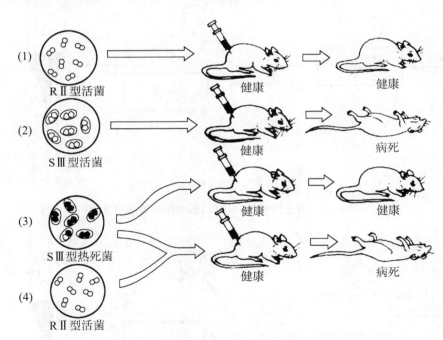

（1）活的 RⅡ菌→注射小白鼠→小白鼠不死亡;

（2）活的 SⅢ菌→注射小白鼠→小白鼠死于全身感染,并分离到 SⅢ菌;

（3）加热杀死的 SⅢ菌→注射小白鼠→小白鼠不死亡;

（4）活的 RⅡ菌与加热杀死的 SⅢ菌混合→注射小白鼠→小白鼠死于全身感染,并分离到 SⅢ菌。

图 6-1　转化现象

以上结果表明活的 RⅡ菌吸收了能产生荚膜的物质而具有形成荚膜的能力,并显示毒力。当时

将这种物质称为转化因子,但并不清楚其化学本质。

1944年,艾弗里(Avery)等对转化本质进行了深入的研究,证明转化因子是 DNA,只有 SⅢ菌的 DNA 才能将 RⅡ菌转化为 SⅢ菌(图6-2),DNA 纯度越高,转化活性也越高,用 DNA 酶处理则转化活性消失。

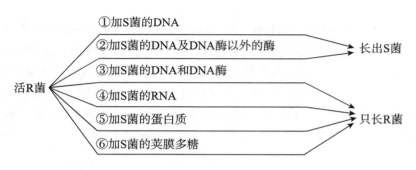

图 6-2　证明转化因子是 DNA 的实验

(二)噬菌体感染实验

1952年赫尔希(Hershey)和蔡斯(Chase)发表了证明 DNA 是噬菌体遗传物质基础的噬菌体感染实验。首先,他们将 *E. coli* 培养在以放射性 $^{32}PO_4^{3-}$ 作为磷源或 $^{35}SO_4^{2-}$ 作为硫源的组合培养基中,用 T_2 噬菌体分别感染,获得含 ^{32}P-DNA(噬菌体核心)或含 ^{35}S-蛋白质(噬菌体外壳)的两种实验用噬菌体。接着他们进行了以下两组实验(图6-3,图6-4)。在噬菌体感染过程中,其蛋白质外壳未进入

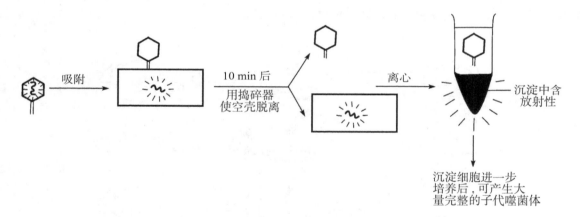

图 6-3　用含 ^{32}P-DNA(核心)的噬菌体做感染实验

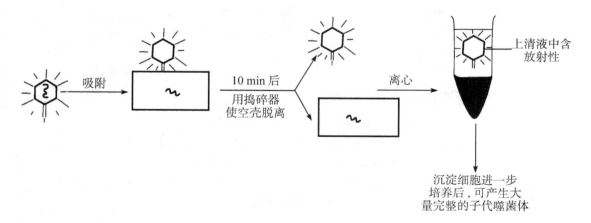

图 6-4　用含 ^{35}S-蛋白质(外壳)的噬菌体做感染实验

宿主细胞,进入的只有 DNA,却能复制增殖,产生一大群既有 DNA 核心又有蛋白质外壳的完整噬菌体颗粒。这就有力地证明了在噬菌体 DNA 中含有包括合成蛋白质外壳在内的整套遗传信息。所以遗传物质是 DNA,而非蛋白质。

（三）植物病毒拆开重建实验

1956 年康拉特（Fraenkel-Conrat）用含 RNA 的烟草花叶病毒（TMV）证明 RNA 也可作为遗传物质。将 TMV 放在一定浓度的苯酚溶液中振荡,可将它的蛋白质外壳与 RNA 核心分离。分离后的 RNA 在没有蛋白质包裹的情况下,也具有感染烟草并使其出现典型症状的能力,并且在病斑中也可分离出正常的病毒颗粒。但由于 RNA 是裸露的,因此感染频率较低。

在实验中,还选用了另一株与 TMV 近缘的霍氏车前花叶病毒（Holmes ribgrass mosaic virus,HRV）。当用 TMV 的 RNA 与 HRV 的蛋白质外壳重建后的杂合病毒去感染烟草时,烟叶上出现的是典型的 TMV 病斑,再从中分离出来的新病毒也是未带有任何 HRV 痕迹的典型 TMV 病毒。反之,用 HRV 的 RNA 与 TMV 的蛋白质外壳进行重建时,也可获得相同的结论（图 6-5）。由此证实,病斑的遗传信息不是由蛋白质传递的而是由 RNA 传递的。这充分说明,在 RNA 病毒中,遗传的物质基础也是核酸,只不过是 RNA。

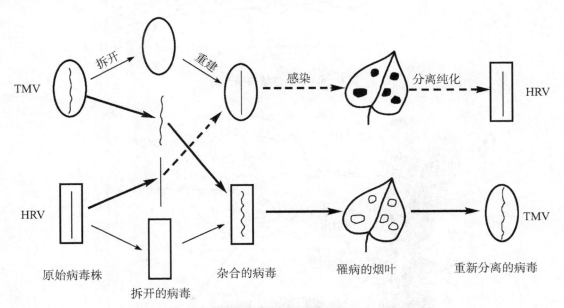

图 6-5　TMV 重建实验示意图（粗箭头表示遗传信息的去向）

至此,一个共同的结论已经确信无疑:只有核酸才是负荷遗传信息的真正物质基础。

二、微生物的遗传物质

核酸作为生物遗传的物质基础,主要有 DNA 和 RNA 两种类型。对于具有细胞结构的生物（真核生物和原核生物）,DNA 是其遗传的物质基础,以染色体（chromosome）和染色体外的遗传物质形式存在。染色体是生物遗传物质 DNA 的主要存在形式;微生物的核外遗传物质有质粒、细胞器 DNA（真核微生物中）等形式。病毒的遗传物质是 DNA 或 RNA。

（一）真核微生物的遗传物质

真核微生物（酵母菌、霉菌等）与高等动植物一样,具有真正的细胞核结构。细胞核内的遗传物质是以细胞分裂间期的染色质（chromatin）和细胞分裂期的染色体（chromosome）的形式而存在的,它们的主要化学组成是线状双链 DNA 分子和蛋白质（主要是组蛋白）。染色质的结构单位为核小体（nucleosome）,每个核小体（图 6-6）大约由 200 bp 的 DNA 和 5 种组蛋白构成。4 种组蛋白（H2A、

H2B、H3 和 H4）各 2 个分子构成一个扁圆体（组蛋白八聚体），双链 DNA 分子在其上环绕约 134 圈（约 146 bp），两者构成核小体的核心颗粒。在 DNA 分子"进""出"扁圆体处（即核心颗粒上的 146 bp DNA 两端分别延伸 10 bp，即 166 bp DNA 可缠绕两整圈），连接一个 H1 分子。连接两个核小体核心颗粒之间的 DNA 称为连接 DNA（linker DNA），平均长度为 50~60 bp。一个个核小体排列成串珠状染色质纤丝（约 10 nm），它首先螺旋化形成直径约 30 nm 的螺线管（solenoid），再进一步高级结构化，最终形成能在光学显微镜下可见的染色体（图 6-7）。

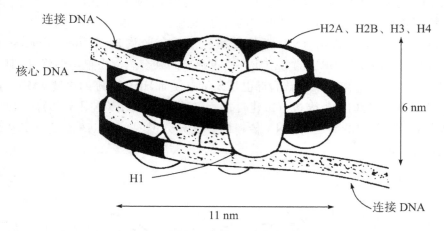

图 6-6　核小体结构模式图

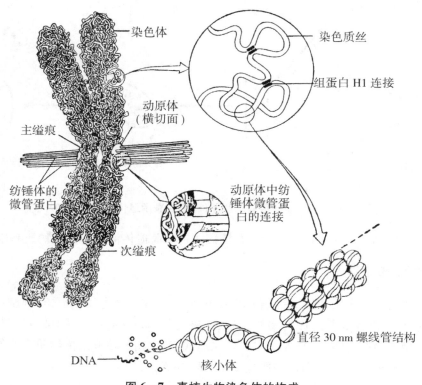

图 6-7　真核生物染色体的构成

　　真核微生物一般含有多条染色体，如酿酒酵母（*Saccharomyces cerevisiae*）具有 16 条染色体，构巢曲霉（*Aspergillus nidulans*）具有 6 条染色体等。每条染色体含有多个复制起始位点，可同时进行复制。真核微生物的基因组远远大于原核微生物，DNA 序列包括编码序列和非编码序列，还存在大量重复序列。编码序列即外显子(exon)是不连续的,被非编码序列即内含子(intron)分隔开,形成镶嵌排列的断裂形式,因此又称为断裂基因(split gene)。

细胞器 DNA 是真核微生物中除染色体外遗传物质存在的另一种重要形式。真核微生物具有的某些细胞器(如叶绿体、线粒体)均有自己独立于染色体的 DNA。这些 DNA 与其他物质一起构成具有特定形态的细胞器结构,并且携带有编码相应酶的基因,如线粒体 DNA 携带有编码呼吸酶的基因,叶绿体 DNA 携带有编码光合作用酶系的基因。这些细胞器及其 DNA 结构复杂而多样,功能不一,而且对于生命活动常是不可缺少的。细胞器中的 DNA 常呈环状,都可进行半保留复制,数量只占染色体 DNA 的 1‰ 以下。

（二）原核微生物的遗传物质

原核微生物(细菌、放线菌等)没有真正的细胞核,核物质仅为裸露的 DNA,称为拟核或类核(nucleoid)。原核微生物的核 DNA 没有真正的染色体形态,为叙述方便我们也将其称作染色体。染色体 DNA 是原核生物主要的遗传物质,通常是一条几乎裸露的共价闭合环状的(covalently closed circular,CCC)双链 DNA 分子,有一个复制起始点和终点,是能进行独立自主复制的一个完整的核酸序列,构成一个复制单位。基因组 DNA 相对分子质量较小,重复序列较少。以目前研究得最深入的原核生物大肠埃希菌为例,其 DNA 约含 4.7×10^3 kb(kilobase pair,千碱基对),长度为 1 100～1 400 μm,含有约 4 300 个基因,其中重复序列约占 1‰。大肠埃希菌染色体呈环状,在细胞中以紧密缠绕成的、较致密的、不规则小体形式存在,其中 DNA 占 80%,其余为 RNA 和蛋白质。用 RNA 酶或蛋白酶处理类核,可使之由致密变得松散(图 6-8),这表明 RNA 和某些蛋白质分子起着稳定类核的作用。

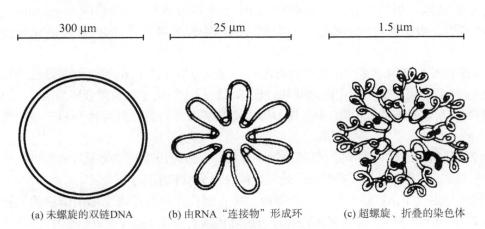

| 300 μm | 25 μm | 1.5 μm |

(a) 未螺旋的双链DNA　　(b) 由RNA"连接物"形成环　　(c) 超螺旋、折叠的染色体

图 6-8　大肠埃希菌染色体的基本结构特征

典型的原核微生物通常只含有一条染色体,染色体 DNA 是环形的。但是也有例外,如类球红细菌(*Rhodobacter sphaeroides*)有两条染色体,而布氏螺旋体(*Borrelia burgdorferi*)和铅青链霉菌(*Streptomyces lividans*)的染色体是线形的。

古生菌具有原核生物的某些特征,如无核膜及内膜系统;也有真核生物的特征,如:蛋白质的合成以甲硫氨酸起始、DNA 具有内含子并结合组蛋白、RNA 聚合酶和真核细胞的相似、核糖体对氯霉素不敏感;此外还具有既不同于原核细胞也不同于真核细胞的特征。

（三）病毒和噬菌体的遗传物质

除新近发现的朊病毒(蛋白质侵染因子)外,已知所有的病毒(包括噬菌体)的遗传物质都只含有 DNA 或 RNA 中的一种。病毒的遗传物质包含着一套基因,通常又叫作病毒的基因组。病毒的核酸类型多种多样:可以是双链,也可以是单链;可以是单正链,也可以是单负链;可以是环状的,也可以是线状的;可以是一个完整的核酸分子,也可以分成多个节段。病毒和噬菌体核酸结构的多样性,导致它们采用不同的方式产生 mRNA 和进行核酸的复制。

三、质粒

质粒(plasmid)通常是指细菌细胞内、染色体外能自主复制的遗传物质。许多质粒既可以游离于细胞质中自主复制,也可以整合入宿主细胞染色体中,随染色体复制而复制,这种质粒又称为附加体(episome)。质粒不仅与微生物遗传物质的转移有关,也与某些微生物的致病性、次级代谢产物(如抗生素)的合成以及微生物的抗药性有关,它还是基因工程中最常用的载体,因而对质粒的研究日益受到重视。原核生物的细菌、放线菌中均已发现质粒,真核生物的某些酵母菌中也发现有质粒存在。仅大肠埃希菌中就分离到超过 300 种质粒。

(一)质粒的基本特性

1. 质粒一般是闭合、环状、双链 DNA(CCC dsDNA)分子　质粒有超螺旋和开环式两种存在形式。自然的质粒大小从 1.0 kb 至 1 000 kb 以上,典型的质粒长度约为染色体的 1/20。

2. 能自主复制　质粒可独立于宿主染色体外自主复制。质粒复制后在细胞分裂时能随染色体一起分配至子细胞,继续存在并保持固有的拷贝数。拷贝数少的为严紧型质粒,染色体与质粒拷贝数的比例一般为 1∶(1~2),如 F 质粒,严紧型质粒通常是分子量较大的接合型质粒。拷贝数多的为松弛型质粒,正常情况下染色体与质粒拷贝数的比例为 1∶(10~30),如 ColE1 质粒。在培养液中加入氯霉素可使松弛型质粒拷贝数扩增至 1 000~3 000 个。

3. 不相容性(incompatibility)　两种不同类型的质粒若能稳定地共存于一个宿主细胞内,多次传代后,每个子细胞内仍同时含有两种质粒,这种现象称为质粒的相容性(compatibility)。反之,则称为不相容性。由于质粒的不相容性与它们之间的亲缘关系有关,因而可将质粒分成若干不相容群。

4. 质粒所携带的基因不是细胞生长所必需的　这点与染色体不同,染色体基因能满足细胞生命活动的需要。质粒基因常赋予宿主细胞某些特性,如致育性,对抗生素和重金属的抗性,合成抗生素、细菌素、毒素,降解多种有机化合物、固氮能力等。质粒基因编码的这些特性有利于宿主细胞在特定环境条件下的生存。

5. 质粒能从宿主细胞自发消除,但消除频率很低　人为应用某些理化因素处理可大大提高质粒的消除频率,如高温、紫外线及吖啶类物质处理可使一部分质粒消除。

6. 质粒可以由一个细菌转移给另一个细菌　接合型质粒可通过两个细菌细胞的直接接合而主动转移,如 F 因子(F 质粒)。接合型质粒带有与接合传递有关的基因(如 *tra* 基因)。非接合型质粒则必须由接合型质粒带动或通过转导或转化而转入其他细菌内,如青霉素酶质粒。遗传工程常用质粒作为载体,将供体基因转移至受体细胞中。

(二)医药方面的重要质粒

1. F 因子(fertility factor)　F 因子即致育因子,"F"意指致育性,具有接合的能力。含有 F 因子的细菌,能长出性菌毛(F-pili)的称为雄性菌或 F^+ 细菌;不含 F 因子的细菌称为雌性菌或 F^- 细菌。一般认为,F^+ 细菌能通过性菌毛与 F^- 细菌表面上的受体接合,F^+ 细菌的 F 因子转移至 F^- 细菌,这种转移方式称为接合。

F 因子的相对分子质量约为 $62×10^6$,全长 94.5 kb,约等于 2% 核染色体 DNA。F 因子的遗传图如图 6-9 所示,含有转移区 *tra*,使得质粒能从一个细胞转移到另一个细胞;调节 DNA 复制的区域如复制起始区 *oriV*,不相容基因 *inc* 等;还含有多个转座子如 Tn 1000 等,有助于实现附加体的功能。

2. R 质粒(drug-resistance plasmid)即抗药质粒　根据抗药质粒能否借接合而转移,分为接合型

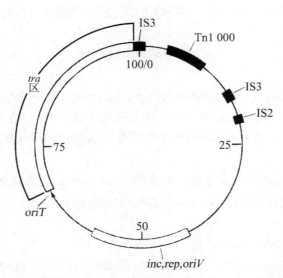

tra—转移功能；oriT—转移起始位点；oriV—复制起始位点；inc—不相容性；rep—复制功能。

图6-9 F因子遗传图

和非接合型抗药质粒两类。

（1）接合型抗药质粒由两部分组成：抗药决定因子（resistant determinant，r-det）和抗药转移因子（resistant transfer factor，RTF）。两者均可自行复制。前者决定抗药性，后者决定抗药性是否可以转移。两者共同存在才能将抗药性转移。图6-10显示抗药质粒R1-19的解离与整合。RTF和r-det两部分既可解离成两个独立自主复制的质粒，也可整合为一个大质粒。在r-det之中同时含有抗链霉素、氯霉素、磺胺、氨苄青霉素、卡那霉素/新霉素以及汞的抗性基因。

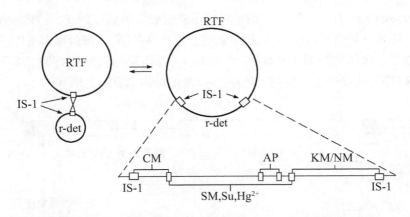

CM—氯霉素；SM—链霉素；AP—氨苄青霉素；KM—卡那霉素；NM—新霉素；Su—磺胺；Hg^{2+}—汞离子。

图6-10 R1-19质粒的遗传图

（2）非接合型抗药质粒，也可简称为r质粒。它们在结构上没有RTF，只有r-det。因此，含有这种抗药质粒的细菌只具有抗药性，不能进行接合转移。如金黄色葡萄球菌所含有的青霉素酶质粒，可通过转导方式在细菌间转移。

抗药质粒能使宿主菌具有抗药性，而一个抗药因子可携带多重抗药基因。由于质粒的自主复制，抗药性可遗传给后代；又由于它们的致育性，能从抗药菌传递给敏感菌，在同种、种间甚至属间传播，导致抗药性迅速广泛地蔓延，给人类带来极大危害，应引起普遍重视。

3. Col质粒是编码大肠菌素（colicin）的质粒 它存在于大肠埃希菌和某些其他细菌中，它所产生的大肠菌素是蛋白质类的抗菌物质，能杀死或溶解同种属或近缘细菌的不同型菌株。Col质粒对维持肠道内正常菌群的平衡有一定的作用。根据细菌产生的大肠菌素可将肠道细菌分成不同的细菌素型,有利于流行病学的调查。

四、转座因子

转座因子(transposable element)又称跳跃基因(jumping gene),是一类能够在细胞基因组中转移位置的一段 DNA 序列。转座因子可以在同一染色体上转移位置,也可以在染色体和质粒间或质粒和质粒间转移位置。转座因子的转座行为使 DNA 分子发生各种遗传学上的分子重排,在生物变异及进化上具有重大意义。

早在 20 世纪 40 年代,美国遗传学家麦克林托克(B. McClintock)已在玉米中发现转座因子,目前已证实在真核及原核生物中均存在,且某些噬菌体本身就是转座因子。

(一)原核生物的转座因子

原核生物中的转座因子,按其结构与遗传性质可以分为 3 类。

1. 插入序列(insertion sequence, IS) IS 是比较短的 DNA 序列,一般大小为 750~1 600 bp, IS 除了带有和它的转座功能相关的基因即转座酶(transposase)外,不含有任何其他已知基因。IS 两端通常有颠倒重复序列(inverted repeat, IR), IR 的长度为 15~25 bp。IS 可独立存在于 DNA 中,也可成为转座子的一部分。IS1 结构示意图见图 6-11。

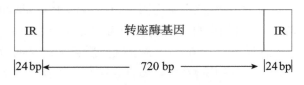

图 6-11 插入序列 IS1 的结构示意图

2. 转座子(transposon, Tn) Tn 是一类相对分子质量较大的转座因子,一般大小为 2~25 kb,除了有转座功能外,还含有其他基因序列,如抗生素或金属抗性基因、产细菌毒素基因、某些糖发酵基因等。有些 Tn 两端接一个短的颠倒重复序列,而有的 Tn 两端接的就是 IS,两个 IS 可构成顺向重复(direct repeat, DR)序列或颠倒重复序列。转座子 TnA 的结构示意图见图 6-12。

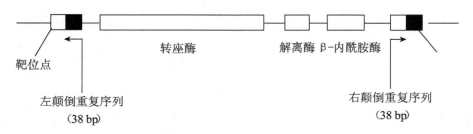

图 6-12 转座子 TnA 的结构示意图

3. 转座噬菌体(mutator phage, Mu 噬菌体) Mu 噬菌体是一类特殊的温和噬菌体,在宿主染色体上并没有固定的整合位置,能以几乎随机的方式插入宿主菌染色体上,并导致宿主菌变异,故称为突变噬菌体或诱变噬菌体。Mu 噬菌体已成为研究细菌变异的工具之一,用作生物诱变剂。

(二)转座机制

1. 保守性转座使受体获得了转座因子,并在转座因子与受体 DNA 的连接处形成若干碱基对的重复,即靶序列重复,而供体分子则失去转座因子。

2. 复制性转座这种转座方式是通过形成共整合体,使受体和供体都有一个拷贝的转座因子。

（三）转座的遗传学效应

转座因子不仅能在两个没有任何同源性的基因组之间转座，而且能引起一系列异常重组，带来相应的遗传学变化。

1. 引起插入突变　转座因子插入在宿主染色体的某一结构基因内，就造成该基因功能的丧失。如果插入的位置是一个操纵子（operon）的前端基因，就有可能发生一个极性突变（polar mutation），即不仅被插入的基因灭活，而且使得插入位置下游的所有基因均不能表达或基因表达大为降低。

2. 插入位置上出现新的基因，如抗药性基因等。

3. 造成受体 DNA 分子插入位置上少数核苷酸对的重复——靶序列重复。

4. 促使发生染色体畸变，包括缺失和倒位等。

5. 转座因子可以从插入位置上消失；这一过程称为切离（excision），精确切离可导致回复突变，不准确切离则导致新的突变。

由于转座现象的普遍性和转座引起的遗传学效应明显，转座因子除了它本身在遗传学中的意义外，在许多场合是遗传学研究中的一个有用的工具。利用转座子得到的各种突变株可进行基因转移和定位分析，并还可以用于基因工程，构建一些不同质粒融合或复制子融合的特殊菌株，在分子遗传学的基础研究以及基因工程菌的构建中都有潜在的用途。

五、关于朊病毒的遗传物质问题

朊病毒（prion），即蛋白侵染因子（proteinaceous infectious agents），又称朊粒、毒朊或感染性蛋白质，是一类能侵染动物并在宿主细胞内无免疫原性的疏水蛋白质。朊病毒可引起多种神经系统疾病，如绵羊瘙痒病、牛海绵状脑病（BSE 或"疯牛病"）、鹿和麋鹿的慢性消耗性疾病，以及人类的库鲁病和变异克雅氏病等。

朊病毒同时缺乏 DNA 和 RNA，是宿主细胞本身编码了朊病毒。在正常人和动物细胞的 DNA 中都包含一个基因 $Prnp$（朊蛋白），它编码朊蛋白的天然形式，称为 PrP^c（细胞的朊蛋白），这主要见于健康动物的神经元，尤其是大脑。朊蛋白的致病形式被命名为 PrP^{sc}（羊瘙痒病的朊蛋白），因为第一个被发现的朊蛋白疾病是羊瘙痒病。PrP^{sc} 在氨基酸序列上与来自同一动物物种的 PrP^c 相同，但构象不同。例如，天然朊蛋白主要是 α 螺旋结构，而致病形式包含较少的 α 螺旋和更多的 β 折叠二级结构。PrP^c 与 PrP^{sc} 是同分异构体，一级结构相同，但折叠程度不同，PrP^{sc} 的 β 折叠程度大为增加而导致溶解度降低，对蛋白酶的抗性增强。不同种类哺乳动物的朊病毒蛋白质在氨基酸序列上相似但不完全相同，朊病毒宿主范围在某种程度上与蛋白质序列有关。

当 PrP^{sc} 形式进入表达 PrP^c 的宿主细胞时，它促进 PrP^c 转化为致病形式，也就是说，致病性朊病毒通过将先前存在的天然朊病毒转化为致病形式而"复制"。当致病性朊病毒积累和聚集时，在神经细胞中形成淀粉样蛋白的不溶性晶体纤维，这导致疾病症状，包括大脑和其他神经组织的破坏。除了传染性海绵状脑病外，淀粉样蛋白还与使人虚弱的疾病有关，如阿尔茨海默病、亨廷顿病、帕金森综合征和 2 型糖尿病。是否所有这些都是真正的朊病毒疾病尚不清楚。然而，蛋白质聚集与这些疾病有关，因此它们可能是朊病毒感染的表现。

第二节　基　因　突　变

一、微生物的变异现象

微生物所具有的全部基因组成就叫作基因型（genotype），微生物在特定条件下所表现出来的全部性状称为该微生物的表型（phenotype），表型取决于基因型和外界环境。微生物的变异有基因型突变和表型改变两种。基因型突变是指可遗传的变异,由于基因发生改变而使微生物改变原来的性状,这种变异可稳定地遗传下去。在外界环境改变时,微生物在一定时间内所表现出来的某一性状的改变,称为表型改变。它是暂时的、非遗传性变异,其变异性状一般不能遗传,不属于真正的变异。

(一)形态结构的变异

微生物的大小形态在一般情况下都是正常的、典型的,只不过在不同的生长时期有所不同。微生物在不适宜的温度、pH、盐浓度、有害代谢产物、化学药品等不利环境中生长,常出现多形性与退化型。例如,鼠疫杆菌在陈旧培养物或在含 3‰NaCl 的培养基上可呈现球形、棒形、哑铃形等多形性改变。细菌在青霉素或溶菌酶作用下细胞壁出现缺陷,呈多形性。L 型细菌是形态变异的典型例子。

细菌的特殊构造如荚膜、芽孢、鞭毛也会出现变异。如产荚膜细菌长期在人工培养基上传代接种,可失去生成荚膜的能力。如有鞭毛的普通变形杆菌在琼脂平板上生长,菌落形似薄膜,所以称之为 H 菌落,而把它接种到含 0.1% 的石炭酸的培养基上,细菌失去鞭毛,只有几个零散的单个菌落,这样的菌落称 O 菌落,通常我们把失去鞭毛的变异称为 H－O 变异,但这个变异是可逆的。又如有芽孢的炭疽芽孢杆菌在 42 ℃培养 10~20 d 则丧失形成芽孢的能力,使得炭疽杆菌毒力相应减弱。

(二)菌落变异

细菌的菌落主要有光滑(smooth,S)型和粗糙(rough,R)型两种类型。S 型菌落表面光滑、湿润、隆起、边缘整齐,R 型菌落表面粗糙、干燥而平坦、边缘不整齐。细菌从光滑型变成粗糙型,称为 S→R 变异,不仅菌落形态发生改变,细菌的毒力、生化反应能力、抗原性等均发生改变。如新从动物体分离的肺炎球菌呈 S 型,具有荚膜,毒力较强;实验室培养日久后菌落变异为 R 型,荚膜消失,毒力减弱。

(三)毒力的变异

细菌的毒力变异包括毒力的增强和减弱,通过变异后有些细菌毒力增强了,有些变弱了。如卡介二人(Calmette,Guerin)曾把有毒力的牛型结核杆菌在含有胆汁的甘油马铃薯培养基上培养,经过 13 年 230 次传代终于获得了保持抗原性的减毒株,作为活疫苗(即卡介苗)给人接种以预防结核病。又如弱毒肺炎球菌通过小白鼠腹腔传代,可提高其毒力。

(四)酶活力变异

微生物的生化活动是通过一系列酶的活动实现的。在外界环境影响下,酶活性会发生变异。例如,大肠埃希菌在不含乳糖的培养基中不产生乳糖酶,不分解利用乳糖;当培养基中有乳糖存在时,经一段时间诱导,细菌便能产生乳糖酶,分解乳糖。这种在诱导物作用下产生的酶称为诱导酶,乳糖为诱导物。乳糖操纵子学说可解释这一现象。这种酶活性变异仅是表型改变,属非遗传性变异。此外,营养缺陷型也是一种酶活性变异的表现,属基因型突变。

(五)抗药性变异

原来对某种抗菌药敏感的细菌发生变异,变成对该药物具有抗性的菌株,这种变异现象称为抗药性变异。自从抗生素广泛应用以来,细菌对抗生素的抗药性在不断地增长,像金黄色葡萄球菌抗青霉素的菌株已从 1946 年的 14% 上升到了现在的 80% 以上,肺炎球菌对青霉素的抗药性也达到了 50% 以上,甚至还有些细菌变异后产生了对药物的依赖性,比如痢疾志贺菌链霉素依赖株离开链霉素甚至不能生长。细菌出现的抗药性变异给临床治疗带来很大困难,已经成为当今医学上的重要问题。

发生抗药性变异是由于自发突变和遗传物质的转移加上药物的选择作用(见本书第八章"抗生素药效学"),它们属于可遗传变异。此外还有一种诱导抗药性,它们的诱导机制(图 6-13)类似于前述乳糖诱导酶的产生。图中调节基因可产生一种阻遏物,此阻遏物可结合到操纵区 o(operator)上,这就阻止了抗药结构基因 a、b、c、d 的转录,而使它无法发挥作用。当诱导物存在时,诱导物与阻遏物结合,使之不能与操纵区 o 结合,则转录正常进行,抗药基因开始发挥作用而产生灭活抗生素的酶。如具有代表性的青霉素酶就是一种诱导酶。当诱导物青霉素存在时,可诱导细菌产生青霉素酶而表现抗药性。当青霉素不存在时就不产生青霉素酶而没有抗药性。这类抗药性变异的前提是细菌必须具备控制诱导酶产生的基因,不涉及基因型的变化,因此仅属于表型改变。

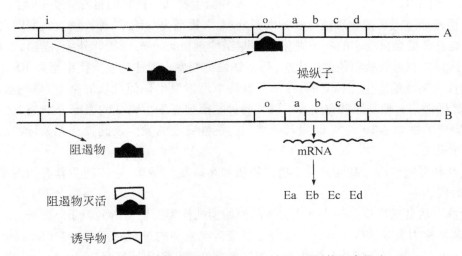

a,b,c,d—抗药结构基因;Ea,Eb,Ec,Ed—灭活抗生素的酶;

o—操纵区;i—调节基因;mRNA—信使 RNA;A,B—遗传物质 DNA 分子链。

图 6-13 药物对抗药基因表达的诱导

二、基因突变

(一)基因和突变

基因(gene)一词是由丹麦生物学家约翰逊(W. Johansen)于 1909 年提出来的,其概念在不断发展中。目前认为基因是遗传单位,即产生一条多肽链或 RNA(tRNA 或 rRNA)分子所必需的全部核苷酸序列。一个基因在染色体上的特定位置称为基因座位(gene locus)。

细菌基因符号常以说明该基因功能特性的 1 个或 2、3 个英文字的前面 3 个字母来表示,应小写且用斜体。例如组氨酸基因用 *his*("histidine"的前 3 个字母)表示,*hisA*,*hisB* 等代表组氨酸的各个不同基因。与核糖体中较大的蛋白质亚基有关的基因用 *rpl*(由"ribosomal protein, large"这 3 个单词的首字母组成)表示。该基因功能的存在或缺陷以在基因符号右上角加上"+"或"-"表示,如 *his*⁻ 表示组氨酸基因有缺陷,已丧失了合成组氨酸的功能。对药物的抗药性或敏感性则以 r 或 s 加在基因符号的右上角来表示,如对链霉素(streptomycin)有抗药性或敏感性分别写作 *str*ʳ 或 *str*ˢ。

突变(mutation)是指微生物遗传物质的核苷酸序列发生了稳定的可遗传的变化,可导致微生物的某些性状发生可遗传的变异。广义的突变包括染色体畸变和基因突变。

染色体畸变是较大范围内遗传物质的改变,如染色体的插入、缺失、重复、易位或倒位等。

基因突变(gene mutation)是指 DNA 链上的一对或少数几对碱基发生置换、缺失或插入而引起的突变,其涉及的范围很小,所以又叫点突变(point mutation)。狭义的突变指的就是基因突变。基因突变较为常见,这里主要讨论基因突变。

(二)基因突变的规律

1. 自发性和不对应性 突变可以自然发生,称为自发突变(spontaneous mutation)。就微生物的某一群体而言,基因突变的发生,从时间、个体、位点和所发生的表型变化等方面都带有明显的随机性。不对应性是指突变的性状与引起突变的原因间无直接的对应关系。例如,抗药性突变与微生物所接触的环境条件(药物存在与否)不存在直接的对应关系,药物的存在只起选择作用,它淘汰了非突变的敏感菌,而把抗药性突变株选择了出来。

2. 稀少性 突变率(mutation rate)指在实质的微生物群体中,每一细胞的某一性状在每一世代中独立发生突变的概率。一般可用单位群体在繁殖一代过程中所形成突变体的平均数来表示。自发突变率极低，一般在 $10^{-9} \sim 10^{-6}$。在一定条件下，某种微生物某一性状的自发突变率是稳定的。

3. 诱发性　通过人为的物理或化学的因素处理，可提高突变频率，称为诱发突变即诱变（induced mutation）。能显著提高突变率的各种理化因素叫诱变剂（mutagen），如紫外线、高温、辐射及化学药物（如碱基类似物、亚硝酸盐和各种烷化剂）等。诱发突变率一般比自发突变率增高 $10 \sim 10^5$ 倍。

4. 独立性　突变的发生是独立的，在某一群体中可能发生任何性状的突变，某一基因的突变既不提高也不降低任何其他基因的突变率。假如两种基因独立发生突变的概率分别是 10^{-a} 和 10^{-b}，两者同时发生突变的概率是 $10^{-(a+b)}$，即两者的乘积。抗性突变的发生彼此独立无关，这对于药物治疗方面具有指导意义。

5. 稳定性和可遗传性　基因突变是遗传物质发生改变的结果，遗传物质具有相对稳定的结构，可以遗传给后代。

6. 可逆性　从自然界获得的未发生突变的原始菌株称为野生型（wild type）菌株，发生突变后性状改变了的菌株称为突变株（mutant）。由野生型变为突变型的过程叫正向突变（forward mutation），而从突变型经过又一次突变成为与野生型有相同表型的过程叫作回复突变（back mutation）。

（三）基因突变的类型

基因突变的类型很多，如按突变体表型特征的不同，可分以下几种类型：

1. 营养缺陷型（auxotroph）　营养缺陷型指的是微生物基因突变后，由于代谢过程中一些酶的缺陷而不能合成某种生长因子（维生素、氨基酸或核苷酸），必须依靠外界供给才能正常生长的突变型。突变前的亲本株称原养型（prototroph），可以在没有该生长因子的基本培养基上生长；营养缺陷型只能在含该生长因子的完全培养基上才能生长。营养缺陷型在医药工业和理论研究方面有很大用途：如根据营养缺陷型突变株必须在某种生长因子存在时才能生长的特点，将其用于氨基酸和维生素含量的测定；利用营养缺陷型突变株对一种氨基酸的合成缺陷，提高对生物合成途径接近的另一种氨基酸的合成能力，用来生产另一种氨基酸；用作遗传学研究和菌种选育时出发菌株的标记，进行遗传、生化代谢、生物合成等方面的研究；在埃姆斯试验（Ames test）中用于检测某种新药是否具有诱变和致癌作用。

2. 高产突变株　医药工业产品的生产菌种需要经过不断地自然选育或人工诱变处理，得到高产突变株以提高产量和质量，提高工厂的经济效益。例如，青霉素产生菌最初每毫升发酵液只含有20单位青霉素，主要通过诱变再配合其他措施，目前产量已提高数千倍。

3. 抗性突变型（resistant mutant）　可分为抗药性、抗噬菌体和抗紫外线等突变型。抗性突变在遗传学研究中可作为重要的选择性标记。噬菌体敏感株突变为噬菌体抗性株可防止生产过程中噬菌体的污染。

4. 条件致死突变型（conditional lethal mutant）　许多突变型在不同环境下呈现不同的表型。条件致死突变型是指在某一条件下呈现致死效应而在另一条件下却不表现致死效应的突变型。常用于分离生长繁殖必需的突变基因。例如温度敏感突变型（temperature-sensitive mutant，Ts），可在较低的温度（如25～30℃）下生长，在较高温度（如42℃）下不能生长。

以上的分类仅是为了分析问题的方便。实际上，它们之间是互有联系而难以截然区分的。在遗传学研究中，如果仅从研究者能否在大量群体中迅速检出和分离出个别突变体这一角度来看，则突变型只有选择性突变和非选择性突变两种类型。前者具有选择性标记，如抗药性、营养缺陷型；后者为非选择性标记，只有一些性状的数量差别，如菌落大小、色素变化和代谢产物量的多少等。

三、基因突变的分子机制

基因突变是遗传结构的改变，即 DNA 分子中碱基序列改变的结果，可以自发地产生，也可以通过人工诱变处理而产生。根据基因突变产生的过程,可将基因突变分为自发突变和诱发突变。

（一）自发突变机制

自发突变是指在没有人工参与的情况下生物体自然发生的突变,这并不是说自发突变是没有原因的。自发突变可能有以下几种机制:

1. 背景辐射和环境因素的诱变 不少自发突变的发生实质上是由于一些原因不明的低剂量诱变因素的长期综合诱变效应,包括内源性和外源性因素。外源性的诱变因素如充满宇宙空间的各种短波辐射、高温以及环境中存在的各种低浓度的诱变物质。内源性的诱变因素如微生物自身的各种代谢产物。例如过氧化氢是普遍存在于微生物体内的一种代谢产物,同时又是一种诱变剂。微生物自身所携带的转座因子,其转座行为也可引起自发突变。

2. 碱基结构的变化

（1）互变异构效应:DNA 的四种碱基中,T 和 G 有酮式和烯醇式两种互变异构状态,C 和 A 有氨基式和亚氨基式两种互变异构状态。由于平衡一般倾向于酮式或氨基式,因此,在 DNA 双链中总是以 A—T、G—C 配对的形式出现。但在偶然情况下,T 会以稀有的烯醇式出现,复制时 T 与 G 配对,再下一轮复制时,G 与 C 配对,从而 A—T 就变成了 G—C 碱基对。同样,如果 C 以稀有的亚氨基式出现,则复制时就与 A 配对,再下一轮复制时,A 与 T 配对,从而 G—C 就变成了 A—T 碱基对。G、A 的互变异构也产生同样的碱基置换效应。

（2）5 -甲基胞嘧啶（5-methyl cytosine, 5-MeC）自发脱氨作用:在细菌和病毒的 DNA 中约有 5％ 的 MeC,它和 G 正常配对。但 MeC 偶尔自发脱氨后就成为 5 -甲基尿嘧啶（5-methyl uracil, 5-MeU）,即胸腺嘧啶（T）。这样 G—MeC 配对变为 G—T 配对,再下一轮复制时,T 与 A 配对,从而 G—MeC 就变成了 A—T 碱基对。甲基化的胞嘧啶可能是自发突变的热点（hot spot）。

3. 环出效应 在 DNA 复制过程中,如果模板链上一个或几个核苷酸偶尔向外突出成环,则在新合成的 DNA 链继续复制时就会越过该环出部位,导致缺失突变（图 6 - 14）。若是新合成的 DNA 链环出则导致插入突变。

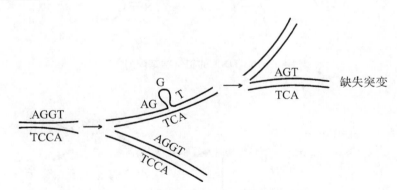

图 6 - 14 环出效应引起自发突变示意图

（二）诱变机制

能提高突变率的任何理化因子都可称为诱变剂（mutagen）。诱变剂种类很多,作用方式多种多样。即使是同一种诱变剂,也常有几种作用方式。从遗传物质结构变化的特点可将突变分为碱基置换（substitution）、移码突变（frame-shift mutation）、缺失（deletion）或插入突变（insertion）等。

1. 碱基置换 诱变剂使某个碱基发生变化,因而引起 DNA 复制时碱基配对的错误,一对碱基被另一对碱基所置换,包括转换（transition）和颠换（transversion）。转换是两种嘧啶互换或两种嘌呤互换,颠换是嘧啶和嘌呤互换（图 6 - 15）。

化学诱变剂既可以直接也可以间接地引起碱基置换。

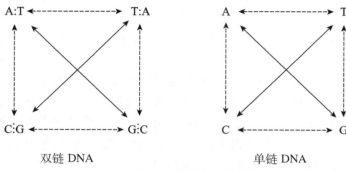

图 6 - 15　碱基的置换

（1）碱基类似物（base analog）的异构和错配：5 -溴尿嘧啶（5-BU）、5 -氨基尿嘧啶（5-AU）、2 -氨基嘌呤（2-AP）和 8 -氮鸟嘌呤（8-NG）等碱基类似物的作用是通过活细胞的代谢活动掺入 DNA 分子中后引起的间接效应。以 5-BU 为例：5-BU 是胸腺嘧啶的代谢类似物。当把某一微生物培养在含有 5-BU 的培养液中时，细胞中有一部分新合成的 DNA 中的 T 就被 5-BU 所取代。碱基正常配对见图 6 - 16。5-BU 一般以酮式状态存在于 DNA 中，可与 A 配对；它有时可以烯醇式状态出现于 DNA 中，可与 G 配对。当烯醇式的 5-BU 取代 C 与 G 配对时，导致 G—C 到 A—T 的转换；当 5-BU 先以酮式取代 T 掺入，在复制过程中变为烯醇式与 G 配对，则造成 DNA 分子碱基对从 A—T 到 G—C 的转换（图 6 - 17）。同样，A 的类似物 2 -氨基嘌呤（2-AP）能以氨基式与 T 配对，也能以亚氨基式与 C 配对，从而诱发 2 个方向的转换，但它更容易诱发 A—T 到 G—C 的转换。

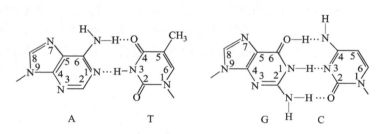

图 6 - 16　DNA 的正常碱基配对

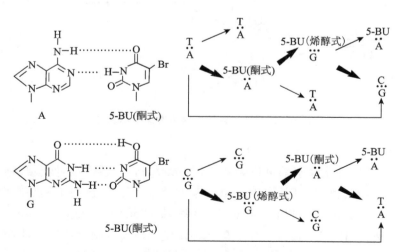

图 6 - 17　碱基类似物 5-BU 引起碱基转换图解

（2）直接和核酸碱基发生化学反应的诱变剂：许多化学物质能以不同方式作用于 DNA 的碱基，改变其配对性质而引起置换突变。常用的有：亚硝酸（HNO_2）、羟胺（NH_2OH）、各种烷化剂如硫酸二乙酯（DES）、甲基磺酸乙酯（EMS）、亚硝基胍（NTG）等。例如，亚硝酸能使碱基发生氧化脱氨，使腺嘌呤（A）变成次黄嘌呤（H）、胞嘧啶（C）变成尿嘧啶（U），可引起碱基对转换而造成突变，具体过程见图6-18，而鸟嘌呤（G）脱氨不引起碱基对转换。

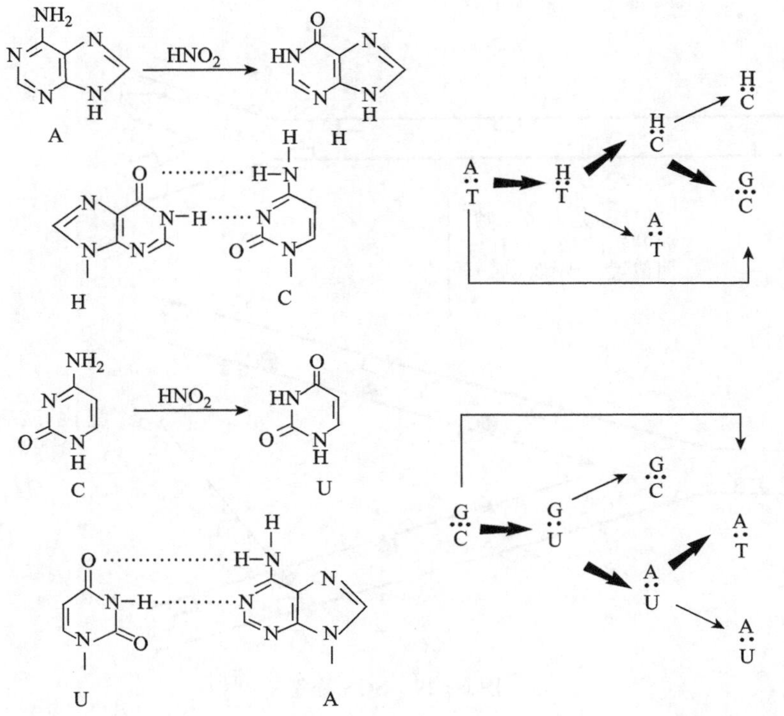

图 6-18　由 HNO$_2$ 引起碱基脱氨而致的碱基转换图解

（3）引起碱基置换的物理因素：紫外线、X 射线、高热等物理因素也是引起碱基置换的重要诱变剂。

紫外线可引起 DNA 发生多种变化，如 DNA 链磷酸戊糖骨架断裂、嘧啶的水合作用以及形成胸腺嘧啶二聚体等。最主要的诱变机制是形成胸腺嘧啶二聚体。当 DNA 两链之间形成胸腺嘧啶二聚体时，会阻碍双链的分开与复制；当同一条链上相邻的两个胸腺嘧啶形成二聚体时，会阻碍碱基的正常配对。大量 DNA 损伤激活了 SOS 修复系统，产生应急修复（SOS repair）反应，修复时不仅原有的损伤被保留下来，并且含有错配的碱基对，所以造成突变率增加（图 6-19）。大肠埃希菌的 SOS 系统研究表明，诱导产生了两种容易出错的 DNA 修复聚合酶：umuCD 基因编码的 DNA 聚合酶 V 和 dinB 基因编码的 DNA 聚合酶 Ⅳ。SOS 修复提高了细胞的存活力，但它是倾向差错的修复（error-prone repair），一旦原始 DNA 损伤被修复，SOS 系统就被关闭。

2. 移码突变　移码突变是一种由 DNA 分子中的一对或几对核苷酸的增加或缺失而造成的基因突变。移码突变使三联体密码子发生错读，引起突变点以后所有的氨基酸错译，导致该基因产物完全失活（图 6-20）。当插入或缺失的核苷酸数目为 3 的整数倍时，则该位点后的阅读框可以恢复，氨基酸顺序又恢复正常。当移码突变（+1 或−1）的邻近位置再一次发生移码突变（−1 或+1），并且在两突变位点之间的氨基酸序列对肽链功能影响不大时，突变表型可以回复。吖啶类染料（如原黄素、吖啶黄、吖啶橙和氨基吖啶等）和 ICR 类化合物［它们由美国肿瘤研究所（Institute for Cancer Research）合成而得名，是一类由烷化剂与吖啶类化合物相结合的化合物］都是移码突变的有效诱变剂。

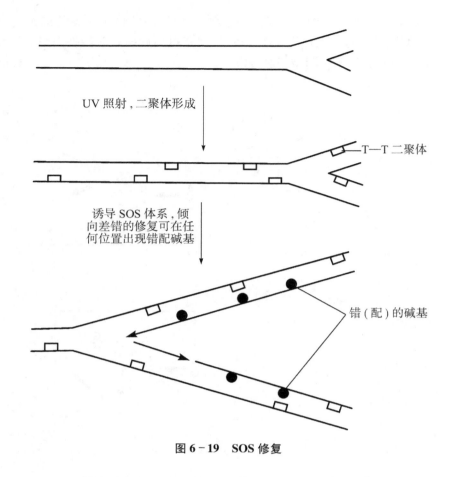

图 6-19 SOS 修复

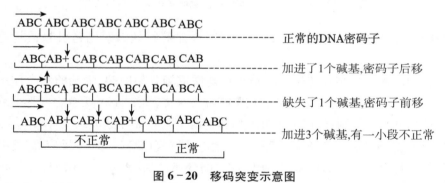

图 6-20 移码突变示意图

　　许多化学诱变剂的诱变作用不是单功能的,如常用的诱变剂亚硝酸既能引起碱基对的转换作用,又能诱发染色体畸变作用。

　　3. 缺失或插入突变　指较大范围的核苷酸序列的缺失或插入所导致的突变。缺失突变常导致缺失位整个基因及裂缝两端的基因活性受损;插入突变导致插入位整个基因灭活,甚至产生极性突变。生物诱变剂(转座因子)以及理化诱变剂如电离辐射、烷化剂等能诱发缺失或插入突变。

　　4. 体外诱变　是在体外(细胞外)使 DNA 片段的特定位点或区域按照人们的意愿发生变化(置换、插入、缺失等),并且将发生了变化的 DNA 片段导入体内(细胞内),以分析这些变化对机体的影响,所以这是一个从体外到体内的逆向过程,故称之为"反求遗传学"。体外诱变目前大致可分为三种类型:区域随机诱变、寡核苷酸定位诱变和聚合酶链式反应(PCR)定位诱变。通过 CRISPR-Cas9 系统,人们也在酵母菌、大肠埃希菌等微生物中实现了基因编辑。

第三节　基因的转移和重组

两个不同性状菌体之间通过遗传物质的转移和重组，可发生遗传性变异。

基因重组（gene recombination）是指来自不同亲代细胞的 DNA 分子通过重新组合，成为带有双亲遗传信息的新 DNA 分子的过程。产生的新分子称为重组体（recombinant）DNA。产生有性孢子的微生物的基因重组通过典型的有性生殖，重组涉及整个染色体组。不进行典型有性生殖，并且不产生有性孢子的一些真菌中也有涉及整个染色体组的基因重组，但不进行减数分裂，称为准性生殖。原核生物的基因重组只涉及染色体的一部分，形成的是部分二倍体（partial diploid）。

基因转移（gene transfer）是指遗传物质从供体菌（提供 DNA 的菌体）转移至受体菌（接受 DNA 的菌体）。细菌基因转移的主要方式有转化、接合和转导。在这些方式中，供体菌只有部分 DNA 片段转移入受体菌，与受体菌基因组中同源 DNA 区段进行交换、重组，从而使受体菌获得供体菌的部分遗传性状。通过酶的处理而去除细胞壁获得原生质体，并进行原生质体融合也可实现基因重组。

基因突变是微生物发生遗传性变异的重要原因，细胞间遗传物质的转移和重组是微生物发生遗传性变异的另一重要原因。基因转移和重组的理论和技术也是杂交育种和基因工程的重要基础之一。

一、转化

转化（transformation）是细菌中最早发现和研究的基因转移途径，英国医生格里菲斯（Griffith）在 1928 年首先于肺炎链球菌中发现转化现象，以后该现象在多种细菌以及部分放线菌中被发现。转化是指受体菌直接从周围环境中吸收供体菌游离的 DNA 片段，并整合入受体菌基因组中，从而获得了供体菌部分遗传性状的过程。起转化作用的 DNA 片段称为转化因子（transformation principle），经转化后稳定地表达供体菌部分遗传性状的重组子叫作转化子（transformant）。如果提取病毒或噬菌体的 DNA 来转化感受态的受体菌（或原生质体、原球体），并产生正常的子代病毒或噬菌体，这种特殊的"转化"称为转染（transfection）。

转化现象的发现，在理论上证明了遗传的物质基础是 DNA，成为现代遗传学和分子生物学的里程碑。在实践中也为菌种选育、基因工程提供了重要的实验方法。

（一）转化的条件

转化成功与否与供体 DNA 片段的大小、性质以及受体菌是否处于感受态有着密切联系。一般而言用于转化的 DNA 片段相对分子质量为 $10^6 \sim 10^8$ 时转化率较高，细菌染色体片段或质粒 DNA 均能被成功转化。实验表明，受体菌表面的 DNA 结合位点只能与双链 DNA 结合，而不与单链 DNA 结合，与受体菌同源的、未变性的双链 DNA 分子是有效的转化因子。肺炎链球菌可以和多种来源的 DNA 相结合，而最终能发生转化的只能是同源的供体 DNA 分子。

只有受体菌处于感受态时转化才能成功。所谓感受态（competence）是指受体菌能够从周围环境中吸收外源 DNA 分子并实现转化的生理状态。处于感受态的细胞，其吸收 DNA 的能力比一般的细胞大 1 000 倍以上，而且吸收速度也很快，一般只需 5~10 min。并不是所有种类的细菌都能自然出现感受态，能自然出现感受态的细菌也只是在生长周期的某一特定时期才出现感受态，一般是在对数生长期的后期。感受态是由受体细胞的基因决定的，同时亦受细胞的生理状态、菌龄和培养条件等的影响。根据细菌出现感受态的方式，可以将转化分为 3 种类型：

1. 自然转化（natural transformation）　自然转化是自发地出现感受态而发生的转化，是细菌细胞在一定的生长阶段出现的生理现象。自然转化首先是在肺炎链球菌中发现的，近年来的研究表明，自然转化可能是自然界基因交换的重要方式。另外，枯草芽孢杆菌、流感嗜血杆菌、淋病奈瑟球菌以及桑格沙门菌等都可以发生自然转化。

2. **人工转化**(artificial transformation) 人工诱导感受态而发生的转化,即人为地对细菌采用理化方法处理,使细菌(甚至本来不具备自然转化能力的细菌)具有接受外源 DNA 的能力。如加入 Ca^{2+}、冷热激处理大肠埃希菌,可以使之处于感受态。也有报道称在转化时加入环腺苷酸(cAMP),可以使感受态水平提高 10^4 倍。人工转化是基因工程的基础技术之一,但在大部分情况下是指将外源质粒 DNA 转化到受体菌中。

3. **原生质体转化** 将 DNA 分子和聚乙二醇(polyethylene glycol,PEG)一同加入原生质体,造成细胞摄取 DNA。也可使用电穿孔法(electroporation),即用高压脉冲电流在细胞膜上击出小孔,使 DNA 分子通过小孔而导入细胞,又称电转化。电穿孔法可以使游离 DNA 进入大多数类型的细胞,包括大肠埃希菌、大多数其他细菌、一些古细菌,甚至酵母和某些植物细胞。

(二)转化过程及机制

不同种类的细菌转化过程及机制不完全相同,这里主要以研究最多的肺炎链球菌的自然转化为例来说明转化的过程及机制。自然转化的过程从感受态的受体菌结合并吸收外源 DNA 开始,单链供体 DNA 片段进入受体菌的基因组,通过同源 DNA 区段的交换重组整合入受体菌的基因组,再通过 DNA 复制、细菌分裂出现稳定的转化子。

1. **转化因子的获得、结合与吸收**

(1)转化因子的获得:转化因子(DNA 片段)的获得可通过以下 2 个途径:① 供体菌溶解后释放;② 人工提取 DNA。转化频率通常仅为 $0.1\% \sim 1.0\%$,最高也只有 10%,转化因子在浓度仅为 1×10^{-5} μg/mL 时仍具有转化功能。

(2)转化因子的结合:在转化过程中,转化因子双链 DNA 分子被 DNA 结合蛋白结合在细胞表面。这种结合对于双链 DNA 是特异性的,先经短暂的可逆结合再转变为不可逆结合,许多细菌的 DNA 结合蛋白类似菌毛,能够将 DNA 拉入 G^- 细菌的周质或穿过 G^+ 细菌的厚细胞壁。转化片段的大小远小于整个基因组的大小,并且片段在摄取过程中进一步降解。在肺炎链球菌(细菌性肺炎的病原体)中,每个细胞只能结合 $10 \sim 15$ kbp 的双链 DNA 分子。

(3)转化因子的吸收:细菌吸收外源 DNA 的方式因菌种而异。有的是整个双链片段被吸收,有的是核酸酶降解一条链,剩下的链被吸收。G^- 嗜血杆菌(*Haemophilus*)仅吸收双链且同源的 DNA;G^+ 链球菌(*Streptococcus*)和芽孢杆菌(*Bacillus* spp.)只吸收单链 DNA,而且能吸收非同源的 DNA(如小牛胸腺 DNA)。

以肺炎链球菌为例,吸收的双链 DNA 片段被核酸内切酶(可能位于细胞壁上)切成约 8 kb 的单链片段,核酸外切酶(可能位于细胞膜上)将互补链降解,降解中产生的能量协助把另一条链推进受体细胞。混合物中的 DNA 片段相互竞争以被吸收,因此转化子获得目标 DNA 的概率比较低。

2. **转化因子的整合** 吸收进入受体菌的单链 DNA,以某种被保护的形式(如与特异 DNA 结合蛋白形成复合物和/或包裹在小囊泡内)被转运到受体菌染色体同源区段。在细胞 RecA 蛋白以及核酸酶、聚合酶、连接酶等参与下,未被降解的单链供体 DNA 部分或整个地插入受体细胞基因组中,与受体菌染色体同源区段发生置换性重组,从而使供体 DNA 和受体菌同源区段形成杂合双链分子,同时未被整合的供体 DNA 剩余片段以及被置换下来的受体菌单链 DNA 均被降解。

3. **转化子的产生** 单链转化 DNA 完成整合形成双链分子后,可通过两条途径产生转化子。一条是通过错配修复,将不配对的受体菌碱基切除,再经修复合成后形成转化子。若切除的是不配对的供体碱基,则不产生转化子。另一条途径是杂合双链分子不经错配修复而直接发生染色体复制,再经细胞分裂在部分子代细胞中出现转化子(图 6-21)。若转化因子是质粒 DNA,由于质粒本身是个复制子,它可以独立存在并自主复制,从而可以不发生 DNA 的整合,转化子也表达质粒编码的表型。

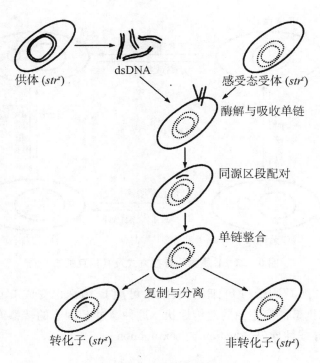

图 6-21 转化过程示意图

二、接合

(一)接合的现象和概念

供体菌细胞和受体菌细胞通过性菌毛的作用直接接触,遗传物质自供体菌转移至受体菌,使受体菌获得供体菌的部分遗传性状,这种基因转移方式称为接合(conjugation)。获得供体菌部分遗传性状的受体菌称为接合子(conjugant)。接合现象在细菌和放线菌中都有发现,广泛存在于 G⁻ 细菌中,几乎包括了所有肠道菌群的细菌,如大肠埃希菌(*E. coli*)、沙门菌(*Salmonella*)、志贺菌(*Shigella*)、假单胞菌(*Pseudomonas*)等,在某些 G⁺ 细菌中也有发现,在放线菌中研究得较多的是链霉菌属,尤其对天蓝色链霉菌(*Streptomyces coelicolor*)研究得最为详细。

接合作用与供体菌中所含的接合型质粒有关。现以典型的 F 质粒/*E. coli* 接合体系的接合作用为例来加以说明。F 质粒是一种附加体,它既可脱离染色体在细胞内独立存在,也可以整合到染色体上,含 F 质粒的菌株细胞表面产生 1~4 根性菌毛,接合时作为供体菌。根据细胞中是否存在 F 质粒及其存在方式的不同,可分为以下 4 种接合型菌株(图 6-22)。

1. F⁻ 菌株　F⁻ 菌株细胞内不含 F 质粒,细胞表面也无性菌毛。接合时作为受体菌,相当于雌性。

2. F⁺ 菌株　F⁺ 菌株细胞内存在游离的 F 质粒,它控制着性菌毛的生成以及自身接合转移,接合时作为供体菌,相当于雄性。当 F⁺ 与 F⁻ 细胞接合时,只是 F 质粒转移而细菌染色体很少转移。

3. Hfr 菌株　在 Hfr 菌株中,F 质粒整合于宿主细胞染色体上,成为宿主细菌染色体的一部分,随着染色体复制而复制,但编码性菌毛以及接合转移的能力仍然保留。当 Hfr 菌株与 F⁻ 菌株接合时,能带动细菌染色体转移入 F⁻ 菌株,并以很高频率与受体菌染色体重组,重组频率比 F⁺ 与 F⁻ 菌株接合时高出数百倍,所以称为高频重组菌株(high frequency recombination,简称 Hfr 菌株)。但很少能使 F⁻ 菌株变成 F⁺ 菌株。

4. F′菌株　Hfr 菌株中的 F 质粒也可以自细菌染色体上正常切离下来,Hfr 菌株又变回 F⁺ 菌株。但偶尔不正常切离时,可形成携带一小段细菌染色体基因的特殊 F 质粒,称为 F′质粒或 F′因子,含有

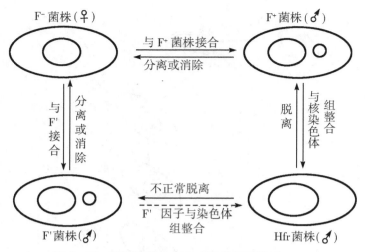

图 6-22 F 质粒的存在方式及其相互关系

F′因子的菌株称 F′菌株。当 F′因子与 F⁻细胞接合时,可使 F⁻菌株也变成 F′菌株,它既获得了 F′因子,同时又获得了 F′菌株携带的宿主菌的遗传性状。这种通过 F′因子的转移而使受体菌改变遗传性状的现象叫作 F′因子转导或性导(F′-duction 或 sex-duction)。

（二）接合的机制

1. F⁺×F⁻菌株的接合 首先 F⁺菌株通过性菌毛连接 F⁻菌株,接着性菌毛收缩使 2 个细胞紧密靠近,直接接触形成接合对。在 F 质粒 *tra* 基因群控制下,F 质粒 DNA 的一条链在转移起始点(*oriT*)处断裂,5′端延伸入 F⁻菌。几乎在转移同时,F⁺菌和 F⁻菌细胞内质粒进行滚环复制。最后接合对分离,结果 F⁻菌转变为 F⁺菌;而原来的 F⁺菌供体仍然是 F⁺菌株。在 F⁺与 F⁻菌株接合时,仅 F 质粒转移,而 F⁺菌株的染色体转移频率很小(图 6-23)。

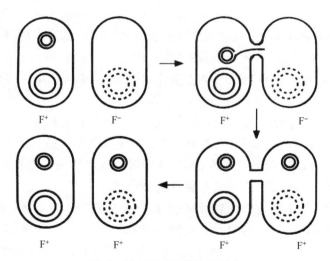

图 6-23 F⁺×F⁻菌株的接合

2. Hfr×F⁻菌株的接合 Hfr 菌株与 F⁻菌株形成接合对后,首先 Hfr 菌株染色体 DNA 的一条链在 F 质粒的 *oriT* 处断裂,5′端按照 *oriT*→小部分 F 质粒→染色体→大部分 F 质粒的顺序向 F⁻菌转移。整个染色体 DNA 全部转移入 F⁻菌大约需要 100 min。接合作用易受环境条件影响,常常中断,整个染色体 DNA 进入 F⁻菌的可能性极小。最靠近 F 质粒的 *oriT* 的染色体基因能率先高频转移,其后的基因转移频率逐渐降低。因为大部分 F 质粒要在最后才能转移,在此之前接合往往已经中断。所以,Hfr×F⁻菌株接合的最终结果绝大多数是:Hfr 菌仍是 Hfr 菌,F⁻菌仍是 F⁻菌,只是部分供体菌染色体基因进入 F⁻ 菌,在 F⁻ 菌株中发生基因重组形成接合子(图 6－24)。

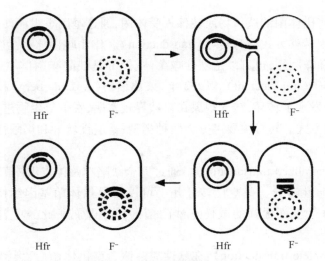

图 6－24　Hfr×F⁻菌株的接合

3. F′×F⁻菌株的接合　F′×F⁻菌株的接合过程与 F⁺×F⁻菌株一样,F′因子转移入 F⁻菌,结果 F′菌供体仍然是 F′菌株,而 F⁻菌变成了 F′菌。由于 F′因子在 F′菌株中可以独立存在、自主复制,其携带的细菌染色体基因也同时表达,从而使受体菌能高效表达供体菌的遗传标记。

(三) 中断杂交实验和染色体图

由于在不同的 Hfr 菌株中,F 质粒在染色体 DNA 上的整合位置和方向不同,因而开始进入 F⁻ 菌株的染色体基因也不同。如果用不同的 Hfr 菌株与 F⁻ 菌株进行接合,则进入 F⁻ 菌株的染色体基因也呈现方向不同而排列有一定顺序的基因连锁群。分析这些基因连锁的特点证实了大肠埃希菌的染色体呈环状。

对某一特定的 Hfr 菌株,F 质粒在染色体上的整合位置和方向是一定的。许多实验表明,Hfr 染色体是以恒定速率转移的。如果在接合的不同时间剧烈搅拌以分散接合中的细菌。终止接合作用(中断杂交),然后分析已转移到 F⁻ 菌株的基因顺序,基因转移的顺序就反映了基因在染色体上的顺序,而某一基因进入受体菌的时间也就反映了该基因在染色体上的位置。因此利用基因转移所需要的时间可进行染色体的基因定位,这种技术称为中断杂交试验(interrupted mating experiment),可用来绘制染色体图,以时间(min)为单位。中断杂交技术能很精确地定位相隔 3 min 以上的基因。迄今,利用该技术以及其他基因定位技术,在大肠埃希菌的环状染色体上已有 4 000 多个基因座位被定位(图 6－25)。

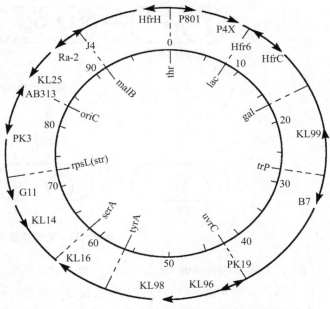

基因符号:*thr*—苏氨酸;*lac*—乳糖;*gal*—半乳糖;*trp*—色氨酸;*uvrC*—紫外线损伤的修复;*tyrA*—酪氨酸;*serA*—丝氨酸;*rpsL*—核糖体小亚基蛋白;*oriC*—复制起点;*malB*—麦芽糖。

图 6－25　大肠埃希菌 K12 的环状染色体简图

三、转导和溶原转变

以噬菌体为媒介,将供体菌的遗传物质转移入受体菌,通过基因重组而使受体菌获得了供体菌的部分遗传性状,这种基因转移方式称为转导(transduction)。作用噬菌体称为转导噬菌体(transducing phage),它们可以是温和噬菌体,也可以是烈性噬菌体,但都是缺陷噬菌体。通过转导获得新的遗传性状的受体菌叫作转导子(transductant)。1952 年,莱德伯格(J. Lederberg)和津德(N. Zinder)等人首先在鼠伤寒沙门菌中发现了转导,转导现象在自然界较普遍,在低等生物进化过程中很可能是产生新基因组合的一种重要方式。转导主要可分为两种类型:普遍性转导和局限性转导。

(一)转导

1. 普遍性转导(generalized transduction)　通过完全缺陷噬菌体将供体菌任何 DNA 片段转移至受体菌的现象,称为普遍性转导。普遍性转导几乎可以转导供体菌基因组的任何基因,故而得名。其转导频率为 $10^{-8} \sim 10^{-5}$,上面提到的鼠伤寒沙门菌的转导即属于此类。普遍性转导又可分为以下 2 种:

(1)完全转导(complete transduction):在烈性噬菌体感染供体菌后,裂解周期立即开始;而温和噬菌体需经诱导后才进入裂解周期。此时,噬菌体的 DNA 及衣壳蛋白合成,宿主菌的 DNA 被降解成不同大小的片段。当噬菌体的 DNA 装配入衣壳时,偶尔装配错误,装入与噬菌体 DNA 大小相似的供体菌 DNA 片段,形成转导噬菌体。转导噬菌体不含噬菌体的 DNA,是完全缺陷的噬菌体,又称为假噬菌体。供体菌裂解后,释放大量正常的噬菌体和极少数的转导噬菌体。当噬菌体再感染受体菌,则转导噬菌体将其衣壳内所含的供体菌基因转移至受体菌,通过交换重组,供体菌基因整合到受体菌基因组,形成重组子即转导子。由于普遍性转导的噬菌体是完全缺陷的,因此转导子并非溶原菌,而是遗传性状稳定的转导子,从而实现了完全转导(图 6-26)。

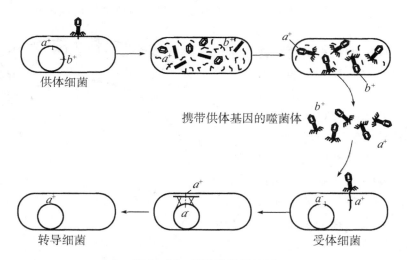

图 6-26　普遍性转导机制

(2)流产转导(abortive transduction):经普遍性转导进入受体菌的供体菌 DNA,如果既不能整合到受体菌基因组和复制,也没有迅速消失,而是仅仅进行转录、翻译和性状表达,这种现象称为流产转导。发生流产转导的细胞在进行细胞分裂时,外源 DNA 片段只能传给其中一个子细胞,另一个子细胞仅获得该片段的部分表达产物,在表型上仍然表现轻微的供体菌的性状,随着分裂的进行,表现该性状的菌体逐渐被"稀释",在选择性培养基上只能形成微小菌落(图 6-27)。

2. 局限性转导(restricted or specialized transduction)　局限性转导是指通过部分缺陷的温和噬菌体,把供体菌的少数特定基因转移到受体菌的现象。该现象于 1954 年在大肠埃希菌 K12 菌株中首

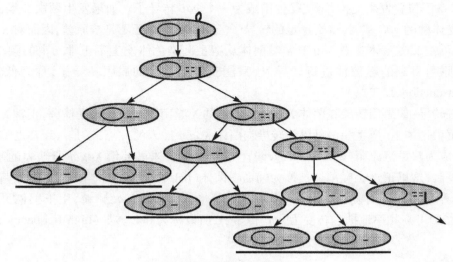

图 6 - 27　流产转导示意图

先发现。在局限性转导中所用的噬菌体只能是温和噬菌体。现以 *E. coli* K12 的 λ 噬菌体为例来说明局限性转导发生的过程及机制(图 6 - 28)。

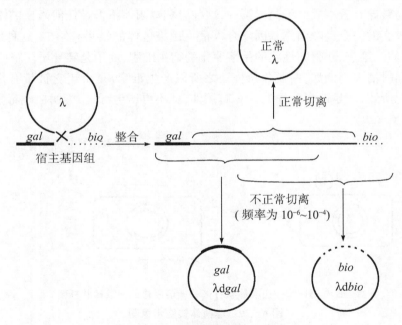

图 6 - 28　λ 噬菌体局限性转导机制

(1) 低频转导:当 λ 噬菌体感染宿主细胞后,其基因组整合在宿主染色体的特定位点上——半乳糖基因(*gal*)和生物素基因(*bio*)之间。这时 λ 噬菌体以前噬菌体的状态存在,而宿主菌变成了溶原菌。诱导溶原菌,前噬菌体从宿主染色体上切离下来,进入裂解周期。通常前噬菌体的切离是十分精确的,但偶尔也会发生不正常的切离(频率为 $10^{-6}\sim10^{-4}$),其结果会将插入位点两侧之一的少数宿主基因连接到噬菌体的 DNA 上,而噬菌体也将相应的一段 DNA 遗留在宿主染色体上。这种噬菌体 DNA 和宿主基因杂合的 DNA 装配入噬菌体衣壳,就形成转导噬菌体。转导噬菌体是部分缺陷噬菌体(partial defective phage)。如带有 *gal* 基因就写成 λd*gal*,即带有供体菌 *gal* 基因的 λ 缺陷噬菌体;λd*bio* 表示带有供体菌 *bio* 基因的 λ 缺陷噬菌体。当它们再感染受体菌时,便将供体菌的 *gal* 基因或 *bio* 基因带到受体菌内。当 λd*gal* 再感染 *gal*⁻ 受体菌时,带有供体菌基因的噬菌体 DNA 与受体菌的

染色体在 *gal* 基因位置发生交换,可使受体菌成为一个 *gal*⁺ 转导子。如果发生两次交换,所带的 *gal*⁺ 基因取代了受体菌的 *gal*⁻ 基因,得到稳定的转导子。由于该转导子不是溶原菌,因而对 λ 噬菌体不具有免疫性,仍可被 λ 噬菌体感染。由于 λ 噬菌体从宿主菌染色体发生不正常切离的频率极低,因此用诱导 λ 溶原菌得到的噬菌体进行转导时,只能获得极少量的局限转导子,称为低频转导(low frequency transduction,LFT)。

(2)高频转导:如果用转导噬菌体 λd*gal* 和正常的 λ 噬菌体同时感染受体菌,正常 λ 噬菌体首先整合到受体菌染色体上,产生一个可以使转导噬菌体 λd*gal* 插入的位点,于是 λd*gal* 也整合到染色体上,使受体菌成为双重溶原菌(double lysogen)。正常 λ 噬菌体可补偿 λd*gal* 所缺失的基因功能,使之可以正常复制,这里正常 λ 噬菌体被称为辅助噬菌体(helper phage)。当该双重溶原菌被紫外线照射诱导时,两种噬菌体同时复制,裂解产物中含有等量的 λ 和 λd*gal* 颗粒,用于感染另一个 *E. coli* *gal*⁻ 受体菌时,则可高频率地把它转变为 *gal*⁺ 转导子,所以称为高频转导(high frequency transduction,HFT)。

(二)溶原转变

由于温和噬菌体感染,噬菌体整合入宿主菌染色体而使其溶原化的同时,使得宿主菌的表型也发生改变,这种现象称为溶原转变(lysogenic conversion),又称为噬菌体转变(phage conversion)。当宿主丧失这一噬菌体时,通过噬菌体转变而获得的新性状也就同时消失。

噬菌体转变与转导有着本质的不同。第一,这种温和噬菌体不携带任何来自供体菌的外源基因,使宿主表型发生改变的完全是噬菌体基因整合入宿主菌染色体的结果。第二,这种温和噬菌体是完整的,而不是缺陷的。第三,获得新性状的是溶原化的宿主细胞,而不是转导子。第四,获得的性状可随噬菌体消失而同时消失。例如,白喉棒状杆菌之所以产生毒素,是由于它被带有毒素基因的 β 噬菌体感染并溶原化所致,一旦产毒菌株失去 β 噬菌体,就不再产生毒素,表明白喉毒素是由 β 噬菌体基因组所编码(图 6 - 29)。

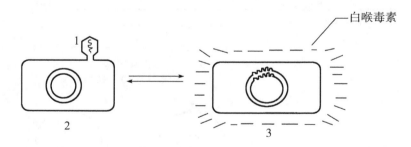

1—β 噬菌体;2—白喉棒状杆菌;3—溶原化的白喉棒状杆菌。

图 6 - 29　噬菌体转变示意图

四、重组

遗传重组(genetic recombination),简称重组,是指两个或两个以上不同的核酸分子进行重排,产生新的核苷酸排列顺序的过程。具体来说,在发生上述各种方式的基因转移后,进入受体菌的供体 DNA 片段本身不能复制,只有在与受体菌的染色体或质粒进行重组,形成新的复制子后才能复制和遗传。经遗传重组后,含有新的复制子的细胞称为重组子(recombinant)。除转座外,重组的进行通常需要受体菌的重组基因编码的酶类(如 RecA)等的参与,在 DNA 分子的同源区段间进行遗传交换(crossing over),交换的可能结果主要有以下 3 种(图 6 - 30):

1. 线性 DNA 片段与细菌染色体发生单交换,则环状染色体被破坏,形成的线状染色体不能复制,细胞也不能繁殖。

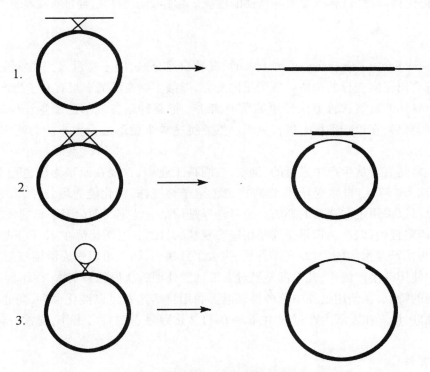

图 6 - 30　原核细胞间遗传物质交换示意图

2. 线性 DNA 片段与细菌染色体发生偶数次交换,得到的重组子只有一种类型,即部分供体 DNA 片段被重组入染色体,形成新的复制子,同时染色体上相应的一段 DNA 被置换。

3. 环状质粒本身就是复制子,转移入宿主菌后仍可游离存在,经自主复制遗传至下一代;也可以经单交换后重组入细菌染色体,整合成为一个新的复制子。

第四节　菌种选育和保藏

一、菌种选育

菌种选育(strain selection)是应用微生物遗传与变异的基本理论,通过自发突变、诱发突变或遗传重组改良或改变菌种的特性,筛选出人们所需要的优良菌种,使其符合工业生产或科研的要求。

菌种选育技术的应用大幅度提高了微生物发酵的产量和质量,促进了微生物发酵工业的发展。通过菌种选育,抗生素、氨基酸、维生素、酶制剂等的发酵产量提高了几十倍、几百倍,甚至几千倍。例如青霉素发酵单位从最初的 20 U/mL 提高到 60 000 U/mL。菌种选育在提高产品质量,改变产品组分,改善工艺条件,扩大新的品种,增加菌种遗传标记等方面也发挥了重大作用。例如:青霉素的原始生产菌株产生黄色色素,使成品带有黄色,经过菌种选育,产生菌不再分泌黄色色素,提高了产品质量;卡那霉素产生菌经菌种选育后,由生产卡那霉素 A 变成生产卡那霉素 B,改变了产品的组分;土霉素产生菌在培养过程中产生大量泡沫,经诱变处理后改变了遗传特性,发酵泡沫减少,可节省大量消沫剂并使培养液的装量增加,改善了发酵工艺条件;微生物原来不产生干扰素,经基因工程育种获得的基因工程菌生产干扰素,扩大了微生物发酵生产的产品范围。菌种选育过程由 3 个环节组成:① 使菌种产生变异;② 筛选出变异的菌株;③ 使变异菌株的特性得到表达。根据使菌种产生变异的方式的不同,菌种选育可分为自然选育、诱变育种、杂交育种、基因工程育种 4 种方法。自然选育、诱变育种是利用基因突变来获得优良菌种,具有改良菌种特性的性质。杂交育种、基因工程育种是通过

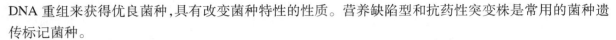

DNA 重组来获得优良菌种,具有改变菌种特性的性质。营养缺陷型和抗药性突变株是常用的菌种遗传标记菌种。

(一) 自然选育

自然选育(selection by spontaneous mutation),又称自然分离,即不经过人工诱变处理,利用菌种的自发突变而选育出正向变异的个体。所谓正向变异,即微生物变异的表型有利于生产的需要,反之称为负向变异。常用的自然选育方法是单菌落分离法。把菌种制备成单孢子悬浮液或单细胞悬浮液,经过适当的稀释后,在琼脂平板上进行分离。然后挑选单个菌落进行生产能力测定,从中选出优良的菌株。

自然选育经常是直接从生产中进行的,例如,在酒精工业中,曾经在原来为黑色孢子的宇佐美曲霉(*Aspergillus usamii* 3758)自然变异后,选育出白色孢子突变株,糖化能力增强,培养条件也较为粗放。自然选育也可以采用定向选择的办法。定向选择是用某一特定的理化因子长期处理某一微生物群落,同时不断传宗接代,以达到积累并选择相应突变株的目的。巴斯德曾在 42 ℃下培养炭疽杆菌,20 d 后,该菌丧失了产芽孢的能力,2~3 个月后,失去了致病力,因而可以作为活菌疫苗。

发酵工业中使用的生产菌种,几乎都是经过人工诱变处理后获得的突变株,往往具有遗传上不够稳定和生活力弱的特点,在使用过程中菌种易衰退。利用自然选育可以纯化菌种,防止菌种衰退,稳定生产,提高发酵产量。在发酵生产过程中,菌种的自然选育是一项日常工作,通常一年应进行一次自然选育工作。

(二) 诱变育种

诱变育种(selection by induced mutation),即人为利用理化因素等诱变剂处理提高微生物的突变率(诱变),扩大变异幅度,再经筛选,获得具有优良特性的变异菌株。诱变育种速度快、收效大、方法简便,是一种重要的菌种选育方法,在生产中被普遍应用。但是诱发突变缺乏定向性,必须通过大规模的筛选才能获得有益于生产的正向变异菌株。

诱变育种全过程大致分为三个阶段:出发菌株的准备、诱变处理、突变株的筛选。一般步骤如下:

出发菌株(沙土管或冷冻管)→斜面孢子→单孢子悬液→诱变处理→涂布平板→挑选单菌落→摇瓶初筛→菌株保存→摇瓶复筛→培养条件考察及稳定性试验→试验罐考察→大型投产试验。

1. 出发菌株的准备　　出发菌株就是用于诱变育种的原始菌株。出发菌株的选择是诱变育种工作成败的关键。合适的出发菌株的要求是:① 纯种;② 遗传特性好,如产量较高且特性稳定,产孢子丰富、生长快、色素少等;③ 对诱变剂敏感。

2. 诱变处理　　常用的诱变剂有物理和化学诱变剂,它们的诱变机制见本章第二节。

物理诱变剂有紫外线、X 射线、快中子及激光,以紫外线最为常用。紫外线诱变最有效的波长是 260 nm 左右,使用前应先开灯预热 30 min,使光波稳定。诱变时一般将菌(孢子)悬浮液放在平皿内进行处理。若紫外灯的功率为 15 W,距离 30 cm,抗生素产生菌的孢子照射时间需 30 s 至 2 min,照射时最好加电磁搅拌。为避免光复活作用,操作应于暗室进行,照射后容器宜用黑纸包裹,于黑暗条件下培养后再进行分离。

化学诱变剂的种类较多,按它们对 DNA 作用机制可以分成 3 类:① 直接作用于核苷酸碱基引起结构变化而导致变异的,如亚硝酸(HNO_2)、甲基磺酸乙酯(EMS)、硫酸二乙酯(DES)、亚硝基胍(NTG)、氮芥(NM)、羟胺(NH_2OH)等;② 碱基类似物,它们因掺入 DNA 分子中,替代正常碱基造成错配而引起变异,如 5-溴尿嘧啶(5-BU)、2-氨基嘌呤(2-AP)等;③ 移码突变诱变剂,它们嵌入 DNA 分子碱基对中引发移码突变,如吖啶类染料等。化学诱变剂大多有致癌作用,应避免口吸或接触皮肤,用过的器皿应加以处理,以破坏残留的诱变剂。

对于各种微生物来说,其最适诱变剂、诱变剂量以及诱变条件均不相同,无法事先肯定,需经反复实践或认识,并经长期经验积累才能确定。诱变剂可以单一处理,也可以复合处理。复合处理可以是同时使用两种或多种诱变剂或交替使用不同诱变剂,以扩大诱变幅度,提高诱变效果。选择诱变剂时,还应该考虑诱变剂本身的特点。例如,紫外线主要作用于 DNA 分子的嘧啶碱基,而亚硝酸则可以作用于 DNA 分子的嘌呤碱基,两者复合处理,突变谱宽、诱变效果好。

诱变作用不仅与诱变剂有关,出发菌株的遗传背景、菌株的生理状态、被处理菌株诱变前的预培养、诱变后的培养条件以及诱变处理时的外界条件等都会影响诱变效果。一般对于遗传上不稳定的菌株,可采用温和的诱变剂或已见效果的诱变剂;对于遗传上较稳定的菌株则采用强烈的、不常用的、诱变谱广的诱变剂。要重视出发菌株的诱变系谱。不要经常采用同一种诱变剂反复处理,以防止诱变效应饱和;但也不能频频变换诱变剂,以避免造成菌种的遗传背景复杂,不利于高产菌株的稳定。菌种的生理状态与诱变效果有密切关系,例如碱基类似物、亚硝基胍等只对分裂中的 DNA 有效,对静止的或休眠的孢子或细胞无效;而另外一些诱变剂,如紫外线、亚硝酸、烷化剂、电离辐射等能直接与 DNA 起反应,因此对静止的细胞也有诱变效应,但是对分裂中的细胞更有效。因此,放线菌、真菌的孢子在诱变前稍加萌发可以提高诱变率。诱变处理前后的培养条件对诱变效果有明显的影响。可有意地于培养基中添加某些物质(如核酸碱基、咖啡因、氨基酸、氯化锂、重金属离子等)来影响细胞对 DNA 损伤的修复作用,使之出现更多的差错,从而达到提高诱变率的目的。例如,菌种在紫外线处理前,在富有核酸碱基的培养基中培养,能增加其对紫外线的敏感性。相反,如果菌种在进行紫外线处理以前,培养于含有氯霉素(或缺乏色氨酸)的培养基中,则会使突变率降低。紫外线诱变处理后,将孢子液分离于富有氨基酸的培养基中,则有利于菌种发生突变。

诱变率还受到其他外界条件,例如温度、氧气、pH、可见光等的影响。

关于诱变剂的最适剂量,有人主张采用致死率较高的剂量,例如采用致死率为 90%~99.9% 的剂量,认为用高剂量诱变剂诱变虽然负变株多,但变异幅度大;也有人主张采用中等剂量,例如致死率为 75%~80% 或更低的剂量,认为这种剂量不会导致太多的负变株和形态突变株,因而高产菌株出现率较高。更为重要的是,采用低剂量诱变剂可能更有利于高产菌株的稳定。

3. 突变株的筛选　出发菌株经诱变后,在大量的群体中选出优良的突变株并不容易,因为优良突变株产生的频率极低。在挑选菌落时要注意探索与产量、性状有关的变异规律。并根据这些特性,分门别类地挑选一定数量的典型菌株进行发酵和鉴定,以确定各种变异类型与产量之间的关系,这样可以大大提高筛选工作的效率。生产上常用的筛选方法有两种:

(1)随机筛选(random screening):诱变处理后,随机挑选菌落,从中筛选高产菌株。摇瓶筛选法是生产上一直使用的方法,即将挑选出的菌落接种到摇瓶进行发酵试验。初筛以量为主,如每个出发菌株在诱变处理后选出 200 个菌落,移种斜面后逐个进行摇瓶发酵,测定活性。从中再选出 50 株待复筛。复筛以精确为主,每株接种 3~5 摇瓶,测活性后再选出 5 株。以此 5 株为出发菌株再进行诱变处理,如此反复进行,直到取得良好的效果。摇瓶筛选的优点是与工业生产条件相近,但缺点是工作量大、时间长、操作复杂等。琼脂块筛选法是将单菌落连同其生长培养基(琼脂块)用打孔器取出,培养一段时间后,置于鉴定平板以测定其发酵产量。琼脂块筛选法的优点是操作简便,速度快。但所得初筛结果必须经摇瓶复筛验证。近年来筛选实验逐步实现了半自动化和自动化,省去了烦琐的劳动,筛选效率大大提高。而筛选工具的微型化可使操作简便并加大筛选量,但实验结果的准确性还有待提高。

(2)理性化筛选(rational screening):理性化筛选是运用遗传学、生物化学的原理,根据产物已知的或可能的生物合成途径、代谢调控机制和产物分子结构来进行设计和采用一些筛选方法,改变微生物原有的代谢调控方式,以获得目的产物的大量积累。若目的产物为代谢中间产物,可筛选营养缺陷型;筛选细胞膜透性改变的突变株,可以降低代谢终产物在细胞内的浓度,从而避免反馈调节;筛选抗终产物结构类似物的反馈调节突变株,突变株中和终产物合成相关的关键酶结构发生改变,不再受终产物的反馈抑制,或者酶的合成调节系统发生变化,不再受反馈抑制。

菌种的发酵产量不但取决于菌种的遗传特性,菌种的培养条件也非常重要。突变株的遗传特性改变了,其培养条件也应该做出相应的改变。在选育菌种的同时,要重视培养基和发酵条件的研究,以保证突变菌株优势得到最佳的表现。

总之,在诱变育种过程中,要正确处理出发菌株、诱变因素和筛选条件,全面辩证地考虑三者之间的关系,将是诱变育种能否获得理想效果的关键。

（三）杂交育种

杂交育种(hybridization breeding)是指两个不同基因型的菌株结合或原生质体融合使遗传物质重新组合,再从中分离和筛选出具有新基因型个体的育种方法。杂交育种具有定向育种的性质,目的是把双亲(或多亲)的不同遗传性状集中到杂种个体中,以创造出具有双亲(或多亲)的优点,或获得不同于亲代遗传性状的杂种。真菌、放线菌和细菌均可进行杂交育种。杂交育种的理论基础是基因重组。原核生物中的转化、转导和接合,真菌中的有性生殖和准性生殖以及原生质体融合都是杂交育种的手段。

通过人为方法,使遗传性状不同的两细胞的原生质体发生融合,并产生重组子的过程称为原生质体融合或细胞融合(protoplast or cell fusion)。近年来,原生质体融合技术有了很大发展,在动物、植物、真菌、放线菌及细菌中均有报道。利用该技术不但能在微生物的种内,而且能在其种间,甚至属间形成重组子。细胞融合的过程大致如下:首先,两亲株细胞应有不同的遗传标记,如不同的营养缺陷型或抗药性。在高渗液中用溶菌酶或其他破壁酶去除亲株细胞壁,使之成为原生质体。再用融合剂促使两脱壁的原生质体凝聚,常用的融合剂是聚乙二醇(PEG),相对分子质量以4 000～6 000为好。将融合的原生质体经离心收集后用高渗培养基制成悬液,适当稀释后涂布于细胞壁再生的平板上。检查各再生菌落的遗传性状,检出重组子。其流程如图6-31所示。

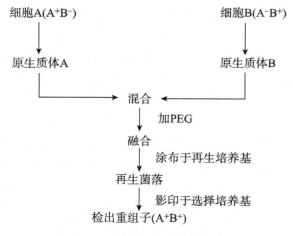

图6-31 原生质体融合流程图

（四）基因工程育种

基因工程既是一种体外DNA重组技术,又是在分子水平根据人们的需要用人工方法取得供体DNA上的目的基因,在体外将供体DNA与载体DNA分子进行重组,再把带有目的基因的重组载体转移入受体细胞使其复制和表达,从而获得新物种的一种育种技术。这种使重组DNA分子在受体细胞内无性繁殖的技术也被称为分子克隆(molecular cloning)。通过基因工程技术改造了遗传结构的微生物细胞又称为"工程菌"。基因工程技术的应用,扩大了微生物发酵产品的范围,具有巨大的市场前景。

1. 基因工程的基本操作　基因工程的基本操作中涉及基因供体、基因载体、工具酶和基因受体等四个主要方面。基因工程的基本操作包括以下五步:

（1）目的基因：目的基因的取得一般有三条途径：① 从适当的供体细胞中的 DNA 中分离；② 通过逆转录酶的作用从 mRNA 合成 cDNA；③ 用化学方法合成特定目的基因 DNA。以上三种来源的 DNA 经分离提纯以后，采用限制性核酸内切酶切割出黏性末端以利于和载体 DNA 重组。

（2）载体：载体 DNA 分子必须具备以下几个条件：① 是一个有自主复制能力的复制子。② 相对分子质量较小，能在受体细胞中大量增殖，即有较高的复制率，使带有目的基因的重组载体在受体细胞表达较多的基因产物，如松弛型质粒。③ 有合适的限制性核酸内切酶的酶切位点，使目的基因能固定地插入载体 DNA 的特定位置。④ 必须有选择性遗传标记，如抗药性、营养缺陷型等，有助于筛选重组细胞。目前，基因工程中使用的载体主要有质粒、噬菌体、动物病毒等。

（3）体外重组：用同一种限制性核酸内切酶切割的供体 DNA 和载体 DNA，产生具有互补碱基的黏性末端。在试管内混合，在较低温度下"退火"，黏性末端上碱基互补的片段因氢键的作用而彼此拼接，重新形成双链。再通过连接酶作用，将目的基因和载体共价结合成一个完整的、有复制能力的环状重组载体。

（4）将重组载体引入受体细胞：通过转化或转染等方式，将含有目的基因的重组载体转移入受体细胞，如使用最广泛的大肠埃希菌、酵母菌等。作为受体细胞的微生物细胞一般具有如下特性：① 便于培养发酵生产；② 非致病菌；③ 遗传学上有较多的研究，便于基因工程操作。

（5）复制、表达与筛选：在理想情况下，通过上述过程，重组载体进入受体细胞后，能自主复制而大量扩增，从而使受体细胞表达出供体基因所提供的部分遗传性状。根据载体的遗传标记，用合适的筛选方法，选择具有重组载体的受体细胞，对培养条件进行控制，就能在大量重组细胞中筛选出符合原定计划所需要的、能表达目的基因功能的、稳定遗传的细胞无性繁殖系（工程菌）。

2. 基因工程在医药工业领域的应用　从基因工程的操作步骤可以看出，基因工程是人们在分子生物学理论指导下的一种自觉的、可像工程一样可事先设计和控制的育种新技术，是人工的、离体的、分子水平上的一种遗传重组的新技术，是一种可完全超远缘杂交的育种新技术，因而必然是一种最新、有前途的定向育种新技术。虽然基因工程在 20 世纪 70 年代才开始发展起来，但进展极快，在工业、农业、环境保护、药学、医疗卫生，以及基础理论研究等许多方面都取得了令人瞩目的成就。基因工程技术在医药工业领域的应用非常广泛，基因工程产品已经成为医药工业的一个新的生长点。1977 年人们首次用基因工程技术，由大

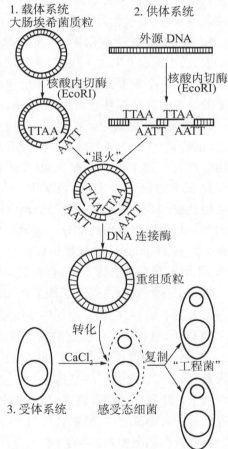

图 6-32　基因工程示意图

肠埃希菌生产生长激素释放抑制因子（somatostatin，SOM）。该因子是一种 14 肽的人脑激素，能抑制其他激素的释放，并且对糖尿病有疗效。SOM 原来需从羊脑提取，50 万只羊的脑组织只能提取 5 mg，而用工程菌的 10 L 发酵液就可获得同样的产量。此后，用基因工程技术生产的医药产品范围迅速扩大。基因工程药物有胰岛素、干扰素、肿瘤坏死因子、白细胞介素、B 细胞生长因子、巨噬细胞活化因子、集落刺激因子、血清白蛋白、尿激酶、降钙素、促红细胞生成素等；基因工程疫苗有乙型肝炎疫苗、疱疹疫苗、狂犬病疫苗、霍乱疫苗、百日咳疫苗等；被称为"第三代抗体"的基因工程抗体已生产和应用。此外，医药工业中重要的工具酶——青霉素酰化酶也已成功地使用工程菌生产。基因工程

在医药工业中的成功应用,使人们有理由相信基因工程是高效表达生物界中几乎一切物种的优良遗传性状的最佳实验手段,基因工程将有广阔的、不可估量的发展前景。

二、菌种保藏和复壮

（一）常用的菌种保藏法

一个优良的菌种被选育出来以后,要保持其生产稳定、不污染杂菌、不死亡,这是菌种保藏的目的。

菌种保藏主要是根据菌种的生理、生化特性,人工创造条件使菌体的代谢活动处于休眠状态。保藏时,一般利用菌种的休眠体（孢子、芽孢等）,创造最有利于休眠状态的环境条件,如低温、干燥、隔绝空气或氧气、缺乏营养物质等,以降低菌种的代谢活动,减少菌种变异,达到长期保存菌种的目的。一个好的菌种保藏方法应能保持原菌种的优良特性和较高存活率,同时也应考虑到方法本身的经济、简便。由于微生物种类繁多,代谢特点各异,对各种外界因素的适应能力不一致,一个菌种选用何种方法保藏较好,要根据具体情况而定。

1. 斜面保藏法　利用4℃冰箱冷藏保存菌种斜面,保存期1~3个月。保存期间冰箱的温度不可波动太大,不能在0℃以下保存,否则培养基会结冰脱水,造成菌种性能衰退或死亡。影响斜面菌种保藏时间的一个重要方面是斜面培养基中水分的蒸发。这使培养基成分浓度增大,造成"盐害",更主要的是脱水后培养基表面收缩、板结,对菌种造成机械损伤而成为菌种的致死原因。

2. 液体石蜡保藏法　在斜面菌种上加入灭菌后的液体石蜡,用量高出斜面1 cm,使菌种与空气隔绝,试管直立,置于4℃冰箱,保存期可达1年。此法适用于不能以石蜡为碳源的菌种。液体石蜡采用蒸汽灭菌,灭菌后的石蜡在40℃烘箱中干燥备用。

3. 固体曲保藏法　这是根据我国传统制曲原理加以改进的一种方法,适用于产孢子的真菌。该法采用麸皮、大米、小米或麦粒等天然农产品为产孢子培养基,使菌种产生大量的孢子加以保存。该法的要点是要控制适当的水分。例如在采用大米孢子保存法时,先取大米充分吸收水膨胀,然后倒入搪瓷盘内蒸15 min（使大米粒仍保持分散状态）。蒸毕,取出搓散成团,稍冷,分装于茄形瓶内,蒸汽灭菌30 min,最后抽查含水量,合格后备用。

将要保存的菌种制成孢子悬浮液,取适量加入已灭菌的大米培养基中,敲散、拌匀,铺成斜面状,在一定温度下培养,在培养过程中要注意翻动,待孢子成熟后,取出置冰箱保存,或抽真空至水分含量在10％以下,放在盛有干燥剂的密封容器中低温或室温保存。可保存1~3年。

4. 沙土管保藏法　本方法是用人工方法模拟自然环境使菌种得以栖息。此法适用于产孢子的放线菌、霉菌以及产芽孢的细菌。

沙土是沙和土的混合物,沙和土的比例一般为3∶2或1∶1,将黄沙和泥土分别洗净、过筛,按比例混合后装入小试管内,装料高度为1 cm左右,经间歇灭菌2~3次,灭菌后烘干,并做无菌检查后备用。将要保存的菌种斜面孢子刮下,直接与沙土混合;或用无菌水洗下孢子,制成悬浮液,再与沙土混合。混合后的沙土管放在盛有五氧化二磷或无水氯化钙的干燥器中,用真空泵抽气干燥后,放在干燥低温环境下保存。此法保存期超过1年。

5. 冷冻干燥法　此法的原理是在低温下迅速地将细胞冻结以保持细胞结构完整,然后在真空条件下使水分升华。这样菌种的生长和代谢活动处于极低水平,不易发生变异或死亡,因而能长期保存,保存期一般为5~10年。此法适用于各种微生物。具体的做法是将菌种制成悬浮液,与保护剂（一般为脱脂牛奶或血清等）混合,放在安瓿管内,用低温乙醇或干冰（-15℃以下）使之速冻,在低温下用真空泵抽干,最后将安瓿管真空熔封,低温保存。

6. 超低温保藏法　将要保存的菌种置于10％甘油或二甲亚砜保护剂中,密封于冻存管内,然后置于-80℃冰箱或液氮罐中。微生物在-130℃以下环境时,新陈代谢活动停止。液氮的温度可达

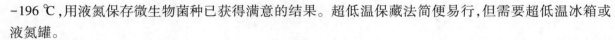

−196 ℃,用液氮保存微生物菌种已获得满意的结果。超低温保藏法简便易行,但需要超低温冰箱或液氮罐。

（二）菌种的衰退和复壮

微生物的变异性是生物的基本特征。尽管采用了合理的保藏法,长期保存的菌种仍会出现变异。出现不利性状的负向变异称为衰退(degeneration)。防止菌种衰退的主要措施如下:

1. 控制传代次数　微生物自发突变的后果是通过传代于子代显现的,传代次数愈多,突变的可能性就愈大。因此,应尽可能保存原种,并减少传代次数。

2. 用单核细胞传代　放线菌与丝状真菌的菌丝细胞常为多核细胞,有的甚至是异核体,因此用菌丝传代易出现分化或衰退。用单核的孢子传代较稳定。

3. 选择合适的生长条件　根据菌种的来源及营养要求,提供适合原菌生长繁殖的条件是防止菌种衰退的有效措施之一。

4. 采取合适的保藏法　根据菌种的不同,选用合适的保藏法并加以改进,以适应不同类型菌种的保藏。

使已衰退的菌种恢复原有性状的措施称为复壮(rejuvenation)。一般有如下措施:

1. 分离、纯化　在衰退的微生物群体中,必定有部分细胞仍然是典型的。通过分离、纯化,可得具备原有性状的菌种。

2. 接种于合适的宿主　很多微生物接种于相应的动植物或昆虫宿主可以复壮。如肺炎链球菌通过长期人工培养后,毒力减退。通过小白鼠传代,则毒力增强,荚膜增厚。

第二篇　微生物学在药学中的应用

微生物学与药学的关系十分密切,微生物既是药物的来源,又是要控制的对象。药学微生物学研究的范围广泛:用微生物发酵制造药物,用微生物检测抗生素的药效,微生物可能产生抗药性,药物生产过程要防止微生物污染,药物被微生物污染后影响药物质量,药品要进行微生物学质量检查等。本篇介绍微生物制药、抗生素的药效学研究、药品的微生物学检查等内容。

第七章　微生物制药

微生物发酵技术已广泛用于医药生产中制造各种药物,还用于化妆品、保健品、功能性食品等与医疗保健有关的产品的制造。本章主要介绍抗生素、氨基酸、维生素、酶与酶抑制剂等药物的发酵生产。

发酵(fermentation)的概念在不同学科各不相同。在生物化学领域,发酵是指以小分子有机物为最终受氢体的生物氧化过程。在工业微生物学领域,发酵是指用培养微生物制造工业产品的过程。但目前工业上发酵的主体已经不仅仅是微生物,还包括动物细胞、植物细胞以及一些酶类。所以,较为广泛的发酵概念是指通过培养生物细胞(或一些酶类)制得产物的过程。发酵过程包括了生物细胞的培养和产物合成的过程。根据发酵时是否需要氧气,发酵可分为需氧发酵与厌氧发酵两类;根据发酵时所用培养基的物理性状,发酵分为固体发酵与液体发酵两类;根据发酵工艺的不同,发酵分为浅层发酵和深层发酵两类。目前工业发酵多采用需氧深层液体发酵。

第一节　抗　生　素

两种微生物培养于同一培养基中,一种微生物抑制另一种微生物生长的现象称为拮抗现象。抗生素(antibiotic)是通过深入研究拮抗现象而发现的。1928 年,弗莱明(Fleming)研究金黄色葡萄球菌时发现培养物上污染的青霉菌产生一种抗菌物质,对葡萄球菌、白喉杆菌等细菌有抗菌作用。弗莱明在 1929 年发表了他的研究成果,将这种抗菌物质命名为青霉素(Penicillin)。1940 年,弗洛里(Florey)和钱恩(Chain)采用溶媒萃取法从青霉菌培养液中获得青霉素粗品。1941 年,临床试验获得成功,第一种能供医疗用的抗生素就此诞生。继而,瓦克斯曼(Waksman)又从土壤分离的放线菌培养液中获得链霉菌等放线菌产生的抗生素。20 世纪 50 年代抗生素发酵生产进入高峰时期。20 世纪 60 年代,以已知抗生素为原料进行结构改造的半合成抗生素兴起。20 世纪 70 年代,半合成抗生素的研制进入高潮。目前,从自然界发现和分离的抗生素已有 10 000 多种,通过结构改造制备的半合成抗生素接近 10 万种。可供临床使用的抗生素有 100 多种。

我国的抗生素发酵工业是中华人民共和国成立后建立和发展起来的。1953 年青霉素在上海第三制药厂正式投产。1958 年华北制药厂建成,是我国最大的抗生素生产厂。随后,全国各地建立起一批抗生素工厂。我国抗生素产量居世界前列,但仍需继续努力,研究开发新品种,改良原有菌种和产品,提高发酵产量,以满足医疗需要。

一、抗生素的概念和分类

（一）抗生素的概念

抗生素是生物在其生命活动过程中产生的（以及用化学、生物、生物化学方法衍生的），能在低微浓度下有选择性抑制或影响他种生物功能的有机化合物。在抗生素研究的早期阶段，抗生素的概念是指那些由微生物产生的能抑制其他微生物生长的物质。其产生局限于微生物，其作用局限于抗菌作用。随着研究的深入，又加上了"低微浓度、选择性"的含义，以便和其他抗菌物质相区别。之后随着研究的进一步深入和抗生素应用领域的不断扩大，抗生素的内涵也逐步扩大。

除微生物外，植物和动物也能产生抗生素。植物的抗菌性能已早为人知，在已知的50万种植物中，从植物化学角度去研究过的只有1/10，而从产生抗菌物质角度去研究的更是为数极少。但是，植物产生的长春碱、美登素、地衣酸、蒜素等均符合现有的抗生素定义。人们从海绵动物中得到300多种新颖独特的抗菌、抗肿瘤、抗病毒的化合物，从动物脏器中得到鱼素等，表明动物也是抗生素的一个来源。目前，抗生素的工业化生产主要是用微生物生产。某些结构简单的抗生素如氯霉素可以用化学方法全合成。采用化学方法或生物化学方法对天然抗生素进行结构改造制备半合成抗生素也是抗生素的一个重要来源。

按照现有的抗生素定义，抗生素的作用不仅有抗菌作用，还包括抗肿瘤作用、抗病毒作用、抑制免疫作用、杀虫作用、除草作用等。

（二）医疗用抗生素的特点

人们发现的抗生素较多，但用于医疗上的却不多。这主要是由于对医疗用的抗生素有基本的要求。医疗用抗生素的基本要求包括有较大的差异毒力、生物活性强大且具有选择性。

1. 有较大的差异毒力　差异毒力即抗生素对微生物或肿瘤细胞的抑制、杀灭作用与对机体损害的差异。抗生素的差异毒力越大，就越有利其临床应用。抗生素的差异毒力大小和抗生素作用机制有关。当某种抗生素抑制了微生物的某一代谢，而此代谢又是宿主不具有的，该抗生素就具有较大的差异毒力。例如青霉素能抑制细菌的细胞壁合成，而人及动物细胞不具有细胞壁，因此青霉素的差异毒力非常大，临床应用非常广泛。

2. 生物活性强大且具有选择性　抗生素生物活性强大体现在极微量的抗生素就对微生物具有抑制或杀灭作用。一种抗生素抗菌作用的强弱常用最低抑菌浓度（minimal inhibitory concentration，MIC）来表示。MIC即能抑制细菌生长所需药物的最低浓度。抗生素的MIC一般以"$\mu g/mL$"为单位表示。抗生素的作用具有选择性，各种不同的抗生素作用机制有所不同，因而每种抗生素都具有一定的抗菌谱或抗瘤谱。抗菌谱是指某种抗生素所能抑制或杀灭微生物的范围和所需剂量。范围广泛者称为广谱抗生素，范围狭窄者称为窄谱抗生素。抗肿瘤抗生素所能抑瘤的范围称为抗瘤谱。

以上两点只是医疗用抗生素的最基本要求。此外，良好的抗生素还应该具有不容易产生抗药性、毒副作用小、不易引起超敏反应、吸收快、血药浓度高等优点。

（三）抗生素的分类

抗生素的种类繁多、性质复杂，有多方面的用途。目前尚无较统一的抗生素分类方法。研究者根据需要从不同角度对抗生素进行分类，习惯上一般以产生来源、作用对象、作用机制、化学结构等作为分类依据。这些分类方法各有其适用范围。以下简单介绍两类抗生素分类方法。

1. 根据抗生素的产生来源分类

（1）细菌产生的抗生素：由细菌产生的抗生素约有850种，占微生物产生的抗生素种类数的9%，产生抗生素的细菌主要是芽孢杆菌属的多黏芽孢杆菌和枯草芽孢杆菌、假单胞菌属的铜绿假单胞菌和肠道细菌。芽孢杆菌属细菌产生的抗生素绝大多数是多肽类抗生素，如多黏菌素、杆菌肽等。这些多肽类抗生素对肾脏毒性较大，多作为局部用药。值得注意的是，人们还分别从芽孢杆菌、假单胞菌、节杆菌、棒状杆菌中筛选到属于氨基糖苷类、β-内酰胺类、大环内酯类、氯霉素类的新抗生素。这说明从细菌中寻找新抗生素是有潜力的。

（2）放线菌产生的抗生素：放线菌产生的抗生素约有4 200种，其中以链霉菌属产生的抗生素最多，其次是小单胞菌属和诺卡菌属。不过，现已有越来越多的新抗生素来源于上述3个属以外的放线菌，即所谓稀有放线菌属。放线菌产生的抗生素主要有氨基糖苷类、四环类、大环内酯类、多烯类、放线菌素类。

（3）真菌产生的抗生素：真菌产生的抗生素约有1 450种，其中比较重要的有青霉菌属产生的青霉素和头孢菌属产生的头孢菌素。此外，还有青霉菌属产生的灰黄霉素等。

（4）植物和动物产生的抗生素：植物和动物产生的抗生素约2 800种，如地衣和藻类植物产生的地衣酸，从被子植物蒜中制得的蒜素，从动物脏器制得的鱼素等。

2. 根据抗生素的化学结构进行分类　化学结构决定抗生素的理化性质、作用机制、疗效，所以按化学结构分类有重要意义。习惯上将抗生素分为五大类，但由于抗生素结构的类型很多，尚有许多抗生素不被包括在五大类抗生素之中。

（1）β-内酰胺类抗生素：这类抗生素分子中含有一个β-内酰胺环，如青霉素、头孢菌素等。

（2）氨基糖苷类抗生素：这类抗生素分子中既含有氨基糖苷，又含有氨基环醇的结构，如链霉素、卡那霉素等。

（3）大环内酯类抗生素：这类抗生素分子中含有一个大环内酯，如红霉素、麦迪霉素等。

（4）四环类抗生素：这类抗生素分子中含有四并苯，如四环素、金霉素等。

（5）多肽类抗生素：这类抗生素是由氨基酸组成的小分子多肽，分子中常含有一些非蛋白质氨基酸、环状结构，有些还含有部分非氨基酸组分。常见的多肽类抗生素有多黏菌素、杆菌肽等。

二、抗生素产生菌的分离和筛选

抗生素产生菌的分离和筛选是研究开发新抗生素的第一步工作。以下以分离土壤放线菌为例，简要说明抗生素产生菌的分离和筛选过程以及研究开发新抗生素的工作步骤。

（一）土壤微生物的分离

1. 采土　采土需注意土壤的环境和性质、采土的时机、记录、无菌操作等。放线菌在较干燥、偏碱性、有机质丰富的土壤中数量较多。采土以春、秋两季为宜，避免雨季。雨季易长霉，影响放线菌的生长。采土时，去除植被及表土，取5~10 cm深处的土壤，装入无菌容器，并贴上标签。

2. 分离放线菌　取土壤样品以无菌水稀释或直接取少量研碎的土壤，接种于对放线菌适宜的琼脂培养基上，采用不同培养基可分离到不同的菌种，因此在分离时最好多选用几种培养基。为避免真菌污染，分离时可于培养基中加入一些抑制真菌生长的药物。经培养后挑取放线菌菌落移种于斜面，经斜面培养后，获得纯培养。根据菌的形态、培养特征，初步排除相同菌；采用生理生化反应和16S RNA等进行菌种鉴定。

（二）筛选

筛选是指从大量分离到的放线菌中鉴别出极少数有实用价值的抗生素产生菌的过程。在新抗生素产生菌的筛选中，应根据目的选择合适的筛选模型和筛选方法。

1. 筛选模型　筛选模型是指在筛选工作中为检测抗生素生物学活性而使用的试验菌、噬菌体、肿瘤细胞等。应根据筛选目的选用合适的筛选模型。为了避免感染病原菌的危险，通常选用非致病而又能代表某些类型病原菌的微生物作为试验菌。例如，用金黄色葡萄球菌代表革兰阳性球菌，用枯草芽孢杆菌代表革兰阳性杆菌，用耻垢分枝杆菌代表结核分枝杆菌，用大肠埃希菌代表革兰阴性杆菌，用白假丝酵母菌代表酵母状真菌，用曲霉代表丝状真菌，用噬菌体代表病毒或肿瘤细胞等。

2. 筛选方法　要筛选具有抗菌作用的抗生素，一般采用琼脂扩散法。先制备含试验菌的琼脂平板,然后以含有放线菌摇瓶培养发酵液的滤纸片或一定大小的放线菌琼脂培养块,放在含试验菌的平板上,培养后观察有无抑菌圈产生。可供选择的筛选方法多种多样。例如,筛选抗肿瘤抗生素可采用噬菌体、细胞膜缺陷型酵母突变株、精原细胞、肿瘤细胞等。其原理是抗肿瘤抗生素对以上的微生物或细胞有抑制作用。

（三）早期鉴别

经过筛选后获得的抗生素产生菌需早期鉴别,对有价值的抗生素产生菌需从产生菌和其产生的抗生素两个方面进行鉴定,鉴定过程中需和已知菌及已知抗生素进行比较鉴别。

产生菌方面应进行形态、培养、细菌生化反应等试验,对抗生素产生菌进行初步的分类鉴定。了解产生菌的生物学性质有利于和已知菌比较,有利于对发酵条件的掌握。

抗生素方面应进行抗菌谱(或抗瘤谱)的测定,还应采用纸层析法测定抗生素的极性和在各种溶媒中的溶解度,用纸电泳法判断抗生素是酸性、碱性、中性或两性,所得结果除与已知抗生素比较进行鉴别外,还供进一步从发酵液分离抗生素时作为参考。随着抗生素进一步分离、纯化,可采用更为深入的方法鉴别,如各种光谱分析、质谱等方法测定抗生素的结构和理化性质。

（四）分离精制

将可能产生新抗生素的产生菌进行扩大发酵培养,然后选择合适的方法将抗生素从培养液中提取出来,加以精制纯化。获得足够量的精制抗生素样品供临床前试验研究和临床试验使用。

（五）临床前试验研究

分离精制获得的抗生素样品必须先进行一系列的临床前试验研究。临床前试验研究包括对动物的(急性、亚急性、慢性)毒性试验,动物体内治疗试验,药物在动物体内的分布、排泄、代谢等动力学试验,摸索适宜的药物剂量、给药方式,了解药物不良反应、致突变、致癌、致畸胎试验等。

为了保障人民群众的用药安全,规范临床前试验管理,国家制定了《药品临床前研究质量管理规范》(Good Laboratory Practice for Nonclinical Studies, GLP)。GLP 是临床前试验研究必须遵循的规范。临床前试验研究的结果需上报有关药政管理部门审查,合格后方可进行临床试验。

（六）临床试验

临床试验是将药物应用到人体的试验。为了确保用药安全,国家制定了《药品临床试验管理规范》(Good Laboratory Practice for Clinical Studies, GCP)。凡新药进行各期临床试验,均需严格按照GCP 进行。经临床试验效果良好的药物,再经药政部门审查批准,才可投入生产和临床使用。

三、抗生素的制备

抗生素的制备分为发酵和提取两个阶段。发酵是指抗生素产生菌在一定培养条件下生物合成抗生素的过程,此过程包括菌体生长和产物合成这两种不同性质的代谢过程。提取是指将抗生素从发酵培养物中提取出来并加以精制,制成抗生素成品。抗生素生产的一般流程如下:菌种→孢子制备→种子制备→发酵→发酵液预处理→提取和精制→成品检验→成品包装。

（一）发酵阶段

1. 抗生素发酵的特点　抗生素发酵具有需氧发酵、深层发酵、纯种发酵的特点。

（1）需氧发酵:目前的抗生素发酵一般都是需氧发酵,在发酵过程中需要不断地通入无菌空气和进行机械搅拌,以提供足够量的氧给抗生素产生菌进行代谢。

（2）深层发酵:抗生素的现代化工业生产一般采用液体深层发酵,在大型发酵罐中进行生产。发酵罐体积较大,并附有控制发酵温度的冷却设备。

（3）纯种发酵:抗生素发酵工业要求纯种发酵,发酵过程需注意防止杂菌的污染。发酵液一旦染菌,后果比较严重,可导致产量下降、提取困难,甚至全部发酵液报废。

2. 抗生素发酵的一般流程　抗生素发酵流程一般包括孢子制备、种子制备、发酵这三个阶段。

这是对产生菌逐步扩大培养的过程。

（1）孢子制备：孢子制备的目的是将菌种进行培养，制备一定数量和质量的孢子供种子制备使用。孢子制备一般在扁茄形瓶内进行，根据真菌、放线菌产生孢子的特点，产孢子培养基中的氮源、碳源不宜丰富。

（2）种子制备：种子制备的目的是使孢子萌发生长，形成一定数量和质量的菌丝供发酵使用。种子制备一般在种子罐内进行。由孢子接种进罐的种子罐称为一级种子罐，若需继续扩大培养种子，可将一级种子罐的种子移种到体积和装量更大的二级种子罐，由此类推还有三级种子罐。将一级、二级、三级种子罐的种子移种到发酵罐所进行发酵分别称为二级、三级、四级发酵。抗生素发酵多采用三级发酵，少数生长缓慢的放线菌采用四级发酵。种子培养基要求采用玉米浆等一些易于被产生菌迅速利用、生长因子丰富的营养物质，以满足种子培养的需要。

（3）发酵：种子移种到发酵罐以后，在发酵罐内的发酵过程可分为三个阶段：菌体生长阶段、抗生素产物合成阶段、菌体自溶阶段。抗生素发酵的目的是获得抗生素产量，因此需选择合适的发酵培养基和培养条件缩短菌体生长阶段，使菌体代谢转入抗生素合成代谢。进入抗生素合成阶段后，需采用加糖、补料等方式延长抗生素合成期，以获得较高的产量。随着营养物质消耗、代谢产物积累，发酵将不可避免地进入菌体自溶期。此时应及时终止发酵，以避免发酵产物损失和给提取带来困难。

整个发酵过程应加以控制的因素如下：

① 防止杂菌污染：在抗生素发酵过程中发生杂菌污染的主要原因有培养基和发酵设备灭菌不彻底、种子带有杂菌、空气过滤系统被污染、发酵设备渗漏、操作不慎等，在移种、取样等过程中应进行严格的无菌操作，并根据需要多次取样进行无菌检查。

② 营养物质的控制：发酵培养基应适当丰富，要满足菌体生长和产物合成两个方面的需要。其原材料应尽可能价廉且来源广泛。为了延长抗生素合成期，抗生素发酵工业中广泛采用中间补料工艺。

③ pH 的控制：pH 是一项综合生物化学指标。菌体生长阶段和产物合成阶段各有其不同的最适pH 的范围。控制发酵过程的 pH，可通过在发酵培养基中加入一些缓冲物质如碳酸钙等，使发酵过程的 pH 保持相对稳定；还可通过中间补料的方式，补入一些生理酸性物质或生理碱性物质，来调节发酵过程的 pH 变化。例如，在青霉素发酵过程中采用葡萄糖流加工艺，葡萄糖是生理酸性的碳源，既补充了青霉素发酵所需的碳源，又调节了发酵液的 pH。这种调节控制发酵液 pH 的方式具有良好的生产效果。在发酵过程中还可直接加酸或碱来调节 pH，但由于其生产效果较差，较少使用该方法。

④ 温度的控制：菌体生长和产物合成各有其最适温度。这是因为菌体生长和产物合成所需的酶不同，不同的酶有不同的最适反应温度。菌体生长所需的最适温度通常高于抗生素合成所需的最适温度，因此抗生素发酵多采用变温发酵。微生物发酵会产生大量的发酵热，可通过包围发酵罐的夹套或蛇形管导入冷水或热水控制发酵温度。

⑤ 前体的调控作用：前体是能直接参与抗生素分子的组成而自身结构无显著变化的物质。采用添加前体进行发酵的方式，可控制抗生素合成的方向，并增加抗生素的产量。例如，青霉素 G 的发酵生产以苯乙酰胺作为前体，红霉素的发酵生产以丙醇为前体，均获得良好的生产效果。上述前体对产生菌有一定毒性，使用时应分批少量加入。

⑥ 通气、搅拌及消沫：抗生素发酵是需氧发酵。通过空气过滤系统向发酵罐内输入无菌空气，空气中的氧分子溶入发酵液中供产生菌利用。同时在发酵罐内设置搅拌器和挡板以增加通气效果。发酵液中所含有的蛋白质是良好的发泡物质。产生菌对这类物质的代谢将导致发酵过程的某些阶段产生大量泡沫，搅拌和通气更加剧了泡沫的产生。大量泡沫会造成发酵罐逃液（泡沫使发酵液液面上升致使发酵液随着泡沫从排气管道排出发酵罐），并且易导致染菌。因此，发酵中必须消沫。消沫可采用添加消沫剂、安装消沫桨等多种方式。

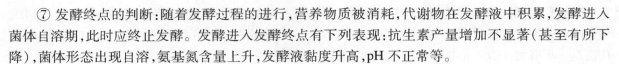

⑦ 发酵终点的判断：随着发酵过程的进行，营养物质被消耗，代谢物在发酵液中积累，发酵进入菌体自溶期，此时应终止发酵。发酵进入发酵终点有下列表现：抗生素产量增加不显著(甚至有所下降)，菌体形态出现自溶，氨基氮含量上升，发酵液黏度升高，pH 不正常等。

（二）发酵液预处理及提取阶段

1. 发酵液预处理　对发酵液进行预处理的目的是除去发酵液中的重金属离子、蛋白质、菌体，以利于以后的提取操作。预处理的方法包括加热使蛋白质凝固，加入草酸、磷酸、黄血盐除去钙、镁、铁等高价离子，调节发酵液 pH 以利于蛋白质和某些盐类的沉淀。当重金属离子、蛋白质等形成沉淀后，采用过滤或离心等方法除去重金属离子、蛋白质、菌体，获得过滤液。

2. 提取　当抗生素存在于发酵液时，常用的提取方法主要有以下四种，操作中均需要调节 pH 使抗生素的性质适应提取的需要。

（1）溶媒萃取法：抗生素在不同 pH 条件下以不同的化学状态(游离酸、碱或盐)存在，在水及有机溶媒中的溶解度不同，分子态的抗生素游离酸或碱易溶于有机溶媒(非极性溶剂)，而离子态的抗生素盐类易溶于水(极性溶剂)。这样可以通过调节 pH 的方法将抗生素从水相转移至有机溶媒相，或将抗生素从有机溶媒相转移至水相，达到浓缩和纯化的目的。采用溶媒萃取法，所选用的溶媒与水应互不相溶或仅有小部分互溶，溶媒还应该对抗生素有较大的溶解度和选择性，这样才能用少量的溶媒使抗生素提取完全，并分离去掉一部分杂质。

（2）离子交换法：离子交换法是应用离子交换树脂进行分离提取的方法。利用某些抗生素能解离为阳离子或阴离子的特性，使其与离子交换树脂进行交换，将抗生素吸附在树脂上，然后再以适当的条件将抗生素从树脂上洗脱下来，达到分离、浓缩、纯化的目的。此方法具有成本低、设备简单、操作方便等优点，应用较为广泛。

（3）沉淀法：在抗生素等电点，或抗生素与酸、碱、金属盐类形成不溶性或溶解度极小的复盐时，沉淀出抗生素。

（4）吸附法：是利用适当的吸附剂，在一定 pH 条件下，使发酵液中的抗生素被吸附剂吸附，然后再以适当的洗脱剂将抗生素从吸附剂上洗脱下来，达到浓缩和纯化的目的。常用的吸附剂有活性炭、氧化铝、硅胶、大网格聚合物等。

当抗生素等微生物代谢产物存在于菌体内部时，需采用固液萃取法提取。

经提取获得抗生素粗品后，还需对抗生素粗品做进一步精制以提高抗生素产品的纯度。上述四种提取方法均可用于精制。此外，还可采用一些新的提取技术如双水相萃取技术、超滤技术、亲和层析技术等。

四、抗生素的生物合成

（一）次级代谢产物的特点

次级代谢产物是指那些由微生物合成，但对微生物自身的生长、繁殖无显著功能的各种代谢产物，如抗生素、色素等。次级代谢产物一般具有以下特点。

1. 对微生物自身的生长、繁殖无显著功能　初级代谢产物是微生物生长、繁殖所必需的小分子有机物，如维生素、氨基酸、嘌呤、嘧啶等。而次级代谢产物如抗生素、色素等对微生物的生长、繁殖无显著功能。

2. 与初级代谢紧密相连　次级代谢是在初级代谢基础上形成的。先有初级代谢，而后才有次级代谢。当环境中营养物质充足时，微生物首先进行初级代谢，进行生长、繁殖。但当营养环境发生了变化，某些营养因素受到限制时，微生物的代谢转向次级代谢，一些受到初级代谢分解代谢物阻抑的次级代谢合成酶开始合成，由某些初级代谢中间代谢物或初级代谢产物转向合成次级代谢产物。这样，微生物就能在营养环境发生变化，不再适合微生物生长、繁殖，而某些初级代谢又不能及时"刹车"的情况下,通过将初级代谢转向次级代谢,避免某些初级代谢产物合成受到限制时,另一些初级代谢产物过量合成所造成的不平衡生长。不平衡生长会造成微生物死亡。从这种意义上来说,次级代谢是一种有利于微生物物种生存的代谢类型。

3. 在一定条件下大量合成 初级代谢产物合成普遍受到严格的终产物反馈调节,一般不能大量合成。而次级代谢产物合成一般不受终产物反馈调节,在一定条件下能大量合成。与次级代谢产物大量合成有关的条件主要有微生物的生长速率、分解代谢物调节、初级代谢基础等。

(二)抗生素生物合成的代谢途径

1. 抗生素合成的基本过程 抗生素合成的基本过程如下:营养物摄入细胞→形成初级代谢中间产物(或初级代谢产物)→合成抗生素前体→抗生素前体经修饰、重排等→进入各抗生素所特有的合成途径→聚合或装配,合成抗生素。

2. 与抗生素合成有关的主要代谢途径 各种突变株以及同位素示踪技术研究表明,抗生素合成的前体物质主要来自下列途径。① 脂肪酸代谢(如乙酸盐、丙酸盐等);② 氨基酸代谢;③ 糖代谢;④ 嘌呤及嘧啶代谢;⑤ 芳香族生物合成(莽草酸途径);⑥ 一碳基团转移(甲基库)。多数抗生素的前体物质并不是由单一途径而来,而是经多条代谢途径合成的。

3. 抗生素生物合成的调节与控制 由于抗生素产生菌的不同以及抗生素种类的不同,抗生素生物合成的调节与控制的方式各不相同。但是作为微生物的次级代谢产物,抗生素生物合成(发酵生产)的调节与控制有明显的共性,主要表现在如下三个方面:

(1)受产生菌生长速率的调节:大量合成抗生素的时期是微生物生长曲线的稳定期。此时产生菌不生长或稍有生长。在抗生素产生菌迅速生长时期,抗生素不能合成或只有很少量的合成。在发酵过程中的菌体生长阶段,抗生素发酵产量是很低的,随着菌体生长进入稳定期,才有抗生素的大量合成。抗生素发酵工业中通常采用加糖、补料等方式来延长菌体生长的稳定期,以提高抗生素的发酵产量。在抗生素合成阶段,若加入一定量的磷酸盐,产生菌会恢复迅速生长,使次级代谢转向初级代谢,导致抗生素发酵产量降低。

(2)受分解代谢物调节:分解代谢物调节是指培养基中的一些能够被产生菌迅速(或优先)利用的营养物质(包括碳源、氮源、磷源等)以及它们的分解代谢产物,对其他多种代谢酶的调节作用。调节作用主要有分解代谢物阻遏和分解代谢物抑制两种方式。调节作用的强弱程度和该营养物质的代谢速率有关。例如,在青霉素发酵生产中有"葡萄糖效应",产生菌迅速利用培养基中的葡萄糖,随着葡萄糖的分解代谢,其分解代谢物抑制青霉素的生物合成。所以,"葡萄糖效应"实质上是一种碳源分解代谢物调节作用。"葡萄糖效应"不仅抑制青霉素的合成,还抑制其他多种抗生素的合成以及乳糖的分解利用等。

分解代谢物调节对次级代谢产物生物合成的作用较大,作用范围较为广泛,作用方式多种多样。对其作用效果的控制,主要是通过控制营养物质的代谢速率。例如,青霉素发酵生产采用葡萄糖流加工艺控制葡萄糖的代谢速率,有效地避免了"葡萄糖效应"。

(3)需要合适的初级代谢基础:抗生素生物合成是在初级代谢基础上形成的,在菌体生长阶段,不仅需要通过初级代谢为抗生素生物合成提供合适的菌体量,还需要菌体生长得比较健壮,处于比较适合抗生素合成的状态。高质量的种子和合适的培养条件是达到此目的的关键。在抗生素合成阶段,需要初级代谢为抗生素合成提供代谢能量和有机碳骨架。此阶段的初级代谢应控制在合适的水平,既要维持菌体细胞合成抗生素的活力,又要防止产生菌大量生长抑制抗生素的生物合成。

第二节　氨　基　酸

氨基酸(amino acid)是构成蛋白质的基本单位,是人体及动物的重要营养物质,具有重要的生理作用。因此氨基酸的生产和应用早已受到人们重视。

1820 年人们用水解蛋白质的方法开始制造氨基酸。1850 年人们在实验室内用化学方法合成了氨基酸。1956 年人们用微生物直接发酵糖类生产谷氨酸获得成功,被认为是现代发酵工业的重大突破,是氨基酸生产方法的重大革新。该成就推动了其他氨基酸的发酵研究和发酵生产,形成了用发酵法制造氨基酸的新型发酵工业。目前,构成蛋白质的大部分氨基酸均可用发酵方法生产。1973 年人们用固定化菌体进行天冬氨酸的工业规模的生产,显示了酶法生产氨基酸的光明前景。利用基因工程技术将氨基酸合成酶基因克隆是提高氨基酸产量的有效途径。目前,几乎所有的氨基酸合成酶基因都可以在不同系统中克隆与表达,其中苏氨酸、色氨酸、脯氨酸和组氨酸等的工程菌已达到工业化生产水平。

一、氨基酸的应用

氨基酸主要应用于以下几个方面:

(1) 食品工业:小麦、玉米、稻米等植物性食物的蛋白质缺少赖氨酸、苏氨酸和色氨酸,适量添加这些氨基酸于食品中,可提高食品的营养价值。某些氨基酸具有调味作用,具有鲜味的氨基酸盐有谷氨酸钠和天冬氨酸钠,具有甜味的氨基酸及其衍生物有甘氨酸、丙氨酸、L-天冬氨酰-苯丙氨酸甲酯等。

(2) 饲料工业:一般饲料中缺乏赖氨酸和蛋氨酸,适量添加这两种氨基酸可提高饲料的营养价值,促进鸡多产蛋与猪的生长。

(3) 医药工业:氨基酸参与体内代谢和各种生理机能活动,因此可以用来治疗多种疾病。在医药上用量最大的是氨基酸输液。手术后或烧伤等患者需大量补充蛋白质营养,可注射各种氨基酸混合液,即氨基酸输液。复合氨基酸注射液含氨基酸浓度高、体积小、无热源物质与过敏物质,比水解蛋白好。此外,许多氨基酸及其衍生物可用来治疗多种疾病。

(4) 化学工业:用谷氨酸可制备对皮肤无刺激性的洗涤剂(十二烷酰基谷氨酸钠肥皂)、能保持皮肤湿润的润肤剂(焦谷氨酸钠)、质量接近天然皮革的聚谷氨酸人造革,以及人造纤维和涂料。

(5) 农业:利用氨基酸可以制造具有特殊作用的农药。使用 N-月桂酰-L-异戊氨酸能防止稻瘟病,又能提高稻米的蛋白质含量。氨基酸烷基酯及 N-长链酰基氨基酸能提高农作物对病害的抵抗力,具有和一般杀菌剂一样的效果。氨基酸农药可被微生物分解,是一种无公害农药。

二、氨基酸的生产方法

氨基酸的生产方法包括:① 抽提法;② 直接发酵法;③ 添加中间产物的发酵法;④ 酶法;⑤ 合成法。

1. 抽提法　这是一种用酸水解蛋白质原料,然后从水解液中提取氨基酸的方法。半胱氨酸、胱氨酸、酪氨酸的生产,由于目前尚无其他适当生产方法,仍使用抽提法。

2. 直接发酵法　直接发酵法是利用糖和铵盐发酵生产氨基酸。按照生产菌株的特性,直接发酵法可分为四类:野生型菌株发酵、营养缺陷型突变株发酵、抗氨基酸结构类似物突变株发酵、营养缺陷型兼抗性突变株发酵。大多数氨基酸可用直接发酵法生产。

3. 添加中间产物的发酵法　此法在发酵过程中添加氨基酸的前体,微生物将其转化为相应的氨基酸。此方法可以避免氨基酸生物合成途径中的反馈调节作用。可用此法生产的氨基酸有丝氨酸、色氨酸、蛋氨酸、异亮氨酸等。

4. 酶法　此法应用完整菌体(固定化菌体细胞)或微生物产生的酶(固定化酶)来制造氨基酸。用此方法生产的氨基酸有天冬氨酸、丙氨酸、赖氨酸、色氨酸、酪氨酸等。

5. 合成法　用化学合成方法生产的氨基酸有蛋氨酸、丙氨酸、甘氨酸、苯丙氨酸等。

以上五种氨基酸生产方法各有特点。其中酶法能得到 L 型氨基酸,产物浓度高,易于提取。采用固定化菌体或固定化酶,其优点更突出。由合成法得到合适的中间体,配合酶法制造氨基酸将是氨基酸生产的一个重要发展方向。

三、氨基酸产生菌的选育

氨基酸产生菌最初是从自然环境中筛选得到的。但是,氨基酸作为微生物细胞中的基本组分,其生物合成受到严格的代谢调节控制,一般不能满足工业上大量生产氨基酸的需要。为了大量生产氨基酸,必须采取种种措施,以打破微生物对氨基酸生物合成代谢的调节控制。在氨基酸产生菌的菌种选育工作中常采用营养缺陷型突变和抗氨基酸结构类似物突变来消除或减弱终产物反馈调节,使产生菌的代谢朝着有利于大量合成某种人们所需要的氨基酸的方向发展。

(一)氨基酸产生菌的分离

1. 氨基酸产生菌的来源　最初的氨基酸产生菌多从森林、草地、堆肥、沟水、稻田、菜地、制糖厂、淀粉厂、果园等采样分离得到。从自然界采集的试样包含了种类繁多的微生物。大多数优良的氨基酸产生菌是属于棒杆菌属(Corynebacterium)、短杆菌属(Brevibacterium)、微杆菌属(Microbacterium)、微球菌属(Micrococcus)或节杆菌属(Arthrobacter)的细菌。因此,筛选氨基酸产生菌主要限制在细菌范围内。

2. 氨基酸产生菌的分离方法　一般采用平板分离法。分离培养基可分为营养贫乏培养基和营养丰富培养基两种类型。营养贫乏培养基由葡萄糖、铵盐、无机盐等组成,营养比较贫乏,分离出的菌数不多,但以能够利用无机氮而不需要有机氮为主要特征。营养丰富培养基由葡萄糖、有机氮(蛋白胨、酵母膏、牛肉膏等)、无机盐等组成,营养比较丰富,分离出的菌数较多。

3. 氨基酸产生菌的筛选方法　从平板分离的菌落,用筛选培养基进行筛选,可以在平板上进行,也可以将微生物接种摇瓶培养后,用纸层析或微生物测定法检测生成的氨基酸。氨基酸产生菌筛选的关键包括:① 设计一种适合氨基酸产生的筛选培养基;② 确定一种大规模筛选氨基酸的检测方法。

(1)筛选培养基的设计:菌种在某一培养基上能旺盛生长,但不一定能产生大量的氨基酸。例如,谷氨酸产生菌在营养上需要生物素,而生产大量谷氨酸则需要限制生物素的量。因此,必须根据氨基酸生物合成的知识来设计筛选培养基。设计时既要考虑微生物生长的需要,又要考虑氨基酸合成的需要。

(2)氨基酸的检测:以下介绍 3 种适合大规模筛选的氨基酸检测方法。① 用氨基酸鉴定菌(氨基酸营养缺陷型)检测平板上产生的氨基酸。将生长于分离培养基的菌落影印接种于筛选培养基,影印好的平板培养 2～3 d,使其有足够的时间生长菌体、产生氨基酸并扩散到培养基中,长好的菌落用大剂量的紫外线照射,以杀死菌体,防止测定过程中菌体过度生长。然后,将接种了氨基酸鉴定菌的 10 mL 氨基酸测定培养基(琼脂)覆盖于琼脂平板上,在 37 ℃培养 16～24 h 后,氨基酸鉴定菌就生长于产生该种氨基酸的菌落周围的区域。生长区域的大小和稠密度可作为该菌种产生氨基酸的量的相对量度。应用此方法应注意选用的筛选培养基不应含有足够量的能干扰测定的氨基酸,如果发生这种情况,筛选培养基中的氨基酸来源(牛肉膏、蛋白胨等)的浓度应该降低,或者改用其他测定方法。② 用氨基酸鉴定菌检测摇瓶发酵样品中的氨基酸。平板分离的菌落传种斜面后,用于摇瓶发酵试验,将摇瓶发酵液过滤除菌,再将滤液和氨基酸鉴定菌以及氨基酸测定培养基混合于试管内,37 ℃培养 16～24 h 后,测定氨基酸鉴定菌的生长。将不加氨基酸产生菌的发酵培养基加入已知浓度的特定氨基酸作为对照,可根据鉴定菌生长产生的菌体密度或浊度,推算出发酵样品中该种氨基酸的含量。③ 可逆抑制测定法。氨基酸可以根据其解除特异的抗代谢物抑制作用的能力来进行测定。例如,抗代谢物 β -噻吩丙氨酸是枯草芽孢杆菌生长的抑制剂。如果培养基中加入 L -苯丙氨酸,这种抑制作用可被解除。苯丙氨酸具有这种特异性的解除抑制的作用。因此,这个试验可用于测定氨基酸产生菌生产的苯丙氨酸。此试验中,培养有氨基酸产生菌的筛选培养基平板上,覆盖含有抗代谢物(β-噻吩丙氨酸)和指示菌(枯草芽孢杆菌)的苯丙氨酸测定培养基(不含有苯丙氨酸),筛选培养基平板上的氨基酸产生菌由于合成苯丙氨酸而使得其周围区域的指示菌生长。

（二）氨基酸营养缺陷型突变株的选育

1. 完全培养基和基本培养基　完全培养基营养比较完全和丰富,野生型菌株和营养缺陷型菌株在其上均能生长。基本培养基营养比较贫乏,野生型菌株可在其上生长,而营养缺陷型菌株不能在其上生长。在基本培养基上,营养缺陷型若要生长,必须补加营养缺陷型菌株所不能合成的生长因子。完全培养基的营养组成:每升培养基中含葡萄糖 10 g、酵母膏 10 g、蛋白胨 10 g,pH 7.0。基本培养基的营养组成:每升培养基中含葡萄糖 10 g、磷酸氢二钾 2 g、磷酸二氢钾 7 g、柠檬酸钠 0.5 g、硫酸铵 1 g,pH 7.0。

2. 营养缺陷型突变株的分离　将诱变处理后的菌液接种至完全培养基中进行培养,使营养缺陷型突变株充分表达。再将培养液离心分离得到菌体。所得菌体经洗涤除去多余的营养物质后,转入含有青霉素(100 U/mL)的基本培养基中富集营养缺陷型。没有发生营养缺陷型突变的野生型菌株可在基本培养基上生长,发生细胞分裂。但新生成的细胞由于不能合成细胞壁而破裂死亡。而营养缺陷型突变株由于在基本培养基上不能生长,因此青霉素不能将其杀死,得以保存下来。将上述经过青霉素富集的培养液(营养缺陷型约占 1%)用完全培养基平板进行培养,所得菌落分别影印接种于基本培养基平板和完全培养基平板进行培养,再找出在基本培养基上不能生长的菌落(营养缺陷型突变株)。

3. 营养要求的测定　将所获得的营养缺陷型突变株移入补加有某种氨基酸(例如异亮氨酸)的基本培养基中,如能生长,则此突变株为(异亮氨酸)营养缺陷型,如不能生长,则可用两种或两种以上的在代谢上近源的氨基酸(例如异亮氨酸和缬氨酸)再进行试验。如能生长,则此突变株为(异亮氨酸和缬氨酸)双重营养缺陷型。

（三）抗氨基酸结构类似物突变株的选育

将菌种诱变处理,接种于含抑制浓度的氨基酸结构类似物的培养基中,由于此种培养条件下正常菌株不能生长,而抗氨基酸反馈调节的突变株能够生长,因此可筛选出抗氨基酸结构类似物突变株。例如,采用 S -(2 -氨基乙基)- L -半胱氨酸(AEC)作为赖氨酸的结构类似物,选育抗 AEC 突变株用于生产赖氨酸。

抗氨基酸结构类似物突变株的形成至少可归因于以下五种基因型突变:① 调节基因突变,使氨基酸结构类似物所拮抗的氨基酸的合成不受该种氨基酸及其结构类似物的反馈阻遏;② 操纵基因突变,结果使氨基酸合成酶去除阻遏,从而使所拮抗的氨基酸超产,并克服氨基酸结构类似物对氨基酸合成的阻遏作用;③ 所拮抗的氨基酸透性酶的结构基因突变,导致摄取结构类似物的能力下降;④ 氨酰基 tRNA 合成酶结构基因突变,导致在蛋白质合成过程中能更好地区别氨基酸和氨基酸结构类似物;⑤ 氨基酸合成酶的结构基因突变,使其不受氨基酸结构类似物或氨基酸的反馈抑制。

（四）细胞透性改变的突变株的选育

细胞凭借有透性酶参与的主动运输系统摄取或排出某一化合物。正常情况下,这种摄取或排出的效率是不同的。一般来说,透性酶在细胞内与氨基酸的亲和力较低,在细胞外与氨基酸的亲和力较高。这样使氨基酸在细胞内的代谢库中逐步累积。如果透性酶发生突变,使透性酶在细胞外与氨基酸的亲和力变低,致使突变株能将此种氨基酸顺利排出细胞外,这样可以大大提高这种氨基酸的产量。例如,大肠埃希菌抗 AEC 的抗性突变株能产生大量赖氨酸,其生产能力提高并非由于打破天冬氨酸激酶和二氢吡啶二羧酸的反馈调节,而是由于改变了赖氨酸主动运输系统,使菌体在细胞外赖氨酸浓度比细胞内浓度高5倍的情况下,仍能继续排出细胞内合成的赖氨酸,从而获得赖氨酸的高产。

用细胞透性改变突变株增产氨基酸的另一个例子,是谷氨酸棒杆菌的生物素营养缺陷型增产谷氨酸,由于该突变株不能合成生物素,在生物素限量供应的条件下,该菌株的细胞膜合成有缺陷,细胞透性增大,使谷氨酸更容易透出细胞,避免了细胞内谷氨酸终产物反馈调节,从而增产谷氨酸。与此类似,谷氨酸棒杆菌的油酸缺陷型或甘油缺陷型菌株均能增产谷氨酸。

筛选细胞膜透性改变的突变株,除了上述筛选抗氨基酸结构类似物突变株和营养缺陷型突变株的方法外,一般用筛选抗作用于细胞膜的抗生素或表面活性剂的抗性突变株来获得。

此外,筛选具有增加运输基质或氨基酸前体进入细胞的突变株,也可以增产氨基酸。选择这一类突变株一般有两种方法:① 选择培养平板上迅速生长的大菌落(该平板以某种基质或前体为唯一碳源);② 选择对某一化合物敏感的菌株(该化合物为某种基质或前体的结构类似物,对产生菌有抑制作用)。

四、氨基酸发酵的代谢控制

用氨基酸生产菌种发酵生产氨基酸的关键是控制发酵条件和保持生产菌种在大规模发酵过程中的稳定。

（一）发酵条件的控制

菌种选育使得菌种具有某些遗传特性而有利于某种氨基酸的大量生成,但是菌种的遗传特性必须在适宜的培养条件下才能表现出来。例如,以糖类为发酵原料,用谷氨酸棒杆菌的生物素营养缺陷型生产谷氨酸,谷氨酸的生物合成途径如图7-1所示。

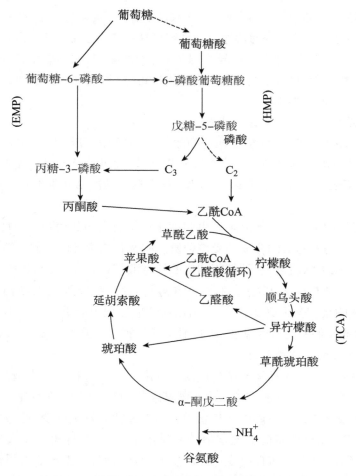

图 7 - 1 谷氨酸棒杆菌的谷氨酸合成途径示意图

谷氨酸棒杆菌的 α-酮戊二酸脱氢酶活力低,尤其当生物素缺乏时,三羧酸循环(TCA)到生成 α-酮戊二酸时,即受到阻挡。在铵离子存在的条件下,α-酮戊二酸受高活力的谷氨酸脱氢酶作用,转变成谷氨酸。谷氨酸棒杆菌发酵生产谷氨酸主要需控制如下培养条件:① 氧。通气量不足,发酵产物为乳酸或琥珀酸;通气量充足,发酵产物为谷氨酸。② 铵离子。铵离子浓度低,发酵产物为 α-酮戊二酸;铵离子浓度适量,发酵产物为谷氨酸;铵离子浓度过高,发酵产物为谷氨酰胺。③ pH。酸性易生成 N-乙酰谷氨酰胺;中性或偏碱性易生成谷氨酸。④ 磷酸盐。高浓度磷酸盐易导致生成缬氨酸;适量浓度磷酸盐有利于生成谷氨酸。⑤ 生物素。生物素过量易生成乳酸或琥珀酸;生物素限量有利于生成谷氨酸。

培养条件不同,将导致发酵产物不同,控制适量的磷酸盐浓度、生物素浓度,通气培养,以流加尿素的方式调节 pH 和提供适量的铵离子,可以使谷氨酸发酵得以顺利进行。

(二) 生产菌株的稳定

氨基酸生产菌株常采用营养缺陷型、渗漏营养缺陷型以及抗氨基酸结构类似物突变株,其目的就是要阻断或减弱其他支路的代谢,避免反馈调节,使生产菌株的代谢处于不平衡状态,以利于基质的代谢朝着生产需要的氨基酸合成的方向发展,从而大量生产需要的氨基酸。但是,在大规模的发酵生产中生产菌种的代谢不平衡使得生产菌种处于不稳定状态,容易发生回复突变。由于回复突变株往往比代谢不平衡的生产菌种具有更快的生长速度,随着发酵培养时间的延长和菌的生长繁殖,回复突变株大量出现于发酵中、后期的培养液中,严重影响正常发酵的进行。因此,在发酵生产中,如何使生产菌种保持稳定,减少回复突变菌株的出现和数量,是氨基酸发酵产量稳定和高产的关键。

下面以谷氨酸棒杆菌高丝氨酸缺陷型菌株发酵生产赖氨酸为例,说明防止回复突变、保持生产菌株稳定的一般方法。

(1) 定向增加菌株的遗传标记:如增加苏氨酸缺陷型(thr⁻)或蛋氨酸缺陷型(met⁻),育成 hom⁻ thr⁻ 或 hom⁻ met⁻ 双重营养缺陷型,双重营养缺陷型同时发生回复突变的概率远远低于单个营养缺陷型发生回复突变的概率,可以抵抗发酵过程中的回复突变,使生产稳定,增加赖氨酸发酵产量。

(2) 选育遗传稳定的菌株:从容易发生回复突变的培养物中,选育不发生回复突变的菌株。对生产菌株定期纯化,检查遗传标记,尽可能采用遗传标记明显、回复率低的菌株。

(3) 保存培养基和种子培养基应营养充分:由于赖氨酸生产菌株是高丝氨酸营养缺陷型,菌种保存培养基和种子培养基中的高丝氨酸或蛋氨酸和苏氨酸尤其要充足,以减弱回复突变株在培养基中可能出现的生长优势。如果该菌株同时具有抗 AEC(赖氨酸结构类似物)的特性,则应在上述培养基中加入适量的 AEC,以防止该抗性发生回复突变。

(4) 添加药物抑制回复突变株的生长:赖氨酸生产菌株对抗生素的敏感性低于回复突变株,在发酵培养的第 16 h、第 39 h、第 61 h 分别加入 1.5 μg/mL 的红霉素于发酵培养物中,可有效防止回复突变菌株的生长,提高赖氨酸发酵产量。

五、赖氨酸的发酵

赖氨酸是人类和动物的必需氨基酸之一,对机体生长发育的影响较大。小麦、玉米、水稻等植物蛋白质中缺乏赖氨酸,因此赖氨酸适合作为食品和饲料的添加剂,以强化食品和饲料的营养。婴儿的成长期,妇女妊娠、哺乳期,老年期,病后恢复期等特别需要大量的赖氨酸。

赖氨酸产生菌是谷氨酸棒杆菌、黄色短杆菌或乳糖发酵短杆菌等谷氨酸产生菌的高丝氨酸营养缺陷型兼抗 AEC 突变株,被人为地解除了赖氨酸生物合成的反馈调节,从而能够大量生产赖氨酸。赖氨酸的生物合成途径和代谢调控机制见图 7-2。采用高丝氨酸营养缺陷型突变株,则天冬氨酸 β-半醛不再进一步合成苏氨酸和蛋氨酸,而是集中用于合成赖氨酸。同时由于苏氨酸和赖氨酸对赖氨酸合成途径中的关键酶(天冬氨酸激酶)的协同反馈抑制作用被解除,就能发酵生产大量的赖氨酸。

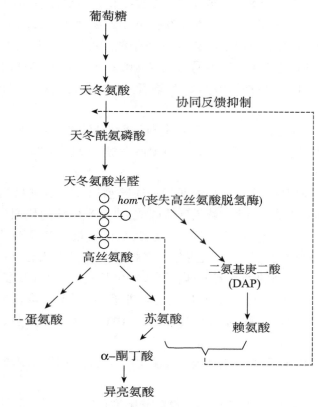

"○○○○○"为遗传缺陷位置(*hom⁻*)

图 7-2　用谷氨酸棒杆菌高丝氨酸缺陷型的赖氨酸发酵

第三节　维　生　素

　　维生素(vitamin)是人和动物维持生命活动所必需的一类营养物质,也是一类重要的药物。维生素主要以酶类的辅酶或辅基形式参与生物体内的各种生化代谢反应。维生素还是防治由维生素缺乏引起的各种疾病的首选药物。例如:维生素 C 能刺激人体造血功能,增强机体的抗感染能力。B 族维生素用于治疗神经炎、角膜炎等多种炎症。维生素 D 是治疗佝偻病的重要药物。

　　维生素可采用化学合成、动植物提取和微生物发酵等方法生产。目前采用微生物发酵方法生产的维生素有维生素 C、维生素 B₂、维生素 B₁₂ 等,其中以维生素 C 的发酵生产规模最大。

一、维生素 C

　　维生素 C 又称为抗坏血酸,能参与人体内多种代谢过程,使组织产生胶原,影响毛细血管的渗透性及血浆的凝固,刺激造血机能,是人体必需的营养成分。此外,它具有较强的还原能力,可作为抗氧化剂,已在医药、食品工业等方面获得广泛应用。

　　维生素 C 的生产方法有化学合成法、半合成法、两步发酵法、重组菌一步发酵法等几种。化学合成法一般指莱氏法(Reichstein)。半合成法指的是化学合成中的由 D-山梨醇转化为 L-山梨糖的反应,采用弱氧化醋杆菌(*Acetobacter suboxydans*)发酵完成,其他反应仍采用化学合成法。两步发酵法有两种。一种是我国发明的两步发酵法:采用两种不同的微生物进行两步生物转化,先采用弱氧化醋杆菌进行将 D-山梨醇转化为 L-山梨糖的发酵,在此基础上再采用假单胞菌(*Pseudomonas* sp.)进行将 L-山梨糖转化为 2-酮-L-古龙酸的发酵,2-酮-L-古龙酸再经盐酸酸化可生成维生素 C(图7-3)。该种方法与合成法比较具有所需设备少、成本低、"三废"减少等优点。不仅在国内推广使用,而且已向国外转让该技术。

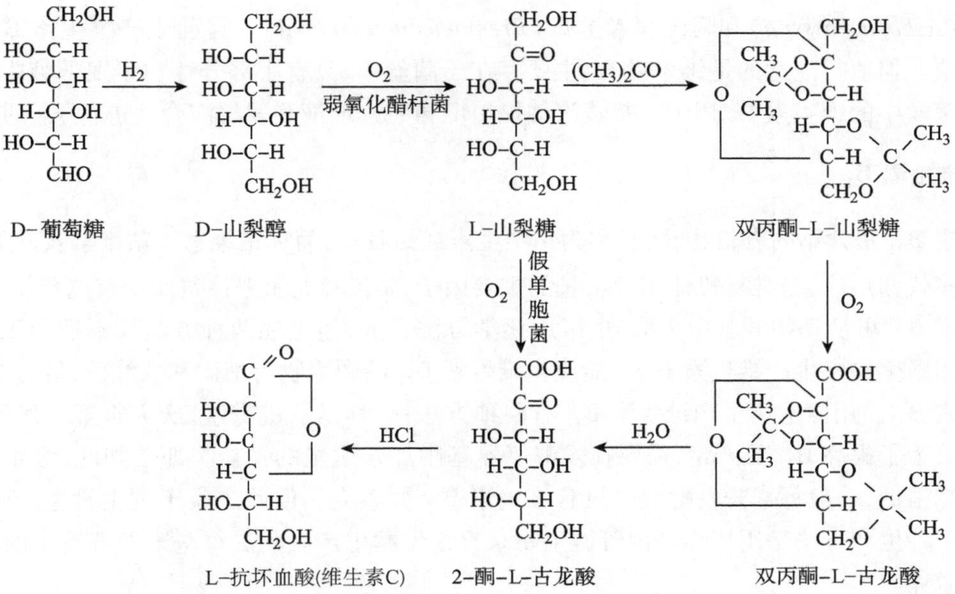

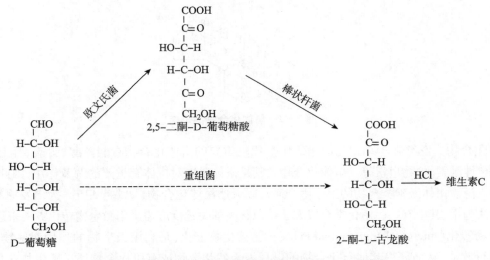

图 7-3 维生素 C 两步发酵法及半合成法

另一种两步发酵法也采用两种微生物进行两步生物转化,先采用欧文氏菌(*Erwinia* sp.)将 D-葡萄糖转化成 2,5-二酮-D-葡萄糖酸,再采用棒状杆菌(*Corynebacterium* sp.)将 2,5-二酮-D-葡萄糖酸转化成 2-酮-L-古龙酸(图7-4)。此种两步发酵法与目前维生素 C 生产中使用的莱氏法和我国发明的两步发酵法相比,不具有优势,因而未投入工业生产。但其研究工作为重组菌一步发酵法提供了基础。重组菌一步发酵法是将棒状杆菌的 2,5-二酮-D-葡萄糖酸还原酶基因克隆到欧文氏菌体内,构建基因工程菌来完成从 D-葡萄糖直接转化成 2-酮-L-古龙酸的一步发酵法(图7-4)。

图 7-4 维生素 C 的两步发酵法及重组菌一步发酵法

二、维生素 B$_2$

维生素 B$_2$ 又称核黄素,在自然界多数与蛋白质相结合而存在,又被称为核黄素蛋白。维生素 B$_2$ 是动物发育和许多微生物生长的必需营养因子,是治疗眼角膜炎、白内障、结膜炎等的主要药物之一。

能生物合成维生素 B$_2$ 的微生物有某些细菌、酵母和霉菌。目前工业生产中最常用的生产菌种为棉病囊霉(*Ashbya gossypii*)和阿氏假囊酵母(*Eremothecium ashbyii*)。目前生产维生素 B$_2$ 的方法主要是发酵法。但值得注意的是维生素 B$_2$ 主要存在于菌丝中,只有小部分存在于发酵液中,因此在提取时需将菌丝中的维生素 B$_2$ 用 121 ℃ 蒸汽抽提 1 h,再将提取液和发酵液合并进行下一步提取。

三、维生素 B$_{12}$

维生素 B$_{12}$ 是含钴的有机物,故又称为钴维生素或钴胺素,简称钴维素。钴维素及其类似物参与机体内许多代谢反应,是维持机体正常生长的重要因子,是治疗儿童恶性贫血的首选药物。

维生素 B$_{12}$ 可从动物肝脏中提取,也可用化学方法合成,但上述两种方法均不适合工业化生产。目前主要用微生物来生产维生素 B$_{12}$。能产生维生素 B$_{12}$ 的微生物有细菌和放线菌,酵母和霉菌不能产生维生素 B$_{12}$。用微生物生产维生素 B$_{12}$ 有两种方法:一种是从链霉素、庆大霉素等发酵后的废菌体中提取。为了提高 B$_{12}$ 的产量,需要在发酵培养基中加入适量的钴盐。即使如此,维生素 B$_{12}$ 的发酵产量仍然很低,一般每毫升发酵液中只有维生素 B$_{12}$ 数微克。但此法属于抗生素生产中的综合利用。另外一种生产方法是用短棒杆菌等微生物来直接发酵生产。此法每毫升发酵液中的维生素 B$_{12}$ 可达数十微克。

近来还发现诺卡菌属(*Nocardia*)和分枝杆菌属(*Mycobacterium*)的某些菌种在烷烃作为碳源的培养基中能合成较多的钴维素,还发现以甲烷或甲醇作为碳源的细菌合成钴维素的能力较强。

第四节　甾体化合物

甾体化合物(steroid)又称为类固醇,是一类含有环戊烷多氢菲核(甾体化合物的母核,图 7-5)的化合物。

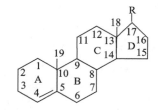

图 7-5　甾体化合物的母核

甾体化合物广泛存在于动植物的组织中。比较重要的甾体化合物有胆甾醇、胆酸、肾上腺皮质激素、孕激素、性激素、植物皂素等。甾体化合物尤其是甾体激素对机体有重要的调节作用,因此在医疗上应用十分广泛。甾体激素类药物的工业生产通常以天然甾体化合物(如薯芋皂苷)为出发原料,一般以化学合成法为主,其中有一些用化学合成方法难以解决的关键反应需采用微生物转化方法来进行生产。

微生物转化(microbial transformation)又称为微生物催化,是利用微生物的作用对底物分子的某一部位进行改造,从而获得其他新化合物的过程。天然化合物或有机化合物通过微生物转化,可能转变成结构类似但具有更高活性和价值的新化合物。这一过程是由某种微生物产生的一种或几种特殊的胞外或胞内酶作为生物催化剂进行的一种或几种化学反应。与传统化学合成相比,微生物转化具有选择性好、催化效率高、反应条件温和、环境友好、成本低、反应速度快等优点。微生物转化在药学领域的应用前景十分广阔,广泛用于生产甾体化合物、维生素、抗生素、生物碱、氨基酸等,维生素 C 的发酵就部分采用了微生物转化。利用微生物转化技术可将手性药物进行有效拆分,得到特定的手性产物,也能对现有手性药物进行改造,改变药物药效。微生物转化还可以用于药物分子设计、药物组分代谢机制研究等方面。

一、微生物转化工艺

用微生物转化方法生产甾体化合物往往是化学合成路线中的某一步或两步,转化工艺一般可分为两个阶段:第一阶段为菌体生长阶段,第二阶段为转化阶段。

1. **菌体生长阶段** 菌种经孢子制备、种子制备,然后移种至发酵罐培养,使微生物细胞良好地生长和繁殖。

2. **转化阶段** 是将用于微生物转化的基质(甾体激素药物化学合成的中间产物)加入培养好的微生物培养物中,用微生物将基质转化。许多种基质对微生物具有毒性,加入有毒基质的浓度一般为 $0.01\%\sim0.08\%$。为了提高产量,可采用流加的方式加入基质,以防止其达到有毒的浓度。对于无毒的基质可一次性投料,基质浓度可达到 $3\%\sim4\%$,一般难溶于水,所以在添加基质时有多种加入方法,最常用的方法是将基质溶解于丙酮、乙醇、甲醇、二甲基甲酰胺等溶媒和水混合的溶剂中,再加到微生物培养物中进行微生物转化。按照微生物培养物使用时的状态,可将微生物转化方法分为 3 种类型:① 生长细胞转化法。将基质加入微生物培养液中进行微生物转化。② 静息细胞转化法。先从微生物培养液中分离出菌体细胞,再制备成细胞悬液或干细胞,将基质加入菌体细胞悬液中进行微生物转化。这种方法的优点是可以减少转化产物中的杂质和任意调节菌体和基质的比例。③ 固定化细胞与固定化酶转化法。将培养好的菌体制备成固定化细胞或固定化酶用于对基质进行转化。

二、微生物转化的反应类型

用微生物对甾体化合物进行微生物转化的反应类型很多,其中包括氧化、还原、水解、酰化、异构化等反应类型。每一反应类型有许多种不同的反应。在生产中最常用的有羟化反应、脱氢反应、侧链降解反应等。

(一)羟化反应

羟化反应是微生物转化反应中最重要和最常用的一种。利用各种微生物可以在甾体化合物母核的不同位置进行各种羟化反应,得到一些有意义的产物,如可的松、氢化可的松等。能使甾体母核 $11-\alpha$ 位发生羟化反应的微生物有黑根霉、曲霉等,将该微生物转化反应和化学合成方法相结合,成功地解决了人工合成皮质激素的生产问题。利用微生物使黄体酮在 $11-\alpha$ 位羟化形成 $11-\alpha-$ 羟基黄体酮,再经 4 步化学反应就能形成可的松(图 7-6)。如果不利用微生物进行羟化,由黄体酮化学全合成可的松需 30 多步化学反应。能使甾体母核 $11-\beta$ 位发生羟化反应的微生物有弗氏链霉菌、蓝色犁头霉、新月弯孢霉等。该反应可使莱氏化合物 S 转化成氢化可的松(图 7-7)。

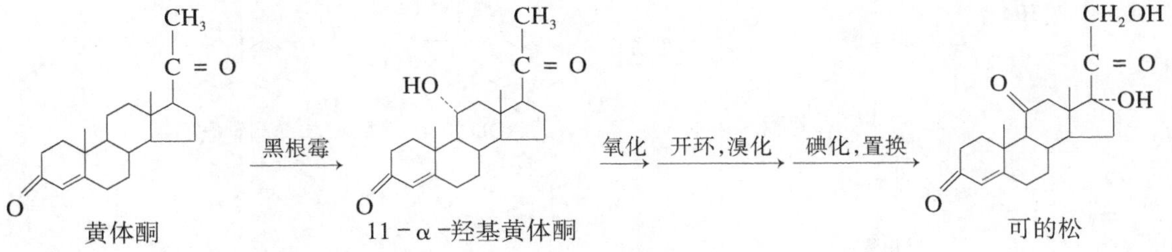

图 7-6 $11-\alpha$ 位羟化反应

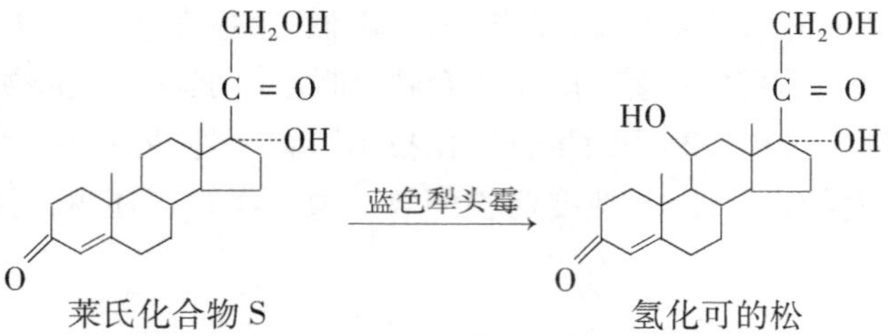

图 7-7　11-β 位羟化反应

（二）脱氢反应

微生物在甾体母核 C-1 位和 C-2 位的脱氢作用是工业生产泼尼松（去氢可的松）及泼尼松龙（去氢氢化可的松）的很有价值的一种反应（图 7-8）。在 1 位碳原子和 2 位碳原子之间形成双键后，其生物活性较其母体增强数倍。不同微生物的脱氢能力不同，一般以细菌的脱氢能力最强，其中尤其以棒状杆菌属（*Corynebacterium*）和分枝杆菌属的某些菌株的脱氢活力最大。

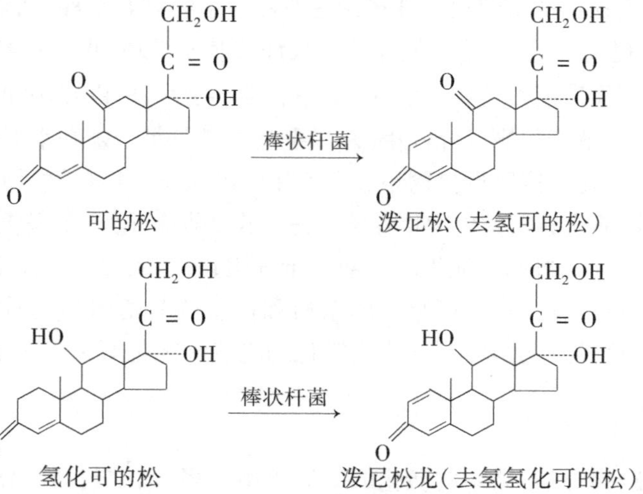

图 7-8　脱氢反应

（三）侧链降解反应

具有生理活性的甾体类药物的基本母核来自动植物的天然甾体化合物，它们需经侧链降解后得到。微生物具有降解甾醇类化合物侧链的作用，开发了合成甾体类药物的天然原料。由胆甾醇或豆甾醇经微生物降解侧链得到 1,4-雄甾二烯-3,17-二酮（ADD），其产率接近 100%。以 ADD 为原料可合成多种性激素、避孕药及利尿剂等。从 ADD 出发用化学方法制得雌酮，由此制造多种黄体激素和卵泡激素的重要中间体。侧链降解及甾体化合物的合成见图 7-9。能降解甾体化合物侧链的微

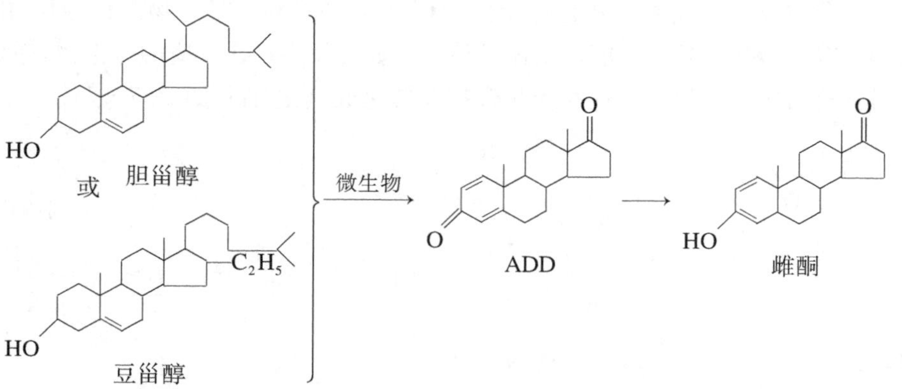

图 7-9　侧链降解反应

生物有诺卡菌、节杆菌、分枝杆菌等。上述微生物转化法生产 ADD 比用薯蓣皂配基以化学方法制造 ADD 要减少十几步。

第五节　酶与酶抑制剂

一、酶制剂

酶(enzyme)是生物产生的催化剂,绝大多数是蛋白质,生物体的新陈代谢过程都是在酶的参与下进行的,并受到酶的控制和调节。酶在生命活动中具有特殊的功能。随着某些疾病的发病原因与酶反应的关系逐渐为人们所认识,酶已作为一类药物用来治疗某些疾病,同时酶也可用作临床诊断试剂以及用来筛选某些新药物。

酶的来源有动物、植物和微生物,其中微生物是其主要来源。这是因为微生物种类多,酶源蕴藏丰富;而且微生物在人工控制条件下,比较适合于大规模工业化生产。微生物酶制剂发酵工业已经发展成为一个新兴的发酵产业。

(一) 医药领域常用的微生物酶制剂

1. 链激酶和链道酶　这两种酶主要由乙型溶血性链球菌的某些菌株所产生。链激酶可使纤维蛋白溶酶原活化成为纤溶酶,纤溶酶可使血液凝块溶解。因此在临床上可用链激酶治疗脑血栓及溶解其他部位的血凝块。链道酶是一种脱氧核糖核酸酶,可使脓液中的脱氧核糖核酸核蛋白和 DNA 分解,因而可降低脓液的黏度,在临床上用于治疗脓胸。

2. 透明质酸酶　透明质酸酶是一种糖蛋白,又称为扩散因子。此酶广泛存在于动物血浆、组织液等体液及蛇毒、蝎毒等动物毒液中,产生透明质酸酶的微生物有化脓性链球菌、产气荚膜梭菌等。透明质酸酶能分解组织基质中的透明质酸,使组织之间出现间隙,从而使局部的积液加快扩散。因此,将它与其他注射剂同时应用,可使皮下注射的药物加速扩散,因而有利于药物吸收。如果用于手术后的肿胀及外伤性血肿,可使肿胀与血肿消退,减轻疼痛。

3. 天冬酰胺酶　多种细菌均可产生天冬酰胺酶。目前主要用大肠埃希菌来进行生产。其主要作用是水解天冬酰胺生成天冬氨酸和氨。由于某些肿瘤细胞需要依赖正常细胞供应天冬酰胺,用天冬酰胺酶后可消耗肿瘤细胞所需的天冬酰胺,从而抑制肿瘤细胞的生长。天冬酰胺酶在临床上可用于治疗白血病和某些肿瘤。

4. 消化酶　很多微生物能产生蛋白酶、淀粉酶、脂肪酶等,可用于治疗消化不良等。

5. 青霉素酰化酶　青霉素酰化酶在半合成青霉素的生产中具有重要的作用,该酶能直接使青霉素的侧链解离而得到青霉素的母核(6-氨基青霉烷酸)和侧链羧酸,也能催化相反的反应,使 6-氨基青霉烷酸与适当的侧链结合为半合成青霉素。

(二) 微生物酶的发酵生产

微生物酶的发酵方法与其他发酵工业相类似。为了利用微生物生产某种酶,首先必须选择合适的产酶菌种,然后采用适当的培养基和适当的培养条件进行发酵,使微生物生长繁殖并合成、积累大量的酶,最后将酶分离纯化,制成一定形式的制剂供使用。

1. 产酶菌种的筛选　筛选菌种的目的是获得高产菌,通过产酶性能的测定了解分离到的菌种哪些能产酶,哪些不产酶;哪些是高产菌,哪些是低产菌。菌种的产酶性能可通过两种培养方法来确定:① 固体培养法,把菌种接种入固体培养基中,保温培养数天,用水或缓冲液将酶抽提出来后测定酶活力。此法主要适合霉菌的筛选。② 液体培养法,将菌种接种入液体培养基后,静置或于摇床上培养一定时间,再测定培养物的酶活力。

筛选产酶菌种需要测定很多的菌株,工作量很大。因此应尽可能找到一种简便快速的方法。对于筛选某些胞外酶（水解酶）的产酶菌种,将酶的底物与培养基混合制成平板,然后涂布菌液,根据菌落周围对底物水解圈的大小,初步判断该菌株的产酶能力。例如,蛋白酶和淀粉酶菌种的筛选采用此法。

并不是所有产酶菌种的筛选均可以采用上述平板上酶对底物形成水解圈的方法。尤其对于产生胞内酶的菌种,难以在培养平板上直接测定其产酶性能,因此只能将分离的菌种逐个进行摇瓶试验,分别测定产酶的情况。

必须指出的是,平板分离的培养条件与实际发酵生产采用的液体培养条件有所不同,有些菌株在平板上能形成较大的酶解圈,但生产条件下产酶能力并不高;相反,蛋白酶产生菌枯草芽孢杆菌对酪蛋白的酶解圈很小,但在液体培养发酵过程中能产生大量的蛋白酶。

酶的发酵生产受到诱导调节、酶作用的终产物阻抑调节、分解代谢物调节等多种调节作用。在设计菌种筛选培养基时,应考虑这些因素。

2. 酶的发酵生产

（1）添加合适的诱导剂:大多数酶类的发酵生产受底物诱导和酶作用的终产物阻抑的双重调节作用,为了提高酶产量,应向发酵培养基中添加适量的诱导剂,并尽量减少阻抑物的浓度。最有效的诱导剂往往不是诱导剂的底物,例如大肠埃希菌 β-半乳糖苷酶的最好的诱导剂是异丙酰-β-D-硫代半乳糖苷,它不被 β-半乳糖苷酶分解。高浓度的底物诱导剂如果被利用得太快,会引起分解代谢物阻抑,而不利于酶的生成。因此,许多胞外分解酶以高浓度底物作为诱导剂时,酶产量反而不高。生产上常用能被菌缓慢利用或不被菌利用的底物结构类似物代替底物作为诱导剂。例如利用蔗糖单棕榈酸酯代替蔗糖作为诱导剂,由于底物的棕榈酸酯被缓慢利用,避免了分解代谢物阻抑,使得转化酶的产量提高了 80 倍。为了避免终产物阻抑和分解代谢物阻抑使酶的产量降低,发酵培养基应避免使用丰富的、复杂的培养基,并且不应含有大量能被快速利用的碳源。

（2）添加产酶促进剂:当添加某种少量的物质就能够显著增加酶的产量时,这类被添加的物质通常被称为产酶促进剂。产酶促进剂多数为酶的诱导剂或表面活性剂,此外,还有些是酶的稳定剂或激活剂、生长因子、金属离子的螯合剂等。它们的作用机制并不相同。酶的发酵生产常使用非离子表面活性剂,它们对发酵产酶的促进作用尚不很清楚,一般认为它们的作用在于改善细胞的透性,使更多的酶从细胞内透过细胞膜进入发酵液中,这样有利于打破细胞内酶合成的反馈调节,提高发酵液中酶的产量。表面活性剂还可能通过改善通气效果或增强酶的稳定性和催化能力而起到提高酶产量的作用。常用的产酶促进剂有聚山梨酯 80、洗净剂 LS（脂肪酰胺磺酸钠）、聚乙烯醇、糖脂、EDTA（乙二胺四乙酸）等。

3. 组成型突变株的选育　按照操纵子学说,微生物由于某些酶的调节基因发生了突变,产生了无效的阻抑蛋白而不能与操纵基因结合;或操纵基因发生了突变,失去了控制作用,因而结构基因得以经常转录,酶的生成不再需要诱导剂,或不再被终产物或分解代谢产物所阻抑,这样的突变株称为组成型突变株。选育组成型突变株对于酶制剂的生产具有重要意义。

（1）选育不需要诱导剂的突变株:常用的方法主要有以下两种:① 在恒化器中以很低浓度的底物诱导剂连续培养细菌。例如,大肠埃希菌在恒化器中培养,限量补给乳糖,选出了不需要乳糖就可以大量产生 β-半乳糖苷酶的组成型突变株。该突变株在上述特定的培养条件下,生长处于优势。② 用含有诱导剂的培养基和不含有诱导剂的培养基交替培养。例如,先用含葡萄糖的培养基培养诱变处理过的大肠埃希菌,稀少的组成型突变株和多数的能诱导生成 β-半乳糖苷酶的原始菌株均能生长,然后将此培养物转移到含乳糖的培养基中,此时有利于组成型突变株的生产,诱导型的原始菌株需要时间诱导生成 β-半乳糖苷酶后才能利用乳糖进行生长,再将培养物及时转回到含有葡萄糖的培养基中,使诱导型的原始菌株的诱导酶消失。重复上述过程,最终组成型突变株会占优势而被选出。因为在乳糖培养基中,原始菌株的生长速度低于组成型突变株。

（2）选育抗终产物组成型突变株：以下介绍两种方法：① 选育抗终产物结构类似物突变株。例如，用三氟亮氨酸处理大肠埃希菌，选出了亮氨酸合成酶产量提高 10 倍的组成型突变株。该突变株可能涉及酶的调节基因的改变，不产生原阻抑蛋白，或原阻抑蛋白结构改变，不能被终产物活化，因此不能封锁操纵基因，导致组成型酶的合成。② 直接选育抗终产物阻抑的突变株。例如，大肠埃希菌的磷酸酯酶组成型突变株可从含有高浓度无机磷酸盐的琼脂平板培养基中选出，当菌落长出后，喷洒对亚硝基苯酚磷酸盐，组成型突变株可分解该化合物，使菌落呈黄色，而被磷酸盐终产物阻抑的原始菌株的菌落呈白色。

（3）选育抗分解代谢阻抑的突变株：许多抗葡萄糖分解代谢物阻抑的突变株，显然是改变了它们的葡萄糖分解代谢途径。因为它们的许多酶的生成都不再受到葡萄糖分解代谢物阻抑。然而也有一些突变株的单一的酶是专一性抗分解代谢物阻抑的。以下介绍两种选育方法：① 用酶的底物作为唯一氮源进行选育。例如，将产气杆菌在含有葡萄糖（阻抑性碳源）和以组氨酸为唯一氮源的培养基中连续传代后，可选出抗分解代谢物阻抑的突变株。正常的组氨酸酶是被葡萄糖分解代谢物阻抑的，突变株能在这种培养基中生长，突变株必须有分解组氨酸而获得氮源的酶。实验表明，这样获得的突变株中确实有脱阻抑水平的组氨酸酶。② 用阻抑性碳源培养基和非阻抑性碳源培养基交替培养进行选育。例如，大肠埃希菌从葡萄糖（阻抑性碳源）培养基中转移到含乳糖、麦芽糖、乙酸或琥珀酸等非阻抑性碳源的培养基中时，有生长停滞现象。这是因为葡萄糖的分解代谢物阻抑了能利用其他碳源的酶的生成。因此，用葡萄糖和琥珀酸（或其他非阻抑性碳源）交替培养，就可以选育出抗分解代谢物阻抑的突变株。因为突变株在琥珀酸培养基中的生长速度快于原始菌株。

（三）蛋白酶

蛋白酶是催化蛋白质和多肽水解的一群酶类。蛋白酶具有广泛的用途，涉及食品加工、皮革制造、加酶洗涤剂和医药等方面。在医药方面，蛋白酶可作为消化药、消炎药和化痰止咳药物等。

蛋白酶的种类很多，尚无统一的分类原则。根据来源分类可分为动物蛋白酶、植物蛋白酶和微生物蛋白酶。按照蛋白酶作用的最适 pH 分类可分为碱性蛋白酶（pH＝9～11）、中性蛋白酶（pH＝6～8）和酸性蛋白酶（pH＝2～5）。此外，还有多种分类方法。

1. 产酶菌种　碱性蛋白酶的产生菌主要有短小芽孢杆菌、地衣芽孢杆菌、枯草芽孢杆菌、嗜碱性芽孢杆菌、灰色链霉菌和米曲霉等，中性蛋白酶的产生菌主要有枯草芽孢杆菌、栖土曲霉、微紫青霉、米曲霉、灰色链霉菌等，酸性蛋白酶的产生菌主要有黑曲霉、斋藤曲霉、中华根霉等。

2. 产酶菌种的筛选　从自然界筛选产生蛋白酶的菌种时，为了得到高产菌株，可在一小块园土中拌入蛋白质原料，在一定 pH 或温度条件下任微生物繁殖一段时间后再进行分离。例如筛选酸性蛋白酶产生菌，可将土壤的 pH 调节为 3～4，以利于霉菌的繁殖。为了提高筛选工作效率，常采用几种平板分离培养基，在其中添加若干种蛋白质，分别在 25 ℃、30 ℃、50 ℃等几种不同温度条件下培养，根据菌落周围蛋白溶解圈的大小可以得出这一菌株对于营养与温度的需求的初步概念。然后采用不同营养组成的培养基，在不同通气量条件下摇瓶培养或静止培养不同时间，以供进一步测定。

3. 环境因子对产酶的影响

（1）pH：培养基的 pH 可以影响霉菌产蛋白酶的类型。在碳氮比高的培养基中培养米曲霉，因产酸较多，培养物 pH 下降，有利于酸性蛋白酶的生成；用碳氮比低的培养基，经微生物代谢后培养物的 pH 升高，有利于中性蛋白酶和碱性蛋白酶生成。产酶的 pH 通常和酶反应最适 pH 接近。

（2）通气量：多数微生物合成蛋白酶的深层培养需要强烈的通气搅拌。但也有报道，过大的通气量会抑制巨大芽孢杆菌生成蛋白酶。

（3）温度：芽孢杆菌生产蛋白酶常采用 30～37 ℃培养，霉菌、放线菌培养温度为 28～30 ℃，一种于 20 ℃生长的低温细菌，其在低温下形成的蛋白酶最多，嗜热性的微生物在 50 ℃左右培养产酶量最大。

4. 培养基对产酶的影响

（1）氮源的诱导与阻抑：生产蛋白酶的碳氮比一般比较低。作为氮源，蛋白质优于蛋白质水解物。其原因可能是蛋白质对蛋白酶有诱导作用，或者是蛋白质的水解物阻抑蛋白酶的生成。

（2）碳源的分解代谢物阻抑：高浓度的葡萄糖、蔗糖等代谢迅速的碳源对蛋白酶的生产有分解代谢物阻抑作用。因此在蛋白酶生产中可采用代谢缓慢的碳源或者降低糖的浓度，也可以采用糖连续流加的方法来避免分解代谢物阻抑。

（3）无机盐：磷酸盐对蛋白酶的生产很重要，添加 0.2％～2％无机磷酸盐，可提高蛋白酶产量；钙离子有利于蛋白酶的稳定而增产蛋白酶；微量的镁、锌、锰等金属离子对蛋白酶的生成有刺激作用。

（4）产酶促进剂：已有报道的产酶促进剂有大豆的乙醇提取物、植酸钙镁、植酸钙、乙醇、甘油、乙二醇、米糠油、活性炭、焙焦蛋白质、聚甲醛、食盐、环氧化磷酸酯、洗涤剂 LS、乳化剂 FM（三乙醇胺油酸）等。

（四）青霉素酰化酶

青霉素酰化酶能将青霉素水解为 6-氨基青霉烷酸（简称 6-APA）和侧链羧酸，也能催化相反的反应，在半合成青霉素的生产中具有重要作用。根据底物专一性，可将青霉素酰化酶分成两大类：一类存在于霉菌、酵母及放线菌之中，对苯氧甲基青霉素（青霉素 V）的裂解能力较强，这类酶几乎均为胞外酶，其裂解最适 pH 及温度均较高（pH=1.0, 50 ℃）；另一类为细菌（绝大多数为 G^- 细菌）产生的酶，多数为胞内酶，对苄青霉素（青霉素 G）的裂解能力很强，裂解的最适 pH 及温度均较低（pH=8, 40 ℃）。

1. 产酶菌种　苄青霉素酰化酶的产酶菌种有大肠埃希菌、假单胞杆菌、微球菌、巨大芽孢杆菌、短杆菌、棒杆菌、节杆菌、气杆菌以及链霉菌和粗糙脉胞菌中的某些种类，苯氧甲酸青霉素酰化酶的产酶菌种有产黄青霉、头孢霉、曲霉、镰刀霉和某些酵母以及假单胞菌、微球菌、欧文氏菌、节杆菌、链霉菌等。

2. 产酶菌种的筛选　许多产青霉素酰化酶的微生物也产青霉素酶。因此在筛选产生青霉素酰化酶的菌种时，使用的方法要合理，以筛选出青霉素酰化酶活性高且不产生青霉素酶或青霉素酶活性很低的菌种。在大量筛选时，采用 NIPAB（3-苯乙酰胺-6-硝基苯甲酸）法测定青霉素酰化酶的活性是比较常用的方法。

为同时筛选对不同底物有特异性的青霉素酰化酶，可采用青霉素 G 和青霉素 V 混合底物与所试菌液混合保温，然后进行薄层层析，从不同青霉素及 6-APA 的斑点大小及变化可判断出产哪一种青霉素酰化酶及其活力的大小；此外也可以从青霉噻唑酸的斑点大小、颜色深浅来判断是否存在青霉素酶以及青霉素酶的活力，以确定菌种的优劣。

青霉素酰化酶是诱导酶，筛选培养基中加入苯乙酸或苯氧乙酸作为诱导剂是必要的。

3. 青霉素酰化酶的生产　青霉素酰化酶生产中通常采用大肠埃希菌为生产菌种，常用的培养基含有蛋白胨 1％、玉米浆 0.3％、苯乙酸（或苯乙酰胺）0.2％、NaCl 0.5％，pH=7.0～7.2。苯乙酸既是碳源又是产酶的诱导剂。酶形成的最高速率在菌生长的对数生长期，对数期结束时酶活力达到最高峰。产酶的温度一般为 28～30 ℃，产酶一般需要较大的通气量。

为了提高青霉素酰化酶的发酵产量，人们采用遗传工程手段克隆青霉素酰化酶基因已获得成功。我国也获得了高产青霉素酰化酶的基因工程菌，已用于工业化生产。

二、酶抑制剂

酶抑制剂（enzyme inhibitor）主要是微生物产生的一类小分子生理活性物质，它们能够特异性抑制某些酶的活性而被筛选出来。来源于微生物的酶抑制剂，具有低毒性、相对分子质量小、结构新颖以及结构多种多样等特点,是研究生物功能和疾病过程的有用工具。在医药方面,酶抑制剂已被用于免疫增强、生理功能调节、疾病治疗、抗药菌感染治疗等多个方面。

酶抑制剂的筛选采用和抗生素筛选类似的方法。由于各种类别的酶具有各自反应的特殊性,酶抑制剂的筛选模型要更多样化一些。建立一个合适的筛选模型是研究开发酶抑制剂的基础工作。

酶抑制剂在医药领域的应用是多方面的,已越来越受到人们的重视。以下简要介绍一些酶抑制剂。

（一）蛋白酶抑制剂

蛋白酶与炎症、受精、癌症、免疫以及肌肉萎缩等多种疑难疾病有密切关系,因此蛋白酶抑制剂可用于治疗急性胰腺炎、烧伤、胃溃疡、肌肉萎缩等疾病。蛋白酶抑制剂还具有提高免疫的功能,对腹水瘤、淋巴肉瘤有一定疗效。在生殖生化方面,人们试图将其用作避孕药。

微生物来源的蛋白酶抑制剂有亮抑蛋白酶肽（leupeptin）、抗蛋白酶肽（antipain）、抑糜酶剂（chymostatin）、抑胃酶剂（pepstatin）、弹性肮醇（elastainal）等。

（二）细胞膜表面酶抑制剂

细胞膜表面酶属于肽链端解酶和酯酶,它们与免疫功能、炎症反应、肿瘤的发生、病毒感染等细胞的多种功能有着密切关系。因此细胞膜表面酶抑制剂可用于与上述细胞功能有关的疾病的治疗。

微生物来源的细胞膜表面酶抑制剂有抑氨肽酶 B（bestatin）、抑氨肽酶 A（amastatin）、抑酯酶素（esterastin）等。

（三）糖苷酶及淀粉酶抑制剂

各种各样的炎症、癌症、免疫现象、病毒感染等都和细胞表面的复合糖类有密切关系。因此以在细胞机能上起重要作用的糖蛋白为筛选目标,去探索糖水解酶的抑制剂,用于治疗相关的疾病。淀粉酶抑制剂是通过妨碍食物中碳水化合物的消化作用来防止和治疗肥胖症、动脉硬化症、高血压、糖尿病等。

微生物来源的糖苷酶及淀粉酶抑制剂有泛涎菌素（panosialin）、异黄酮鼠李糖苷（isoflavonoid）、唾液酸酶抑制剂（siastatin）、抑淀粉酶剂（amylostatin）等。

（四）肾上腺素合成酶抑制剂

肾上腺素是交感神经的传导体,与肾上腺素合成有关的酶包括酪氨酸羟化酶、多巴胺-β-羟化酶等。这些酶的抑制剂有可能成为降血压药物。

微生物来源的肾上腺素合成酶抑制剂有小奥德蘑酮（oudenone）、镰孢菌酸（fusaric acid）等。

（五）β-内酰胺酶抑制剂

某些细菌对β-内酰胺类抗生素抗药主要是因为这些细菌产生β-内酰胺酶,能够水解β-内酰胺类抗生素的β-内酰胺环,使抗生素失去抗菌活性。β-内酰胺酶抑制剂可用于治疗产β-内酰胺酶的抗药菌感染。

微生物来源的β-内酰胺酶抑制剂有棒酸（clavulanic acid）、硫霉素（thienamycin）等。

酶抑制剂的研究与应用尚处于起始阶段。酶抑制剂种类非常多,随着更进一步的研究,其应用前景将会非常广阔。

第六节　菌体制剂

医药中应用的菌体制剂主要有疫苗、药用酵母、微生态制剂这几种类型。以下仅简要介绍药用酵母和微生态制剂。

一、药用酵母

药用酵母是一种经高温干燥灭活的酵母菌。酵母细胞中含有丰富的营养物质，如蛋白质、氨基酸、维生素等，并含有辅酶A、细胞色素C、谷胱甘肽、麦角固醇和核酸等生理活性物质以及多种酶类。药用酵母可促进机体的代谢机能，增进食欲，用于治疗消化不良和B族维生素缺乏症。

生产中，药用酵母一般采用酒精或啤酒发酵后的废酵母经加碳酸钠去除苦味而制得，也可采用直接发酵法制备。

二、微生态制剂

微生态制剂是根据微生态原理制成的制剂，包括益生菌(probiotics)、益生元和合生元。微生态制剂已被应用于饲料、农业、医药保健和食品等各领域中。应用较多的菌种主要包括：乳酸菌、双歧杆菌、肠球菌、大肠埃希菌、蜡样芽孢杆菌、酵母菌等。微生态制剂曾经主要指活菌制剂(living bacteria agent)，但随着微生态制剂研究的不断发展和深入，死菌体、菌体成分、代谢产物也被证明具有功效。微生态制剂具有调整微生态和酶的平衡、调节免疫功能和提高人体健康水平等作用。例如乳酸菌和双歧杆菌是肠道内重要的生理性细菌，制成的活菌制剂对保护肠道内的正常菌群、维持微生态平衡有重要的意义，还具有抗癌和延缓衰老等作用。它们能提高正常菌群的生物拮抗能力，从而抑制致病菌。

第七节　其他微生物药物

利用微生物制造的药物种类繁多，除前述各类外，以下简单介绍几类。

一、核酸类物质

核酸类物质主要包括嘌呤核苷酸、嘧啶核苷酸及它们的衍生物，这些物质中有许多是重要的药物，如：肌苷或辅酶A用于治疗心脏病、白血病和血小板下降以及肝病等；ATP可制成能量合剂用于治疗代谢紊乱，辅助治疗心脏病、肝病等；5-氟尿嘧啶用于治疗某些肿瘤疾病。核酸类物质在治疗心血管疾病、肿瘤等方面有特殊疗效，可作为药物使用。在农业方面，可将核酸类物质用于浸种、蘸根、喷雾等，以提高农作物产量。食品工业方面，呈味核苷酸如5′-肌苷酸和5′-鸟苷酸可作为特鲜味精、特鲜酱油的原料。由于近代分子生物学的发展，人们对于微生物发酵生产有了进一步的认识。核酸发酵研究日益深入且核酸类物质用途日益扩大，导致核酸发酵工业迅速发展。

核酸类物质的生产方法主要有酶解法、半合成法和直接发酵法3种。① 酶解法：先用糖类原料、亚硫酸纸浆废液或其他原料发酵生产酵母(也可用酒精发酵或啤酒发酵用过的废酵母)，再从酵母菌体中提取核糖核酸，提取出的核糖核酸用青霉菌或链霉菌等微生物产生的酶进行酶解，制成各种核苷酸。② 半合成法：是微生物发酵和化学合成并用的方法。例如由发酵法先制成5-氨基-4-甲酰胺咪唑核苷，再用化学法制成鸟苷酸。又如用发酵法先制成肌苷，再利用微生物或化学的磷酸化作用，使肌苷转变为肌苷酸。③ 直接发酵法：根据产生菌的特点，采用营养缺陷型菌株或营养缺陷兼抗结构类似物突变株，通过控制适当的发酵条件，打破菌体对核酸类物质代谢的调节控制，使之发酵生产大量的某一种核苷或核苷酸。例如用产氨短杆菌腺嘌呤缺陷型突变株直接发酵生产肌苷酸。

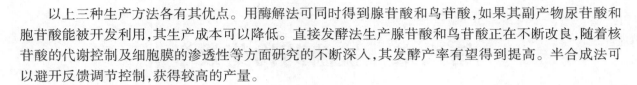

以上三种生产方法各有其优点。用酶解法可同时得到腺苷酸和鸟苷酸,如果其副产物尿苷酸和胞苷酸能被开发利用,其生产成本可以降低。直接发酵法生产腺苷酸和鸟苷酸正在不断改良,随着核苷酸的代谢控制及细胞膜的渗透性等方面研究的不断深入,其发酵产率有望得到提高。半合成法可以避开反馈调节控制,获得较高的产量。

二、生物碱

生物碱主要由植物产生,微生物也能合成某些种类的生物碱。例如用紫麦角菌(*Claviceps purpura*)生产麦角碱,是用紫麦角菌人工接种于黑麦上以制备大量的麦角,进而制备麦角碱。麦角在临床上主要用作子宫收缩剂。此外,有一种诺卡菌能产生安沙美登素(ansamitocin),其结构与来自植物美登木的美登木素很相似。安沙美登素对白血病有一定疗效,已受到医药界的重视。

三、微生物多糖

微生物产生的多糖在食品工业、医药工业、石油工业、化学工业和其他工业中有很大的应用潜力,在世界上的销售额较大。因而微生物多糖工业已成为一个新型发酵工业领域。

在医药领域应用的微生物多糖有右旋糖苷、环状糊精、真菌多糖等。

右旋糖苷:又名葡聚糖,是若干葡萄糖脱水形成的聚合物。右旋糖苷是由肠膜明串珠菌(*Leuconostoc mesenteroides*)发酵生产的。它可用作代血浆的主要成分,具有维持血液渗透压和增加血液容量的作用,临床上用于抗休克、消毒和解毒等。脂代谢异常是引起动脉硬化的主要原因,而右旋糖苷硫酸酯对此有明显的药理作用。

环状糊精:是淀粉经细菌产生的环状糊精葡萄糖酰基转移酶作用生成的一系列环状低聚糖。环状糊精用途广泛,在食品工业、日用化工工业、烟草工业、医药工业等中均有应用。在医药工业中环状糊精可作为药物的稳定剂,同时还在提高药效、减缓药物的毒性和副作用方面有一定作用。

真菌多糖:在许多高等真菌产生的多糖类物质中,有一些多糖具有药用价值。我国沿用上千年的药用真菌有灵芝、茯苓、猴头、银耳、香菇和冬虫夏草等。从真菌中分离出的多糖具有增强机体免疫功能和抗肿瘤的作用,在临床上有明显治疗效果。例如香菇多糖、云芝多糖、茯苓多糖等。

四、螺旋藻

螺旋藻(现称螺旋蓝细菌)广泛分布于世界各地,呈蓝绿色,含有丰富的蛋白质。非洲、美洲的一些居民将螺旋藻作为食物食用已有 1 000 多年的历史。20 世纪 70 年代,联合国食品会议认定螺旋藻为"明天最好的食品资源"而加以推广。螺旋藻中的蛋白质的比例可达菌体干重的 60%~80%,其蛋白质中含有人体的 8 种必需氨基酸。因此,把螺旋藻添加到食品中,其蛋白质能与常规禾谷类食物起到互补作用,解决谷物蛋白质营养缺陷的问题。此外,由于螺旋藻中含有螺旋藻多糖和 γ-亚麻酸等一些不饱和脂肪酸,以及多种维生素、酶类、矿物质等,在医疗保健方面有很大价值。

五、微生物农药(microbial pesticide)

微生物或其代谢产物具有促进作物生长和防治危害农作物的病、虫、草、鼠害等作用,微生物农药包括细菌、真菌、病毒或其代谢物,例如:苏云金芽孢杆菌的伴孢晶体,阿维链霉菌(*Streptomyces avermitilis*)发酵产生的阿维菌素,吸水链霉菌井冈变种(*Streptomyces hygroscopicus* var. *Jinggangsis*)发酵产生井冈霉素、白僵菌、核多角体病毒等。微生物农药选择性强,对人、畜、农作物和自然环境安全,不易产生抗性,是农药的发展方向之一。

来自微生物的产品种类非常多,本章涉及的微生物药物制剂仅仅是其中的一部分。微生物资源极其丰富,新型微生物技术不断发展与应用,更多的微生物产品有待人们去开发。

第八章　抗菌药物药效学

抗生素等抗菌药物是临床使用量最大的药物之一,从弗莱明发现青霉素至今,临床应用的毒性低、疗效高的抗生素不断被发现,同时还包括一系列半合成抗生素。抗菌药效研究是抗菌药物新药研究的重要环节,其研究的主要内容是:① 体外抗菌药效;② 体内抗菌药效;③ 用微生物学方法测定抗生素效价,即含量。抗菌药效研究为我们揭示了抗菌药物对临床致病菌在体外和体内抑制或杀灭细菌的作用,从而为筛选新抗菌药物或新剂型的研究提供了依据。同时,由于临床大量广谱抗生素的使用和大剂量不科学地使用抗生素,几乎所有的抗生素都产生了抗药菌株,抗菌药效研究为临床抗药菌的研究提供了有效手段。

第一节　抗菌药物的体外和体内药效

抗菌药物的体内外药效学研究主要是药物抗菌试验(antimicrobial test),是体外或体内测定微生物对药物敏感程度的试验,目的在于检查药物的抗微生物效能,已广泛应用于科研、生产与临床,包括:抗菌药物的筛选、提取过程中的追踪、抗菌谱的测定、药物含量的测定、药物血浓度测定、指导临床用药的药敏试验等。

药物抗菌试验包括体外抗菌试验与体内抗菌试验。体外抗菌试验优点是方法简便、需时短、用药量少,不需要动物与特殊设备;不足是没有体内复杂因素参与,结果有时与体内抗菌试验不一致,只根据体外试验结果不能直接确定该药物是否有抗菌作用。通常先进行体外抗菌试验,若发现药物有抗菌作用,可再进行体内抗菌试验。

一、体外抗菌试验

体外抗菌试验(antimicrobial test *in vitro*),也称药敏试验(drug susceptibility test),抗菌药物抑制或杀灭病原微生物的能力为抗菌活性(antimicrobiol activity),通常同一药物在浓度低时呈抑菌活性,在浓度高时呈杀菌活性。药物的抑菌活性或杀菌活性是在一定条件下相对而言,与检测时药物的浓度、培养基的组成、温度、pH 及所用菌种、菌量等许多因素有关。常用方法包括连续稀释法与琼脂扩散法。

需要检查两种或两种以上抗菌药物在联合应用时的相互作用以及抗菌药物与不同 pH 或不同离子溶液的相互影响时,可采用联合抗菌试验,联合抗菌试验的方法包括棋盘稀释法、琼脂扩散纸片法、纸条试验与梯度平板纸条试验等。研究抗菌药物的杀菌效果时,可测定杀菌曲线,它是药物杀菌作用的重要参数之一。将药物与定量的试验菌液培养,每隔一定时间取样并稀释,用平板活菌计数法计数菌落数,绘制活菌数的对数-时间曲线,即杀菌曲线。药物的杀菌效果越好,细菌浓度随培养时间下降得越快。

(一) 连续稀释法

连续稀释法(serial dilution test)可定量测定药物的体外抗菌作用,比琼脂扩散法精确,是最常用的体外抗菌试验方法,可测得药物的最低抑菌浓度(minimal inhibitory concentration,MIC),MIC 即药物能完全抑制某种微生物生长所需的最低浓度。连续稀释法也可测定药物的最低杀菌浓度(minimal bactericidal concentration,MBC),MBC 是指药物能完全杀灭某种微生物所需的最低浓度。MIC 或 MBC 一般以 μg/mL 或 U/mL 为单位,数值越小,则作用越强。按培养基的物理状态可分为液体培养基连续稀释法与固体培养基连续稀释法。

1. 液体培养基连续稀释法(broth dilution method) 在一系列试管中,将待检药物用合适的液体培养基做连续倍比稀释(常为双倍稀释),使药物浓度沿试管顺序依次成倍递减;然后于各管中各加入等量试验菌液,经一定时间培养后,观察各试管内液体混浊情况,记录能抑制试验菌生长的最低药物浓度(即 MIC)(图 8-1)。液体培养基连续稀释法的菌体与药物充分接触,结果比固体培养基连续稀释法更准确、重复性好;但是药液与培养基若不澄清或颜色较深,则无法直接观察结果,需进一步试验才能确定 MIC 值。用微孔板(例如 96 孔板)代替试管进行试验即为微量肉汤稀释法(broth microdilution method)。

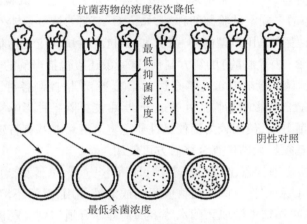

图 8-1 液体培养基连续稀释法

2. 固体培养基连续稀释法(agar dilution method) 该法主要包括平板法与斜面法,是将稀释成系列浓度的药物与琼脂培养基混合,制成一系列浓度的含药平板或斜面,再接种试验菌,培养后观察结果,判断 MIC。固体培养基连续稀释法不受药物颜色及混浊度等因素的影响,若有污染菌容易被发现,适用于抗菌药物筛选及新药的药效学评价试验;但固体培养基连续稀释法不宜进行再培养以测定 MBC。固体培养基连续稀释法测定结果通常与液体培养基连续稀释法一致,但固体培养基连续稀释法中试验菌与药物的接触不如液体培养基连续稀释法充分,可能导致两者 MIC 值的差异。① 平板法:将药物稀释成系列浓度,分别吸取各浓度的药物置无菌平皿中,加入恒温于 45 ℃左右的灭菌培养基,迅速混匀铺平冷却,制备成系列浓度的含药平板,以不含药的空白平板作为阴性对照。将含有一定量的试验菌液以多点接种仪点种于平板上(接种量通常为 10^5 左右),以上市药物作为阳性对照,同法操作。培养后观察结果,获得试验药物的 MIC 值。平板法可同时测定多个试验菌株的 MIC。平板法还可用于研究不同 pH、接种量、血清蛋白结合等因素对 MIC 的影响。② 斜面法:制备系列浓度的含药斜面,在斜面上接种一定量的试验菌,培养后观察是否有菌生长。每个斜面只能接种一株试验菌,需要较长时间培养的试验菌(如结核分枝杆菌)或容易污染环境的试验菌(如产孢子的真菌)测定时可采用斜面法。

(二) 琼脂扩散法

琼脂扩散法(agar diffusion test)主要用于定性测定药物的体外抗菌作用。药物可以在琼脂培养基中自由扩散,随着扩散距离的增加,药物浓度逐渐降低,在药物有效浓度范围内抑制试验菌生长而形成无菌生长的抑菌圈或抑菌距离,其大小可反映药物对试验菌抗菌活性的强弱。琼脂扩散法的基本流程是将试验菌加入琼脂培养基,混合倾注平板(或将试验菌均匀涂布于平板表面),制成含菌平板,然后加药于含菌平板上,适宜温度下培养一定时间,测量抑菌圈或抑菌范围的大小,初步判断抑菌作用的强弱。琼脂扩散法简单、快速,且可同时进行多样品或多菌株的研究,常用于细菌和酵母菌的

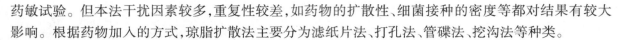

药敏试验。但本法干扰因素较多,重复性较差,如药物的扩散性、细菌接种的密度等都对结果有较大影响。根据药物加入的方式,琼脂扩散法主要分为滤纸片法、打孔法、管碟法、挖沟法等种类。

（三）体外抗菌试验的影响因素

体外抗菌试验必须严格控制试验条件,使其尽可能标准化。

1. 试验菌　在抗菌试验中,根据需要选择细菌、丝状真菌或酵母菌作为试验菌,必要时也可选择其他类微生物,一般应包括标准菌株与临床分离菌株。标准菌株来自专门的供应机构,临床分离菌株须合理使用和保藏。试验菌不得有杂菌污染,不宜传代多次,使用之前应加以纯化并经形态、生化、血清学及分子生物学等方面的鉴定;试验菌株应处于对数生长期,因为对数期的微生物对外界因素变化最敏感;应选用适宜的接种量,因为试验结果的灵敏度在一定程度上与试验菌的接种量成反比关系。试验应根据抗生素的抗菌谱来确定试验菌的种类,如抗 G^+ 细菌的抗生素体外药效研究应选用典型的 G^+ 菌株,抗 G^- 细菌的抗生素应选用典型的 G^- 菌株,广谱抗生素试验应包括临床常见的 G^+ 细菌和 G^- 细菌。含有酶抑制剂(如 β -内酰胺酶)的复方制剂,试验菌还应包括产酶的临床抗药菌株。

2. 培养基　按各试验菌的营养要求选择合适的培养基,严格控制各种原料、成分的质量及培养基的配制过程,培养基不能含有影响药物活性的成分,尽可能排除各种影响实验结果的因素掺入。目前,成品干粉培养基已逐渐普及,使用较为简便且性质稳定。对培养基有特殊要求的细菌可采用特殊培养基,如血平板。培养基须经无菌检查合格后方可使用。

3. 抗菌药物　药物的物理状态、浓度、溶解度、pH、稀释方法、总量及杂质等均可影响试验结果,必须精确配制且保持药物的稳定性。固体药物应配制成溶液使用,对于不溶于水的药物需用少量有机溶剂或酸、碱先行溶解,再用缓冲液或无菌水等溶剂稀释成合适浓度。药液的 pH 应尽量接近中性以不影响试验菌的生长。中药制剂可能具有颜色并含有鞣质,易影响结果的判断,应特别注意。

4. 对照试验　为确保试验结果的科学性和准确性,试验中必须同时进行各种对照试验。

（1）试验菌对照:在无药情况下,试验菌应能在培养基内正常生长。

（2）已知药物对照:已知抗菌药对标准的敏感菌株应出现预期的抗菌效应,对已知的抗药菌应不出现抗菌效应。

（3）溶剂及稀释液对照:抗菌药物配制时所用的溶剂及稀释液应无抗菌作用。

二、体内抗菌试验

抗生素的体内抗菌试验是以动物如小鼠、豚鼠等作为感染动物的实验模型。动物感染细菌等致病菌后,观察给药(抗生素)对动物的保护作用,以半数有效量(ED_{50})表示。

（一）感染动物

选用有实验动物合格证的动物房提供的健康小鼠,体重 18~22 g,雌雄各半,随机分组,每组动物至少 10 只。

（二）感染细菌

根据所试验药物的抗菌作用特点,选择不同菌株进行试验,包括 G^+ 细菌和 G^- 细菌。常用的致病菌有金黄色葡萄球菌、肺炎链球菌、大肠埃希菌、肺炎克雷伯菌、变形杆菌、痢疾杆菌、伤寒杆菌和铜绿假单胞菌等。测定广谱抗生素时,试验菌株应包括金黄色葡萄球菌与 G^- 细菌各 1~2 株。测定创新药时,G^+ 细菌和 G^- 细菌均需试验 2 种以上,同时包括临床分离的致病菌。

接种的细菌需来自新鲜的斜面,并接种至肉汤培养基恒温(细菌一般为 37 ℃)培养一定时间,离心除去培养基后可得到试验用菌体,菌体可用生理盐水洗涤并离心以除去吸附于细菌细胞表面培养基和细菌毒素等。细菌用含 5％胃膜素(或干酵母)的生理盐水稀释至所需浓度,如 10^6、10^7、10^8、10^9、10^{10} CFU/mL 等浓度。细菌浓度可采用活菌计数或 $BaSO_4$ 比浊管法测定。

（三）感染过程

以不同浓度的细菌感染试验动物,测出所试验菌株对试验动物如小鼠致死的最低浓度,即 100％ 最小致死量(100％MLD),作为感染菌量。

将小鼠随机分组,总数不少于 5 组,每组 10 只。以相当于 100％最小致死量的菌液感染小鼠。药物稀释至一定浓度后制备成系列浓度的药液,一般于感染后即刻和感染后 6 h,口服、尾静脉注射或皮下注射等方法给药,连续观察试验小鼠感染细菌和给药后的状况,记录动物死亡数。

试验需设感染相同菌量而不给药（即给等容积的生理盐水）的动物阴性对照组。同时与同类抗菌药物做对比研究,即设阳性药物对照组。

（四）药物的体内药效评价

细菌感染和给药后注意观察动物反应,连续观察 7 d,记录动物死亡数,按 Bliss 法计算各感染菌的药物半数有效量(ED_{50})及 95％置信区间。药物的 ED_{50} 越小,体内药效越高。

第二节　抗生素的含量测定

一、抗生素的效价单位

抗生素是生理活性物质,可以利用抗生素对微生物所起的作用强弱来判定抗生素的含量。含量通常用效价或单位表示。有时二者合一,统称为效价单位。效价(potency)指在同一条件下比较抗生素的检品和标准品的抗菌活性,从而得出检品的效价。也就是说,效价是检品的抗菌活性与标准品的抗菌活性之比值,常用百分数表示：

$$效价 = \frac{检品的抗菌活性}{标准品的抗菌活性} \times 100\%$$

单位(unit,U)是衡量抗生素有效成分的具体尺度。抗生素单位的含义各不相同,大致有以下 4 种。

（1）重量单位：以抗生素的生物活性部分的重量作为单位,一般 1 μg 定义为 1 U,则 1 mg 为 1 000 U。用这种表示方法,对于同一抗生素的不同盐类而言,只要它们的单位相同,即使盐类重量不同,其实际有效含量也是一致的。如链霉素硫酸盐、土霉素盐酸盐、红霉素乳糖酸盐、新生霉素钠（钾）盐等抗生素,均以重量单位表示。

（2）类似重量单位：是以特定的抗生素盐类纯品的重量为单位,包括非活性部分的重量。例如纯金霉素盐酸盐及四环素盐酸盐,1 μg = 1 U,即为类似重量单位。

（3）重量折算单位：与原始的生物活性单位相当的纯抗生素实际重量为 1 U 加以折算。以青霉素为例,最初定一个青霉素单位系指在 50 mL 肉汤培养基内完全抑制金黄色葡萄球菌生长的最小青霉素量为 1 U。青霉素纯化后,这个量相当于青霉素 G 钠盐 0.598 8 μg,因而国际上一致规定 0.598 8 μg 为 1 U,则 1 mg = 1 670 U。

（4）特定单位：以特定的一批抗生素样品的某一重量作为一定单位,经有关的国家机构认可而定。如特定的一批杆菌肽 1 mg = 55 U,制霉菌素 1 mg = 3 000 U 等。

标准品是指与商品同质的、纯度较高的抗生素,每毫克含有一定量的单位,可用作效价测定的标准。每种抗生素都有它自己的标准品。国际单位(international unit,IU)是指经国际协议,每毫克含一定单位的标准品称为国际标准品,其单位即为国际单位(IU)。抗生素的国际标准品在联合国世界卫生组织(WHO)的生物检定专家委员会的主持下,委托指定的机构（主要是英国国立生物标准检定所,National Institute for Biological Standards and Control)组织标定、保管和分发。由于国际标准品供应有限,各国通常由国家监制一批同样的标准品,与国际标准品比较,标定其效价单位后,分发至各地使用,作为国家标准品。我国的国家标准品由中国食品药品检定研究院标定和分发。标示量指抗生素制剂标签上所标示的抗生素含量。标示量原则上以重量(指重量单位)表示,但少数成分不清的抗生素(如制霉菌素),或照顾用药习惯(如青霉素),仍沿用单位表示。

二、抗生素效价的微生物学测定法

抗生素的效价测定法可分为物理、化学及微生物学方法3类,但大多数抗生素应用微生物学测定法。微生物学测定法是一种利用抗生素对一定的微生物具有抗菌活性的特点来测定抗生素效价的方法。微生物法可以反映该抗生素的抗菌活性,与临床使用有平行关系,且灵敏度高,检品用量少。但本法也存在一些缺点,如操作繁杂、出结果时间较长(如金黄色葡萄球菌需 14~16 h,啤酒酵母菌需 24~36 h)、误差也较大(±5%~±10%)、不及理化测定方法简便。《中华人民共和国药典》(2020 年版)规定多种抗生素的效价测定采用微生物学方法。抗生素效价的微生物学测定法主要有管碟法和比浊法。以下介绍管碟法的原理、效价的计算公式的推导及简要的操作方法。

(一)管碟法设计原理

管碟法(cylinder plate method)是法定的抗生素效价测定法。该方法是利用抗生素在琼脂平板培养基中的扩散渗透作用,比较标准品和检品两者对试验菌的抑菌圈大小,以决定供试品效价的一种方法。管碟法的基本方法:在含有高度敏感性试验菌的琼脂平板上放置小钢管(内径 6.0 mm± 0.1 mm,外径 8.0 mm±0.1 mm,高 10 mm±0.1 mm),管内放入标准品和检品的溶液,经过培养,当抗生素扩散至有效范围内就产生透明的无菌生长范围,常呈圆形,称为抑菌圈。不同浓度的抗生素其抑菌圈直径不同。比较标准品与检品的抑菌圈直径,利用不同的推算原理就可计算出抗生素的效价。

抗生素在一定浓度范围内,其浓度和抑菌圈直径呈曲线关系,如果把抗生素浓度改为对数浓度,就能得到一条直线。抑菌圈的直径与抗生素浓度的对数之间的关系,可以用斜截式的直线方程式来表示:

$$y = a + bx$$

式中,y 为抑菌圈直径,b 为斜率,a 为截距,x 为抗生素浓度的对数。

(二)抗生素效价测定方法

1. 一剂量法 又称为标准曲线法,是用已知含量的标准品溶液先制备出标准曲线,并在同样条件下测出供试品溶液的抑菌圈直径平均值,再求出它与标准品溶液的抑菌圈直径平均值之差,即可在标准曲线上直接查得供试品溶液的浓度,换算成效价。由于试验时供试品和标准品都只用一个浓度,故称一剂量法。用于对比的标准曲线应取其直线部分。标准曲线制备及效价测定所得数据均应按药典规定进行统计处理。由于一剂量法操作较繁杂,不易规范化,故未收载进入药典。

2. 二剂量法 为最常用方法,又称四点法。二剂量法可抵消斜率和截距的影响,以标准品和供试品分别作出的直线互相平行,所以又称平行线法,是一种相对效价的计算法(图 8-2)。

本法系将抗生素标准品和供试品各稀释成一定比例(2:1 或 4:1)的两种剂量,在同一平板上比较其抗药活性,再根据抗生素浓度对数和抑菌圈直径呈直线关系的原理来计算供试品效价。

操作时,取含菌层的双层平板培养基,每一供试品的平板数不少于 4 个,每个平板表面放置 4 个小钢管,管内分别放入检品高、低剂量和标准品高、低剂量溶液,在规定条件下培养后,在小钢管周围出现无菌生长的区域,称为抑菌圈,量取其直径,按公式计算得出检品的效价。现在已有抗生素效价测定仪,可自动测量抑菌圈直径并计算。

先测量出四点的抑菌圈直径,按下列步骤进行计算:

（1）求出 W 和 V：

$$W = (SH + UH) - (SL + UL)$$

$$V = (UH + UL) - (SH + SL)$$

式中，UH 为供试品高剂量之抑菌圈直径，UL 为供试品低剂量之抑菌圈直径；SH 为标准品高剂量之抑菌圈直径，SL 为标准品低剂量之抑菌圈直径。

（2）求 θ：W、V 代入公式

$$\theta = D \cdot antilg(IV/W)$$

式中，θ 为供试品和标准品的效价比；D 为标准品高剂量与供试品高剂量之比，一般为 1；I 为高低剂量之比的对数，即 $lg2$ 或 $lg4$，目前二剂量法中常为 $lg2$。

（3）求 Pr，将 θ 代入：

$$Pr = Ar \times \theta$$

式中，Pr 为供试品实际单位数，Ar 为供试品标示量或估计单位。

此外，根据上述效价计算公式推导而制得放线图，有时为了节省效价测定的计算时间，并便于核对，二剂量法求得 W、V 值后，也可利用放线图直接查出抗生素的效价。

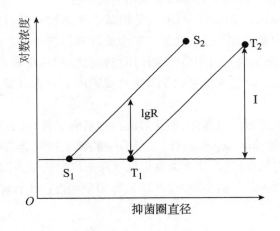

S—标准品；T—供试品。

图 8-2　抗生素标准品与供试品间平行直线关系图

微生物学测定法存在生物差异，会影响结果的精确度，必须借助生物统计方法来处理，观察生物差异对测定结果的影响程度，并用它来控制实验误差的允许范围，使微生物测定法结果达到一定的精确程度。《中华人民共和国药典》（2020 年版）规定，凡应用生物检定法测定效价的抗生素品种都必须遵照生物检定统计法计算误差项，进行可靠性测验和计算可信限。在可靠性测验证明实验结果成立之后方可进行抗生素效价的计算，并同时计算可信限和可信限率，以期测知该结果的精确度。

3. 三剂量法　原理和方法基本同二剂量法。不同之处在于标准品和检品各设高、中、低 3 组剂量，每个平板放置 6 个小钢管，故又称 6 点法。计算效价前同样要做生物统计处理。三剂量法不常采用，只用于标定标准品或仲裁检品等特殊情况。

4. 管碟法测定抗生素效价的影响因素　用管碟法进行抗生素效价测定的原理是以抗生素在琼脂平板中的扩散动力学为基础的，因此，只要能影响扩散的因素都能影响测定结果的准确性。影响因素主要有抑菌圈直径、扩散系数、扩散时间、培养基厚度、小钢管中抗生素总量以及抗生素的最小抑菌浓度等。这些因素不仅影响抑菌圈的大小，而且影响抑菌圈的清晰度。

第三节　抗　药　性

随着抗生素的不断发现和在临床上的广泛应用,细菌和其他微生物以及肿瘤细胞等的抗药性问题日趋严重。一些常见的临床致病菌如金黄色葡萄球菌、铜绿假单胞菌、变形杆菌、大肠埃希菌、痢疾志贺菌等的抗药情况尤为突出,它们所引起的各种感染已成为临床治疗上的一大难题。

一、抗药性的概念

抗药性(drug resistance):是指在微生物或肿瘤细胞多次与药物接触后发生敏感性降低的现象,是微生物或肿瘤细胞对药物所具有的相对抗性。对同一种微生物或肿瘤细胞而言,抗药性与敏感性是相对的,抗药性增强,则敏感性降低。微生物抗药性的程度一般以该药物对某种微生物的最低抑菌浓度(MIC)来衡量。

一般微生物的抗药性受其细胞内的遗传信息的控制。有些微生物由于具有一些独特的结构或代谢,天生对药物不敏感,根据抗药性的概念,就不能称之为抗药性,这种现象可称为天然不敏感性(过去常称为固有抗药性)。如铜绿假单胞菌天生对许多药物不敏感。另一种现象是有些微生物个体通过遗传性的改变而对原来敏感的抗生素获得了抗药性,可称之为获得抗药性(acquired resistance),常常是在临床上不合理用药或长期用药之后得以表现出的抗药性。

多重抗药性(multiple drug resistance,MDR):是指某一微生物同时对两种以上的作用机制不同的药物所产生的抗药性,也称多剂抗药性。这是由于多重抗药性菌株的遗传物质上带有编码产生不同抗药性的多种抗药基因。微生物对结构类似或作用机制类似的抗生素均有抗药性的现象,称为交叉抗药性(cross drug resistance)。这主要是由于微生物细胞内单一基因变异导致对两种以上药物产生抗药性。

另外,有一些由基因突变而致的抗药菌,不仅对该药物具有抗性,而且需要该药物作为特殊的营养因素,这种现象称为赖药性(drug dependence)。还有一些微生物对药物的抑菌作用的敏感性未改变,而对药物的杀菌作用具有相对抗性,即该菌在最低抑菌浓度时仍受到抑制,但最低杀菌浓度提高,抗生素此时表现的是抑菌,而不是杀菌作用,这种现象称为耐受性(tolerance)。在 G^+ 细菌及 G^- 细菌中均曾发现有耐受性菌株。

二、细菌抗药性产生的遗传机制

微生物对药物的抗药性可由染色体或质粒,或两者共同介导。大多数抗药性是由质粒来编码的,少数由染色体编码。产生抗药性的原因可能是染色体或质粒上带有与抗药性有关的基因。如目前世界上医院内感染的主要致病源之一的甲氧西林抗药性金黄色葡萄球菌(methicillin resistant *Staphylococcus aureus*,MRSA),其染色体上就带有一种与抗药性相关的 *mecA* 基因。体外敏感性试验研究表明,对甲氧西林抗药的菌株,*mecA* 基因的检测结果均为阳性。另外,有些具多重抗药性的菌株可能含有两个以上的抗药质粒,或其抗药质粒上可能含有多个抗药基因。抗药性产生的遗传学机制主要体现在以下方面。

1. 自发突变加药物选择　通常认为,抗药菌所含的抗药基因是由敏感菌的遗传物质自发突变产生的,但一般自发突变的频率极低,突变率通常为 $10^{-10} \sim 10^{-6}$。极少量的抗药菌存在于大量的敏感菌之中原本不足为害,但经临床频繁使用抗生素之后,药物杀死或抑制敏感菌的生长,而抗药性细菌继续生长繁殖,无形中对抗药菌起了选择作用,造成抗药菌株的大量增殖,形成抗药菌系。许多试验表明,抗药性的产生不是由于微生物与药物接触而产生的,而是自发突变加上药物选择的结果。

2. 细胞间抗药性的基因转移　抗药性的遗传信息存在于染色体或质粒上。染色体上的抗药性可通过 3 种机制由一种细菌向另一种细菌传递,其中通过接合的方式转移细菌抗药基因已有不少报道,特别是带有抗药基因的质粒可自行复制,代代相传,并在不同种属(特别是肠道菌)间进行转移,从而导致抗药性的广泛播散。如 1958 年在日本发生暴发性痢疾大流行时,科学家发现携带磺胺、四环素、链霉素、氯霉素等抗药基因的大肠埃希菌在肠道内通过接合将多剂抗药基因转移给了痢疾志贺杆菌,从而造成抗药性的散播。转导是通过噬菌体将细菌染色体片段由供体菌株向受体菌株转移,当转导片段中含有抗药性的遗传因子时(如金黄色葡萄球菌的青霉素酶质粒),转导将导致抗药性的传播,但一般转导频率不高。尽管现在已经证明转化现象在自然界也会发生,但它在抗药基因的转移中并不十分重要。另外,一些微生态制剂的活菌细胞中可能携带有一定的抗药性基因,由于其广泛地、大量地被服用,也可能造成抗药性的传播。这一现象应当引起重视。但有人认为,抗药性的转移也受到一些客观条件的限制,因此从整体来看,抗药基因的转移在整个抗药性的产生中是次要因素。

作为细菌染色体外的遗传物质——质粒,许多都包含有决定抗药性的基因,当这些质粒是接合型质粒时,即可由一个细菌向另一个细菌转移。

转座子在细胞间抗药性的基因转移中也起着非常重要的作用。转座子能在质粒间、质粒和染色体间或质粒和噬菌体间转座。因此,转座子的转座行为有利于抗药基因掺入敏感菌的遗传物质中,尤其是与多重抗药性的转移有关。由于转座子常位于质粒,因而借质粒在细胞间的转移,转座子上所带的抗药基因也随之转移入敏感菌,导致抗药菌的广泛传播。

三、细菌抗药性产生的生化机制

抗药性产生的生物化学机制是指抗药菌遗传学上的改变在生物化学上的表现。主要有以下三个方面:

1. 产生使抗生素结构改变的酶(即钝化酶) 一些抗药菌由于诱导或基因突变而产生能使抗菌药物活性降低或完全失活的酶类(包括组成酶和诱导酶)。最典型的代表是 β-内酰胺类抗生素,由于抗药菌产生 β-内酰胺酶(包括青霉素酶、头孢菌素酶等),而使抗生素水解灭活。细菌 β-内酰胺酶的产生一般有两种情况:一种是细菌与具有诱导作用的药物接触,酶被诱导产生。诱导产生的酶大多数是胞外酶,一般由质粒编码合成,在 G^+ 菌株的抗药菌中约占 90%。另一种是细菌自发突变产生的,这种 β-内酰胺酶可以稳定地产生,与诱导药物无关,是一种组成酶,常常结合在细胞膜上,属于固有的胞内酶。氨基糖苷类抗生素的抗药菌产生的乙酰基转移酶(acetyl transferase)、磷酸转移酶、腺苷酸转移酶,以及氯霉素(CM)类抗药菌产生的 CM 乙酰基转移酶(CM acetyl transferase)均属钝化酶类。

2. 作用靶位的改变 许多抗药性是通过抗生素作用靶位的改变发挥作用的。由于基因突变,一些细菌形成抗生素不能与之结合的作用靶位,或者即使能与之结合形成复合体但靶位不能保持其功能,微生物即出现抗药性。如对链霉素抗药的突变株,就是由于抗药菌染色体上的 str 基因发生突变,使得核糖体 30S 亚基上的 S12 蛋白的构型发生改变,从而影响链霉素与 16S rRNA 上的特异碱基的结合,因此不能抑制蛋白质合成而产生抗药性。青霉素的原始作用靶位是青霉素结合蛋白(PBPs),它们与肽聚糖交联有关的酶类相关,抗药菌的 PBPs 的数目减少、类型改变、与抗生素亲和力下降,使青霉素不能与之结合,从而产生抗药性。对磺胺类药物具有抗药性的菌株是由于基因突变改变了二氢蝶酸合成酶的性质,合成了另一种对磺胺不敏感的酶类,在磺胺存在的情况下,仍能合成大量二氢叶酸,使代谢正常进行,由此产生抗药性。

3. 细胞通透性的改变 由于细胞膜的通透性发生改变致使进入细胞内的药物减少,就使得微生物细胞表现出抗药性。一些与抗生素透入细胞相关的特有蛋白,被称为膜孔蛋白,在结构上的改变可能降低细胞膜的通透性而使药物的透入浓度降低,另外其细胞膜上可能还存在一种使药物外排的机制,在降低药物摄入的同时,促进药物的外排,使之达不到抑制浓度,因而产生抗药性。如抗四环素细菌的抗药性就属于这种膜通透性的改变。铜绿假单胞菌对 β-内酰胺类抗生素具有的天然不敏感性,其原因之一就是其细胞膜上缺乏帮助转运这类药物的膜孔蛋白或可利用的膜孔蛋白数量极少,使得进入胞内的抗生素较少。微生物对抗生素的抗药性的产生存在着不同的生物化学机制,其中有的与抗生素的作用机制相关联,而有的则与抗生素的作用机制无关。对某一种抗生素,可能存在通过不同机制抗药的菌株。当两种抗生素作用于相同的位点时,常常出现交叉抗药性。

另外,细菌生物膜的形成也是细菌抗药性机制之一。

四、抗药性的防治

1. 合理使用抗生素　首先在临床方面对抗生素的使用加以严格管理。可用可不用抗生素时尽可能地不用,并注意防止交叉抗药性。同时主张联合用药,因每一种药物在细胞代谢的过程中发生作用的部位不同,合理联用两种药物可起到协同和取长补短的效果。另外,应进行用药知识的教育和宣传,以降低抗药性的产生。

2. 研发新药　努力研发具有新的化学结构的新抗生素,改造现有的抗生素产生菌和寻找新的产生菌,改造现有的抗生素。目前半合成抗生素的使用已成为克服抗药性的主要途径。抗生素钝化酶的酶抑制剂、抗药质粒的消除剂、中药抗菌成分、抗菌肽、噬菌体等都为抗药菌的防治提供了可行性。

3. 加强抗药机制的研究　研究抗药机制有助于了解细菌抗药性的本质,以便有针对性地解决抗药菌对人类的危害,有效地控制细菌感染。

第九章　药品的微生物学质量控制

第一节　微生物与药物变质

一、药物生产中的微生物污染

微生物与药学有着非常密切的关系。在医药工业中,药物的生产如抗生素、维生素、甾体激素、氨基酸、酶制剂、酵母等都是利用微生物发酵制成的,微生物是很重要的药物资源。微生物制药有着越来越广阔的前景。

药物生产和保藏中的一个重要问题是微生物污染导致药物变质。在药物制备过程中,空气、水、操作人员、药物原料、制药设备、包装容器、厂房环境均可造成药物的微生物污染。即使经过灭菌或除菌处理的注射剂也可能因为热原存在而发生发热反应。

药品的微生物污染除受到外界环境和原料质量的影响外,在药物制剂的生产和保藏过程中也都存在微生物污染的可能。那些污染药品的微生物如果遇到适宜的环境就能生长繁殖,一方面可能促使药物变质,影响药品的质量,甚至失去疗效;另一方面对患者可引起不良反应,或因是病原性微生物而引起感染,甚至危及生命。所以在药物生产中一定要十分重视这方面的问题,同时在药物的质量管理中必须严格进行药物的微生物检验,以保证药物制剂达到卫生学标准。

（一）空气中的微生物

空气虽不是微生物生长繁殖的良好环境,但是一般的大气环境仍含有数量不少的细菌、霉菌和酵母菌等。空气中的微生物种类与数量随条件不同有很大的变化,如有活跃人群之处比人少的地方微生物多,不洁的房间比清洁的房间多。当人们讲话、咳嗽、打喷嚏时,可大大增加空气中的微生物数量。

由于空气中含有微生物,因此在药物制剂的生产过程中,如果不采取适当的措施,这些微生物就会进入药物中,使药物制剂发生污染。污染的程度与空气中的含菌量有关。根据药物制剂的类型不同,对生产场所的空气中所含有的微生物数量的限度亦不相同。如生产注射剂或眼科用药的高风险操作区的空气,微生物的含量必须非常低,即通常所谓的无菌操作区（每 1 000 L 空气中浮游菌应小于 1 cfu。

（二）水中的微生物

水在制药工业中至关重要,除在配制各类制剂时需要用水外,在洗涤及冷却过程中均涉及水。水也是药物中微生物的重要来源。水中微生物数量主要决定于水的来源、处理方法以及供水系统（包括管道、阀门等）的状况等因素。水中常见的微生物有假单胞菌、产碱杆菌、黄杆菌、产色细菌和沙雷菌等。如果受到粪便污染,则可有大肠埃希菌、变形杆菌和其他肠道细菌等。因此,用于生产的水必须符合水质的卫生标准。我国药典规定制药用纯化水每毫升饮水中需氧菌总数不超过 100 cfu。

（三）人体中的微生物

自然界广泛存在着微生物,人与自然界相接触,因此人的体表与外界相通的腔道如口腔、鼻咽腔、肠道、眼结膜、泌尿生殖道都存在不同种类和数量的微生物。其中有些微生物可长期寄居于人或动物的体表及与外界相通的黏膜上,当人体免疫功能正常时,它们和宿主以及环境之间保持动态平衡,有益于宿主的健康,构成相互依赖、相互制约的生态学体系,为人体正常微生物群,通称人体正常菌群

(表9-1)。正常菌群与宿主间的生态平衡在下列情况下可被打破,造成生态失调而导致疾病,使原来在正常情况下不致病的正常菌群成为条件致病菌。① 寄居部位的改变,例如大肠埃希菌从原寄居的肠道进入泌尿道,或手术时通过切口进入腹腔、血流等。② 免疫力低下时,应用抗肿瘤药物、大剂量皮质激素或放射治疗等可造成免疫功能低下,从而使一些正常菌群从寄居原位穿过黏膜等屏障,进入组织或血流,引发各种病症,严重的可导致败血症而使宿主死亡。③ 菌群失调,是宿主某部位正常菌群中各菌种间的比例发生较大幅度变化而超出正常范围的状态,由此产生的病症称为菌群失调症。菌群失调时,往往可引起二重感染,即在抗菌药物治疗原感染性疾病过程中,发生了另一种新致病菌引起的感染。菌群失调的原因是长期应用抗菌药物(尤其是广谱抗生素)后,大多数正常菌群被杀灭或被抑制,而原处于少数劣势的菌群或外来抗药菌乘机大量繁殖而致病。综上可以看出,正常菌群既是人体健康所必需的,但也能成为条件致病菌而引起感染,同时它也是医药工业微生物污染的重要来源之一。

表9-1　人体正常菌群

部位	常见的微生物
皮肤	葡萄球菌、类白喉棒状杆菌、铜绿假单胞菌、短棒杆菌、白假丝酵母菌、非致病性分枝杆菌
口腔	葡萄球菌、甲型和丙型链球菌、肺炎链球菌、奈瑟菌、乳酸杆菌、类白喉棒状杆菌、放线菌、螺旋体、白假丝酵母菌、梭菌
鼻咽腔	葡萄球菌、甲型和丙型链球菌、肺炎链球菌、奈瑟菌、类杆菌
外耳道	葡萄球菌、类白喉棒状杆菌、铜绿假单胞菌、非致病性分枝杆菌
眼结膜	葡萄球菌、干燥棒状杆菌、奈瑟菌
胃	一般无菌(胃病患者可能有幽门螺杆菌)
肠道	大肠埃希菌、产气肠杆菌、变形杆菌、铜绿假单胞菌、葡萄球菌、肠球菌、类杆菌、产气荚膜梭菌、破伤风梭菌、双歧杆菌、真细菌、乳杆菌、白假丝酵母菌
尿道	葡萄球菌、类白喉棒状杆菌、非致病性分枝杆菌
阴道	乳杆菌、大肠埃希菌、类白喉棒状杆菌、白假丝酵母菌

微生物可以由操作人员传递给药物制剂,因此操作人员必须注意个人卫生,不得为带菌者。在制药过程中要求戴口罩、清洗和消毒双手、穿上专用工作衣帽才能进行操作,以减少微生物污染。

(四)土壤中的微生物

土壤中含微生物最多。土壤中有丰富的营养、适宜的酸碱度、温度和水分。因此是微生物繁殖的良好环境,有"天然培养基"之美称。

土壤中的微生物有细菌、放线菌、真菌等。病原微生物也可随着人和动植物的尸体和排泄物污染土壤。带芽孢的细菌能够在土壤中长期存活。植物(特别是根类)药材常带有土壤微生物,用晾晒、烘烤的方法使药材充分干燥可减少微生物的生长繁殖。

(五)原料和包装物

天然来源的未经处理的原料如动物来源的明胶、脏器,植物来源的阿拉伯胶、琼脂和中药材等,常含有各种各样的微生物。事先或制药过程中加以消毒处理(加热、煎煮、过滤、照射、有机溶媒提取、加防腐剂)可得到减少微生物的满意结果。如制成糖浆剂可造成高渗环境,防止微生物生长;酊剂、浸膏制剂则利用乙醇的杀菌作用以减少微生物的污染。原料的储藏环境以干燥为宜,因降低药材的湿度可防止微生物繁殖。

包装材料包括包装用的容器、包装纸、运输纸箱等,应按不同要求考虑是否需要消毒和如何合理封装。原则是尽量减少微生物污染。

（六）厂房建筑和制药设备

生产部门所有房屋包括厂房、车间、库房、实验室都必须清洁和整齐。建筑物的结构和表面应不透水。表面还应平坦均匀，便于清洗，要使微生物的生长处于最低限度。设备、管道均应易于拆卸，便于清洁和消毒。

二、药物变质

存在于药物中的微生物如遇到适宜的条件就能生长繁殖，使药物发生变化，这种变化可引起药物变质失效。

（一）药物变质的判断

根据下列情况可判断药物已发生变质：

1. 有病原微生物存在。

2. 微生物已死亡或已被排除，但其毒性代谢产物仍然存在。

3. 产品发生可被觉察的物理或化学的变化。

4. 口服及外用药物的微生物总数超过规定的数量。

5. 无菌制剂中发现有微生物存在。

（二）药物变质的外在表现

药物变质，一般需要很高的污染程度或微生物大量繁殖才出现明显的变质现象。主要表现为药物产生使人讨厌的味道和气体，产生微生物色素，黏稠剂和悬浮剂解聚使黏度下降、悬浮物沉淀；在糖类药品中可形成聚合性的黏稠丝，变质的乳剂有团块或沙粒感，累积的代谢物改变药物的 pH，代谢产生的气体在黏稠的成品中积累引起塑料包装鼓胀。

（三）药物变质的结果

由微生物的污染而引起的药物变质，主要取决于被污染药物本身的一些特点，如化学结构、物理性质等以及微生物的污染量。其结果大致有如下几种。

1. 变质的药品引起感染 无菌制剂（如注射剂）不合格或使用时污染，可引起感染或败血症。如铜绿假单胞菌污染的滴眼剂可引起严重的眼部感染或使病情加重甚至失明，被污染的软膏和乳剂能引起皮肤病和烧伤病人的感染，消毒不彻底的冲洗液能引起尿路感染等。

2. 药物理化性质的改变而引起药物失效 微生物降解能力具有多样性，因此许多药物可被微生物作用后发生降解，失去疗效。如阿司匹林可被降解为有刺激性的水杨酸，青霉素、氯霉素可被产生钝化酶的微生物（抗药菌）降解为无活性的产物。

3. 药物中的微生物产生有毒的代谢产物 药物中含有易受微生物侵染的组分，如许多表面活性剂、湿润剂、混悬剂、甜味剂、香味剂、化疗药物等，它们均是微生物容易作用的底物，因此易被降解利用而产生一些有毒的代谢产物，而且微生物在生长繁殖中本身也可产生毒性。如大容量输液中由于存在热原质可引起急性发热性休克，有些药品原来只残存少量微生物，但在储存和运输过程中大量繁殖并形成有毒代谢产物，导致用药后出现不良反应。

三、药物生产中的 GMP 和 GLP

微生物可能通过药物生产中的多种渠道引起药物污染，如原料、环境、工作人员卫生状况、操作方法、厂房建筑、包装材料等均与药物变质有重大关系。另外，不当的药物储存、运输和使用方式，也可能引起微生物的污染。合理的制剂处方与生产工艺过程设计可以有效降低药品被微生物污染的风险。因此，防止微生物污染药物的措施大致有以下几个方面：

1. 加强药品生产管理 为了在药品生产的全过程中把各种污染的可能性降至最低程度，目前我国和世界上一些较先进的国家都已开始实施药品 GMP 制度。药品 GMP（good manufacturing

practice)是《药品生产质量管理规范》的简称,是药品全面质量管理的重要组成部分。药品生产的GMP要根据验证管理规范(good validation practice,GVP)进行验证,以保证药品的生产过程和质量管理以正确的方式进行,并证明这一生产过程是准确和可靠的,且具有重现性,能保证最后得到符合质量标准的药品。例如在GMP实施中,药品生产过程的消毒灭菌是重要的环节,灭菌工艺的验证是GMP验证的主要内容之一。

2. 进行微生物学检验 在药品生产过程中,应按规定不断进行各项微生物学指标检验。如对灭菌制剂进行无菌检查,对非无菌制剂进行微生物计数和控制菌检查,对注射剂做热原检查等。通过各项测定来评价药物被微生物污染与损害的程度,控制药品的卫生质量。

3. 合理的处方设计 加入防腐剂来保存药物,以抑制药品中微生物的生长繁殖,同时减少微生物对药物的损坏作用。一种理想的防腐剂应有良好的抗菌活性,对人没有毒性或刺激性,具有良好的稳定性,不受处方其他成分的影响。实际上现有的防腐剂均不是很理想,常用的防腐剂有尼泊金、苯甲酸、山梨酸、季铵盐、洗必泰等。降低制剂的水活度也可以有效控制药品的微生物污染。

此外,还应有合格的包装材料和合理的存储方法。总之,微生物与药物质量有很大的关系。目前还有一些药物变质的问题尚未得到有效解决,需要药学专业工作者不断地进行研究和探索,以提高药物的质量,保障人民的身体健康。

第二节 无菌检查法

无菌检查法(sterility test)系用于检查药典要求无菌的药品、生物制品、医疗器具、原料、辅料及其他物品是否无菌的一种方法。供试品符合无菌检查法的规定,仅表明了供试品在该检验条件下未发现微生物污染。

无菌检查应在无菌条件下进行,试验环境必须达到无菌检查的要求,检验全过程应严格实施无菌操作,防止微生物污染,防止污染的措施不得影响供试品中微生物的检出。要定期进行洁净度确认和隔离系统验证,日常检验需对试验环境进行监控。药品的无菌检查法包括直接接种法(direct inoculation)和薄膜过滤法(membrane filtration)。只要供试品性质允许,应采用薄膜过滤法。

(一)培养基

硫乙醇酸盐流体培养基主要用于厌氧菌的培养,也可用于需氧菌培养;胰酪大豆胨液体培养基适用于真菌和需氧菌的培养;在培养基灭菌前或使用前加入适宜的中和剂、灭活剂或表面活性剂,可制成选择性培养基;与无菌检查有关的还有胰酪胨琼脂、沙氏葡萄糖液体、沙氏葡萄糖琼脂等培养基。各培养基要进行适用性检查,应符合无菌性检查及灵敏度检查的要求。在无菌试验过程中,若需使用表面活性剂、灭活剂、中和剂等试剂,应证明其有效且对微生物无毒性。

(二)试验菌株

1. 菌种 无菌检查用菌株包括金黄色葡萄球菌(*Staphylococcus aureus*)[CMCC(B)26003]、大肠埃希菌(*Escherichia coli*)[CMCC(B)44102]、铜绿假单胞菌(*Pseudomonas aeruginosa*)[CMCC(B)10104]、枯草芽孢杆菌(*Bacillus subtilis*)[CMCC(B)63501]、生孢梭菌(*Clostridium sporogenes*)[CMCC(B)64941]、白色念珠菌(白假丝酵母菌)(*Candida albicans*)[CMCC(F)98001]、黑曲霉(*Aspergillus niger*)[CMCC(F)98003]。试验用菌株应采用适宜保藏技术保存,传代次数不得超过5代(从菌种保存中心获得的冷冻干燥菌种为第0代)。培养基的无菌性检查及灵敏度检查所用的菌株为以上除大肠埃希菌外的6种菌,方法适用性试验所用的菌株为以上除铜绿假单胞菌外的6种菌。

2. 菌液制备 分别将各菌株按药典规定进行接种和培养,培养物制成适宜浓度菌悬液。菌悬液若在室温下放置,一般应在2 h内使用;若保存在2~8 ℃可在24 h内使用。黑曲霉制成孢子悬液,可保存在2~8 ℃,在验证过的贮存期内使用。

（三）稀释液、冲洗液及其制备方法

稀释液、冲洗液常用 0.1％蛋白胨水溶液和 pH＝7.0 的氯化钠-蛋白胨缓冲液,根据供试品的特性,也可选用其他经验证过的适宜溶液作为稀释液或冲洗液(如 0.9％无菌氯化钠溶液)。如需要,可在上述稀释液或冲洗液的灭菌前或灭菌后加入表面活性剂或中和剂等。稀释液、冲洗液配制后应采用验证合格的灭菌程序灭菌。

（四）方法适用性试验

当进行产品无菌检查时,应进行方法适用性试验,以确认所采用的方法适合于该产品的无菌检查。若检验程序或产品发生变化可能影响检验结果时,应重新进行方法适用性试验。方法适用性试验按"供试品的无菌检查"的规定及下列要求进行操作。对每一试验菌应逐一进行方法确认。方法适用性试验也可与供试品的无菌检查同时进行。

1. 薄膜过滤法　按规定取接种的供试品总量,采用薄膜过滤法过滤,冲洗,在最后一次的冲洗液中加入不大于 100 cfu 的试验菌,过滤。加培养基至滤筒内,接种金黄色葡萄球菌、大肠埃希菌、生孢梭菌的滤筒内加硫乙醇酸盐流体培养基;接种枯草芽孢杆菌、白色念珠菌、黑曲霉的滤筒内加胰酪大豆胨液体培养基。另取一装有同体积培养基的容器,加入等量试验菌,作为对照。置规定温度培养,培养时间不得超过 5 d。

2. 直接接种法　按规定取硫乙醇酸盐流体培养基 6 管,分别接入不大于 100 cfu 的金黄色葡萄球菌、大肠埃希菌、生孢梭菌各 2 管;按规定取胰酪大豆胨液体培养基 6 管,分别接入不多于 100 cfu 的枯草芽孢杆菌、白色念珠菌、黑曲霉各 2 管。其中 1 管接入每支培养基规定的供试品接种量,另 1 管作为对照,置规定的温度培养,培养时间不得超过 5 d。

3. 结果判断　与对照管比较,如含供试品的各容器中试验菌均生长良好,则说明供试品的该检验量在该检验条件下无抑菌作用或其抑菌作用可以忽略不计,照此检查方法和检查条件进行供试品的无菌检查。如含供试品的任一容器中的试验菌生长微弱、缓慢或不生长,则说明供试品的该检验量在该检验条件下有抑菌作用,应采用增加冲洗量、增加培养基的用量、使用中和剂或灭活剂(如 β-内酰胺酶、对氨基苯甲酸等)、更换滤膜品种等方法,消除供试品的抑菌作用,并重新进行方法适用性试验。

（五）供试品的无菌检查

采用方法适用性试验确认的方法和条件进行供试品无菌检查。

1. 检验数量　是指一次试验所用供试品最小包装容器的数量。出厂产品和上市产品分别按药典规定进行检验。例如,批产量大于 100 且小于等于 500 的注射剂出厂产品的每种培养基最少检验数量为 10 个。最少检验数量不包括阳性对照试验的供试品用量。若供试品每个容器内的装量不够接种两种培养基,则最少检验数量应加倍。

2. 检验量　是指供试品每个最小包装接种至每份培养基的最小量(单位为 g 或 mL)。若每支(瓶)供试品的装量按规定足够接种两种培养基,则应分别接种硫乙醇酸盐流体培养基和胰酪大豆胨液体培养基。采用薄膜过滤法时,只要供试品特性允许,应将所有容器内的全部内容物过滤。

3. 阳性对照　应根据供试品特性选择阳性对照菌:无抑菌作用及抗 G⁺ 细菌为主的供试品,以金黄色葡萄球菌为对照菌;抗 G⁻ 细菌为主的供试品以大肠埃希菌为对照菌;抗厌氧菌的供试品以生孢梭菌为对照菌;抗真菌的供试品以白色念珠菌为对照菌。阳性对照试验的菌液制备同方法适用性试验,加菌量不大于 100 cfu,供试品用量同供试品无菌检查时每份培养基接种的样品量。阳性对照管培养不超过 5 d,应生长良好。

4. 阴性对照　进行供试品无菌检查时,应取相应溶剂和稀释液、冲洗液同法操作,作为阴性对照。阴性对照不得有菌生长。

5. 供试品处理及接种培养基　操作时,用适宜的方法对供试品容器表面进行彻底消毒,如果供试品容器内有一定的真空度,可用适宜的无菌器材(如带有除菌过滤器的针头)向容器内导入无菌空气,再施行无菌操作开启容器取出内容物。

(1)薄膜过滤法:一般应采用封闭式薄膜过滤器,根据供试品及其溶剂的特性选择滤膜材质。无菌检查用的滤膜孔径通常应不大于 0.45 μm,滤膜直径约为 50 mm。使用时应保证滤膜在过滤前后的完整性。水溶性供试液过滤前先将少量的冲洗液过滤以湿润滤膜。油类供试品,其滤膜和过滤器在使用前应充分干燥。保持供试品溶液及冲洗液覆盖整个滤膜表面。若过滤后需冲洗滤膜,每张滤膜每次冲洗量一般为 100 mL,总冲洗量一般不超过 500 mL,最高不得超过 1 000 mL,以避免滤膜上的微生物受损伤。根据供试品特性采用不同的处理方法。水溶性液体供试品,取规定量,直接过滤,或混合至含不少于 100 mL 适宜稀释液的无菌容器中,混匀,立即过滤。如供试品具有抑菌作用,须用冲洗液冲洗滤膜,冲洗次数一般不少于 3 次,所用的冲洗量、冲洗方法同方法适用性试验。水溶性固体和半固体供试品,需溶解后过滤。非水溶性制剂供试品可直接过滤,或混合溶于含聚山梨酯 80 或其他适宜乳化剂的稀释液中充分混合后立即过滤。除生物制品外,一般样品冲洗后,1 份滤器中加入 100 mL 硫乙醇酸盐流体培养基,1 份滤器中加入 100 mL 胰酪大豆胨液体培养基。生物制品样品冲洗后,2 份滤器中加入 100 mL 硫乙醇酸盐流体培养基,1 份滤器中加入 100 mL 胰酪大豆胨液体培养基。

(2)直接接种法:适用于无法用薄膜过滤法进行无菌检查的供试品。根据供试品特性,按规定方法取样。取规定量供试品分别等量接种至硫乙醇酸盐流体培养基和胰酪大豆胨液体培养基中。除生物制品外,一般样品无菌检查时,两种培养基接种的瓶或支数相等;生物制品无菌检查时,硫乙醇酸盐流体培养基和胰酪大豆胨液体培养基接种的瓶或支数为 2∶1。除另有规定外,每个容器中培养基的用量应符合接种的供试品体积不得大于培养基体积的 10%,同时,硫乙醇酸盐流体培养基每管装量不少于 15 mL,胰酪大豆胨液体培养基每管装量不少于 10 mL。供试品检查时,培养基的用量和高度同方法适用性试验。

6. 培养、观察   将上述接种供试品后的培养基容器分别按各培养基规定的温度培养不少于 14 d;接种生物制品的硫乙醇酸盐流体培养基的容器应分成两等份,一份置 30~35 ℃培养,一份置 20~25 ℃培养。培养期间应定期观察并记录是否有菌生长。如在加入供试品后或在培养过程中,培养基出现混浊,培养 14 d 后,不能从外观上判断有无微生物生长,可取该培养液不少于 1 mL 转种至同种新鲜培养基中,将原始培养物和新接种的培养基继续培养不少于 4 d,观察接种的同种新鲜培养基是否再出现混浊;或取培养液涂片,染色,镜检,判断是否有菌。

7. 结果判断   若供试品管均澄清,或虽显混浊但经确证无菌生长,判供试品符合规定;若供试品管中任何一管显混浊并确证有菌生长,判供试品不符合规定,除非能充分证明试验结果无效,即生长的微生物非供试品所含。试验若经评估确认无效,应重试。

第三节   非无菌产品的微生物限度检查

微生物限度检查法(microbial limit test)系检查非无菌制剂及其原料、辅料受微生物污染程度的方法,包括微生物计数和控制菌检查。

微生物计数和控制菌检查试验环境应符合微生物限度检查的要求。检验全过程必须严格实施无菌操作,防止再污染,防止污染的措施不得影响供试品中微生物的检出。洁净空气区域、工作台面及环境应定期进行监测。

如供试品有抗菌活性,应尽可能去除或中和。供试品检查时,若使用了中和剂或灭活剂,应确认其有效及对微生物无毒性。供试液制备时如果使用了表面活性剂,应确认其对微生物无毒性以及与所使用的中和剂或灭活剂的相容性。

一、微生物计数法

微生物计数法用于能在有氧条件下生长的嗜温细菌和真菌的计数。除另有规定外,本法不适用于活菌制剂的检查。

1. 计数方法 计数方法包括平皿法、薄膜过滤法和最可能数法(most-probable-number method,简称 MPN 法)。MPN 法用于微生物计数精确度较差,但对于某些微生物污染量很小的供试品,可能是更适合的方法。

进行供试品检查时,应根据供试品理化特性和微生物限度标准等因素选择计数方法,检测的样品量应能保证所获得的试验结果能够判断供试品是否符合规定。所选方法的适用性须经确认。

2. 计数培养基适用性检查和供试品计数方法适用性试验 微生物计数培养基和微生物计数方法均应进行方法适用性试验。若检验程序或产品发生变化可能影响检验结果,计数方法应重新进行适用性试验。

为确认试验条件是否符合要求,应进行阴性对照试验,阴性对照试验应无菌生长。如阴性对照有菌生长,应进行偏差调查。

计数培养基适用性检查和计数方法适用性试验用菌株见表9-2。分别按规定制备成菌悬液和孢子悬液。

表 9-2 试验菌液的制备和使用

试验菌株	试验菌液的制备	计数培养基适用性检查		计数方法适用性试验	
		需氧菌总数计数	霉菌和酵母菌总数计数	需氧菌总数计数	霉菌和酵母菌总数计数
金黄色葡萄球菌 [CMCC(B) 26003]	胰酪大豆胨琼脂或液体培养基,30～35℃培养18~24 h	胰酪大豆胨琼脂和液体培养基,30~35℃培养不超过 3 d,接种量不大于 100 cfu		胰酪大豆胨琼脂或液体培养基(MPN 法),30～35℃培养不超过 3 d,接种量不大于 100 cfu	
铜绿假单胞菌 [CMCC(B) 10104]	同上	同上		同上	
枯草芽孢杆菌 [CMCC(B) 63501]	同上	同上		同上	
白色念珠菌 [CMCC(F) 98001]	沙氏葡萄糖琼脂或液体培养基,20~25℃培养2~3 d	胰酪大豆胨琼脂培养基,30~35℃培养不超过 5 d,接种量不大于100 cfu	沙氏葡萄糖琼脂培养基,20~25℃培养不超过 5 d,接种量不大于100 cfu	胰酪大豆胨琼脂培养基(MPN 法不适用),30～35℃培养不超过5 d,接种量不大于100 cfu	沙氏葡萄糖琼脂培养基,20~25℃,培养不超过 5 d,接种量不大于100 cfu
黑曲霉 [CMCC(F) 98003]	沙氏葡萄糖琼脂培养基或马铃薯葡萄糖琼脂培养基,20~25℃培养5~7 d,或直到获得丰富的孢子	同上	同上	同上	同上

注:当需用玫瑰红钠琼脂培养基测定霉菌和酵母菌总数时,应进行培养基适用性检查,检查方法同沙氏葡萄糖琼脂培养基。

(1)培养基适用性检查:按表9-2,接种不大于100 cfu的菌液至各液体培养基管或琼脂培养基平板,每一试验菌株平行制备2管或2个平皿。同时,用相应的对照培养基替代被检培养基进行上述试验。在规定条件下培养。被检固体培养基上的菌落平均数与对照培养基上的菌落平均数的比值应在0.5~2范围内,且菌落形态大小应与对照培养基上的菌落一致;被检液体培养基管与对照培养基管比较,试验菌应生长良好。

(2)计数方法适用性试验

① 供试液制备:根据供试品的理化特性与生物学特性,采取适宜的方法制备供试液。供试液制备若需加温,应均匀加热,且温度不应超过45 ℃。供试液从制备至加入检验用培养基,不得超过1 h。药典列出了常用的供试液制备方法,如果常用方法经确认均不适用,应建立其他适宜的方法。水溶性供试品,取供试品,用pH7.0的无菌氯化钠-蛋白胨缓冲液,或pH7.2的磷酸盐缓冲液,或胰酪大豆胨液体培养基溶解或稀释制成1:10供试液。若需要,调节供试液pH至6~8。必要时,用同一稀释液将供试液进一步10倍系列稀释。水溶性液体制剂也可用混合的供试品原液作为供试液。水不溶性非油脂类供试品,分散力较差的供试品,可在稀释液中加入表面活性剂如0.1%(mL/mL)的聚山梨酯80,使供试品分散均匀。若需要,调节供试液pH至6~8。必要时,用同一稀释液将供试液进一步10倍系列稀释。油脂类供试品,加入无菌十四烷酸异丙酯使其溶解,或与最少量并能使供试品乳化的无菌聚山梨酯80或其他无抑菌性的无菌表面活性剂充分混匀。

② 接种和稀释:制备微生物回收试验用供试液,所加菌液的体积应不超过供试液体积的1%,首选最低稀释级的供试液进行计数方法适用性试验。若因供试品抗菌活性或溶解性较差,导致无法选择最低稀释级时,应采用适宜的方法对供试液进行进一步的处理。如果供试品对微生物生长的抑制作用无法以其他方法消除,供试液可经过中和、稀释或薄膜过滤处理后再加入试验菌悬液进行方法适用性试验。A.试验组。供试液+试验菌液,混匀,使每1 mL供试液或每张滤膜所滤过的供试液中含菌量不大于100 CFU。B.供试品对照组。供试液+稀释液,同试验组操作。C.菌液对照组。不含中和剂、灭活剂及表面活性剂的相应稀释液+试验菌液,同试验组操作。

③ 抗菌活性的去除或灭活:若试验组菌落数减去供试品对照组菌落数的值小于菌液对照组菌数值的50%,可采用下述方法消除供试品的抑菌活性。A.增加稀释液或培养基体积;B.加入适宜的中和剂或灭活剂;C.采用薄膜过滤法;D.上述几种方法联合使用。中和剂或灭活剂可用于消除抗菌剂的抑菌活性,最好在稀释剂或培养基灭菌前加入,例如β-内酰胺类抗生素可用β-内酰胺酶灭活。若使用中和剂或灭活剂,试验中应设中和剂或灭活剂对照组,其菌落数与菌液对照组的菌落数的比值应在0.5~2范围内。

若没有适宜消除供试品抑菌活性的方法,对特定试验菌回收的失败表明供试品对该试验菌具有较强抗菌活性,同时也表明供试品不易被该类微生物污染。但是,供试品也可能仅对特定试验菌株具有抑制作用,而对其他菌株没有抑制作用。因此,根据供试品须符合的微生物限度标准和菌数报告规则,在不影响检验结果判断的前提下,应采用能使微生物生长的更高稀释级的供试液进行计数方法适用性试验。若方法适用性试验符合要求,应以该稀释级供试液作为最低稀释级的供试液进行供试品检查。

④ 供试品中微生物的回收:各试验菌应逐一进行微生物回收试验,可采用平皿法、薄膜过滤法或MPN法。

平皿法包括倾注法和涂布法,表9-2中每株试验菌每种培养基至少制备2个平皿,以算术平均值作为计数结果。A.倾注法:取照上述制备的供试液1 mL置于直径为90 mm的无菌平皿中,注入15~20 mL温度不超过45 ℃的熔化的胰酪大豆胨琼脂或沙氏葡萄糖琼脂培养基,混匀凝固,倒置培养。B.涂布法:先取倾注法中相同的培养基制备无菌平板,使表面干燥再于表面接种不少于0.1 mL的上述供试液。同法测定供试品对照组及菌液对照组。培养,计数,计算各组的平均菌落数。

微生物计数的薄膜过滤法要求与无菌检查中类似。取上述制备的供试液适量(一般取相当于 1 g、1 mL 或 10 cm² 的供试品,若供试品中所含的菌数较多,供试液可酌情减量),加至适量的稀释液中,混匀,过滤,适量冲洗液冲洗滤膜。转移滤膜,菌面朝上,分别贴于胰酪大豆胨琼脂平板(测定需氧菌总数)和沙氏葡萄糖琼脂培养基平板(测定霉菌和酵母菌总数),按表 9-2 规定条件培养,计数。每株试验菌每种培养基至少制备一张滤膜。同法测定供试品对照组及菌液对照组菌数。

MPN 法的精密度和准确度不及薄膜过滤法和平皿计数法,仅在供试品需氧菌总数没有适宜计数方法的情况下使用。MPN 法不适用于霉菌计数。

⑤ 计数方法适用性试验结果判断:采用薄膜过滤法或平皿法时,试验组菌落数减去供试品对照组菌落数的值与菌液对照组菌落数的比值应在 0.5~2 范围内;采用 MPN 法,试验组菌数应在菌液对照组菌数的 95% 置信限内。若各试验菌的回收试验均符合要求,照所用的供试液制备方法及计数方法进行该供试品的需氧菌总数、霉菌和酵母菌总数计数。方法适用性确认时,若采用上述方法还存在一株或多株试验菌的回收达不到要求,那么选择回收最接近要求的方法和试验条件进行供试品的检查。

3. 供试品检查

(1) 检验量:检验量即一次试验所用的供试品量(g、mL 或 cm²)。一般应随机抽取不少于 2 个最小包装的供试品,混合,取规定量供试品进行检验。除另有规定外,一般供试品的检验量为 10 g 或 10 mL,膜剂为 100 cm²。检验时,应从 2 个以上最小包装单位中抽取供试品,大蜜丸还不得少于 4 丸,膜剂、贴剂和贴膏剂还不得少于 4 片。贵重药品、微量包装药品的检验量可以酌减。

(2) 供试品的检查:按计数方法适用性试验确认的计数方法进行。胰酪大豆胨琼脂培养基或胰酪大豆胨液体培养基用于测定需氧菌总数;沙氏葡萄糖琼脂培养基用于测定霉菌和酵母菌总数。以稀释剂代替供试液进行阴性对照试验,阴性对照应无菌生长。如果阴性对照有菌生长,应进行偏差调查。

① 平皿法:平皿法包括倾注法和涂布法,每稀释级每种培养基至少制备 2 个平板。胰酪大豆胨琼脂培养基平板在 30~35 ℃培养 3~5 d,沙氏葡萄糖琼脂培养基平板在 20~25 ℃培养 5~7 d,观察菌落生长情况,点计平板上生长的所有菌落数,计数并报告。菌落蔓延生长成片的平板不宜计数。点计菌落数后,计算各稀释级供试液的平均菌落数,按菌数报告规则报告菌数。若同稀释级两个平板的菌落数平均值不小于 15,则两个平板的菌落数不能相差 1 倍或以上。菌数报告规则,需氧菌总数测定宜选取平均菌落数小于 300 cfu 的稀释级、霉菌和酵母菌总数测定宜选取平均菌落数小于 100 cfu 的稀释级,作为菌数报告的依据。取最高的平均菌落数,计算 1 g、1 mL 或 10 cm² 供试品中所含的微生物数,取两位有效数字报告。如各稀释级的平板均无菌落生长,或仅最低稀释级的平板有菌落生长,但平均菌落数小于 1 时,以<1 乘以最低稀释倍数的值报告菌数。

② 薄膜过滤法:培养条件和计数方法同平皿法,每张滤膜上的菌落数应不超过 100 cfu。以相当于 1 g、1 mL 或 10 cm² 供试品的菌落数报告菌数;若滤膜上无菌落生长,以<1 报告菌数(每张滤膜过滤 1 g、1 mL 或 10 cm²供试品),或<1 乘以最低稀释倍数的值报告菌数。

③ MPN 法:MPN 法所有试验管在 30~35 ℃培养 3~5 d,记录每一稀释级微生物生长的管数,从微生物最可能数检索表查每 1 g 或 1 mL 或 10 cm² 供试品中需氧菌总数的最可能数。

4. 结果判断 需氧菌总数是指胰酪大豆胨琼脂培养基上生长的总菌落数(包括真菌菌落数),霉菌和酵母菌总数是指沙氏葡萄糖琼脂培养基上生长的总菌落数(包括细菌菌落数)。若因沙氏葡萄糖琼脂培养基上生长的细菌使霉菌和酵母菌的计数结果不符合微生物限度要求,可使用含抗生素(如氯霉素、庆大霉素)的沙氏葡萄糖琼脂培养基或其他选择性培养基(如玫瑰红钠琼脂培养基)进行霉菌和酵母菌总数测定。使用选择性培养基时,应进行培养基适用性检查。若采用 MPN 法,测定结果为需氧菌总数。若供试品的需氧菌总数、霉菌和酵母菌总数的检查结果均符合该品种项下的规定,判供试品符合规定;若其中任何一项不符合该品种项下的规定,判供试品不符合规定。各品种项下规定的微生物限度标准,10^1 CFU,即可接受的最大菌数为 20;10^2 CFU,即可接受的最大菌数为 200;10^3 CFU,即可接受的最大菌数为 2 000,依此类推。

二、非无菌产品微生物限度检查:控制菌检查

控制菌检查法用于在规定的试验条件下,检查供试品中是否存在特定的微生物。供试品检出控制菌或其他致病菌时,按一次检出结果为准,不再复试。

1. 培养基适用性检查和控制菌检查方法适用性试验　培养基应进行适用性检查,供试品的控制菌检查方法应进行方法适用性试验。检验程序或产品发生变化可能影响检验结果时,应重新进行适用性试验。为确认试验条件是否符合要求,应进行阴性对照试验,阴性对照试验应无菌生长。如阴性对照有菌生长,应进行偏差调查。

(1) 菌种及菌液制备:试验用菌株包括大肠埃希菌、金黄色葡萄球菌、生孢梭菌、铜绿假单胞菌、白色念珠菌,还有乙型副伤寒沙门菌(*Salmonella paratyphi* B)〔CMCC(B)50094〕。按规定培养并制成适宜浓度的菌悬液。

(2) 培养基适用性检查:控制菌检查用培养基的适用性检查项目包括促生长能力、抑制能力及指示特性的检查。各培养基的检测项目、菌株和方法见药典。

(3) 控制菌检查方法适用性试验:

① 供试液制备:按"供试品检查"中的规定制备供试液。

② 试验菌:根据各品种项下微生物限度标准中规定检查的控制菌,选择相应试验菌株,确认耐胆盐革兰阴性菌检查方法时,采用大肠埃希菌和铜绿假单胞菌为试验菌。

③ 适用性试验:按控制菌检查法取规定量供试液及不大于 100 cfu 的试验菌接入规定的培养基中;采用薄膜过滤法时,取规定量供试液,过滤,冲洗,在最后一次冲洗液中加入试验菌,过滤后,注入规定的培养基或取出滤膜接入规定的培养基中。依相应的控制菌检查方法,在规定的温度及最短时间下培养,应能检出所加试验菌相应的反应特征。

④ 结果判断:上述试验若检出试验菌,按此供试液制备法和控制菌检查方法进行供试品检查;若未检出试验菌,应采用微生物计数法中的方法消除供试品的抑菌活性,并重新进行方法适用性试验。如果经过试验确证供试品对试验菌的抗菌作用无法消除,可认为受抑制的微生物不可能存在于该供试品中,选择抑菌成分消除相对彻底的方法进行供试品的检查。

2. 供试品检查　按经方法适用性试验确认的方法进行,阳性对照试验方法同供试品的控制菌检查,对照菌的加量应不多于 100 cfu,阳性对照试验应检出相应的控制菌。阴性对照试验以稀释剂代替供试液照相应控制菌检查法检查,应无菌生长。如果阴性对照有菌生长,应进行偏差调查。

(1) 耐胆盐革兰阴性菌(bile-tolerant Gram-negative bacteria):用胰酪大豆胨液体培养基作为稀释剂将供试品按照微生物计数法中规定制成 1:10 供试液,混匀,在 20~25 ℃培养,使供试品中的细菌充分恢复但不增殖(约 2 h)。① 定性试验:除另有规定外,取相当于 1 g 或 1 mL 供试品的上述预培养物接种至适宜体积(经方法适用性试验确定)肠道菌增菌液体培养基中,30~35 ℃培养 24~48 h后,划线接种于紫红胆盐葡萄糖琼脂培养基平板上,30~35 ℃培养 18~24 h。如果平板上无菌落生长,判供试品未检出耐胆盐革兰阴性菌。② 定量试验:选择和分离培养,取相当于 0.1 g、0.01 g 和 0.001 g(或 0.1 mL、0.01 mL 和 0.001 mL)供试品的预培养物或其稀释液分别接种至适宜体积(经方法适用性试验确定)肠道菌增菌液体培养基中,30~35 ℃培养 24~48 h。上述每一培养物分别划线接种于紫红胆盐葡萄糖琼脂培养基平板上,30~35 ℃培养 18~24 h。结果判断,若紫红胆盐葡萄糖琼脂培养基平板上有菌落生长,则对应培养管为阳性,否则为阴性。根据各培养管检查结果,从表 9 - 3 查1 g 或 1 mL 供试品中含有耐胆盐革兰阴性菌的可能菌数。

表9-3　耐胆盐革兰阴性菌的可能菌数

各供试品量的检查结果			每1 g(或1 mL)供试品中可能的菌数 CFU
0.1 g 或 0.1 mL	0.01 g 或 0.01 mL	0.001 g 或 0.001 mL	
+	+	+	$N>10^3$
+	+	−	$10^2<N<10^3$
+	−	−	$10<N<10^2$
−	−	−	$N<10$

注:1. "+"代表紫红胆盐葡萄糖琼脂平板上有菌落生长,"−"代表无菌落生长。
　　2. 若供试品量减少10倍,则每1 g(或1 mL)供试品中可能的菌数(N)应相应增加至原来的10倍。

(2)大肠埃希菌(*Escherichia coli*):供试液制备和增菌培养,取供试品按微生物计数法中规定制成1∶10供试液。取相当于1 g或1 mL供试品的供试液,接种至适宜体积(经方法适用性试验确定)的胰酪大豆胨液体培养基中,混匀,30~35 ℃培养18~24 h。选择和分离培养,取上述培养物1 mL接种至100 mL麦康凯液体培养基中,42~44 ℃培养24~48 h。取麦康凯液体培养物划线接种于麦康凯琼脂培养基平板上,30~35 ℃培养18~72 h。结果判断:若麦康凯琼脂培养基平板上有菌落生长,应进行分离、纯化及适宜的鉴定试验,确证是否为大肠埃希菌;若没有菌落生长,或虽有菌落生长但鉴定结果为阴性,判供试品未检出大肠埃希菌。

(3)沙门菌(*Salmonella*):供试液制备和增菌培养,取10 g或10 mL供试品直接或处理后接种至适宜体积(经方法适用性试验确定)的胰酪大豆胨液体培养基中,混匀,30~35 ℃培养18~24 h。选择和分离培养,取上述培养物0.1 mL接种至10 mL RV沙门菌增菌液体培养基中,30~35 ℃培养18~24 h。取少量RV沙门菌增菌液体培养物划线接种于木糖赖氨酸脱氧胆酸盐琼脂培养基平板上,30~35 ℃培养18~48 h,沙门菌应生长良好,菌落为淡红色或无色、透明或半透明、中心有或无黑色。用接种针挑选疑似菌落于三糖铁琼脂培养基高层斜面上进行斜面和高层穿刺接种,培养18~24 h,或采用其他适宜方法进一步鉴定。结果判断,若木糖赖氨酸脱氧胆酸盐琼脂培养基平板上有疑似菌落生长,且三糖铁琼脂培养基的斜面为红色、底层为黄色,或斜面为黄色、底层为黄色或黑色,应进一步进行适宜的鉴定试验,确证是否为沙门菌。如果平板上没有菌落生长,或虽有菌落生长但鉴定结果为阴性,或三糖铁琼脂培养基的斜面未见红色、底层未见黄色;或斜面为黄色、底层未见黄色或黑色,判供试品未检出沙门菌。

(4)铜绿假单胞菌(*Pseudomonas aeruginosa*):供试液制备和增菌培养同大肠埃希菌。选择和分离培养,取上述培养物划线接种于溴化十六烷基三甲铵琼脂培养基平板上,30~35 ℃培养18~72 h。取上述平板上生长的菌落进行氧化酶试验,或采用其他适宜方法进一步鉴定。氧化酶试验,将洁净滤纸片置于平皿内,用无菌玻棒取上述平板上生长的菌落涂于滤纸片上,滴加新配制的1%二盐酸N,N-二甲基对苯二胺试液,在30 s内若培养物呈粉红色并逐渐变为紫红色为氧化酶试验阳性,否则为阴性。结果判断,若溴化十六烷基三甲铵琼脂培养基平板上有菌落生长,且氧化酶试验阳性,应进一步进行适宜的鉴定试验,确证是否为铜绿假单胞菌。如果平板上没有菌落生长,或虽有菌落生长但鉴定结果为阴性,或氧化酶试验阴性,判供试品未检出铜绿假单胞菌。

(5)金黄色葡萄球菌(*Staphylococcus aureus*):供试液制备和增菌培养同大肠埃希菌。选择和分离培养,取上述培养物划线接种于甘露醇氯化钠琼脂培养基平板上,30~35 ℃培养18~72 h。结果判断:若甘露醇氯化钠琼脂培养基平板上有黄色菌落或外周有黄色环的白色菌落生长,应进行分离、纯化及适宜的鉴定试验,确证是否为金黄色葡萄球菌;若平板上没有与上述形态特征相符或疑似的菌落生长,或虽有相符或疑似的菌落生长但鉴定结果为阴性,判供试品未检出金黄色葡萄球菌。

(6)梭菌(*Clostridia*):供试液制备和热处理,取供试品照微生物计数法制成1∶10供试液。取相当于1 g或1 mL供试品的供试液2份,其中1份置80 ℃保温10 min后迅速冷却。增菌、选择和分离培养,将上述2份供试液分别接种至适宜体积(经方法适用性试验确定)的梭菌增菌培养基中,置厌氧条件下30~35 ℃培养48 h。取上述每一培养物少量,分别涂抹接种于哥伦比亚琼脂培养基平板上,置厌氧条件下30~35 ℃培养48~72 h。过氧化氢酶试验,取上述平板上生长的菌落,置洁净玻片上,滴加3%过氧化氢试液,若菌落表面有气泡产生,为过氧化氢酶试验阳性,否则为阴性。结果判断:若哥伦比亚琼脂培养基平板上有厌氧杆菌生长(有或无芽孢),且过氧化氢酶反应阴性的,应进一步进行适宜的鉴定试验,确证是否为梭菌;如果平板上没有厌氧杆菌生长,或虽有相符或疑似的菌落生长但鉴定结果为阴性,或过氧化氢酶反应阳性,判供试品未检出梭菌。

(7)白色念珠菌(*Candida albicans*):供试液制备和增菌培养,取供试品照微生物计数法制成1∶10供试液。取相当于1 g或1 mL供试品的供试液,接种至适宜体积(经方法适用性试验确定)的沙氏葡萄糖液体培养基中,混匀,30~35 ℃培养3~5 d。选择和分离,取上述预培养物划线接种于沙氏葡萄糖琼脂培养基平板上,30~35 ℃培养24~48 h,白色念珠菌的菌落应呈乳白色,偶见淡黄色,表面光滑,有浓酵母气味,培养时间稍久则菌落增大、颜色变深、质地变硬或有皱褶。挑取疑似菌落接种至念珠菌显色培养基平板上,培养24~48 h(必要时延长至72 h),或采用其他适宜方法进一步鉴定。结果判断:若沙氏葡萄糖琼脂培养基平板上有疑似菌落生长,且疑似菌在念珠菌显色培养基平板上生长的菌落呈阳性反应,应进一步进行适宜的鉴定试验,确证是否为白色念珠菌;若没有菌落生长,或虽有菌落生长但鉴定结果为阴性,或疑似菌在念珠菌显色培养基平板上生长的菌落呈阴性反应,判供试品未检白色念珠菌。

三、非无菌药品微生物限度标准

非无菌药品的微生物限度标准是基于药品的给药途径和对患者健康潜在的危害以及药品的特殊性而制定的。药品生产、贮存、销售过程中的检验,药用原料、辅料、中药提取物及中药饮片的检验,新药标准制定,进口药品标准复核,考察药品质量及仲裁等,除另有规定外,其微生物限度均以本标准为依据。《中华人民共和国药典》(2020年版)四部通则1107中微生物限度标准共11条、4张表(本部分仅以原文中表1为例,详见药典)。

1. 制剂通则、品种项下要求无菌的及标示无菌的制剂和原辅料,应符合无菌检查法规定。
2. 用于手术、严重烧伤、严重创伤的局部给药制剂,应符合无菌检查法规定。
3. 非无菌化学药品制剂、生物制品制剂、不含药材原粉的中药制剂的微生物限度标准见表9-4。

表9-4 非无菌化学药品制剂、生物制品制剂、不含药材原粉的中药制剂的微生物限度标准

给药途径	需氧菌总数 (cfu/g、cfu/mL或 cfu/10 cm²)	霉菌和酵母菌总数 (cfu/g、cfu/mL或 cfu/10 cm²)	控制菌

口服给药①
  固体制剂
  液体及半固体制剂
	10^3
	10^2
		10^2
		10^1
			不得检出大肠埃希菌(1 g或1 mL),含脏器提取物的制剂还不得检出沙门菌(10 g或10 mL)

口腔黏膜给药制剂
  齿龈给药制剂
  鼻用制剂
	10^2	10^1	不得检出大肠埃希菌、金黄色葡萄球菌、铜绿假单胞菌(1 g、1 mL或10 cm²)

耳用制剂 皮肤给药制剂	10^2	10^1	不得检出金黄色葡萄球菌、铜绿假单胞菌(1 g、1 mL或10 cm²)
呼吸道吸入给药制剂	10^2	10^1	不得检出大肠埃希菌、金黄色葡萄球菌、铜绿假单胞菌、耐胆盐革兰阴性菌(1 g或1 mL)

续表

给药途径	需氧菌总数（cfu/g、cfu/mL 或 cfu/10 cm²）	霉菌和酵母菌总数（cfu/g、cfu/mL 或 cfu/10 cm²）	控制菌
阴道、尿道给药制剂	10²	10¹	不得检出金黄色葡萄球菌、铜绿假单胞菌、白色念珠菌（1 g、1 mL 或 10 cm²），中药制剂还不得检出梭菌（1 g、1 mL 或 10 cm²）
直肠给药 固体及半固体制剂 液体制剂	10³ 10²	10² 10²	不得检出金黄色葡萄球菌、铜绿假单胞菌（1 g 或 1 mL）
其他局部给药制剂	10²	10²	不得检出金黄色葡萄球菌、铜绿假单胞菌（1 g、1 mL 或 10 cm²）

注：① 化学药品制剂和生物制品制剂若含有未经提取的动植物来源的成分及矿物质，还不得检出沙门菌（10 g 或 10 mL）。

4. 非无菌含药材原粉的中药制剂微生物限度标准。

5. 非无菌药用原料及辅料的微生物限度标准。

6. 中药提取物及中药饮片的微生物限度标准。

7. 有兼用途径的制剂应符合各给药途径的标准。

8. 除中药饮片外，非无菌药品的需氧菌总数、霉菌和酵母菌总数照"非无菌产品微生物限度检查：微生物计数法（通则 1105）"检查，非无菌药品的控制菌照"非无菌产品微生物限度检查：控制菌检查法（通则 1106）"检查。各品种项下规定的需氧菌总数、霉菌和酵母菌总数标准解释如下：

10^1 cfu：可接受的最大菌数为 20；

10^2 cfu：可接受的最大菌数为 200；

10^3 cfu：可接受的最大菌数为 2000；

依此类推。

9. 本限度标准所列的控制菌对于控制某些药品的微生物质量可能并不全面，因此，对于原料、辅料及某些特定的制剂，根据原辅料及其制剂的特性和用途、制剂的生产工艺等因素，可能还需检查其他具有潜在危害的微生物。

10. 除了本限度标准所列的控制菌外，药品中若检出其他可能具有潜在危害性的微生物，应从以下方面进行评估。① 药品的给药途径：给药途径不同，其危害不同。② 药品的特性：药品是否促进微生物生长，或者药品是否有足够的抑制微生物生长能力。③ 药品的使用方法。④ 用药人群：用药人群不同，如新生儿、婴幼儿及体弱者，风险可能不同。⑤ 患者使用免疫抑制剂和甾体类固醇激素等药品的情况。⑥ 是否存在疾病、伤残和器官损伤。

11. 当进行上述相关因素的风险评估时，评估人员应经过微生物学和微生物数据分析等方面的专业知识培训。评估原辅料微生物质量时，应考虑相应制剂的生产工艺、现有的检测技术及原辅料符合该标准的必要性。

（四）活螨的检查

螨（mites）是一种小型节肢动物，可污染药品，并可直接危害人体健康，含糖的剂型易遭螨污染。活螨的检查方法一般有直检法、漂浮法和分离法三种，最后都需在显微镜下观察有否活动的螨。供试品霉变、长螨者，以不合格论。

第三篇 免疫学基础

现代免疫学及其分支学科虽然侧重点各不相同,但基础研究内容一致,主要包括抗原、免疫系统、免疫应答等。在机体免疫应答的过程中,抗原是免疫应答发生的始动因素;免疫系统是免疫应答发生的物质基础;免疫系统识别抗原后,通过免疫应答清除(或耐受)抗原,产生对机体的免疫保护(或损伤)效应。

本篇将从基础免疫学角度,分别阐述启动免疫应答的因素——抗原,免疫应答的物质基础——免疫器官、免疫细胞、免疫分子,固有免疫应答和特异性免疫应答等。随后,还将对临床常见的超敏反应及免疫学的应用进行介绍。

第十章 抗 原

一般而言,抗原(antigen,Ag)是一类能刺激机体免疫系统发生特异性免疫应答,并能在体内或体外与免疫应答产物(抗体或效应 T 细胞)发生特异性结合的物质。在某些情况下,抗原诱导相应克隆的淋巴细胞对该抗原表现为特异性的负免疫应答,称为免疫耐受。有时,某些抗原引起病理性的高免疫应答,称为超敏反应。这些情况下的抗原可被特定称为耐受原和变应原。

第一节 抗原的种类

关于抗原的分类,迄今尚无统一意见,常见分类方法如下:

一、完全抗原和半抗原

抗原具有两种性能:免疫原性(immunogenicity),指抗原刺激机体产生免疫应答的性能;免疫反应性(immunoreactivity),指抗原与相应免疫应答产物发生特异性结合的性能。

具有免疫原性和免疫反应性的物质称为完全抗原(complete antigen)。完全抗原大多为蛋白质,也可以是蛋白质和类脂(或多糖)的复合物等。各种病原微生物、异种动物血清、植物花粉等都是完全抗原。只有免疫反应性而没有免疫原性的物质称为半抗原(hapten)。多糖、类脂、某些小分子药物常常为半抗原。它们自身无法刺激机体免疫应答,但与某些蛋白质结合后,可成为完全抗原,刺激机体产生针对半抗原的抗体。与半抗原结合的蛋白质称为载体(carrier)。

因此,在药物的安全性评价中,单独没有免疫原性的小分子药物也要考虑相应的免疫安全性。

二、胸腺依赖性抗原和胸腺非依赖性抗原

常见的大多数蛋白质抗原,如人血白蛋白、卵白蛋白、羊红细胞、白喉类毒素等,需要 T 细胞的辅助作用才能活化 B 细胞产生抗体,这类抗原称为胸腺依赖性抗原(thymus dependent antigen,TDAg)。TDAg 刺激机体产生的抗体可以是 IgM,也可以是 IgG 或其他类别的 Ig,同时可引发细胞免疫应答,并有免疫记忆。

有些抗原无须 T 细胞的辅助即可产生抗体,这类抗原称为胸腺非依赖性抗原(thymus independent antigen, TIAg),如脂多糖、荚膜多糖等。其刺激机体产生的抗体主要为 IgM,不引起细胞免疫应答,也无免疫记忆。

此外,根据抗原与机体的亲缘关系(见本章第二节)可将抗原分为异种抗原、同种异型抗原、自身抗原三类;根据抗原获得方式,可将抗原分为天然抗原和人工抗原两类;根据抗原物质的来源,可将抗原分为外源性抗原和内源性抗原两类等。

第二节 构成抗原的条件

一、异物性

异物是指与自身成分相异或未与宿主胚胎期免疫细胞接触的物质。在正常情况下,机体免疫系统具有精确的识别"自己"与"非己"物质的能力。根据异物性的强弱,抗原可分为三类:

(一)异种物质

从生物的进化过程来看,异种生物间的血缘关系愈远,其抗原的免疫原性愈强,如马与人的血缘关系远,马血清对于人免疫原性强。而马血清对驴、骡来说,则血缘关系甚近,其免疫原性也相对较弱。

(二)同种异型物质

同种不同个体之间,其组织细胞的化学成分不可能完全相同,因而亦具有免疫原性。如人体红细胞表面的血型抗原、人类白细胞抗原(见本章第四节)等。

(三)自身物质

自身物质一般不具有免疫原性,但在异常条件下,可成为异物而具有免疫原性(见本章第四节)。

二、具有复杂化学结构的大分子物质

凡是完全抗原,必是大分子物质。一般来说相对分子质量越大,免疫原性越强。天然蛋白质的相对分子质量都在 10 000 以上,因而多为良好的抗原。高分子物质水解成低分子物质后,就可能失去免疫原性。

但一种物质仅相对分子质量大还不一定有免疫原性。例如明胶的相对分子质量虽高达 100 000,但因为结构上多为直链,且缺乏芳香族氨基酸,所以免疫原性很弱。如加入少量(2%)酪氨酸,可增强其免疫原性。这说明抗原物质除相对分子质量大以外还要求有一定的化学组成和结构。

一般而言,多数蛋白质、复杂多糖(如血型抗原、细菌荚膜多糖)均有免疫原性,核酸及脂类免疫原性弱。

三、分子结构和易接近性

抗原分子中一些特殊化学基团的立体构象,是决定抗原分子能否与淋巴细胞表面结合引起免疫应答的关键。这些化学基团与淋巴细胞表面受体分子接触的难易程度,即易接近性,与化学基团在抗原分子中的分布部位有关。分布在抗原分子表面的化学基团易与淋巴细胞抗原受体结合,免疫原性强;存在于抗原分子内部的化学基团则不易与相应受体结合,不表现免疫原性或免疫原性弱。

四、物理状态

一般聚合状态的蛋白质较其单体免疫原性强,颗粒性抗原免疫原性强于可溶性抗原。因此常将免疫原性弱的物质吸附在某些大颗粒表面,可增加其刺激免疫应答的能力。

此外,某一物质是否为抗原,还受机体的遗传、年龄、生理状态、个体差异等诸多因素的影响,也与抗原进入机体的方式和途径有关。一般而言,皮下和肌内注射的抗原免疫原性最强,口服药物较少引起正免疫应答。

第三节　抗原的特异性与交叉反应

特异性是免疫应答的根本特征,也是免疫学诊断、防治的理论依据。抗原的特异性既表现在免疫原性上,也表现在免疫反应性上。例如注射伤寒沙门菌于兔体内,兔的血清内只出现针对伤寒沙门菌的抗体;该种抗伤寒沙门菌抗体只与伤寒沙门菌发生反应而不能与其他细菌反应。

抗原的特异性由抗原分子中的特殊化学基团决定。这种决定抗原特异性的特殊化学基团称为抗原决定簇,又称表位(epitope)。表位的性质、位置、空间结构可决定抗原的特异性。例如通过重氮化将结构相似的不同化学基团分别与鸡血清白蛋白连接制成人工完全抗原,以其注射家兔,所得到的抗体分别与这些人工抗原进行实验,结果表明:化学结构的性质直接关系着反应的特异性(表10-1)。用不同位置、不同立体结构而化学组成完全相同的化学基团制成人工抗原进行研究,同样证明基团位置、空间结构对抗原-抗体反应的特异性也起决定作用。

表 10-1　不同酸根对半抗原-抗体反应特异性的影响

免疫动物的抗原	试验抗原			
	苯胺	对氨基苯甲酸	对氨基苯磺酸	对氨基苯砷酸
	NH_2	NH_2 / COOH	NH_2 / SO_3H	NH_2 / AsO_3H_2
抗苯胺抗体	+	-	-	-
抗对氨基苯甲酸抗体	-	+	-	-
抗对氨基苯磺酸抗体	-	-	+	-
抗对氨基苯砷酸抗体	-	-	-	+

位于分子表面的抗原决定簇易被识别,有易接近性,可启动免疫应答,称为功能性抗原决定簇,其中有个别化学基团起关键性作用,称为免疫优势基团;位于分子内部的抗原决定簇称为隐蔽性抗原决定簇,可因理化因素作用而暴露在分子表面成为功能性抗原决定簇,或因蛋白酶解或修饰(如磷酸化)产生新的决定簇,它们可成为自身抗原,诱发自身免疫病。

在免疫应答中,T细胞和B细胞所识别的抗原决定簇不同,分别称为T细胞决定簇和B细胞决定簇(图10-1)。B细胞决定簇往往位于抗原分子表面或转折处,为呈三级结构的构象决定簇,也有顺序决定簇,可直接被B细胞识别;T细胞决定簇则往往位于抗原分子内部,为顺序决定簇,需经抗原递呈细胞(antigen presenting cells, APC)加工处理,并与自身MHC(major histocompatibility complex, 主要组织相容性复合体)分子结合后,才能被T细胞所识别。迄今为止尚未发现一个抗原决定簇能同时被T细胞和B细胞所识别。

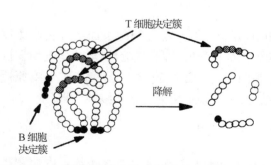

图 10-1　抗原分子中的 T 细胞与 B 细胞决定簇

天然抗原一般是大分子,由多种、多个抗原决定簇组成,可以和多个抗体分子交互结合。抗原的结合价是指能和抗体分子结合的抗原的功能性决定簇的数目。天然抗原一般都是多价的。

天然抗原表面常带有多种抗原决定簇,因此能使机体产生多种抗体。研究发现在两种不同的抗原之间可以存在相似或相同的抗原决定簇,称为共同抗原(common antigen)。抗体对这些有相同或相似决定簇的不同抗原的反应,称为交叉反应(图10-2)。当两种抗原决定簇构型相同时,发生的交叉反应较强,如果两者仅有一定程度相似,则反应微弱。临床上,微生物(如肠道菌)间的共同抗原成分可造成血清学诊断的混乱,但也可利用共同抗原作为替代抗原进行某些疾病的诊断。而某些微生物由于与人体组织细胞有共同抗原成分,可引起机体的超敏反应(详见本章第四节)。

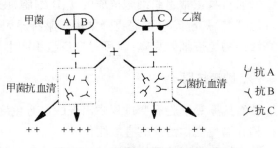

图10-2 共同抗原和交叉反应

第四节 医学上重要的抗原

一、病原微生物及其代谢产物

各种病原微生物对机体均有较强的免疫原性。每个微生物都具有多种不同的抗原组分。如细菌具有菌体抗原(O抗原)、鞭毛抗原(H抗原)、表面抗原、菌毛抗原等。这些抗原成分可作为微生物鉴定、分型的依据,同时也可作为疫苗用于微生物感染的预防。

病原微生物的代谢产物有的也可作为抗原。如细菌的外毒素,其抗原性强,经0.4%甲醛处理后,变成没有毒性而保持免疫原性的类毒素。其作为疫苗,在预防由外毒素引起的疾病中起到重大作用。

二、免疫动物血清

用白喉或破伤风类毒素免疫马后,马血清中会含有抗白喉或抗破伤风的抗毒素。临床上称这种含抗毒素的血清为动物免疫血清,常用于中和相应的毒素以治疗白喉或破伤风。

但动物免疫血清是具有二重性的。在治疗疾病的同时,马血清对人来说又是一种异种蛋白,具有免疫原性,能刺激人体产生抗马血清的抗体,有可能引起超敏反应。因此,应对动物免疫血清中的抗体进行精制,降低其异源性。

三、自身抗原

由于机体免疫系统发育过程中的自身反应性淋巴细胞的凋亡,自身成分一般不具有免疫原性。但在以下三种情况中,自身成分可作为抗原:

(一)自身组织发生修饰

自身组织在烧伤、感染、电离辐射、化学药品等因素的影响下,结构发生变化,形成新的抗原决定簇,成为自身抗原。例如用甲基多巴治疗高血压时,甲基多巴与患者红细胞膜蛋白结合,发生了抗原性的改变而成为自身抗原,引起自身免疫性贫血;有的患者服用氨基吡啉,引起白细胞表面抗原结构改变,导致白细胞减少症。这种疾病往往会随着药物的停用得到改善。

(二)隐蔽抗原的释放(或自体隔绝成分的溢出)

机体内有些成分如甲状腺球蛋白、眼球的晶体蛋白、精子等,正常情况下与免疫系统是隔绝的,在胚胎期免疫细胞未能对其建立免疫耐受,所以可被称为隐蔽抗原。但外伤、感染、手术等因素可使之溢出成为自身抗原。如人的甲状腺球蛋白存在于甲状腺的腺泡内,若甲状腺受损伤或炎症破坏时,甲状腺球蛋白漏出,则引起自身免疫性甲状腺炎;精子抗原释放可导致男性不育症;晶体蛋白的释放可引起交感性眼炎。

（三）自身正常组织

针对自身正常组织细胞抗原的 T、B 细胞,由于在胚胎期与这些抗原接触过,因此处于非活化状态,成为"禁忌克隆"。禁忌克隆如由于某种原因复活,或 T、B 细胞克隆发生突变,形成识别自身成分的高活性的免疫细胞克隆,就可对自身组织产生免疫应答,导致自身免疫病的发生。

四、肿瘤抗原

肿瘤抗原是细胞癌变过程中出现的具有免疫原性的一些大分子的总称,可作为肿瘤诊断的辅助指标和肿瘤免疫学治疗的有效靶位。

肿瘤细胞具有的新抗原成分称为肿瘤特异性抗原(TSA)。如黑色素瘤抗原(MAGE)在多种肿瘤中均有不同程度的表达,而在除睾丸和胎盘外的正常组织中均不表达,因此人们认为它是肿瘤特异性免疫治疗理想的靶分子。

目前某些恶性肿瘤中未见 TSA,但发现大量表达胚胎性抗原,被称为肿瘤相关抗原(TAA),如原发性肝癌病人血清中查见的甲胎蛋白(AFP)。AFP 在正常的非胚胎期人体细胞中仅有微量表达,因此可作为原发性肝癌的检测筛查指标。

五、异嗜性抗原

异嗜性抗原是一类与种属特异性无关,存在于不同种系生物间的共同抗原。如溶血型链球菌的多糖抗原和蛋白质抗原与人体的心肌、心瓣膜或肾小球基底膜之间可有异嗜性抗原存在,当机体感染溶血型链球菌并产生抗体后,抗体可与自身的上述组织相结合,引导机体免疫系统发生作用。临床上表现为风湿病或肾小球肾炎等自身免疫性疾病。

有些异嗜性抗原可作为替代抗原协助疾病的诊断。例如,导致斑疹伤寒的立克次体具有与变形杆菌某些株的菌体抗原的多糖类共同抗原,因而临床上常用以代替相应的立克次体抗原进行非特异性凝集反应,用于检查人或动物血清中斑疹伤寒抗体。这种交叉凝集试验称为外斐反应(Weil-Felix reaction)。

六、同种异型抗原

同种不同个体之间,由于遗传基因不同,其组织成分的结构有差异,因此这些组织成分可互为抗原,称为同种异型抗原。例如人红细胞表面的 ABO 血型抗原。

组织相容性抗原(histocompatibility antigen)是一种重要的同种异型抗原,包括多种复杂的抗原系统,只有同卵双生及纯系动物不同个体之间其抗原特异性才会完全相同。组织相容性抗原存在于细胞表面,在人群或同种动物不同个体间进行组织或器官移植时可引起移植排斥反应,故又称为移植抗原。其中,凡能引起快而强的排斥反应者称为主要组织相容性抗原系统(major histocompatibility system, MHS),它不仅控制同种移植排斥反应,而且与机体免疫应答和免疫调节密切相关。其相应的编码基因群称为主要组织相容性复合体(major histocompatibility complex, MHC)。MHC 是多态性最丰富的一个基因系统,拥有极大数量的等位基因,赋予种群适应多变的内外环境的巨大潜力。通常 MHC 既可指基因,也可指基因产物 MHS,取决于上下文。

人的 MHC 分子被称为人类白细胞抗原(human leukocyte antigen,HLA),主要包含经典 HLA Ⅰ类分子和 HLA Ⅱ类分子。HLA Ⅰ类分子由 2 条肽链组成,其中 α 链由 HLA 复合体编码。Ⅰ类分子结构可分为 4 个区[图 10-3(a)]:① 胞外肽结合区,为抗原结合部位,也是Ⅰ类分子多态性区域,由

α链的 α₁ 和 α₂ 功能区组成；② 胞外 Ig 类似区，α 链的 α₃ 功能区位于该区，可与 CD8 分子结合，β 链（又称 β₂ 微球蛋白）也结合于该区，主要对维持 Ⅰ 类分子的天然构型稳定性及其分子表达有重要意义；③ 跨膜区，将 Ⅰ 类分子锚定在细胞膜上；④ 胞浆区，与细胞内外信息传递有关。HLA Ⅰ 类分子广泛分布于人体各组织的有核细胞表面，其中包括血小板和网织红细胞，以淋巴细胞表面含量最高。它可与免疫细胞表面的 CD8 分子结合，在内源性抗原的识别和递呈过程中发挥重要作用。

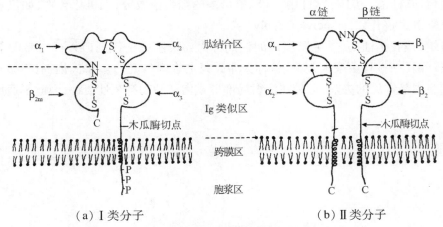

（a）Ⅰ类分子　　　　　　　　　　（b）Ⅱ类分子

图 10-3　HLA 分子的结构示意图

HLA Ⅱ 类分子的 2 条链均由 HLA 复合体编码，也可分为 4 个区[图 10-3（b）]，各区的功能与 Ⅰ 类分子相似，其 β 链的 β₂ 功能区与 CD4 分子结合。HLA Ⅱ 类分子分布面较窄，主要分布于 B 细胞、巨噬细胞及其他的 APC、胸腺上皮细胞及血管内皮细胞等。HLA Ⅱ 类分子可与免疫细胞表面的 CD4 分子结合，在外源性抗原的递呈过程中发挥重要功能。

现已证明，MHC/HLA 除引起移植排斥反应外，在正常人体中还担负了重要的功能：

1. 参与蛋白质抗原的处理与递呈　将抗原片段与 MHC 的复合物递呈到细胞表面，供相应的 T 淋巴细胞识别。

2. 自身 MHC 限制性　在免疫应答过程中，T 细胞与靶细胞、APC 与 T 细胞以及 B 细胞与 T 细胞之间的相互作用都遵循着"自身 MHC 的限制性"，即 T 细胞仅能识别与自身 MHC 分子相结合的抗原肽，引发免疫应答和免疫效应。

3. 调节免疫应答　细胞表面 MHC 分子的表达、密度以及与抗原肽亲和力的大小都对特异性免疫应答有着多方面的调节作用。

4. 参与 T 细胞分化过程　胸腺基质细胞表面的自身 MHC 分子和自身多肽复合物参与了胸腺中 T 细胞的发育，使胸腺中的前 T 细胞分化发育为成熟的 T 细胞。

HLA 在人群中具有多态性，除了同卵双生者外，人群中 HLA 完全相同的可能性极少。因此，在个体识别、亲子鉴定、器官移植等工作中是重要的判断依据。

七、超抗原

一般的多肽抗原称为常规抗原，只能被机体内极少数（$10^{-6} \sim 10^{-4}$）具有相应特异性抗原受体的 T 细胞克隆识别并激活。近年来，发现某些抗原物质，只需极低浓度（1～10 ng/mL）即可激活大量（1/20）的 T 细胞克隆，产生极强的免疫应答效应，但又不同于丝裂原的作用，这类抗原称为超抗原。如金黄色葡萄球菌肠毒素 A～E、葡萄球菌 A 蛋白、HIV 的 gp120 等。超抗原可能参与了机体的生理和病理效应，并与食物中毒反应、某些自身免疫病、AIDS 和某些肿瘤发病有关。

八、免疫佐剂

佐剂(immunoadjuvant)属非特异性免疫增强剂。与抗原同时使用或预先注射到机体,能增强抗原的免疫原性或改变免疫应答的类型。在疫苗的制备中,佐剂得到广泛应用。

免疫佐剂的种类很多,主要有以下种类:油剂,如液状石蜡、花生油;微生物成分,如分枝杆菌及其细胞壁组分、百日咳杆菌、短小棒状杆菌、LPS、酵母菌的细胞壁成分;无机化合物,如氢氧化铝、明矾;人工合成的双链多聚核苷酸,如 polyI:C,polyA:U。

由液状石蜡(或花生油)及羊毛脂组成的佐剂称为弗氏不完全佐剂(FA),在弗氏不完全佐剂中加入死的分枝杆菌(结核杆菌或卡介苗)就称为弗氏完全佐剂(CFA)。弗氏佐剂(Freund's adjuvant)是目前动物实验中最常见的佐剂,但易在注射局部形成肉芽肿和持久性溃疡,因此不适用于人体。

第十一章 免 疫 系 统

具有免疫作用的组织器官、细胞和分子广泛分布于体内各处,构成机体的免疫系统(immune system),是执行免疫功能的结构。从单细胞原生动物能吞噬、销毁和排斥非己异物;进化到两栖类和爬行类,T、B细胞分化分明,特异性细胞和体液免疫增强;进化到鸟类生成特有的腔上囊(又称法氏囊),Ig类型也增加为IgM、IgG和IgA三类;再到了哺乳类动物免疫器官、组织和细胞齐全,功能发达。免疫系统是在长期进化中,在与各种致病因子的不断斗争中逐渐形成的。在个体发育中,免疫系统也需抗原的刺激才能发育完善。

第一节 免疫组织器官

免疫组织器官按功能不同,分为中枢免疫组织器官(又称初级淋巴器官)和外周免疫组织器官(又称次级淋巴器官)。

一、中枢免疫组织器官

中枢淋巴器官发生较早,出生前已发育完善,是免疫细胞产生、分化、成熟的场所,能连续不断地向周围淋巴器官及淋巴组织输送未受抗原刺激的成熟淋巴细胞,主要包括骨髓、胸腺和腔上囊。正常情况下,中枢淋巴器官不会受到外来抗原的直接刺激。

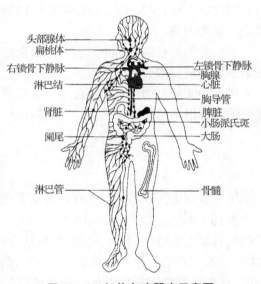

图 11-1 机体免疫器官示意图

1. 骨髓(bone marrow) 骨髓是哺乳类动物和人的各种血细胞和免疫细胞的来源。骨髓中的造血干细胞(HSC)具有很大的分化能力,可分化成为红细胞、粒细胞、单核细胞、血小板、NK细胞等,并能分化出T、B淋巴细胞的前体细胞。一部分淋巴细胞前体细胞经血流进入胸腺发育成熟,成为胸腺依赖性淋巴细胞(thymus dependent lymphocytes),简称T细胞;另一部分,在人类和哺乳动物中,仍留在骨髓中分化成熟,成为骨髓依赖性淋巴细胞(bone marrow dependent lymphocytes),但在鸟类中则进入腔上囊分化成熟,成为囊依赖性淋巴细胞(bursa dependent lymphocytes),两者均简称为B细胞。B细胞能产生抗体,其寿命很短,只能生活几天或1~2周。骨髓功能的缺陷不仅严重损害造血功能,还会导致免疫缺陷病发生。

2. 胸腺(thymus) 是T淋巴细胞分化成熟的场所,构成胸腺的细胞包括胸腺细胞和基质细胞两类,前者绝大多数为处于不同发育阶段的未成熟T细胞,后者则包括胸腺上皮细胞、巨噬细胞和树突状细胞。

最初进入胸腺皮质的未成熟T细胞在分裂和分化过程中,能随机地产生许多具有不同特异性T细胞抗原受体的T细胞。胸腺基质细胞表面存在自身MHC分子和自身多肽,在T细胞的分化成熟过程中起着极其重要的选择作用。在T细胞从胸腺的皮质向髓质移行的过程中,不能识别基质细胞表面自身MHC分子的T细胞首先发生凋亡(阳性选择),能与基质细胞表面自身多肽自身MHC分子复合物呈高亲和力结合的T细胞也发生凋亡(阴性选择)。最终发育成熟并进入外周免疫组织与器官的 T 细胞,多为识别非己多肽与自身 MHC 分子复合物的 T 细胞。T 细胞由胸腺产生后,主要分布在体液中,血液和淋巴中的淋巴细胞有 80% 是 T 细胞。T 细胞是细胞免疫细胞,其寿命为几年,甚至 10 年以上。胸腺对机体免疫功能有极重要的作用。新生动物摘除胸腺后,丧失细胞免疫功能,体液免疫功能也严重受损。

3. 腔上囊　又称法氏囊(bursa of Fabricius),是禽类所特有的淋巴组织,是其 B 淋巴细胞分化成熟的场所。哺乳动物和人无此结构。

二、外周免疫组织器官

外周免疫组织器官在机体出生后数月才逐渐发育完善,包括淋巴结、脾脏、黏膜相关淋巴组织和皮肤相关淋巴组织等。外周免疫组织器官分布广泛,是淋巴细胞和其他免疫细胞定居、增殖,以及接受抗原刺激,产生免疫应答的场所。无抗原刺激时其体积相对较小,受抗原刺激后体积则迅速增大,结构也发生变化,抗原被清除以后又逐渐恢复原状。

三、淋巴细胞的再循环

淋巴细胞成熟后离开中枢免疫器官,进入外周免疫组织器官,分布在特定的区域。但各种免疫器官中的淋巴细胞并非固定不动,而是可通过血液和淋巴液的循环,在血液、淋巴液和淋巴器官之间进行有规律的迁移,反复循环。这种规律性的迁移称为淋巴细胞再循环。参与再循环的细胞多为静止期或记忆期细胞。

淋巴细胞在各淋巴组织和器官中的定位有一定特异性。这与淋巴细胞表面的黏附分子及内皮细胞表面的特定黏附分子受体有关。

淋巴细胞的再循环对免疫应答有重要意义:能不断补充淋巴组织中耗竭的淋巴细胞;增加外来抗原物质与淋巴细胞接触的机会;当局部抗原浓度过高时,再循环有利于诱导正免疫应答的发生。

第二节　免疫细胞

所有参与免疫应答或与免疫应答有关的细胞均可称为免疫细胞(immunocyte)。免疫细胞分为三大类:① 淋巴细胞(lymphocyte),又可分三类,其中 T、B 淋巴细胞均具有特异性抗原受体,接受抗原刺激后能发生活化、增殖、分化,产生适应性免疫应答,故称免疫活性细胞(immunocompetent cell,ICC),也称抗原特异性淋巴细胞。另一类淋巴细胞为 NK 细胞,不需要抗原刺激就能直接发挥杀伤功能,是参与固有免疫的细胞。② 抗原递呈细胞(APC),包括单核细胞、巨噬细胞、树突状细胞等,在特异性免疫应答中起到处理、递呈抗原给淋巴细胞的作用。B 细胞也是重要的抗原递呈细胞。③ 炎症反应细胞,包括分布在外周血和多种组织中的各种粒细胞、肥大细胞以及血小板等,可在免疫应答的效应阶段发挥作用,参与免疫应答所致的炎症反应。巨噬细胞不仅是抗原递呈细胞,还可参与固有免疫应答,并在细胞免疫所致的炎症反应中起重要作用。以下对主要的免疫细胞分别进行介绍。

一、淋巴细胞

(一) T 淋巴细胞

T 细胞在特异性免疫应答中起到关键作用,不仅负责细胞免疫,而且对 B 细胞参与的体液免疫也起辅助和调节作用。

1. T 细胞的膜表面分子　T 细胞表面的膜表面分子主要有 TCR、CD3、CD4 或 CD8、CD28、CD2等(图 11－2)。

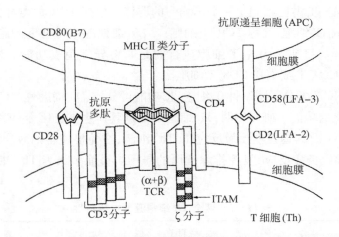

图 11 - 2 T 细胞和抗原递呈细胞表面膜分子的相互作用示意图

（1）T 细胞抗原受体（TCR）和 TCR-CD3 复合体：所有 T 细胞表面均具有的，能结合特异性抗原的膜分子称为 T 细胞抗原受体（T cell antigen receptor，TCR）。TCR 大多由 α 链和 β 链组成，又称 TCR2，每条链又分为 V 区和 C 区。V 区在细胞外侧，是与抗原肽 MHC 分子复合物结合的部位，C 区与细胞膜相连，其羧基末端伸入胞浆中。TCR 的基因编码由多个基因群控制，在 T 细胞的成熟的过程中，通过重排可形成百万种以上的不同基因序列，编码相应数量的不同特异性 TCR 分子，以适应对外界各种各样的特异性抗原的识别。

少数 T 细胞的 TCR 由 γ 和 δ 链组成，被称为 TCR1。γδT 在固有免疫应答中发挥作用。

TCR-CD3 复合体是由 TCR 与 CD3 分子以非共价键结合而形成的复合体。CD3 为 T 细胞所特有的膜表面分子，分子的肽链胞内区均含有免疫受体酪氨酸活化基序（immune receptor tyrosine activation motif，ITAM），可将 TCR 结合抗原的信号传递到细胞浆内，使 T 细胞开始活化。

（2）CD4 和 CD8：CD4 分子为单体，CD8 分子为二聚体，分别出现在不同的成熟 T 细胞表面。CD4 和 CD8 分子能与 MHC 分子的非多态部位结合，以协同 TCR 与抗原肽 MHC 分子复合物的结合，故称为 TCR 的协同受体。其中，CD4 分子能与 MHC Ⅱ 类分子结合，CD8 与 MHC Ⅰ 类分子结合。CD4 和 CD8 分子在 T 细胞的活化过程中亦有传导抗原刺激信号的作用。此外，CD4 还是人类免疫缺陷病毒（HIV）的受体。

（3）CD28：TCR 复合体接受的抗原刺激信号为第一信号，可使 T 细胞初步活化。但如果没有进一步的协同刺激信号（又称第二信号），初步活化的 T 细胞将不能充分活化增殖而进入无能（anergy）状态。CD28 是重要的协同刺激受体，可与 B 细胞或 APC 细胞表面的 B7 结合，产生协同刺激信号（第二信号）。

（4）CD2：CD2 也称为淋巴细胞功能相关抗原 2（LFA2），它的配体分子为 APC 表面的 CD58（LFA3）。两者的结合有利于 T 细胞的活化。人 T 细胞表面的 CD2 可与绵羊的红细胞（erythrocyte）结合，故又称为 E 受体。体外试验时，将人的淋巴细胞与绵羊红细胞混合，可见 T 细胞周围结合多个绵羊红细胞，形似玫瑰花。该试验称 E 花结试验，常用于检测人外周血中的 T 细胞数，以协助判断细胞免疫功能。

（5）丝裂原受体：有些物质能非特异地激活淋巴细胞，称为丝裂原。淋巴细胞表面存在相应的丝裂原受体。可刺激 T 细胞活化的丝裂原有植物血凝素（PHA）、刀豆蛋白 A（ConA）和美洲商陆丝裂原（Pokeweed mitogen，PWM）。丝裂原常在免疫试验研究中代替抗原刺激淋巴细胞。

（6）其他膜表面分子：T 淋巴细胞表面还存在细胞因子受体、激素受体、MHC 分子等，均对 T 细胞的活化、信号传递等有重要作用。

2. T淋巴细胞亚群　T淋巴细胞是一个不均一的群体。根据TCR种类可将其分为两类：γδT细胞，又称TCR1T细胞；αβT细胞，又称TCR2T细胞。αβT细胞占外周血T细胞的95％以上，负责细胞免疫功能的主要部分。目前认为γδT细胞执行的是非特异性免疫功能。根据表面分子又可将αβT细胞分为两大群：CD4$^+$T细胞和CD8$^+$T细胞。

CD4$^+$T细胞是MHCⅡ类分子限制性T细胞，按功能可分为：① 辅助性T(Th)细胞，具有协助B细胞和其他T细胞活化的功能。研究表明，Th细胞可根据其产生淋巴因子的种类分为Th1、Th2两个亚群，其特征见表11-1。② 迟发型超敏反应T(Td)细胞，在免疫应答的效应阶段和迟发型超敏反应中能释放淋巴因子导致炎症反应，发挥排除抗原的作用。目前多认为Th1细胞即具有Td细胞的功能。

表 11-1　两个 Th 细胞亚群主要特性

项目	Th1	Th2
产生细胞因子		
IL-2	+	−
IFN-γ	++	−
TNF-β	++	−
IL-3	++	++
IL-4	−	++
IL-5	−	++
IL-10	−	++
免疫相关功能		
辅助全体抗体的产生	+	++
辅助 IgG2a 的产生	++	+
辅助 IgE 的产生	−	++
诱导巨噬细胞活化	++	−
诱导迟发型超敏反应	++	−
在抗感染疫中的作用	抗细胞内感染	抗细胞外感染

CD8$^+$T细胞是MHCⅠ类分子限制性的T细胞，根据功能可分为：① 细胞毒性T(Tc或CTL)细胞，在免疫效应阶段，识别带有特异性抗原MHCⅠ类分子复合物的靶细胞，并释放胞内颗粒，使靶细胞死亡。② 抑制性T(Ts)细胞，具有抑制体液免疫和细胞免疫的功能。目前认为，Ts是功能上的命名，可能包括某些具有抑制活性的CD4$^+$T细胞和CD8$^+$T细胞。

（二）B淋巴细胞

B淋巴细胞的主要功能是产生抗体，负责体液免疫，但对T细胞的功能也有重要作用。特别在抗原识别过程中，能将处理的抗原递呈给T细胞，并提供协同刺激分子使T细胞充分活化。

1. B细胞的膜表面分子

（1）B细胞抗原受体(BCR)：B细胞的BCR为镶嵌在细胞膜表面的膜表面免疫球蛋白(surface membrane immunoglobulin，mIg)，其类型多为单体的mIgM和mIgD，可识别特异性的抗原。mIg是B细胞的特征性标志。

（2）其他膜表面分子：B细胞的许多膜表面分子与T细胞的膜表面分子具有相似功能。如CD19、CD21和CD81组成的复合体是B细胞协同受体，可通过补体C3dg(C3分子逐级水解的产物)

成分与抗原结合,起到类似 CD4 和 CD8 的功能。
CD40 为 B 细胞的协同刺激受体,其配体是 Th 表面
的 CD40L。

B 细胞表面具有免疫球蛋白的 Fc 受体和补体受
体,可通过与抗原抗体复合物或抗原抗体补体复合物
结合,辅助 B 细胞捕获抗原。

B 细胞表面的丝裂原受体识别的丝裂原与 T 细
胞不完全相同,主要有脂多糖(针对小鼠 B 细胞)、葡
萄球菌 A 蛋白(针对人 B 细胞)和美洲商陆丝裂原
(PWM)。

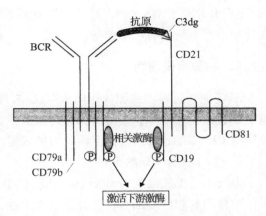

2. B 细胞亚群　根据表面标志和功能,可将 B 细 图 11-3　BCR、BCR 复合体和 B 细胞协同受体
胞分为 B1 和 B2 两个亚群:B1 细胞不在骨髓中发育,
外周血和淋巴器官中数量很少,为 T 细胞非依赖性细胞,在 TI-Ag 引起的免疫应答中发挥重要作
用;B2 细胞又称普通 B 细胞,占外周淋巴组织 B 细胞的绝大部分,为 T 细胞依赖性细胞,是负责机体
体液免疫的淋巴细胞。两类 B 细胞的特征见表 11-2。

表 11-2　两类 B 细胞亚群的特征

项目	B1	B2
表面分子 SmIgM	+	+
SmIgD	-	+
CD5	+	-
补充更新	自我更新	由骨髓 B 前体细胞更替
产生抗体	IgM	IgM、Ig
针对抗原	TI 抗原、自身抗原	TD 抗原
再次抗体应答	-	+

(三) NK 细胞(nature killer cell)

20 世纪 70 年代初,在肿瘤免疫研究中发现来自正常机体的淋巴细胞可以杀伤某些肿瘤细胞,随
后证实这些淋巴细胞的杀伤作用是自发的,无须有抗体存在或预先加以致敏,因此将其命名为"自然
杀伤细胞"(NK 细胞)。NK 细胞表面缺乏 T 细胞和 B 细胞所具有的一些典型表面标志,如 TCR 和
mIg 等,但具有 CD16、CD56、CD2 等膜表面分子,也具有 IL-2 受体、IFN 受体、KIR(杀伤细胞抑制受
体)和 KAR(杀伤细胞活化受体)。

NK 细胞主要通过两种方式导致靶细胞死亡:① NK 细胞直接与靶细胞接触,通过释放 NK 细胞
中的穿孔素、颗粒酶等物质破坏靶细胞,这一方式与 Tc 细胞相似;② NK 细胞具有 FcγR,可以通过
IgG 的 Fc 段与被 IgG 包被的靶细胞结合并杀伤靶细胞,称作抗体依赖性细胞介导的细胞毒作用
(antibody dependent cell mediated cytotoxicity,ADCC)。因此,NK 细胞一经识别病毒感染细胞和肿瘤
细胞,即对其施加杀伤作用,通常将 NK 细胞的杀伤作用归属于固有性免疫。

此外,还有两类淋巴细胞经体外活化可进行肿瘤治疗。一类是淋巴因子激活的杀伤细胞
(LAK),是将外周血细胞在体外用较高浓度的 IL-2 培养刺激,使之活化增殖而得。该细胞有广泛、高
活性的非特异性杀伤肿瘤细胞作用。严格说来,LAK 细胞并非一个独立的淋巴细胞群或亚群,其归
属尚不清楚,目前认为 LAK 可能是 NK 细胞受 IL-2 刺激活化形成。另一类是肿瘤浸润淋巴细胞
(TIL),即用从肿瘤组织中分离出的淋巴细胞加入 IL-2,在体外培养所得。TIL 中的绝大多数是 T 细

胞,还有 B 细胞和 NK 细胞,经 IL-2 激活后,特异性抗肿瘤能力比 LAK 细胞大 50~100 倍。两类细胞在肿瘤治疗上均具有广阔前景。

二、抗原递呈细胞

APC 能通过吞噬或胞饮作用摄取抗原,经处理,将抗原肽与 MHC Ⅱ 类分子结合,然后表达于细胞表面递呈给 CD4$^+$Th 细胞。虽然有核细胞表面均表达 MHC Ⅰ 类分子,也能处理递呈胞浆内的蛋白抗原给 CD8$^+$T 细胞,但习惯上称其为靶细胞。

（一）单核吞噬细胞系统

血液中的单核细胞(monocyte)和组织中的巨噬细胞(macrophage,Mφ)统称为单核吞噬细胞系统。单核细胞和巨噬细胞在发育上有连续性,巨噬细胞由外周血中的单核细胞发育而来。其细胞表面有多种受体,重要的有 IgG 的 Fc 受体和补体 C3b 受体及一些细胞因子受体。Mφ 表面有较多的 MHC Ⅰ 类和 MHC Ⅱ 类分子,与抗原递呈有关。

单核细胞和巨噬细胞在免疫应答过程中的功能如下:

1. 吞噬和杀伤作用　可通过吞噬作用,摄取进入机体的异物。已被抗体 IgG 和补体 C3b 结合的抗原异物,在抗体和补体的调理作用下,更易被巨噬细胞吞噬。进入巨噬细胞胞内的异物可被杀伤或消化降解。此外,巨噬细胞可通过 Fc 受体与被 IgG 抗体结合的靶细胞发生结合,发挥 ADCC 作用,杀伤靶细胞。

2. 递呈抗原作用　吞噬细胞是一类重要的抗原递呈细胞。

3. 合成和分泌多种活性因子　巨噬细胞能合成和分泌多种活性因子,如 IL-1、IL-8、IL-12、IFN-α、TNF-α 和前列腺素等,发挥免疫调节作用和免疫效应作用。

4. 参与炎症反应　巨噬细胞也是重要的炎症反应细胞。

（二）树突状细胞

树突状细胞(dendritic cell,DC)胞浆内无溶酶体和吞噬体,故无吞噬能力,但可通过胞饮作用摄取抗原,或利用其树突捕捉和滞留抗原异物。分布于不同部位的树突状细胞有不同的名称和功能。其中,朗格汉斯细胞位于表皮和胃肠上皮层内,具有摄取和处理抗原的作用。并指状 DC 位于外周淋巴器官富含 T 细胞的区域,能将抗原肽递呈给 CD4$^+$Th 细胞,并表达 B7 分子,有效刺激已活化的 Th 细胞充分活化。并指状 DC 在初始 T 细胞(从未接触过抗原的成熟 T 细胞)的活化过程中起关键作用,可认为是免疫应答的起始者。滤泡 D 细胞位于外周淋巴器官富含 B 细胞的区域,可通过细胞表面的 Fc 受体和补体受体结合抗原,使抗原长期滞留于该细胞表面,利于周围 B 细胞对其识别、结合和 B 细胞的活化,也与记忆性 B 细胞的产生有关。

此外,B 细胞也具有抗原递呈功能。某些情况下,不仅能递呈抗原给 Th 细胞,还能使 B 细胞本身激活。

血管内皮细胞、各种上皮细胞、皮肤的成纤维细胞、活化的 T 细胞等在某些情况下能表达 MHC Ⅱ 类分子递呈抗原,可将它们称为非专职 APC。它们的递呈抗原作用,通常与炎症反应的发生和某些自身免疫病的发病有关。

三、其他免疫细胞

除上述免疫细胞外,血液中的许多细胞均直接或间接参与免疫应答过程,有些在免疫炎症中起重要作用。这些细胞包括嗜中性粒细胞、嗜酸性粒细胞、嗜碱性粒细胞、肥大细胞、血小板和红细胞等。

第三节 免疫分子

免疫分子是包括体液中的免疫分子和细胞膜表面免疫分子两类。体液中的免疫分子包括免疫球蛋白、补体和细胞因子等。细胞膜表面免疫分子主要有 MHC 分子、黏附分子、分化抗原和膜受体等。

一、免疫球蛋白

B 淋巴细胞在抗原物质刺激下转化为浆细胞时产生的,能与抗原发生特异性结合反应的球蛋白称为抗体(antibody)。抗体主要存在于血清中,习惯上可将抗体叫作抗血清或免疫血清。抗体在电泳时,大部分存在于 γ 区带,故曾称为 γ 球蛋白(丙种球蛋白)。抗体的化学本质是球蛋白,1968 年,世界卫生组织决定,将具有抗体活性或化学结构与抗体相似的球蛋白统称为免疫球蛋白(immunoglobulin, Ig)。所有的抗体都属于免疫球蛋白,但有少部分异常的免疫球蛋白(如骨髓瘤病人血液中的 M 蛋白)不具有抗体的活性。

(一)免疫球蛋白的基本结构

每个免疫球蛋白的单体都是由 4 条肽链构成。以 IgG 为例(图 11-4),2 条相同的,分子量较大的肽链,由 450~550 个氨基酸残基组成,称为重链(heavy chain,H 链)。重链根据免疫原性的差异,可分为 μ、γ、α、δ、ε5 种,相应的 Ig 称为 IgM、IgG、IgA、IgD、IgE。2 条相同的,大约由 214 个氨基酸残基所组成的短链称为轻链(light chain, L 链)。根据轻链免疫原性的不同,又分为 κ、λ 两型,各类 Ig 均可以有 κ 型或 λ 型。2 条 H 链由链间二硫键连接起来,呈"Y"形,2 条 L 链的羧基端以链间二硫键对称性地与相应的重链相连。重链上含有糖基,故 Ig 属糖蛋白。

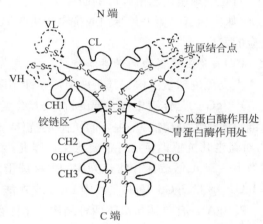

图 11-4　Ig 的基本结构和功能区示意图

H 链或 L 链均可分成 2 个部分。肽链近 N 端,L 链的 1/2 与 H 链的 1/4 或 1/5 范围内,氨基酸组成和排列顺序随抗体特异性的不同而多变,称为可变区(variable region, V 区)。V 区中变化最为剧烈的 3 个特定部位称为超变区(hypervariable region, HVR)。超变区是 Ig 与抗原决定簇发生特异性结合的部位,其与抗原决定簇的三维结构相互补,故又称为互补决定区(complementarity-determining region, CDR)。Ig 的 HVR 结构是该 Ig 分子所独特具有的遗传标记,故此区又称为 Ig 的独特型决定簇。V 区的其他部位氨基酸变化较小,称为框架区(framework region, FR)。VH 表示 H 链可变区,VL 表示 L 链可变区。肽链的近 C 端,L 链的 1/2 与 H 链的 3/4 或 4/5 范围内,氨基酸排列顺序比较稳定,称为恒定区(constant region, C 区)。

除上述基本结构外,某些 Ig 还具有其他结构。如可将 Ig 单体连接成为双体或多聚体的 J 链(主要存在于五聚体的 IgM 和双体的 IgA 中),保护 SIgA(分泌型 IgA)抵抗外分泌液中蛋白酶降解的分泌片(SP)等。

(二)Ig 的功能区

Ig 的 H 链、L 链内每隔约 110 个氨基酸残基即由链内二硫键连接成一个能行使特定功能的球形单位,称为 Ig 的功能区(图 11-4)。L 链有 VL、CL 2 个功能区,H 链有 VH 区和 CH1、CH2、CH3 功能区,IgM、IgE 尚有 CH4 功能区。

VH、VL 为抗原的特异结合部位;CH1、CL 具有同种异型的遗传标记,即同种异体间的 Ig 在这些区域存在着结构的差异;IgG 的 CH2 有补体结合的位点,与补体活化有关,且与 IgG 通过胎盘有关;

CH3 具有与多种细胞 Fc 受体结合的功能,与不同细胞结合,可使 Ig 有不同的免疫效应,如 IgG 的 CH3 与巨噬细胞 Fc 受体结合,起促进吞噬的调理作用。

IgG 的 H 链恒定区 CH1 与 CH2 之间约含 30 个氨基酸残基的结构富含脯氨酸,不易形成 α 螺旋,伸展自如,对蛋白酶敏感,称铰链区。铰链区的存在有利于 Ig 的 CDR 与抗原决定簇吻合,利于补体与 CH2 区的结合,同时也为抗体被蛋白酶酶解提供可能。

(三) Ig 的水解作用

IgG 用木瓜酶消化后,可将它从 2 条重链二硫键近 N 端切断为 3 个片段,即 2 个相同的 Fab 片段即抗原结合片段(antigen binding fragment,Fab)和另一个 Fc 片段(crystallizable fragment,Fc),Fc 片段是抗体吸附某些细胞(如巨噬细胞、NK 细胞)和结合补体的部位。

用胃蛋白酶水解时,可将 IgG 从重链二硫键近 C 端切断,得到一个具有两个抗原结合部位的 F(ab')$_2$ 片段和两条分散的 Fc 片段,后者随后裂解成小分子肽链碎片 pFc',不具有任何生物学活性(图 11 - 4)。

对免疫球蛋白水解片段的研究不仅有助于阐明 Ig 的结构及生物活性,而且对临床应用也有重要意义,如经酶解的免疫球蛋白或抗毒素去除 Fc 段后,不仅可浓缩纯化,提高疗效,还可明显减少超敏反应的发生。

(四) 免疫球蛋白的种类和特性

人类免疫球蛋白根据其重链免疫原性不同可分为五类:IgG、IgA、IgM、IgE、IgD。

1. IgG 是体液中最主要的抗体,其含量约占血清总 Ig 量的 75%。IgG 具有抗细菌、抗毒素、抗病毒等多种免疫功能,是主要的抗感染抗体,亦可通过经典途径激活补体。它是唯一能通过胎盘的 Ig,对新生儿抗感染免疫有重要意义。婴儿出生后 3 个月才开始合成此抗体。IgG 在血清中的半衰期为 16~24 d,故临床预防传染病的丙种球蛋白以每 2~4 周注射一次较适宜。IgG 可分为 4 个亚类,即 IgG1、IgG2、IgG3、IgG4。其中 IgG4 在功能上与其他类别相差较大。

2. IgA 有单体与双体两种结构。单体存在于血清中,含量很少,称为血清型 IgA;双体由 2 个 IgA 加上一个分泌片通过 J 链连接而成,主要存在于唾液、眼泪、初乳、支气管及胃肠道的分泌液中,称为分泌型 IgA(SIgA)。分泌型 IgA 是黏膜局部抗感染的重要因素,IgA 缺陷的人易发生黏膜感染。IgA 不能通过胎盘,于出生后 4~6 个月开始合成,至青少年时期达成人水平。这也许是新生儿易患呼吸道和胃肠感染的原因。婴儿可从母亲初乳中获得 SIgA,这是一种重要的天然被动免疫。

3. IgM 是由 5 个单体和 1 个 J 链聚合而成的巨球蛋白,是相对分子质量最大的免疫球蛋白。IgM 只存在于血清中,约占血清免疫球蛋白的 5%~10%。在机体初次接触抗原后,体内首先出现的抗体是 IgM,然后才是 IgG,因此检查 IgM 水平可进行传染病的早期诊断。IgM 是一种高效能的抗体,其杀菌作用比 IgG 强,具有多种免疫功能。但由于其血内含量低、半衰期短、出现早、消失快、穿透力弱,其保护作用实际上常不如 IgG。IgM 的合成最早开始于胚胎晚期。

4. IgE 又称过敏抗体。它的结构与 IgG 基本相似,也是单体,主要由呼吸道、消化道黏膜固有层及局部淋巴结的浆细胞产生,在正常人血清中含量极低。IgE 有亲细胞特性,易与血液中的嗜碱性粒细胞、组织中的肥大细胞结合,与机体发生 I 型超敏反应有关。

5. IgD 单体,其功能尚不清楚。目前认为对防止免疫耐受的发生有一定作用。

6. mIg 不仅存在于体液中,B 细胞表面也有,称为膜表面免疫球蛋白(mIg)。mIg 和分泌性 Ig 与抗原结合的特异性一致,但在结构上其重链羧基端有一段可插入细胞并穿过胞膜的疏水性氨基酸。mIgM、mIgD 是外周血多数 B 细胞表面的主要免疫球蛋白,少数 B 细胞可携带 mIgE、mIgG、mIgA。mIg 是 B 细胞的抗原受体(BCR)。

(五) 免疫球蛋白的生物学活性

1. 能与抗原进行特异性结合 抗体能与其相应抗原发生特异性结合,抗体本身并不能溶解或杀伤带特异抗原的靶细胞,通常需要补体或巨噬细胞等共同发挥作用。但抗毒素可中和外毒素的毒性。

2. 激活补体　免疫球蛋白与抗原结合形成复合物后构象发生变化,由"T"字形变为"Y"字形。原来被掩盖的补体结合点得以暴露,促使补体通过经典途径激活,发挥对靶细胞的杀伤或溶解作用。此外,某些 Ig 也可通过替代途径激活补体。

3. 结合细胞　抗体 Fc 段与不同细胞的 Fc 受体结合,可发挥不同作用。

(1) 发挥调理作用:吞噬细胞表面具有 Fc 受体和补体受体,细菌等颗粒性抗原与抗体或补体裂解成分结合后,可加速其被吞噬细胞吞噬。抗体和补体裂解成分具备的这种作用称为调理作用。

(2) 发挥 ADCC 作用:当 IgG 与带有相应抗原的靶细胞结合后,其 Fc 段可与 NK 细胞、巨噬细胞等的 FcγR 结合促使细胞毒颗粒释放,导致靶细胞溶解。

(3) 介导 Ⅰ 型超敏反应:IgE 与肥大细胞或嗜碱性粒细胞的 FcεR 结合,介导 Ⅰ 型超敏反应。

此外,人的 IgG Fc 段能非特异地与葡萄球菌 A 蛋白(SPA)结合,在体内可导致 IgG 对吞噬细胞的调理作用被阻断,在体外可用于 IgG 的纯化及临床检验。

4. 选择性传递　在人类中 IgG 是唯一能从母体通过胎盘转移到胎儿体内的免疫球蛋白,在新生儿抗感染中起重要作用。SIgA 可通过黏膜上皮细胞进入消化道及呼吸道黏膜发挥局部免疫作用。

5. 具有免疫原性　抗体是大分子球蛋白,因此具有免疫原性。Ig 分子免疫原性的差异可用血清学方法进行测定和分析,故又称为 Ig 的血清型。在不同种系的个体、同种系的不同个体或同一个体中的不同 B 细胞克隆中,Ig 的血清型可分为同种型、同种异型和独特型。抗体的抗原特异性不同,可引起不同程度的免疫反应。

(六) 人工制备抗体的类型

1. 多克隆抗体(polyclonal antibody,PcAb)　多数天然抗原具有多种抗原决定簇,注入机体后,可刺激机体内多个 B 细胞克隆发生免疫应答,产生多种相应的抗体。这种由多个克隆产生的多种抗体的混合物即为多克隆抗体。通常用动物制备的免疫血清均为多克隆抗体。

2. 单克隆抗体(monoclonal antibody,McAb)　单克隆抗体是由一个 B 克隆细胞产生,只作用于某一抗原决定簇的均一抗体。

用人工方法使小鼠骨髓瘤细胞和同系小鼠的 B 细胞融合,可形成杂交瘤细胞。这种融合细胞既具有肿瘤细胞无限增殖的特性,又具有 B 细胞合成分泌特异性抗体的能力,是单克隆抗体的产生细胞。

单克隆抗体特异性高,质地均一,可避免血清学上的交叉反应,常用于传染病病原及肿瘤抗原的检测,各种细胞因子及细胞膜分子的检测,淋巴细胞的分类、鉴定、结构与功能的研究,肿瘤的示踪或导向治疗等。此外抗 T 细胞的单克隆抗体对防治器官移植排斥及某些自身免疫病有一定的应用价值。但目前的单克隆抗体多为鼠源性,用于人体有可能导致人抗小鼠的抗体反应,因此在一定程度上限制了临床应用。

3. 基因工程抗体(gene engineering antibody,GeAb)　基因工程抗体可通过改造抗体 C 区、V 区等方法,进一步降低鼠源性单克隆抗体的免疫原性。目前已表达成功的基因工程抗体包括嵌合抗体、重构建抗体、单链抗体等,获得的 GeAb 抗原结合能力不变而免疫原性降低,更适合于人体。

二、补体系统

补体(complement,C)是存在于人和脊椎动物正常新鲜血清和组织液中的一组与免疫相关并具有酶活性的球蛋白。未活化前,补体多以酶原形式存在。在早期研究中,发现它有扩大和补充抗体作用的功能,故命名为补体。如今已知补体由多种分子组成,故又称补体系统(complement system)。

补体由巨噬细胞、肠道上皮细胞和肝、脾细胞等合成。一般而言,补体含量相对稳定,与抗原刺激无关。补体性质很不稳定,易被理化因素所破坏,56 ℃加热 30 min 其活性丧失,称为补体灭活。

（一）补体的组成与命名

补体系统成分按其功能可分为3类：① 补体系统的固有成分(包括C1~C9、P因子、B因子、D因子等，其中C1由3个亚单位组成，分别为C1q、C1r、C1s)；② 调控补体系统活化的成分(以其功能命名，如C1抑制物)；③ 分布于多种细胞表面的补体受体分子(以结合对象命名，包括CR1~CR5，C3aR等)。补体各成分通常是以无活性的状态存在于血清中，当其活化裂解后，一般在该成分的符号后附加小写字母，以 a 表示裂解后的小分子片段，以 b 表示大分子片段，如C3a、C3b(C2激活后刚好相反)。具有酶活性的成分或复合物在其符号上加一横线表示，如$\overline{C1}$、$\overline{C4b2a}$。灭活的补体成分则在其符号前加"i"(inactivated)表示，如iC3b。

（二）补体系统的激活

补体的激活是补体在某些物质的作用下，按一定顺序，以级联的酶促方式依次活化发挥生物学效应。补体激活途径主要有经典途径和旁路途径两种(图11-5)。

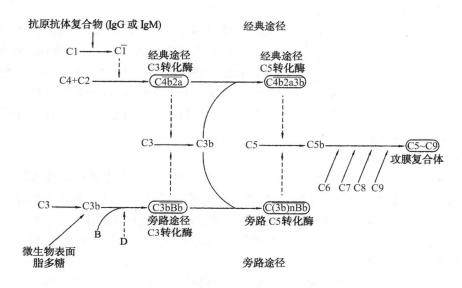

图11-5 补体激活过程示意图

1. 补体激活的经典途径　参与这一激活途径的补体固有成分包括了C1~C9。抗原与特异性抗体结合的免疫复合物(immune complex，IC)是主要激活剂。激活过程大体上可分为3个阶段。

第一阶段为识别阶段，即C1识别IC而活化形成C1酯酶阶段。C1由1个C1q分子和2个C1r分子、2个C1s分子组成。Ca^{2+}存在时，它们连接形成复合物C1qr2s2。当抗原、抗体结合导致抗体分子构象改变，其Fc段的补体结合位点暴露出来时，C1q分子识别并结合其上，进一步活化C1r、C1s，从而成为具有丝氨酸蛋白酶活性的C1复合物，即C1酯酶($\overline{C1}$)。

第二阶段为活化阶段，可形成C3转化酶和C5转化酶。活化的C1首先裂解C4为C4a、C4b。C4b可与邻近的细胞膜结合，C4a进入液相。在Mg^{2+}存在时，C2与胞膜上的C4b结合，经C1酯酶作用，裂解为C2a、C2b，C2b进入液相，C2a与胞膜上的C4b形成$\overline{C4b2a}$复合物，此即C3转化酶。C3转化酶裂解C3为C3a、C3b。C3a进入液相，C3b可与细胞膜上C4b2a结合，形成$\overline{C4b2a3b}$复合物，此即C5转化酶。

第三阶段为攻膜阶段，可形成攻膜复合体。C5与C5转化酶中的C3结合，并被裂解为C5a、C5b。前者进入液相，后者结合在细胞表面，并可依次与C6、C7结合成C5b67复合物。C5b67复合物能通过C7的疏水片段插入靶细胞膜脂质双层结构中，并对C8有高亲和力。C5b678牢固地黏附在靶细胞膜上，其溶细胞活性有限，但可催化C9聚合。结果形成一个由C5b678与12~15个C9分子组成的C5b6789n，此即攻膜复合体(MAC)。攻膜复合体贯穿整个靶细胞膜，形成内径约11 nm的小孔,导致细胞失去通透屏障,电解质从细胞内溢出,水大量内流,细胞膨胀而溶解,此外,MAC嵌入靶细胞膜,亦可因致死量的钙离子被动透入细胞内而导致不依赖渗透压作用的细胞死亡。

如果激活这一过程的IC为绵羊红细胞与溶血素(即以绵羊红细胞为抗原,免疫动物所得的抗血清)的复合物,则MAC将造成绵羊红细胞溶解,称为免疫溶血现象。如果抗原是细菌,抗体是对应的抗菌抗体,则最后攻膜阶段引起细菌的溶解称为免疫溶菌。

2. 补体激活的旁路途径(或称替代途径)　在生理条件下,不需C3转化酶,血清中C3受蛋白酶作用,也可缓慢、持续地产生少量C3b。一般而言,这些C3b会被I因子迅速灭活。但当某些激活物质存在时,C3b不被灭活,并在除C1、C2、C4以外的其他补体成分参与下,形成攻膜复合体(图11-5)。这一激活过程称C3旁路途径。旁路途径激活物质有细菌脂多糖、酵母多糖、菊糖、凝聚的IgA及IgG4等。目前认为这些激活物质并不能真正激活补体,而是为C3b等成分提供了不易被灭活的保护性微环境。

旁路途径的激活过程是补体系统的一个重要放大机制,在有激活物质存在的情况下,C3能不断被裂解,产生C3b分子,C3b在B因子、D因子参与作用下,可形成$\overline{C3bBb}$,即旁路途径的C3转化酶(这时,如有P因子的加入,可形成更为稳定的C3转化酶即$\overline{C3bBbP}$),进一步使C3裂解产生C3b,由此形成了旁路途径的正反馈放大环路。

经典途径中激活的C3b能启动替代途径,替代途径的C3转化酶对经典途径也可起放大作用。两条途径以C3活化为中心密切相连。

旁路途径不需免疫复合物就可以由G⁻细菌(含有脂多糖)等直接激活,因此可参与固有免疫,在初次感染及感染早期对机体防御有重要意义。经典途径由免疫复合物激活,因此可参与特异性体液免疫的效应阶段,在疾病的持续过程中发挥作用,并通过放大机制进一步激活替代途径。

补体系统的激活反应在体内受到一系列调节机制的严格控制,以保持补体系统激活与灭活的动态平衡,防止补体成分过度消耗和对自身组织的损伤。补体系统激活的调控可通过补体自身衰变及体液中和细胞膜上存在的各种调节因子实现,表11-3中列举了主要的补体调节蛋白及其功能以供参考。

表11-3　主要的补体调节蛋白及其功能

	补体调节蛋白	主要功能
可溶性分子	C1抑制分子	与C1s和C1r共价结合,使C1失活
	C4结合蛋白	加速经典途径中C3转化酶衰变,辅助I因子裂解C4b
	H因子	加速替代途径中C3转化酶衰变,辅助I因子裂解C3b
	I因子	裂解C4b和C3b
	S蛋白	调节MAC的形成
	SP-40	调节MAC的形成
膜结合分子	CR1	加速C3转化酶的解离;促进I因子裂解C3b、C4b
	膜反应性溶解抑制物(MIRL)	抑制MAC形成
	膜辅助蛋白(MCP)	促进I因子裂解C3b、C4b
	衰变加速因子(DAF)	促进C3转化酶解离

此外,补体系统激活后产生的许多活性片段,可与细胞表面的相应补体受体结合。通过补体受体的介导,进行调理吞噬、免疫黏附、趋化等生物学活动。

(三)补体系统的生物学作用

补体系统的激活过程中产生的攻膜复合体和各种补体裂解产物等,具有多种生物学作用。

1. 溶解或杀伤细胞　补体系统激活后能溶解多种靶细胞,如红细胞、白细胞、血小板、细菌、支原体、具有包膜的病毒和某些肿瘤细胞等。补体系统的溶解活性是机体抗感染的机制之一。

2. 调理作用　补体裂解产物(如 C3b、C4b)与细菌或其他颗粒性物质结合,可促进吞噬细胞对其的吞噬,称为补体的调理作用。这与吞噬细胞表面带有的补体受体有关。

3. 清除免疫复合物　抗原和相应抗体形成的免疫复合物如过度产生和沉积,会造成组织损伤。C3b 可嵌入免疫复合物的网格结构,与抗体分子结合,导致抗原、抗体间的亲和力降低,复合物变小,易于排出和降解。此外,免疫复合物可通过补体裂解物(如 C3b、C4b)介导的免疫黏附作用,黏附于红细胞、血小板或某些淋巴细胞(这些细胞表面具有 C3b 的受体 CR1)上,随血液进入肝和脾,被吞噬细胞吞噬清除。

4. 炎症介质作用　补体激活过程中所形成的裂解物如 C3a、C5a 等,具有过敏毒素的作用,可使肥大细胞、嗜碱性粒细胞脱颗粒释放组胺、前列腺素等,引起平滑肌收缩、毛细血管通透性增高等过敏反应。

C3a、C5a、C5b67 有趋化因子的作用,可吸引中性粒细胞和巨噬细胞等向炎症部位聚集,发挥吞噬作用,增强炎症反应。

C2 裂解所产生的 C2b 具有激肽样作用,可增强血管通透性,引起炎症性充血。

三、细胞因子

细胞因子(cytokine)是由活化的免疫细胞和某些基质细胞分泌的,具有高活性、多功能的低分子蛋白质。

（一）细胞因子的特性

细胞因子的种类繁多,作用各异,但具有以下共同特征:

1. 绝大多数细胞因子是相对分子质量低(15 000~30 000)的蛋白或糖蛋白,许多以单体形式存在。天然的细胞因子由抗原、丝裂原或其他刺激物活化的细胞分泌。细胞因子通常以非特异方式发挥作用,对靶细胞的作用无抗原特异性,也不受 MHC 限制。多数细胞因子都以较高的亲和力与其相应受体结合,很微量(pmol/L)就可对靶细胞产生显著的生物学作用。细胞因子的分泌是一个短时自限的过程。

2. 细胞因子可以旁分泌(指作用于邻近的靶细胞)、自分泌(指作用于自身产生细胞)或内分泌(少数细胞因子,如 IL-1 等在高剂量时作用于远处的靶细胞)形式发挥作用。

3. 一种细胞可产生多种细胞因子,不同类型的细胞也可产生一种或几种相同的细胞因子。一种细胞因子可对多种靶细胞发生作用,产生多种不同的生物学效应,这种性质称为多效性;几种不同的细胞因子也可对同一种靶细胞发生作用,产生相同或相似的生物学效应,这种性质称为重叠性。一种细胞因子可以抑制另外一种细胞因子的某种生物学作用,表现为拮抗效应;也可以增强另一种细胞因子的某种生物学作用,表现为协同效应。众多细胞因子在机体内存在,相互促进或相互抑制,形成十分复杂的细胞因子网络。

（二）重要的细胞因子种类

细胞因子可分为白细胞介素、干扰素、肿瘤坏死因子、集落刺激因子、生长因子和趋化性细胞因子六类。

白细胞介素(interleukin,IL)最初是指由白细胞产生,又在白细胞间发挥作用的细胞因子。后来发现白细胞介素可由其他细胞产生,也可作用于其他细胞。目前报道的白细胞介素已超过了 40 种。在免疫细胞间传递信息,激活与调节免疫细胞,介导 T、B 细胞活化与增殖、分化及在炎症反应中起重要作用。

干扰素(interferon,IFN)是最先发现的细胞因子,因其具有干扰病毒感染和复制的能力,故称干扰素。此外,IFN 还具有抑制细胞分裂、抗肿瘤和多种免疫调节功能。

肿瘤坏死因子(tumor necrosis factor,TNF)分为 TNF-α 和 TNF-β 两种,前者主要由活化的单核巨噬细胞产生,后者主要由活化的 T 细胞产生,又称淋巴毒素(lymphotoxin,LT)。TNF 除有杀伤肿瘤细胞作用外,还可引起发热和炎症反应,并具有免疫调节功能。

集落刺激因子(colony stimulating factor,CSF)是指能够刺激多能造血干细胞和不同发育分化阶段的造血干细胞进行增殖分化,并在半固体培养基中形成相应细胞集落的细胞因子。CSF 也可作用于多种成熟的细胞,促进其功能。目前发现的集落刺激因子有粒细胞巨噬细胞集落刺激因子(GM-CSF)、单核巨噬细胞集落刺激因子(M-CSF)、粒细胞集落刺激因子(G-CSF)。此外,红细胞生成素(EPO)、干细胞生长因子(SCF)和血小板生成素(TPO)也是重要的造血刺激因子。

生长因子(growth factor,GF)是具有刺激细胞生长作用的细胞因子,包括转化生长因子 β(TGF-β)、表皮细胞生长因子(EGF)、血管内皮细胞生长因子(VEGF)、成纤维细胞生长因子(FGF)等。

趋化性细胞因子(chemokine)是一个蛋白质家族,由 10 余种结构有较大同源性、相对分子质量多为 8 000~10 000 的蛋白组成。趋化性细胞因子主要由白细胞与造血微环境中的基质细胞分泌,可结合在内皮细胞的表面,具有对中性粒细胞、单核细胞、淋巴细胞、嗜酸性粒细胞和嗜碱性粒细胞的趋化和激活能力。IL-8 是一类重要的趋化因子,对中性粒细胞有趋化作用。

（三）细胞因子受体

细胞因子生物作用的发挥是通过激活其相应细胞因子受体(cytokine receptor,CKR),导致细胞的增殖与分化或分泌某种蛋白质。CKR 也起免疫调节作用。如 CKR 表达异常或亲和性增强等,均可导致一些疾病的发生。

除细胞膜上有 CKR 外,在体液中自然存在某些可溶性细胞因子受体(sCKR),如 sIL-1R、sIL-2R、sIL-6R、sTNFR 等。其产生有两种方式:膜受体脱落型与分泌型,前者较多。大多数可溶性受体常为相应受体的抑制物,有干扰和中和相应细胞因子的作用,如 sTNFR、sIL-2R 等,但也有少数例外。正常人血清或尿中 sCKR 量低,但患某些疾病时可增高,与病情严重程度密切相关。如人淋巴细胞病毒Ⅰ型所致的 T 细胞白血病、艾滋病、活动期系统性红斑狼疮、肝炎以及器官移植发生排斥反应和移植物抗宿主反应(GVHR)时,血清中 sIL-2R 均有明显升高。因此测定患者血清中可溶性 CKR 对某些疾病的辅助诊断、病情观察和预后判断具有一定的意义。

（四）细胞因子及其受体与疾病的治疗

细胞因子治疗疾病的方法基本可分为两大类,即细胞因子补充和添加疗法及细胞因子阻断和拮抗疗法。目前,已用于临床的细胞因子制品有 IFN-α、IFN-β、IFN-γ、G-CSF、GM-CSF、EPO 等,它们的补充和添加多应用于肿瘤、感染、造血障碍。用于细胞因子阻断和拮抗疗法的方法包括制备细胞因子的单克隆抗体、受体拮抗剂和重组可溶性细胞因子受体等,适用于自身免疫性疾病、移植排斥、感染性休克的治疗等。

由于细胞因子制品在体内半衰期短,需要给患者反复多次注射高剂量细胞因子制品方能取得一定疗效,因此往往导致严重副作用。目前,已开始进行细胞因子的基因疗法研究,即将细胞因子或其受体的基因通过一定技术方法导入体内,使其在体内长期表达并发挥治疗效应。

四、细胞膜表面免疫分子

淋巴细胞中的 T 细胞、B 细胞和 NK 细胞在光学显微镜下难以辨别。但其细胞膜表面存在着大量不同种类的蛋白质分子。这些膜分子可用于区别和鉴定不同的免疫细胞及其亚群。更重要的是,它们与免疫细胞的分化成熟和免疫功能密切相关。

免疫细胞的膜表面分子大多为具有跨膜结构的糖蛋白,膜外区通常接受或递呈刺激信号,胞质区则多起传递信号的作用。膜表面分子根据其结构、功能及检测方法不同而分类和命名。膜表面免疫分子除了我们已讨论过的 MHC/HLA 分子外，还有白细胞分化抗原、黏附分子和膜受体，三者之间并无严格界限。

　　白细胞分化抗原是指血细胞在分化成熟为不同谱系、分化的不同阶段及细胞活化过程中，出现或消失的细胞表面标记分子。应用以单克隆抗体鉴定为主的方法，将来自不同实验室的单克隆抗体所识别的同一分化抗原称为分化群（cluster of differentiation，CD）。截至 2021 年，人 CD 分子已命名至 CD371。CD 分子参与机体重要的生理与病理过程：① 免疫细胞间的识别，免疫细胞抗原识别、活化、增殖和分化，免疫效应功能的发挥；② 造血细胞的分化和造血过程的调控；③ 炎症的发生；④ 细胞的迁移如肿瘤细胞的转移等。

　　白细胞分化抗原在基础研究（细胞激活途径和膜信号转导、细胞分化过程调节、细胞亚群功能的研究等）和临床研究（机体免疫功能检测、淋巴瘤免疫分型以及移植排斥反应的防治等）方面有着重要的应用。

　　细胞黏附分子（cell adhesion molecules，CAM）是众多介导细胞间或细胞与细胞外基质间相互接触和结合的分子的统称。黏附分子以配体受体特异性结合的方式介导细胞的黏附，参与细胞分化、活化、淋巴细胞再循环等过程。在胚胎发育、维持正常组织结构、免疫应答、炎症与修复和肿瘤的转移等多种生理和病理过程中均有作用。根据黏附分子结构或基因编码特点，可将其主要分为 Ig 超家族、选择素家族、整合素家族类、黏蛋白样家族和钙依赖黏附分子家族等五类。

　　膜受体包括抗原受体、Fc 受体、补体受体以及细胞因子受体等。

第十二章　免疫应答

对于入侵机体、被判定为抗原的物质,机体会进行应答,称为"免疫应答"。免疫应答就是机体对于抗原的一场"战斗",包括两个相对独立又有着关联的战场——特异性免疫(适应性免疫、获得性免疫)和固有免疫(天然免疫、非特异性免疫)。固有免疫是机体的天然防御功能,是最先快速反应的防御体系,包括机体的正常生理屏障,补体、细胞因子、溶菌酶等体液免疫分子的作用,吞噬细胞、自然杀伤细胞等固有免疫细胞的吞噬作用、杀伤作用等。固有免疫进一步启动特异性免疫,特异、高效地清除抗原物质,最终维持机体内环境稳定。根据参与免疫应答的主要细胞和物质,特异性免疫应答可分为细胞免疫和体液免疫两类,它们分别产生各种效应 T 细胞和抗体发挥免疫效应。表 12-1 对它们的特点进行了比较。

表 12-1　固有免疫应答和特异性免疫应答的比较

项目	固有免疫应答	特异性免疫应答
获得方式	先天具备,长期进化中逐渐形成	出生后由抗原激发
遗传性	种系共有,可遗传	个体特有,不可遗传
参与的免疫细胞	黏膜和上皮细胞、吞噬细胞、NK 细胞、γδT 细胞、B1 细胞	T 细胞、B 细胞、APC
参与的免疫分子	补体、溶菌酶、细胞因子等	抗体、细胞因子等
抗原特异性	无	有
免疫记忆	无	有
作用时间	作用迅速(0~96 h)	作用较慢(96 h 后启动)
维持时间	较短	较长

第一节　固有免疫

一、生理屏障结构

（一）皮肤和黏膜屏障

人体与外界直接接触的表面覆盖着一层完整的皮肤和黏膜。健康而完整的皮肤和黏膜组织、分泌物及其上寄居的微生物菌群构成了物理屏障、化学屏障和微生物屏障。皮肤和黏膜组织的上皮细胞等能起到物理屏障作用,可阻挡异物侵入,如:鼻孔中的鼻毛有过滤微生物的作用,气管黏膜表面的黏液和纤毛有黏着或推出微生物的作用。当机体受冷及有害气体刺激或黏膜屏障有缺损时,易患气管炎、支气管炎和肺炎。皮肤和黏膜分泌物中含有多种化学物质,如乳酸、胃酸、溶菌酶及黏多糖等,它们具有抑菌或杀菌作用,构成体表化学屏障。而皮肤和某些腔道黏膜表面的正常菌群构成了体表的微生物屏障,可通过与病原体竞争,阻止病原微生物黏附、生长,或分泌某些杀菌、抑菌物质对病原体进行抵抗,例如肠道中的大肠埃希菌所产生的细菌素对某些 G^+ 细菌和厌氧菌有抑制或杀伤作用。

（二）血脑屏障

血脑屏障主要由软脑膜、脉络丛的毛细血管壁及其壁外的星形胶质细胞所构成的胶质膜组成,结构致密,能阻止病原微生物及其他有害物质从血液进入脑组织或脑脊液,进而对中枢神经系统起着保护作用。婴幼儿的血脑屏障尚未发育完善,故较成人易于发生脑膜炎和流行性乙型脑炎。

(三)血胎屏障(胎盘屏障)

血胎屏障主要由母体子宫内膜的底蜕膜和胎儿绒毛膜、部分羊膜组成。它可以阻挡母体血液循环中的病原微生物进入胎儿体内,故对胎儿有保护作用。但这个屏障的作用与妊娠的时期有关,妊娠早期即三个月内,胎盘屏障发育尚未完善,此时孕妇如果感染风疹病毒、巨细胞病毒等,则病毒可侵入胎儿体内,造成流产、早产、胎儿畸形或死胎。

二、固有免疫细胞的作用

参与固有免疫作用的细胞很多,主要包括吞噬细胞、NK 细胞、γδT 细胞、B1 细胞、嗜酸性粒细胞、嗜碱性粒细胞、肥大细胞等,这里主要介绍前两种。

(一)吞噬细胞

吞噬细胞是一大类有吞噬功能的细胞,当外部异物突破体表屏障进入人体,体内的吞噬细胞将发挥吞噬作用。

1. 吞噬细胞种类　吞噬细胞(phagocyte)主要包括单核吞噬细胞系统和中性粒细胞两类。

单核吞噬细胞系统是大吞噬细胞,主要包括外周血中的单核细胞(monocyte)和组织中的巨噬细胞(macrophage,Mφ)。外周血单核细胞占血细胞总数的 $1\% \sim 3\%$,在血流中仅留存几小时至数十小时,然后穿过血管内皮细胞移行至全身组织器官或表皮层,在组织器官中发育为巨噬细胞。巨噬细胞寿命较长,在组织中可存活数月。中性粒细胞是存在于血循环中的小吞噬细胞,寿命短暂,在血循环中仅存活数小时,但更新迅速,是血液中数量最多的白细胞,占血液中白细胞总数的 $60\% \sim 70\%$。在感染的初期,中性粒细胞发挥重要的吞噬、消灭异物作用,当转为慢性感染时,以巨噬细胞浸润为主。单核吞噬细胞系统在细胞膜上具有免疫球蛋白的 Fcγ 受体和补体 C3b 受体,在特异性免疫中亦担负重要功能。

此外,未成熟的树突状细胞(DC)也具有较强的吞噬作用,主要包括位于表皮和胃肠上皮组织中的朗格汉斯细胞和实体器官结缔组织中的间质 DC。

2. 吞噬过程　吞噬细胞在机体内吞噬过程(图 12-1)包括以下几个连续步骤:

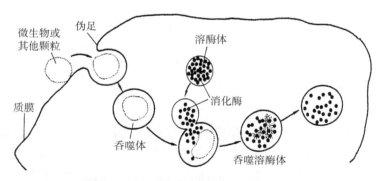

图 12-1　吞噬细胞吞噬消化异物的过程

(1)趋化:当病原微生物侵入机体后,吞噬细胞与病原微生物通过偶然的相遇或趋化作用而相互接触。趋化作用是指吞噬细胞在趋化因子(即具有吸引吞噬细胞能力的化学物质,如细菌脂多糖、补体系统的裂解产物等)的作用下,向微生物入侵部位做定向移动的功能,帮助吞噬细胞迁移和募集到炎症感染部位。

(2)识别和吞入:吞噬细胞与微生物等异物接触后,可通过表面的受体与病原体表面相应配体结合,如巨噬细胞表面的甘露糖受体和病原体细胞壁中的甘露糖、岩藻糖残基,介导病原体被吞噬。通过吞噬或吞饮作用,病原体等异物被摄入胞内形成囊状的吞噬体(phagosome)。

(3)杀菌和消化:吞噬细胞内含有许多溶酶体(lysosome),它是一种有膜的亚细胞结构,含有包括溶菌酶在内的30多种酶(统称为溶酶体酶)和活性物质。当吞噬体形成后,邻近的溶酶体即与吞噬体靠拢,并融合成吞噬溶酶体(phagolysosome)。此时溶酶体内的酶及活性物质可直接杀死细菌,随后蛋白酶等各种水解酶能将细菌消化分解。

吞噬细胞的杀菌机制可分为氧依赖性杀菌和氧非依赖性杀菌。① 前者是主要的杀菌机制,通过NADH氧化酶和NADPH氧化酶的作用,使分子氧活化,产生多种活性氧和氧化物,如O_2^-、OH^-、H_2O_2等,在过氧化物酶和氯化物的协同下进一步起到杀菌作用。巨噬细胞活化后,还可通过生成NO等,对细菌和肿瘤细胞起毒性作用。② 氧非依赖性杀菌过程不需要分子氧参与,而是通过酸性pH、溶菌酶、乳铁蛋白、阳离子蛋白(吞噬素、白细胞素等)和弹性蛋白酶等对抗原物质起杀灭或破坏作用。

(4)排出:不能消化的残渣及剩余的溶菌酶通过胞吐作用一并排出吞噬细胞外。某些产物则被加工处理后成为抗原肽,提呈给T细胞识别,由此介入特异性免疫。

以上过程称为完全吞噬。大多数化脓性细菌被吞噬后,呈完全吞噬。少数病原体如结核杆菌、伤寒杆菌、麻疹病毒、脊髓灰质炎病毒等,虽可被吞噬但不被杀死,反而在吞噬细胞内寄生繁殖,并可被吞噬细胞带到其他组织,造成感染和损害,称为不完全吞噬。

补体和抗体能明显增强吞噬细胞的吞噬功能,称为调理作用。

(二)NK细胞的杀伤作用

NK细胞是一种淋巴细胞,可非特异性地直接杀伤靶细胞,对多种肿瘤细胞和病毒感染细胞有较强的杀伤作用。NK细胞的特征、对靶细胞的识别及杀伤机制见第十一章。

三、正常体液因素

血液、淋巴液等正常体液含有多种抗病原微生物的物质,这些物质直接杀灭病原的作用不强,但它们的辅助作用却十分重要。其中包括补体系统、溶菌酶、干扰素趋化因子等多种细胞分泌的细胞因子等。有关内容见相应章节。

第二节 特异性免疫

特异性免疫应答(immune response,Ir)是指机体免疫活性细胞对特异性抗原分子的识别、自身活化(或失去活化潜能)、增殖、分化及产生效应的全过程。

根据免疫活性细胞对抗原刺激的反应状态,免疫应答可分为两种类型,即正免疫应答(指正常情况下,机体对非己抗原的排异效应)和负免疫应答(指正常情况下,机体对自身成分的耐受状态)。无论正免疫应答还是负免疫应答,都是正常机体维持内环境稳定的重要保护机制。

淋巴结、脾脏等外周免疫器官是发生免疫应答的主要场所。

在抗原刺激下,机体形成特异性免疫应答的过程可人为分成三个阶段(图12-2),即抗原的递呈(或提呈)与识别阶段、淋巴细胞的活化增殖分化阶段和效应阶段。根据参与免疫应答的细胞类型和效应不同,可分为由T细胞介导的细胞免疫和B细胞介导的体液免疫两类。

一、T细胞介导的细胞免疫

T细胞介导的免疫(T cell mediated immune response)也称细胞免疫(cell mediated immunity,CMI),是指T淋巴细胞在抗原作用下活化、增殖和分化为效应淋巴细胞,杀伤带抗原的靶细胞,并释放淋巴因子发挥免疫效应的过程。

细胞免疫应答包括三个阶段,即抗原的递呈与识别阶段,淋巴细胞活化、增殖分化阶段和效应阶段。

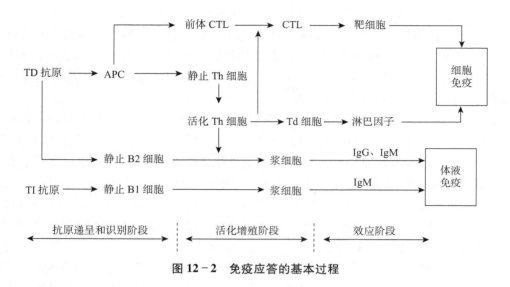

图 12-2　免疫应答的基本过程

（一）抗原的递呈与识别阶段

抗原进入机体后,不能直接被 T 细胞识别,首先被抗原递呈细胞(APC)捕获,APC 捕获并加工抗原后,将抗原处理成肽段,并用自己的"手臂"MHC 分子"抓住"抗原肽形成复合物,呈现在细胞表面后递呈给 T 细胞识别。根据抗原、参与细胞和分子等的不同,APC 加工并提呈抗原给 T 细胞的途径主要有两条:外源性抗原途径和内源性抗原途径。外源性抗原(微生物、蛋白质等)形成的抗原肽与MHCⅡ类分子结合成复合物,表达于 APC 表面,供 CD4⁺T 细胞识别;而内源性抗原(如病毒编码的蛋白分子、肿瘤抗原等)处理后得到的抗原肽则与 MHCⅠ类分子结合成复合物,表达于 APC 表面,供 CD8⁺T 细胞识别。具体过程见图 12-3。

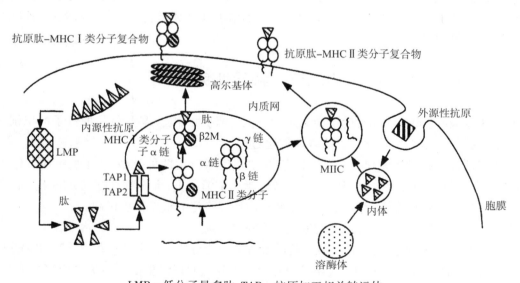

LMP—低分子量多肽;TAP—抗原加工相关转运体。

图 12-3　免疫应答过程中抗原的处理、递呈示意图

外源性抗原进入机体后,在外周免疫器官与巨噬细胞等 APC 相遇,被吞噬或吞饮进入胞浆成为吞噬体/内体。内体可相互融合,并可再与溶酶体融合,在酸性条件下,抗原被降解成抗原肽。另外,由内质网合成的 MHCⅡ类分子经高尔基体由转运泡转运。富含 MHCⅡ类分子的转运泡与前述的内体/溶酶体融合,形成 MIIC(内体/溶酶体样结构),此时抗原肽与 MHCⅡ类分子结合成复合物,再表达于 APC 表面,供 CD4⁺T 细胞主要是 Th 细胞识别。内源性抗原在细胞浆内被相应蛋白酶降解,并在内质网中与 MHC Ⅰ 类分子结合成抗原肽-MHC Ⅰ 类分子复合物,表达于细胞表面,供 CD8⁺ T 细胞主要是 Tc 细胞识别(图 12-3)。

（二）T 淋巴细胞活化、增殖分化阶段

T 细胞对 APC 递呈的抗原肽-MHC 复合物的识别,涉及双信号学说。T 细胞表面具有识别特异性抗原肽的 TCR 分子,TCR 和 CD3 形成复合体,该复合体在识别抗原肽的同时,还要识别和抗原肽结合的 MHC 分子,同时实现对自己和异己的双识别,这一现象叫作 MHC 限制性,是机体实现免疫功能的精确限制。T 细胞表面的 TCR-CD3 复合物识别外源性抗原肽-MHC Ⅱ 复合物的同时,T 细胞上的 CD4 分子也会识别 APC 表面的 MHC Ⅱ 类分子,共同构成 T 细胞活化的第一信号——抗原识别信号。同理,对于内源性抗原肽-MHC Ⅰ 复合物,CD8⁺ T 细胞表面的 TCR-CD3 复合物识别的同时,CD8 分子也会识别 APC 表面的 MHC Ⅰ 类分子,得到 T 细胞活化的第一信号——抗原识别信号。

只有第一信号还不够,APC 表面的一组协同刺激分子(如 B7)与 T 细胞上的相应协同刺激分子受体(如 CD28)结合,产生 T 细胞活化第二信号——协同刺激信号,此时,T 细胞充分活化、增殖、分化并合成分泌大量细胞因子。如果只有第一信号,没有第二信号,细胞将进入无能状态(anergy)。在第二信号系统中,B7-CD28 是最为重要的一对。

细胞因子在 T 细胞的活化中也有重要作用,比如 APC 在抗原递呈过程中自身被激活,分泌 IL-1,IL-1 可促进 Th 细胞活化,表达 IL-2R、IL-2、IL-4、IL-5 等,进一步使 Th 细胞增殖、分化,并发挥对其他细胞的辅助与调节作用。

（三）效应阶段

T 细胞活化后大量增殖、分泌多种细胞因子并在膜型分子的表达上发生变化,分化出多种 T 细胞并发挥多种生物学效应:如 CD4⁺ T 细胞主要分化为 Th 细胞,Th 细胞进一步增殖分化后形成的效应细胞包括 Th1 细胞、Th2 细胞、Th9 细胞、Th17 细胞、Th22 细胞、调节性 T 细胞(regulatory T cell, Treg 细胞)等亚群,其中 Th1 细胞介导细胞免疫应答,而 Th2 细胞辅助体液免疫应答;CD8⁺ T 细胞主要增殖分化为细胞毒性 T 细胞 CTL(Tc),CTL 与带有特异性抗原的靶细胞直接接触,激发和释放穿孔素和颗粒酶等细胞毒素并杀伤靶细胞,即 Tc 细胞介导的细胞毒作用。部分 T 细胞中途停止增殖,恢复静止状态,但保留对特异性抗原的长期记忆,成为记忆性 T 细胞(Tm 细胞),再次接触相同抗原时,不需经上述诱导过程可直接活化、增殖、分化,产生更快、更强的免疫效应。主要的 T 细胞亚群和它们的主要作用见表 12-2。

表 12-2　几类重要的 T 细胞亚群及其主要作用

效应 T 细胞	T 细胞亚群	主要效应
Th1	CD4⁺	分泌多种细胞因子如 IL-2、IL-3、GM-CSF、IFN-γ、TNF-α 等刺激多种免疫细胞聚集、活化、增殖等,放大免疫效应;介导炎症反应,参与细胞免疫与迟发型超敏反应,在抗胞内病原体(病毒、寄生虫等)感染中发挥重要作用
Th2	CD4⁺	刺激 B 细胞增殖并分泌抗体,辅助体液免疫
Th17	CD4⁺	通过分泌致炎细胞因子 IL-17 等介导免疫损伤,参与超敏反应和自身免疫性疾病
CTL(Tc)	多为 CD8⁺	高效、连续、特异性杀伤靶细胞,在抗胞内病原微生物感染及肿瘤免疫中发挥重要作用
Treg	多为 CD4⁺	主要发挥免疫抑制效应,并参与诱导免疫耐受,维持机体免疫平衡

细胞免疫在消灭细胞内寄生微生物(如结核杆菌、麻风杆菌、布氏杆菌、伤寒杆菌以及某些病毒和真菌等)、抗肿瘤细胞以及引起移植物排斥反应等方面起重要作用,也可参与迟发型超敏反应或造成自身免疫性疾病。

二、B 细胞介导的体液免疫

B 细胞介导的免疫应答,指 B 细胞在抗原刺激下活化、增殖、分化为浆细胞,合成、分泌抗体所引起的特异性免疫应答,因为抗体主要在体液中发挥作用,所以 B 细胞介导的免疫应答也称体液免疫(humoral immunity,HI),与 T 细胞介导的细胞免疫共同构成机体的特异性免疫应答。体液免疫和细胞免疫是有关联的,其过程有相似的三个阶段,但又有其特点。

根据发育来源、重要表面分子、功能的不同,成熟的 B 细胞分为 B1(CD5$^+$)细胞和 B2(CD5$^-$)细胞两个亚群。不同亚群的 B 细胞引起的体液免疫不同,B1 细胞只对 TI-Ag 应答,产生抗体不依赖于 T 细胞,不形成免疫记忆,没有再次应答反应,产生的抗体也没有类别的转换,主要是 IgM 类抗体,主要在天然免疫中发挥作用,因而本书不将其作为重点。B2 细胞主要对 TD-Ag 应答,有免疫记忆,和 T 细胞关系密切,本节主要介绍 B2 细胞介导的体液应答。

(一)抗原的递呈与识别阶段

B2 细胞主要对 TD-Ag 应答,第一阶段依然是抗原的递呈和识别。BCR 对抗原的识别和 T 细胞的 TCR 不一样,TCR 只能识别抗原肽,且需是与 MHC 形成复合物递呈的抗原肽,而 BCR 能够直接识别完整的 TD-Ag,在识别抗原的同时,B2 细胞就得到了抗原识别信号。

(二)淋巴细胞活化、增殖分化阶段

B 细胞的活化同样需要双信号:抗原识别信号和协同刺激信号,但 B2 细胞的活化依赖于 T 细胞的帮助(主要是 Th2 细胞),需要活化后的 Th2 细胞传递协同刺激信号,在 T 细胞活化后才能完成自身的活化,因此 B2 细胞的活化和细胞免疫密切相关,主要包括 B2 细胞表面 BCR 对完整 TD-Ag 的识别、Th2 细胞的活化、活化后的 Th2 细胞提供信号供 B2 细胞活化等几部分。

B 细胞通过 BCR 得到抗原识别信号后,另一个重要的信号——协同刺激信号的获得相对复杂,必须由活化后的 Th2 细胞提供。Th2 细胞的活化即为上文中细胞免疫过程中 T 细胞活化的过程,主要包括:Mφ、DC 等 APC 捕获加工 TD-Ag 形成抗原肽-MHC 复合物;APC 递呈抗原肽复合物供 T 细胞识别;T 细胞在识别过程中得到活化双信号以及众多细胞因子的作用后激活增殖并分化为各种效应 T 细胞,其中 Th2 细胞的主要作用就是辅助 B2 细胞的体液免疫。活化的 Th2 细胞表达 B2 细胞活化所需的协同刺激分子 CD40L,与 B 细胞表面的协同刺激受体 CD40 结合,提供 B2 细胞活化的协同刺激信号。此外,细胞因子在 B 细胞的活化、增殖、分化中也起到重要的作用,特别是 Th2 细胞活化后产生的细胞因子如 IL-4、IL-5、IL-6、IL-10 等,因此细胞因子有时也被称为 B 细胞活化第三信号。

在这个阶段中,递呈抗原肽的 APC 可以是 Mφ、DC,也可以是 B 细胞,这时 B 细胞和 T 细胞存在相互活化、共同"成就"的作用(图 12-4)。活化的 B 细胞进一步分化增殖,成为可合成和分泌抗

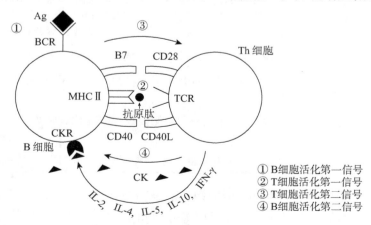

① B细胞活化第一信号
② T细胞活化第一信号
③ T细胞活化第二信号
④ B细胞活化第二信号

图 12-4　T 细胞和 B 细胞的相互活化作用

体的浆细胞。部分 B 细胞在分化中成为 Bm 细胞。

（三）效应阶段

浆细胞合成并分泌抗体,与相应抗原特异性结合,在机体的其他免疫细胞或分子的协同下,表现出各种免疫效应,达到清除异物抗原的目的。

（四）抗体产生的一般规律

根据抗原是初次还是再次进入机体,抗体产生有一定的规律性(图 12-5)。

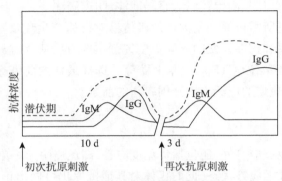

图 12-5 抗体产生的一般规律

1. 初次免疫应答 抗原初次进入机体后,须经一定的潜伏期才能出现抗体,而且抗体产量低,维持时间短,亲和力也较低,故免疫作用不强。首先产生的是 IgM。

2. 再次免疫应答 当相同抗原再次进入机体,Bm 细胞快速响应,潜伏期缩短,抗体的滴度大幅度上升,亲和力升高,且维持时间较长,以产生 IgG 等为主。再次免疫应答也称再次反应或回忆反应。

初次免疫应答和再次免疫应答的主要区别列于表 12-3。实践中可利用这些抗体产生的规律指导临床诊断、预防接种和抗体的制备等。

表 12-3 B2 细胞对 TD-Ag 的初次免疫应答和再次免疫应答的对比

项目	初次免疫应答	再次免疫应答
潜伏期	长(5~10 d)	短(1~3 d)
维持时间	短	长
抗体滴度	低	高
抗体亲和力	低	高
抗体种类	IgM 为主	IgG 为主

三、黏膜免疫

黏膜免疫系统广泛分布在消化道、呼吸道和泌尿生殖道,以及外分泌腺(唾液腺、泪腺、乳腺)。该系统在体内覆盖面积很大,形成机体防御外界异物入侵的第一道屏障。许多传染病的病原体都是由肠道、呼吸道和泌尿生殖道的黏膜进入机体的,因此黏膜免疫对机体防御病原体的入侵有着十分重要的作用。

机体约有 50% 以上的淋巴组织存在于黏膜免疫系统中,这些组织位于黏膜层内以及黏膜下的固有层内,它们构成黏膜相关淋巴组织(主要包括肠相关淋巴组织、支气管淋巴组织、泌尿生殖道黏膜淋巴组织等)。

经典的体液和细胞免疫途径不能有效诱导黏膜免疫应答,更不能诱导特异 SIgA 分泌或在黏膜组织中产生保护性免疫,获得理想的黏膜保护力须经过局部黏膜免疫。黏膜免疫系统有三种有效的免疫反应机制：① 以 SIgA 为主的分泌型抗体；② 抗原特异的细胞介导的细胞毒性作用；③ 位于上皮层和黏膜下层的调节性细胞通过分泌调节性因子调节前两个机制，参与黏膜耐受的产生，参与黏膜的免疫防护作用。

然而，各黏膜部位的特异 IgA 水平会受到免疫途径的影响，例如：口腔免疫可诱导唾液中产生 IgA，消化道免疫对小肠中 IgA 水平的提高最有效，雌性生殖道黏膜表面特异 IgA 水平高度依赖于阴道黏膜免疫途径。因此通过不同途径进行黏膜免疫可调动机体的黏膜免疫应答，对抗外来抗原的入侵。常用的黏膜免疫途径有口服、灌胃、滴鼻、直肠灌注、阴道滴注等。

黏膜免疫较大的缺陷是所需抗原剂量大以及机体易对抗原产生免疫耐受，应用黏膜免疫佐剂则能解决这一问题。目前应用和正在开发的黏膜免疫佐剂主要有脂质体、肠产毒性大肠埃希菌不耐热肠毒素（LT）、霍乱毒素 B 亚单位（CTB）、甘露聚糖等。选择最佳的免疫途径，配合使用有效的黏膜免疫佐剂，必定可以为黏膜免疫的广泛应用开创崭新的前景。

四、免疫耐受

特异性免疫应答除正免疫应答外，还包括负免疫应答，即免疫耐受。免疫耐受是机体免疫系统接触某种抗原后形成的特异性无应答状态（此时机体对其他抗原仍可做出正常的免疫应答）。例如，机体免疫系统对自身正常成分的耐受。免疫耐受的某些表现虽与前述的正免疫应答相反，但本质上却仍然属于特异性免疫应答，具有一些共性特点，如需要抗原诱导才能产生，具有特异性、记忆性等。需要区别的是，非特异性低应答或无应答状态不是免疫耐受，而是免疫缺陷（immunodeficiency）或免疫抑制（immunosuppression），后两者无抗原特异性。

免疫耐受能力可天生具有，也可后天通过诱导获得。目前认为其产生的机制有多种，包括克隆缺失/消除、克隆无能、抑制性 T 细胞的作用等。

第十三章　超　敏　反　应

　　免疫反应是机体在进化过程中获得的"识别自己、排除异己"的重要生理功能。在正常情况下,免疫系统的免疫应答可起到抵抗外界入侵的异物、维持自身平衡、消除突变细胞的作用。但免疫反应异常时,无论是反应过高或过低均能引起组织损害或功能紊乱并进一步导致疾病。比如生活中,有的人会在春季柳絮纷飞时发生哮喘,有人会因为"撸猫""吸猫"而发生皮肤红斑、涕泪横流或是喷嚏不断,这些现象其实就是典型的超敏反应。本章以超敏反应为主,介绍常见的几种免疫相关疾病。

　　超敏反应(hypersensitivity reaction)又称变态反应(allergy),指机体对某些抗原初次应答后,再次接受相同抗原刺激时,发生的以机体生理功能紊乱和/或组织损伤为主的特异性免疫应答,俗称过敏反应(anaphylaxis),诱导机体产生超敏反应的抗原称为变应原。超敏反应的本质与免疫应答相同,但效应结果不同,前者表现为异常或病理性免疫应答,后者表现为生理防御性免疫应答。根据发生机制和临床特点可将超敏反应分为Ⅰ、Ⅱ、Ⅲ和Ⅳ型,Ⅰ、Ⅱ、Ⅲ型由抗体介导,可经血清被动转移;而Ⅳ型超敏反应由 T 细胞介导,可经细胞被动转移。临床实践所见往往为混合型,仅以某一型超敏反应为主。

第一节　Ⅰ型超敏反应

　　Ⅰ型超敏反应发生快速,又称速发型超敏反应(immediate hypersensitivity),可发生于局部,亦可发生于全身。其特点为:① 由 IgE 抗体介导,补体不参与;② 参与细胞主要为肥大细胞和嗜碱性粒细胞,当局部或血清中嗜酸性粒细胞明显增高时,对Ⅰ型超敏反应有一定的负调节作用;③ 再次接触相同变应原到发病所需时间短,一般不发生严重的组织细胞损伤;④ 具有明显的个体差异和家族遗传倾向。

一、参与Ⅰ型超敏反应的主要成分的特点

（一）变应原的特点

　　凡经吸入、食入和注射等途径进入体内后,能引起 IgE 类抗体产生并导致超敏反应的抗原性物质,均可视为诱导Ⅰ型变态反应的变应原,一般为多价抗原。多数天然变应原相对分子质量为10 000~70 000(相对分子质量过大不易穿过呼吸道和消化道黏膜,相对分子质量过小则不能将吸附在肥大细胞和嗜碱性粒细胞膜上 2 个相邻的 IgE 抗体进行桥联,以触发细胞释放介质引起Ⅰ型超敏反应)。能够引起Ⅰ型超敏反应的变应原很多,在生活中也很普遍,根据进入人体途径,可以分为以下几种:① 花生、牛奶、鱼虾蟹等食物变应原;② 花粉、动物皮屑、尘螨、真菌菌丝孢子等吸入性变应原;③ 异种动物免疫血清、昆虫毒液等注入性变应原;④ 青霉素、磺胺、普鲁卡因等药物变应原;⑤ 油漆、染料、化妆品等接触性变应原等。

（二）抗体的特点

　　引起Ⅰ型超敏反应的抗体主要是 IgE。血清中的 IgE 含量极微,一般在 0.000 3 mg/mL 以下,且半衰期短。体内 IgE 主要由鼻咽、扁桃体、支气管、胃肠黏膜等处固有层的浆细胞产生,这些部位是变应原易入侵的部位,也是Ⅰ型超敏反应的好发部位。IgE 是亲细胞抗体,其 Fc 段具有组织细胞亲嗜性,能够在不结合抗原的情况下与肥大细胞和嗜碱性粒细胞表面的 FcεR 结合,使该细胞致敏。IgE

的合成与遗传因素有关,某些家族受到相同抗原刺激可分泌较高水平的 IgE。

除 IgE 抗体外,IgG4 也能与肥大细胞结合,介导 Ⅰ 型超敏反应。

（三）参与细胞及其特点

1. 肥大细胞和嗜碱性粒细胞　肥大细胞主要分布于皮肤、黏膜下层结缔组织中的微血管周围,以及内脏器官的黏膜下。嗜碱性粒细胞存在于外周血液中。两者均表达高亲和力的 FcεR,与 IgE 的 Fc 段结合后成为致敏靶细胞。该靶细胞致敏状态可维持数月甚至更长,如长期不接触相同变应原,致敏状态可逐渐消失。

2. 嗜酸性粒细胞　肥大细胞或嗜碱性粒细胞致敏后释放的介质中有嗜酸性粒细胞趋化因子,会造成 Ⅰ 型超敏反应患者血流和病变组织中嗜酸性粒细胞增高。嗜酸性粒细胞的主要功能为导致细胞损伤或死亡,可杀伤寄生虫和病原微生物,同时对 Ⅰ 型超敏反应起一定的负反馈调节作用。

二、发生机制

Ⅰ 型超敏反应的发生大致可分为致敏、发敏和介质发挥效应三个阶段。

（一）致敏阶段

指变应原进入机体后,被 APC 捕获、处理后被提交给 T 细胞识别,T 细胞活化后分化形成 Th2 细胞,Th2 细胞辅助 B 细胞活化,产生抗体（主要为 IgE 抗体）,其 Fc 段与肥大细胞和嗜碱性粒细胞 FcεR 结合的阶段,机体即处于对该变应原的致敏状态。

（二）发敏阶段

指同一变应原再次进入致敏机体后,与吸附在肥大细胞或嗜碱性粒细胞表面的相应 IgE 抗体桥联结合,使该细胞脱颗粒、合成和释放生物活性介质的阶段。

多价变应原与致敏靶细胞表面两个或两个以上相邻 IgE 抗体结合,使细胞膜表面 FcεR 交联、聚集,从而启动细胞的活化反应。活化的致敏靶细胞脱颗粒释放生物活性介质,这些介质包括胞质中预先形成的介质（原有介质）以及细胞活化后新合成的介质。预先形成的储备介质有组胺、激肽原酶、嗜酸性粒细胞趋化因子等;新合成的介质有白三烯（leukotriene,LT）、前列腺素（prostaglandin,PG）、血小板活化因子（platelet - activating factor,PAF）等。

（三）介质发挥效应阶段

简称效应阶段。在这个阶段,介质与靶器官或靶组织（毛细血管、平滑肌、腺体）结合后引发病理作用:① 血管扩张;② 毛细血管通透性增高;③ 平滑肌痉挛;④ 腺体分泌增加等,导致局部或全身过敏症。

根据反应发生的快慢和持续时间的长短,又可以将其分为速发相反应和迟发相反应两种类型。速发相反应也叫早期相反应,常常在再次接触变应原后几秒钟内发生,并在短时间（30 min 到几小时）内消失。迟发相反应也叫晚期相反应,在变应原刺激后 6~12 h 内发生,可持续数天。迟发相反应实际上是速发相反应后的一种延长效应。需要注意一点:迟发相反应不是迟发型超敏反应,迟发相反应是速发型超敏反应的一种类型,而迟发型超敏反应是即将学习的 Ⅳ 型超敏反应。

Ⅰ 型超敏反应的发生机制见图 13 - 1。

三、临床常见疾病

Ⅰ 型超敏反应可表现为全身性和局部性超敏反应。

（一）全身性超敏反应

全身性超敏反应主要是过敏性休克。这是一种最严重的 Ⅰ 型超敏反应性疾病,常在致敏机体接触相同变应原数分钟内即出现症状,若抢救不及时,可导致死亡。

1. 药物过敏性休克　以青霉素过敏症最为常见,其他有些小分子的药物如链霉素、头孢氨苄、有

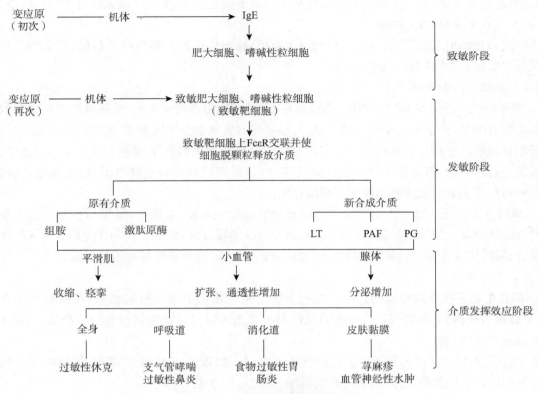

图 13-1 Ⅰ型超敏反应的发生机制

机碘、氨基比林、普鲁卡因等也可引起。

青霉素单独不能使机体产生抗体,但其降解物青霉噻唑酸或青霉烯酸能与人体蛋白结合,获得免疫原性,从半抗原转变为完全抗原,成为真正的变应原,刺激机体产生特异性IgE抗体。其Fc段与肥大细胞和/或嗜碱性粒细胞上的FcεR结合,使机体致敏。当机体再次接触青霉素时,即可能发生过敏性休克。青霉素稀释成溶液后,一般在6~12 h可降解,因而使用青霉素要新鲜配制。少数情况下,初次注射青霉素也可发生过敏性休克,其原因可能是吸入过青霉菌孢子或曾使用青霉素污染的注射器而被致敏。青霉素过敏与过敏体质有密切关系。据统计约30%青霉素过敏患者曾有其他过敏史,如哮喘、过敏性鼻炎等。

2. 血清过敏性休克(血清过敏症)　临床上注射动物免疫血清治疗或紧急预防外毒素引起的疾病时,也可能发生过敏性休克。其原因是抗毒素马血清为异种蛋白,能使少数具有过敏体质的人产生特异性IgE抗体。当再次注射同种动物免疫血清时,即可出现过敏性休克。

（二）局部性超敏反应

1. 呼吸道过敏反应　最常见的疾病是支气管哮喘和过敏性鼻炎(又称花粉症),这些疾病可因吸入植物花粉、细菌、动物皮毛和尘螨等抗原物质引起,80%的患者有家族史,有明显的遗传倾向。

2. 消化道过敏反应　少数人吃了鱼、虾、蟹、蛋、牛奶等后出现荨麻疹、腹痛、腹泻、呕吐等症状,个别严重者亦可出现过敏性休克。食物过敏反应以儿童多见,可能是由于胃肠道分泌型IgA遗传性缺乏引起。

3. 皮肤过敏反应　主要表现为皮肤湿疹、荨麻疹和血管神经性水肿,可由药物、食物、花粉、肠道寄生虫或寒冷刺激等引起。此类患者往往有过敏史和明显家族史。

四、防治原则

Ⅰ型超敏反应性疾病总的防治原则应从变应原和机体的免疫状态两个方面着手:一方面尽快找

出变应原,避免再接触;另一方面针对超敏反应发生发展的进程,切断或干扰某个环节,终止发病。

(一)找出变应原,避免接触

详细询问过敏史及家族史,尽量避免接触变应原;检出变应原并避免与其接触,常采用的方法包括变应原皮肤试验、特异 IgE 抗体测定法等。

(二)脱敏疗法和减敏疗法

1. 脱敏疗法　指在应用抗毒素时,若皮试呈阳性,可采用小剂量多次、短间隔注射的方法脱敏治疗。其机制可能是:少量过敏原进入体内,使致敏靶细胞释放少量活性介质,并被体内某些物质灭活,不引起明显的临床症状。短时间内少量多次反复注射可使体内致敏靶细胞上 IgE 大部分消耗,使机体致敏状态暂时解除,但很快还会重建致敏状态,以后再用异种动物免疫血清时,仍需做皮肤试验。青霉素等药物皮肤试验阳性者不能使用脱敏疗法。

2. 减敏疗法　指对已检出而难以避免接触的变应原如花粉、尘螨等,可采用少量多次反复皮下注射的方法达到减敏的目的。其机制可能是:诱导 IgG 类循环抗体产生,其 IgG 与再次进入机体的变应原结合,阻断了变应原与致敏靶细胞表面相应 IgE 的结合,使致敏靶细胞不能脱颗粒。

(三)药物防治

1. 阻止生物活性介质释放的药物　如色苷酸二钠可稳定肥大细胞的细胞膜,抑制活性介质释放;肾上腺素、异丙肾上腺素等儿茶酚胺类及前列腺素类药物可通过激活腺苷酸环化酶,增高 cAMP 的含量,以稳定细胞膜。

2. 竞争靶器官受体的药物及生物活性介质拮抗药　如苯海拉明、氯苯那敏、异丙嗪等药物可与组胺竞争靶器官上的组胺受体,多根皮苷酊磷酸盐有拮抗 LT 的作用。

3. 改善靶器官的反应性的药物　肾上腺素、麻黄素可解除支气管痉挛,减少腺体分泌;葡萄糖酸钙、维生素 C 等除可解痉外,还能降低毛细血管的通透性,减少渗出。

第二节　Ⅱ型超敏反应

Ⅱ型超敏反应又称细胞溶解型(cytolytic type)或细胞毒型(cytotoxic type)超敏反应。其特点为:① 参与的抗体是 IgG(主要是 IgG1、IgG2、IgG3)和 IgM;② 有补体、吞噬细胞和 NK 细胞参与;③ 参与的抗原一般是细胞抗原,机体针对抗原产生对应抗体并与靶细胞或组织结合,进一步通过活化补体、调理作用或 ADCC 等产生免疫病理反应;④ 免疫病理效应多为靶细胞破坏或组织溶解损伤,这也是其得名的原因。

一、参与Ⅱ型超敏反应的主要成分的特点

(一)变应原的特点

引起Ⅱ型超敏反应的变应原多为细胞表面的抗原。通过Ⅱ型超敏反应杀伤或损伤的机体细胞称为靶细胞。靶细胞表面的抗原分为四类:

1. 同种异型抗原　如 ABO 血型抗原、Rh 抗原和 HLA 抗原。

2. 外源性抗原与自身细胞间存在的共同抗原　如链球菌胞壁多糖抗原与心脏瓣膜、肾小球基底膜、关节组织糖蛋白之间的共同抗原(异嗜性抗原)。

3. 由感染和理化因素所致改变的自身抗原。

4. 吸附在组织细胞上的外来抗原或半抗原　某些药物或化学制剂(如青霉素半抗原)进入机体,可与细胞或组织结合构成完全抗原。

(二)抗体的特点

1. 天然抗体　如 ABO 血型抗体,为 IgM。

2. 免疫性抗体 包括针对结合在自身细胞表面的刺激机体的外来抗原产生的抗体和自身抗原诱导产生的自身抗体,主要为 IgG(IgG1、IgG2、IgG3)和 IgM。

二、发生机制

抗体与细胞膜上的相应抗原结合后,主要通过下列三条途径杀伤靶细胞:① 激活补体经典途径,形成攻膜复合物溶解靶细胞;② 通过调理作用破坏靶细胞:巨噬细胞及中性粒细胞等吞噬细胞表面具有受体 CR 或 FcγR,补体活化后产生的 C3b 可与 CR 结合,和靶细胞膜抗原结合的 IgG 的 Fc 段则可与 FcγR 结合,从而发挥调理吞噬作用;③ IgG 的 Fc 段与某些效应细胞(NK 细胞、巨噬细胞和中性粒细胞)表面 FcγR 结合,发挥 ADCC 效应而杀伤靶细胞。吞噬细胞在被激活后,会释放活性介质,进一步引起组织损伤。

另外,某些靶细胞与特异性抗体结合可能会对靶细胞的正常功能产生刺激或抑制作用,这时就会导致靶细胞原先正常功能的改变。具体的发生机制见图 13 - 2。

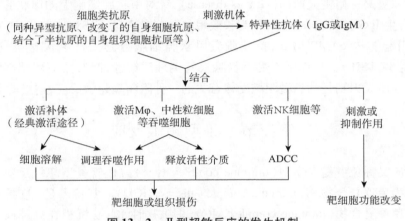

图 13 - 2 Ⅱ型超敏反应的发生机制

三、临床常见疾病

(一) 由同种异型抗原引起的疾病

1. 输血反应 多由 ABO 血型不符的输血所引起。此外,经产妇及曾多次接受输血者的体内有白细胞同种异型抗体产生,可出现脸红、心跳过动、胸闷、寒战、发热等白细胞输血反应。

2. 新生儿溶血症 由母胎间血型不合引起。除了 ABO 血型系统外,最常用的另一种血型系统是 Rh 血型系统(Rhesus Macacus,恒河猴血型系统),大多数人为 Rh⁺(Rh⁻ 人群在白种人中约占 15%,而在亚洲人中仅占约 0.3%)。母胎 Rh 血型不合、ABO 血型不合均可发生新生儿溶血症,但严重者多发生于 Rh 血型不合,即母亲为 Rh⁻、胎儿为 Rh⁺ 时。母亲为 Rh⁻ 时,由于输血、流产、分娩等,Rh 抗原进入母体(如输血使用了 Rh⁺ 血细胞,流产时胎儿 Rh⁺ 红细胞进入母体等),刺激母体产生抗Rh 抗原的 IgG 类抗体,此时若母亲怀孕胎儿为 Rh⁺ 时,母体中的 IgG 类 Rh 抗体可通过胎盘进入胎儿体内,与胎儿 Rh⁺ 红细胞结合,激活补体,导致胎儿红细胞溶解,引起流产或发生新生儿溶血症。

新生儿溶血症尚无有效的防治方法,一般于初产后 72 h 内给母体注射抗 Rh 免疫球蛋白,使其与进入母亲体内的 Rh 抗原结合,以避免 Rh 抗原使母体致敏,对再次妊娠的胎儿有较好的预防效果。

母胎 ABO 血型不合导致的新生儿溶血症一般均较轻。其原因为:① ABO 血型抗体多为 IgM 类,不能通过胎盘;② ABO 血型抗原除 RBC 表达外,胎儿血清和其他组织细胞也存在 A 和/或 B 血型抗原物质,因此,少量进入母体的胎儿红细胞所诱生的 IgG 类抗体虽可经胎盘进入胎儿血液循环,但首先与游离的血型抗原结合,所以对胎儿红细胞影响较小。

（二）由外来抗原或半抗原所引起的疾病

常见于药物过敏性血细胞减少症，如溶血性贫血、粒细胞减少症及血小板减少性紫癜等，均可称为免疫性血细胞减少症。引起此类疾病的药物有非那西丁、对氨基水杨酸、异烟肼、奎宁及青霉素等。青霉素易吸附于红细胞，导致溶血性贫血；奎宁、奎尼丁等易吸附于血小板，导致血小板减少性紫癜；氨基比林易吸附于粒细胞，导致粒细胞减少症。

（三）由改变性质的自身抗原引起的疾病

某些药物如甲基多巴、吲哚美辛等的作用，或病毒（如流感病毒、EB 病毒等）感染可导致血细胞膜上的抗原性质改变，成为自身抗原，诱发相应抗体而导致自身免疫性溶血性贫血。

（四）由异嗜性抗原引起的疾病

急性链球菌感染后会引起肾小球肾炎，有一部分病因是乙型溶血性链球菌（A 族 12 型）与人肾小球基底膜有共同抗原成分，即抗链球菌抗体可与肾小球基底膜发生交叉反应，导致组织损伤。

（五）自身免疫性受体病（刺激型或阻断型）

甲状腺功能亢进又称格雷夫斯病（Graves disease），针对甲状腺细胞上的甲状腺刺激素（TSH）受体，患者血清中产生 IgG 类的自身抗体，称为长效甲状腺刺激素（LATS），它与 TSH 受体结合后，激活腺苷酸环化酶，引起胞内 cAMP 增高，持续刺激甲状腺细胞分泌大量甲状腺素，造成甲亢。由于 LATS 的半衰期远较 TSH 长，且作用不受甲状腺素的生理反馈性抑制，故对甲状腺细胞的刺激作用更强而持久。重症肌无力则是和乙酰胆碱受体有关的一种阻断型超敏反应，这里就不做详细介绍了。

第三节　Ⅲ型超敏反应

Ⅲ型超敏反应又称免疫复合物型（immune complex type）或血管炎型超敏反应。由Ⅲ型超敏反应引起的疾病称为免疫复合物病（immune complex disease，ICD）。其特点是：① 抗原抗体结合成中等大小的可溶性免疫复合物（immune complex，IC），即致病性 IC，易沉积在局部或全身毛细血管基底膜上；② IC 可活化补体，并在血小板、中性粒细胞、嗜碱性粒细胞参与下引起组织损伤；③ 局部主要以充血、水肿、坏死和中性粒细胞浸润为特征。

一、发病机制

引起Ⅲ型超敏反应的抗原有很多，可以是外源性抗原，如各种病原微生物、寄生虫、药物、异种动物免疫血清等，也可以是内源性抗原，如系统性红斑狼疮患者的核抗原、类风湿性关节炎患者产生的变性 IgG。针对这些抗原产生的抗体主要是 IgG 和 IgM 类，也可以是 IgA。

（一）中等大小免疫复合物的形成

当抗原与抗体在体内形成 IC 时，由于两者的比例不同，其大小也有差异。通常大的免疫复合物易被单核巨噬细胞吞噬清除，小的可溶性免疫复合物在循环中难以沉积，能顺利通过肾小球基底膜排出体外。而中等大小的可溶性免疫复合物不易被单核巨噬细胞吞噬清除，随血流进入肾小球毛细血管后，也不能通过肾小球基底膜随尿液排出，因而可长期存在于血循环中，有可能沉积于血管基底膜上，进一步造成组织损伤。在下列情况下，形成致病性 IC 的可能性较高：

1. 抗原持续存在　抗原持续存在是形成 IC 的先决条件。机体受到持续感染时，微生物持续或间歇地繁殖，血流中出现的大量抗原，或自身免疫病患者体内出现的自身抗原，均可持续刺激机体生成相应抗体。

2. 抗原的性状　可溶性抗原、单价或双价抗原形成的 IC 不易被吞噬和清除，而细菌、细胞等颗粒性抗原、多价抗原形成的 IC 则易被吞噬及清除。

3. 抗体的性质及抗原抗体的比例　高亲和力抗体并且抗原抗体比例又合适时，形成大分子不溶性 IC,易被吞噬细胞捕获与清除;低亲和力抗体,抗原又过剩时,形成可溶性小分子 IC,可长期存在于血清中,但易透过肾小球滤过排出体外;中等亲和力的抗体和稍过剩的抗原则形成中等大小的可溶性 IC(沉降系数 19~22 S,或相对分子质量 1 000 000 左右),既不能被吞噬清除,又不能通过肾脏滤过,易沉积于毛细血管壁上。

（二）中等大小免疫复合物的沉积

免疫复合物的沉积与下列因素有关:

1. 血管通透性增高　IC 活化补体后,产生的过敏毒素 C3a 和 C5a 可使嗜碱性粒细胞、肥大细胞等释放血管活性胺等,引起局部炎症反应,使血管通透性增高。此外,中性粒细胞释放某些碱性蛋白和细胞因子,也能增高血管壁通透性。血管壁通透性增高是 IC 沉积的重要条件。

2. 组织结构特点　IC 沉积的部位有一定的倾向性,毛细血管分支多、管腔小而曲折处,因其血流缓慢,有利于 IC 的沉积,如肾小球、关节滑囊、肺部、心肌及皮肤等处的血管壁常易使 IC 滞留,引起疾病。

（三）IC 的致病机制

IC 并非引起组织损伤的直接原因,但它是引起组织损伤的始动因素。IC 造成组织损伤的机制是:① 激活补体后,产生的 C3a、C5a、C567 可以趋化中性粒细胞聚集在 IC 周围,释放溶酶体酶,造成邻近组织损伤或血管壁、基底膜病变;C3a 和 C5a 可使肥大细胞、嗜碱性粒细胞脱颗粒,释放血管活性介质,使血管通透性增高,局部充血、水肿。② 由于内皮基底膜暴露,可使血小板凝聚,形成血栓,导致局部缺血、淤血、出血和坏死。Ⅲ型超敏反应的发生机制见图 13-3。

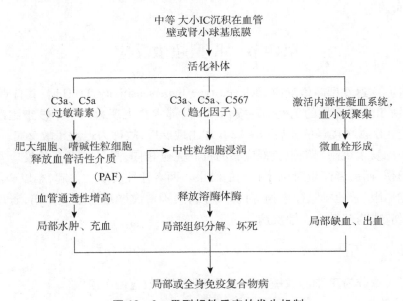

图 13-3　Ⅲ型超敏反应的发生机制

二、临床常见疾病

（一）局部免疫复合物病

动物实验时,经皮下给家兔注射马血清,数周后,再次注射马血清,局部出现红肿、出血和坏死。这种现象是阿蒂斯(Arthus)在 1903 年发现的,称为阿蒂斯现象。人类局部过敏反应,即人类阿蒂斯反应(Arthus reaction),往往发生于反复注射胰岛素、多次注射狂犬病疫苗或使用动物来源的抗毒素的机体,其注射局部出现红肿、出血和坏死。其原因是 IC 沉积于注射部位小静脉血管壁基底膜。

（二）全身免疫复合物病

1. **血清病** 是指初次注射较大剂量含抗毒素的马血清7~14 d后,出现发热、皮疹、淋巴结肿大、关节痛、蛋白尿等,这是由于产生的抗马血清抗体与马血清形成中等大小的免疫复合物沉积于全身小血管壁所致。血清病有自限性,停止注射后即逐渐恢复。有时应用大剂量青霉素、磺胺药等也能引起类似血清病样反应,其机制与上述相同,也称药物热。

2. **链球菌感染后肾小球肾炎** 此病一般发生于链球菌感染后2~3周,其机制是某些型别的A族溶血性链球菌感染机体后刺激机体产生的抗体可与链球菌的抗原成分形成IC,沉积于肾小球基底膜,引起免疫复合物型肾炎。其他微生物如沙门菌、乙型肝炎病毒等感染后亦可发生类似肾病变。

3. **系统性红斑狼疮**（systemic lupus erythematosus,SLE） 其发病机制是体内持续出现DNA-抗DNA复合物,并反复沉积于肾小球、关节或其他部位血管内壁。病变主要表现为皮肤红斑、肾小球肾炎、关节炎和脉管炎等。SLE是一种以Ⅲ型超敏反应损伤为主的慢性自身免疫病。

4. **类风湿性关节炎** 发病机制尚不清楚,可能是一些病原体的持续性感染,改变了自身IgG分子结构,使其成为自身抗原,刺激机体产生抗IgG的自身抗体(一般为IgM,称类风湿因子)。两者形成IC,沉积于关节滑膜,引起关节炎。

（三）过敏样休克反应

当血流中迅速出现大量IC时,可激活补体,产生大量C3a、C5a,促使嗜碱性粒细胞和肥大细胞脱颗粒,释放血管活性介质,造成毛细血管扩张,血压下降而引起过敏性休克。如大剂量注射青霉素治疗钩端螺旋体病或梅毒时,大量病原体被破坏,释放出大量抗原,与血流中相应抗体结合形成IC,可出现过敏性休克样反应。

第四节　Ⅳ型超敏反应

Ⅳ型超敏反应亦称迟发型超敏反应(delayed type hypersensitivity,DTH)。其特点为:① 与抗体、补体无关,是由致敏T细胞介导的免疫病理损伤;② 局部主要表现为以单个核细胞浸润和细胞变性坏死为特征的反应;③ 再次接触抗原后48~72 h才出现反应,故称为迟发超敏反应;④ 个体差异小。

Ⅳ型超敏反应的发生机制与细胞免疫应答的机制完全相同,只是前者在免疫应答过程中给机体带来明显或严重损伤,而后者产生对机体有利的结果。两者往往交织在一起,难以截然分开。适当的细胞免疫反应既能局限、杀死排除微生物等抗原物质,又不造成严重的组织损伤,若反应强烈超过正常,则造成组织损伤,成为超敏反应性疾病。

一、发病机制

Ⅳ型超敏反应大致分为T细胞致敏和致敏T细胞发挥效应两个阶段。

（一）T细胞致敏

引起DTH的变应原可为微生物(尤其是某些胞内寄生菌,如结核杆菌)、寄生虫、真菌、异体组织等,也可为生漆、化妆品、农药等半抗原(半抗原与皮肤细胞角质蛋白结合成完全抗原使机体致敏)形成。

效应T细胞可以是CD4$^+$Th1或CD8$^+$CTL,致敏需2周左右,其过程与机制同生理性细胞免疫。

（二）致敏T细胞发挥效应阶段,即组织损伤机制

1. **CD4$^+$Th1细胞介导的炎症反应和组织损伤** CD4$^+$ Th1细胞再次与相应抗原作用后释放细胞因子。细胞因子的效应表现为:① 形成以单个核细胞浸润为主的炎症反应(主要参与的细胞因子为巨噬细胞趋化因子、巨噬细胞移动抑制因子、粒细胞-巨噬细胞集落刺激因子、转移因子、促分裂因子等);② 活化单核-巨噬细胞,释放溶酶体酶等炎性介质引起组织损伤(如IFN-γ、IL-2、巨噬细胞活化

因子、巨噬细胞武装因子等均可使单核-巨噬细胞活化);③ 细胞毒性作用(TNF-α、TNF-β 可直接对靶细胞及周围组织细胞产生细胞毒作用,引起组织损伤)。

2. CD8$^+$ CTL 细胞介导的细胞毒作用 致敏 CTL 能特异性识别靶细胞表面抗原,并通过释放穿孔素、细胞毒素等引起靶细胞的溶解。

二、临床常见疾病

(一)传染性变态反应

在胞内寄生菌(结核杆菌、麻风杆菌、布氏杆菌等)、病毒及某些真菌感染过程中引起的以 T 细胞介导为主的细胞免疫应答,如应答过强,造成组织损伤为主则称为传染性变态反应。临床上,肺部再次感染结核杆菌时,形成病灶范围比初次感染局限,这是细胞免疫的作用;而局部组织的强烈反应,如坏死、液化以至空洞的形成,则为Ⅳ型超敏反应的结果。

一般而言,个体有传染性变态反应往往代表机体已获得对特定病原体的细胞免疫能力。例如,结核菌素皮肤试验阳性者,表示已感染过结核菌,对结核菌的再感染有免疫力。同时也可利用机体对结核菌素皮试是否有Ⅳ型超敏反应,检测机体的细胞免疫能力。

(二)接触性皮炎

这是一种经皮肤致敏的迟发型超敏反应,其变应原常为油漆、染料、化妆品、升汞、碘酊、重金属盐类、青霉素、磺胺药、农药、塑料等小分子半抗原。这些半抗原与某些人的皮肤接触时,可与角质蛋白结合成完全抗原,使机体致敏,当再次接触相同抗原时,可在 24 h 后发生湿疹样皮炎,表现为局部红肿、硬结、水泡,48~96 h 达高峰,严重者可发生剥脱性皮炎。

以上介绍了各型超敏反应的发生机制及特点,但在临床实际中往往为混合型,可以某一型损伤为主。如Ⅰ型超敏反应时,所释放的血管活性胺可使血管壁通透性增高,如血清中有中等大小的 IC,就有可能沉积于血管壁,引起Ⅲ型超敏反应。系统性红斑狼疮发生的肾脏损害主要起因于Ⅲ型超敏反应,而同时发生的血细胞减少则是Ⅱ型超敏反应所致。此外,同一变应原可因接触方式、剂量和机体反应性的差异,引起各种不同类型的超敏反应,如:青霉素进入机体可引起不同类型的超敏反应常以过敏性休克、荨麻疹、哮喘等Ⅰ型超敏反应为主;亦可引起局部阿蒂斯反应和关节炎等Ⅲ型超敏反应;而长期大剂量静脉注射时还可发生Ⅱ型超敏反应引起的溶血性贫血;如反复多次局部涂抹,则可造成由Ⅳ型超敏反应引起的接触性皮炎。由青霉素引起的Ⅰ、Ⅲ和Ⅱ、Ⅳ混合型超敏反应的病例也偶然可见。

根据以上所介绍的主要内容,4 种类型的超敏反应主要的特点和区别列于表 13-1。

表 13-1 4 种类型超敏反应的主要特点

类型	全称	出现时间	主要免疫机制
Ⅰ型	速发型	速发相:几秒~30 min 延缓相:3~8 h	IgE 抗体
Ⅱ型	细胞毒型	5~8 h	IgG、IgM 抗体和补体
Ⅲ型	免疫复合物型	2~8 h	Ag-Ab 复合物
Ⅳ型	迟发型	24~72 h	T 细胞介导

第十四章　免疫学的应用

免疫学是人类与传染病做斗争过程中发展起来的。随着免疫学基础理论研究的深入以及免疫学与分子生物学、生物化学等相关学科的相互渗透和新技术的发展,免疫学的应用范围也在扩大。免疫学在医药领域的应用已由过去的主要对传染病进行预防、治疗、诊断,扩展到对其他多种疾病如超敏反应性疾病、自身免疫性疾病和肿瘤等的预防、治疗和诊断。而且,免疫学在整个生命科学中也展现了其应用的广阔前景,已成为生命科学的前沿学科。

第一节　免疫预防

机体受病原体感染后,针对抗原能产生特异性抗体和效应 T 细胞的特性,提高对该病原体的免疫力。根据这一基本原理,可以采用人工方法使机体获得特异性免疫力,达到预防疾病的目的。接种牛痘苗成功地消灭了天花,是免疫预防方法消灭传染病的最好例子。目前,免疫预防的范围已不仅仅是传染病,其范围扩大到其他一些疾病。

一、特异性免疫预防的种类

特异性免疫的获得方式有自然免疫和人工免疫两种。自然免疫主要指通过较为自然的途径如生病、怀孕分娩等所获得的特异性免疫。机体感染病原体后,无论是隐性感染或显性感染,机体都会针对进入机体的病原体抗原建立特异性免疫。女性怀孕分娩时,母体内存在的特异性抗体可以经胎盘或初乳传递给胎儿或新生儿,从而使其获得保护。

人工免疫是使用人工方法给机体输入抗原物质(疫苗、类毒素等)或免疫效应分子(抗体、细胞因子制剂等),使机体获得特异性免疫,又可分为人工主动免疫和人工被动免疫两类。通过给机体接种疫苗、类毒素等使机体获得特异性免疫称为人工主动免疫,通过给机体输入抗体、细胞因子等免疫效应分子使机体获得特异性免疫称为人工被动免疫。用于人工免疫的疫苗、类毒素、抗体血清、抗毒素、细胞因子制剂以及免疫诊断用品(诊断血清、诊断菌液等),统称为生物制品。

表 14 - 1　人工主动免疫和人工被动免疫的特点和主要区别

项目	人工主动免疫	人工被动免疫
接种物	抗原	抗体、细胞因子等免疫效应分子
免疫力出现时间	慢(经过 1~4 周诱导期)	快,即刻产生
免疫力维持时间	长(数月至数年)	较短(2~4 周)
用途	预防	治疗+紧急预防

人工主动免疫是用人工接种的方法给机体输入抗原性物质,使机体免疫系统因受抗原刺激而发生类似于隐性感染时所发生的免疫应答过程,即产生针对该抗原的抗体、致敏淋巴细胞,使机体获得对该抗原的特异性免疫。人工主动免疫的特点是免疫力出现缓慢,一般在免疫接种后 1~4 周才能出现,但免疫力维持时间较长,可达数月至数年。因此,人工主动免疫主要用于传染病的特异性预防。而人工被动免疫由于使用的是免疫应答后产生的效应分子,因此在免疫力出现的时间、维持的时间等方面具有和人工主动免疫不一样的特点,具体比较见表 14 - 1。根据两种人工免疫方法各自的特点,

在临床和实践应用上可分别侧重于不同方面,适当考虑联合应用,比如在病人被猫、狗等可能携带狂犬病毒的动物咬伤后,可考虑尽快注射免疫血清实施人工被动免疫进行紧急预防,并按疗程注射狂犬病毒疫苗实施人工主动免疫。

二、用于人工主动免疫的生物制品

用于人工主动免疫的生物制品主要是疫苗(vaccine)。

由细菌菌体成分制备的生物制品称为菌苗。由病毒制备的生物制品称为疫苗。现在一般将细菌性制剂、病毒性制剂以及类毒素等人工主动免疫制剂统称为疫苗。按制备和使用的特点,疫苗可以分为传统疫苗和新型疫苗两类:传统疫苗如死疫苗(灭活疫苗)、减毒活疫苗、类毒素;新型疫苗是指近年来发展起来的应用新技术生产的疫苗,包括亚单位疫苗、结合疫苗、合成肽疫苗、基因工程疫苗。新型疫苗是免疫学、生物化学、遗传学、分子生物学发展和相互渗透的产物。目前的研究主要集中在改进传统疫苗和研制传统技术不能解决的新疫苗两个方面。

下面分别介绍传统疫苗和新型疫苗中的主要类型。

1. 活疫苗　是用人工定向诱导的方法或直接从自然界筛选出的毒力高度减弱或基本无毒的微生物制备的制剂,也称为减毒活疫苗。传统的制备方法是将病原微生物在培养基或动物细胞中反复传代,使其失去毒力,但保留免疫原性。巴斯德曾使用经 45 ℃ 减毒的活炭疽杆菌对动物进行特异性免疫,并取得疗效。

活疫苗接种类似隐性感染或轻症感染,疫苗在机体内有一定生长繁殖能力。活疫苗的优点是一般只需接种一次,用量小,免疫效果良好、持久,免疫力维持时间一般可达到 3~5 年。但是,活疫苗的缺点是制备与鉴定要求严格,使用过程中不易保存,室温下较快失效,在 4 ℃ 冰箱中数周即失效。为了延长保存期限,活疫苗一般制备成冻干制剂,冷藏保存。此外,活疫苗在体内有回复突变的危险,但这在实践中十分罕见。免疫缺陷者和孕妇一般不宜接种活疫苗。常用的活疫苗有卡介苗、炭疽疫苗、脊髓灰质炎糖丸疫苗和麻疹活疫苗等。

2. 死疫苗　又称灭活疫苗,是选用病原微生物经人工培养后,收集病原微生物用理化方法灭活制成。死疫苗的优点是易于制备,比较稳定,容易保存,使用安全。死疫苗的缺点是不能在体内繁殖,故接种剂量大、次数多,引起的不良反应也比较大;由于灭活的死疫苗不能进入宿主细胞,难以通过内源性抗原加工递呈诱导出 CD8$^+$ 的 CTL,故细胞免疫弱,免疫效果不如活疫苗,接种次数需要 2~3 次,接种量偏大,接种反应较重,免疫效果也较差,一般只能维持半年至一年。常见的死疫苗有百日咳、伤寒、副伤寒、霍乱、流行性乙型脑炎、钩端螺旋体、斑疹伤寒和狂犬病疫苗等。2021 年我国用于全民接种的国药集团和北京科兴的新冠肺炎疫苗均为传统的灭活疫苗,截至 2022 年 2 月,我国 87.1% 的人口已完成了全程疫苗接种。

3. 类毒素　将细菌产生的外毒素经 0.3%~0.4% 甲醛处理,使其失去毒性,保留其免疫原性而制成的生物制品称为类毒素。类毒素接种后能诱导机体产生抗毒素。在纯化的类毒素中加入氢氧化铝,吸附剂氢氧化铝可延缓类毒素在体内的吸收,能较长时间刺激机体产生相应的抗体(抗毒素),以增强免疫效果。常用的类毒素有白喉类毒素和破伤风类毒素。类毒素也可与死疫苗制成混合制剂,如百白破混合疫苗即由百日咳菌苗、白喉类毒素、破伤风类毒素混合制成。

4. 亚单位疫苗　每一种病原微生物均有多种不同的抗原成分,其中只有一小部分能使机体产生保护性抗体。亚单位疫苗是除去了病原体与产生保护性抗体无关的成分,提取其对免疫有效的抗原成分而制成的疫苗。这样的疫苗能诱导特异性较强的保护性抗体产生。目前研制成功的流感亚单位疫苗是用化学试剂裂解流感病毒,提取其有效抗原成分(血凝素与神经氨酸酶)制成的,不含病毒核酸以及与免疫无关的蛋白质。此外还有肺炎球菌荚膜多糖疫苗、脑膜炎球菌荚膜多糖疫苗、腺病毒衣壳亚单位疫苗、霍乱毒素 B 亚单位疫苗等。

5. 合成肽疫苗　合成肽疫苗也叫合成多肽疫苗,是病原微生物的有效蛋白质抗原被阐明后,人工合成一段肽链,配以适当载体与佐剂制成的疫苗。研制成功的合成肽疫苗有乙型肝炎病毒多肽疫苗、白喉外毒素多肽疫苗和流感病毒血凝素多肽疫苗等。合成肽疫苗是根据有效抗原的氨基酸序列设计和合成多肽,试图以最小的免疫原性肽来激发有效的特异性免疫应答。同一种蛋白质抗原的不同位置有不同免疫细胞识别的表位,如果合成的多肽上既有 B 细胞识别的表位,又有 T 细胞识别的表位,它就能诱导特异性体液免疫和细胞免疫。T 细胞识别的表位与人群的 HLA 分子密切相关,由于 HLA 分子具有高度多态性,制造单一表位的疫苗很难对群体中的每一个体有效。因此,了解人群中受 MHC 限制的 T 细胞识别表位的概况,合成含有这些表位的多肽,才有群体保护作用。目前,在了解人群 HLA 单倍型表位的基础上利用计算机演绎法可预测 T 细胞识别的表位,为合成多肽疫苗的研制提供了重要手段。

6. 基因工程疫苗　基因工程疫苗按制备方法大致可分为以下四种类型:重组抗原疫苗、重组载体疫苗、DNA 疫苗和转基因植物疫苗。

(1) 重组抗原疫苗:重组抗原疫苗是利用 DNA 重组技术制备的只含有保护性抗原的纯化疫苗。首先需选定病原体编码有效抗原的基因片段,将该基因片段引入细菌、酵母或能连续传代的哺乳动物细胞基因组内,通过大量繁殖这些细菌或细胞使目的基因的产物增多,最后从细菌或细胞培养物中收集、提取、纯化所需的抗原。例如将乙型肝炎表面抗原的基因插入酵母菌基因组中,培养扩增该酵母菌,从培养液中提取乙型肝炎表面抗原,即可制成乙型肝炎基因工程疫苗。

(2) 重组载体疫苗:重组载体疫苗是将编码病原体的有效抗原的基因插入载体(减毒的病毒或细菌疫苗株)基因组中,直接接种人体。接种后随着疫苗株在体内增殖,大量所需的抗原得以表达。如果将多种病原体的有关基因插入载体,则成为可表达多种保护性抗原的多价疫苗。目前使用最广的载体是痘病毒,将乙型肝炎表面抗原、流感病毒血凝素、单纯疱疹病毒的基因插入痘病毒基因组中,使它们在痘病毒中表达,从而获得相应的多价基因工程疫苗。病毒载体能诱导针对抗原的强 CTL 反应。由于安全问题,活的重组病毒用于人体试验尚需谨慎。

(3) DNA 疫苗:DNA 疫苗是用编码病原体有效抗原的基因与细菌质粒构建的重组体直接免疫机体,转染宿主细胞,使其表达保护性抗原,从而诱导机体产生特异性免疫的疫苗。DNA 疫苗在体内可持续表达,免疫效果好,维持时间长。其机制和安全性尚不完全清楚,一些问题有待解决。例如:外源 DNA 是否与宿主细胞基因整合,是否诱导自身 DNA 抗体的产生等。目前流感病毒 DNA 疫苗、疟疾 DNA 疫苗、艾滋病 DNA 疫苗、乙型肝炎病毒 DNA 疫苗等已经相继问世,其有效性、安全性尚有待进一步论证,但已有的实验结果向人们展示了光明的应用前景。

(4) 转基因植物疫苗:用转基因方法,将编码有效抗原的基因导入可食用植物细胞的基因组中,有效抗原即可在可食用植物中表达和积累,人和动物通过摄食达到免疫接种的目的。常用的植物有番茄、马铃薯、香蕉等,用马铃薯表达乙型肝炎病毒表面抗原已在动物试验中获得成功。转基因植物疫苗具有口服、易引发黏膜免疫、易于被儿童接受、价格低廉等优点,虽然离临床应用尚远,但这一领域有着广阔的前景,吸引着广大科学研究者进一步的探讨和研究。

三、用于人工被动免疫的生物制品

人工被动免疫使用的是应答后产生的效应物质,以获得被动的保护,常见的制剂有抗毒素、人免疫球蛋白制剂、细胞因子与单克隆抗体等。

(一) 抗毒素

抗毒素通常是用毒素或类毒素给健康马匹多次注射,待马体内产生大量抗毒素后,经采血、分离血清、提取免疫球蛋白后制成。抗毒素可中和外毒素的毒性,主要用于治疗和紧急预防细菌外毒素所致的疾病。常用的有白喉抗毒素、破伤风抗毒素、气性坏疽抗毒素等。抗毒素应用时要早期、足量才能发挥应有的效果。因为一旦毒素与靶器官结合,抗毒素将不能起到中和毒素的作用。此外,通过免疫马匹生产的抗毒素对于人而言,是异种蛋白质,使用时应做皮肤试验,防止血清过敏症的发生。

（二）抗菌血清和抗病毒血清

用细菌免疫动物制备的免疫血清称为抗菌血清,用病毒免疫动物制备的免疫血清称为抗病毒血清。这类抗血清随着化学治疗剂和抗生素的发现和应用,目前已很少使用。生物制品中,现只有抗百日咳鲍特菌血清、抗狂犬病血清、抗乙型脑炎血清、抗腺病毒血清等几种抗血清。

（三）人免疫球蛋白制剂

人免疫球蛋白制剂是从大量混合血浆或胎盘血中分离制成的免疫球蛋白浓缩剂,有些是针对多种病原微生物的混合抗体,有些则是针对特定病原微生物的特异性抗体。如胎盘球蛋白是由健康产妇分娩后的胎盘提取的球蛋白制成,血浆丙种球蛋白是从正常成人血浆中提取的球蛋白。这些球蛋白中含有在正常人群中流行的传染病病原微生物的抗体,是含有多种抗体的制剂。在某些传染病流行时,为了防止免疫力弱的婴幼儿感染或减轻其症状,可使用这些制品。特异性免疫球蛋白制剂则是从对于某种病原微生物具有高效价抗体的血浆中制备,可用于该特定病原微生物感染的预防,如乙肝免疫球蛋白。此外,根据使用途径,可以将人免疫球蛋白制剂分为肌内注射用人免疫球蛋白制剂和静脉注射用人免疫球蛋白制剂两类。肌内注射用人免疫球蛋白制剂主要用于甲型肝炎、丙型肝炎、麻疹、脊髓灰质炎等病毒性疾病的预防,静脉注射用免疫球蛋白制剂则主要用于免疫缺陷病的治疗。

（四）细胞因子

细胞因子是由细胞分泌的一类重要的免疫分子,参与机体多种重要的生理功能,可用于治疗感染、炎症、自身免疫病、肿瘤、移植排斥反应等多种疾病,且疗效显著。目前临床上已利用重组细胞因子治疗多种疾病,常见的此类细胞因子包括 IFN-α、IFN-β、IFN-γ、IL-2、EPO 等。

（五）单克隆抗体

单克隆抗体是近年来快速发展的新型免疫制剂,在肿瘤、感染、自身免疫性疾病的治疗中都具有广泛的应用前景。如著名的曲妥珠单抗(herceptin)是用于乳腺癌治疗的人源化单抗,2017 年被纳入国家医保目录。

四、肿瘤疫苗

肿瘤严重威胁人类的生命健康,目前生物疗法已成为与手术、放疗、化疗并列的肿瘤第四大疗法,作为肿瘤生物疗法手段之一的肿瘤疫苗具有高效性和特异性,被人们寄予厚望。治疗性肿瘤疫苗主要用于恶性肿瘤的辅助治疗,应用特异性的、具有免疫原性的肿瘤抗原来激活、恢复或加强机体抗肿瘤的免疫反应,清除残存和转移的肿瘤细胞。

第一代治疗性肿瘤疫苗是在整个肿瘤组织或肿瘤细胞的提取液中加入非特异性佐剂(如弗氏完全佐剂、卡介苗、明矾和棒状杆菌属等)制成,应用于临床具有一定的治疗效果。

第二代治疗性肿瘤疫苗是基因修饰的肿瘤细胞或重组的肿瘤抗原,还包括以重组质粒、病毒或细菌为基础的肿瘤疫苗。因为肿瘤细胞缺乏主要组织相容性复合物(MHC I 分子)和 B7 分子,以及不能分泌增强机体免疫力的细胞因子,所以不能被免疫系统识别。如果对肿瘤细胞进行基因修饰,使其产生类似 APC 的功能,将可引起机体的免疫应答。第二代肿瘤疫苗具有使机体产生特异性免疫反应和最小毒性的特点。

第三代肿瘤疫苗是以树突状细胞为基础的肿瘤疫苗。树突状细胞是已知机体内抗原呈递能力最强的细胞,将肿瘤抗原注入树突状细胞,可引起机体特异性的抗肿瘤免疫反应。

近年来,第二、第三代治疗性肿瘤疫苗的研制已取得较大进展,临床研究中应用于人体,对恶性黑色素瘤、结直肠癌等疾病的治疗有明显疗效。2004 年,用于肿瘤辅助治疗的重组人 p53 腺病毒注射液获得了我国食品药品监督管理局的准字号生产批文。但在多数新型治疗性肿瘤疫苗的应用过程中,由个体差异导致的无法产业化生产、质量难以控制、治疗效果差异大等问题有待解决。

预防性肿瘤疫苗在很大程度上能够有效回避个体差异导致的问题,但由于肿瘤细胞免疫原性较弱等,预防性肿瘤疫苗的研制一直未取得较大进展。2006 年,美国食品药品监督管理局批准世界上第一个预防性癌症疫苗——子宫颈癌疫苗上市。2017 年,子宫颈癌疫苗在我国也正式上市,为预防病毒感染引发的肿瘤开辟了新天地。但究其本质,该疫苗还是针对人乳头瘤病毒而非针对肿瘤的疫苗。

第二节 免疫治疗

针对机体低下或亢进的免疫状态,人为地增强或抑制机体的免疫功能以达到治疗疾病目的的治疗方法称为免疫治疗。免疫治疗包括人工被动免疫、免疫增强剂、免疫抑制剂的应用等。免疫治疗的应用范围已日趋广泛,除治疗感染性疾病外,还用于免疫缺陷病、自身免疫病、移植物排斥反应、肿瘤等与免疫有关疾病的治疗。

一、生物应答调节剂

生物应答调节剂(biological response modifier,BRM)是具有免疫调节功能的制剂,一般对正常免疫功能无影响,但能将过高或过低的免疫功能调节到正常水平,特别是对免疫功能低下患者具有免疫促进或增强作用。目前,BRM 广泛应用于治疗免疫缺陷疾病、慢性感染和作为肿瘤的辅助治疗手段,主要分为以下四类:

(一)免疫细胞及免疫分子制剂

1. 免疫分子制剂 许多免疫分子制剂具有增强免疫作用或免疫调节作用,可供临床使用的主要有以下几种:

(1)转移因子:从淋巴细胞或淋巴组织、脾、扁桃体等制备的一种小分子多核苷酸和多肽,它能将提供者的某种细胞免疫功能特异性转移给接受者。转移因子有两种:一种是特异性转移因子,来自某一疾病康复者的淋巴细胞,使用后能使接受者获得对某一疾病的特异的细胞免疫力;另一种是非特异性转移因子,来自正常人的淋巴细胞,能非特异性地增强接受者的细胞免疫功能。转移因子广泛用于细胞内感染及细胞免疫缺陷或功能降低的各种疾病。如结核病、麻风病、带状疱疹、红斑狼疮、恶性肿瘤、免疫缺陷病等。

(2)白细胞介素:白细胞介素 2(IL-2)也被称为 T 细胞生长因子,是由活化的 T 细胞分泌的一种很重要的细胞因子,具有促进 T 细胞、B 细胞、NK 细胞增殖分化,增强免疫效应细胞活性,诱导干扰素产生以及调节免疫的作用,目前已用于多种免疫相关性疾病如肿瘤、病毒感染、自身免疫病等的治疗。IL-3 由激活的 T 细胞产生,可刺激某些细胞分化为成熟的 T 细胞,还能刺激骨髓多能造血干细胞和各系统细胞分化、增殖,可促进自然细胞毒细胞(natural cytoxicity cell)的杀瘤活性。

(3)胸腺素:胸腺素是从小牛、羊或猪的胸腺中提取的一种可溶性多肽,是胸腺上皮细胞合成的类似激素的物质。胸腺素能诱导前 T 细胞成熟为 T 细胞,并进一步分化成熟为具有特殊功能的各亚型 T 细胞,增强 T 细胞的免疫功能。它主要用于治疗细胞免疫功能低下或缺陷的患者。

(4)免疫核糖核酸:先用抗原(肿瘤细胞或乙型肝炎病毒表面抗原等)免疫动物,然后取免疫动物的脾、淋巴结,分离出淋巴细胞,提取其中的核糖核酸(免疫核糖核酸)给患者注射,可使患者获得体液免疫及细胞免疫。目前免疫核糖核酸试用于治疗肿瘤及慢性乙型肝炎等疾病。

(5)干扰素:在小剂量时对细胞免疫和体液免疫都有增强作用,大剂量时则产生抑制作用。临床可用于治疗病毒感染性疾病,如疱疹性角膜炎、病毒性眼病、带状疱疹等皮肤疾患、慢性乙型肝炎等。

2. LAK 细胞与 TIL 细胞 LAK 细胞即淋巴因子激活的杀伤细胞(lymphokine activated killer

cell，LAK)，主要来源于 NK 细胞。从肿瘤患者外周血中分离单个核细胞,在体外培养,加入高剂量的 IL-2 使之活化增殖制成 LAK 细胞。LAK 细胞再输回到患者体内,可抑制肿瘤生长。TIL 细胞即肿瘤浸润性淋巴细胞(tumor infiltrating lymphocyte，TIL)。从手术切除的患者肿瘤组织中分离出淋巴细胞,在体外经 IL-2 活化增殖制成 TIL 细胞,再输回到患者体内,具有比 LAK 细胞更强的杀瘤活性。

（二）微生物制剂

微生物制剂包括卡介苗、短小棒状杆菌、金黄色葡萄球菌肠毒素、伤寒杆菌脂多糖、酵母多糖等,能促进免疫,或具有佐剂的作用。

1. 卡介苗　卡介苗为结核杆菌的减毒活疫苗,具有很强的免疫刺激作用。卡介苗可活化巨噬细胞,促进多种细胞因子的产生,增强 NK 细胞和 T 细胞的活性,现用于多种肿瘤的治疗。

2. 短小棒状杆菌　短小棒状杆菌可以非特异性地增强机体免疫功能,其主要作用方式是活化巨噬细胞,促进白细胞介素、干扰素等细胞因子产生,对黑色素瘤、乳腺癌、白血病、肝癌等有一定疗效。

（三）化学制剂

不少化学药物具有非特异性激活免疫的功能,有利于患者免疫功能的修复,如左旋咪唑、聚肌胞、胞壁酰二肽、西米替丁等。

1. 左旋咪唑　左旋咪唑能激活吞噬细胞功能,促进 T 细胞产生 IL-2 等细胞因子,增强 NK 细胞活性等。左旋咪唑对免疫功能低下的机体有较好的免疫增强作用,可增强机体抗病能力,但对正常的机体作用不明显。

2. 聚肌胞　聚肌胞是人工合成的多聚肌苷酸、胞苷酸聚合物。它具有干扰素诱生剂、免疫佐剂的作用。聚肌胞能增强巨噬细胞吞噬能力,促进抗体生成,用于肿瘤和病毒感染的治疗。

（四）中药制剂

1. 香菇、灵芝等大型真菌的多糖成分　某些大型真菌多糖成分有明显的非特异性免疫刺激作用,可促进淋巴细胞的分裂、增殖并产生多种细胞因子,增强细胞免疫功能,如灵芝多糖、香菇多糖等,可作为传染病和恶性肿瘤的辅助治疗药物。

2. 药用植物及其有效成分　许多药用植物,如黄芪、人参、枸杞、刺五加等有明显的免疫刺激作用,其中提取的多糖、皂苷等,如黄芪多糖、枸杞多糖、刺五加多糖、人参皂苷等已被证明有免疫增强作用。

3. 中药方剂　补肾填精、活血化瘀、健脾益气类中药方剂有一定的免疫增强功能。

二、免疫抑制剂

免疫抑制剂是一类抑制机体免疫功能的药物,用于治疗免疫性疾病和减弱移植物排斥反应。免疫抑制药多数都缺乏选择性和特异性,对正常和异常的免疫反应均呈抑制作用,故长期应用后,除了各药的特有毒性外,还易出现机体抵抗力降低而发生感染、肿瘤发生率增加及影响生殖系统功能等不良反应。

（一）化学合成药物

用于免疫抑制治疗的化学合成药物主要是抗肿瘤药物和激素等。

1. 烷化剂抗肿瘤药物　常用的烷化剂药物包括环磷酰胺、氮芥、苯丁酸氮芥等。它们的主要作用是影响 DNA 复制和蛋白质合成,阻止细胞分裂,导致细胞死亡。处于增殖状态的肿瘤细胞和淋巴细胞对烷化剂比较敏感,因此烷化剂可用于抗肿瘤和抑制免疫。目前环磷酰胺主要用于器官移植和自身免疫病的治疗。

2. 抗代谢药　用于免疫抑制的抗代谢药主要有嘌呤和嘧啶的类似物以及叶酸拮抗剂两大类。嘌呤类似物硫唑嘌呤等主要通过干扰 DNA 复制起作用,叶酸拮抗剂氨甲蝶呤等主要通过干扰核酸和蛋白质合成起作用。抗代谢药可用于器官移植的排异反应和自体免疫性疾病如类风湿性关节炎等。

3. 激素　许多激素可以通过神经-内分泌-免疫网络参与免疫应答的调节。糖皮质激素具有明显的抗感染和免疫抑制作用,常用的有泼尼松、泼尼松龙、地塞米松等。它们可抑制细胞免疫反应和体液免疫反应,缓解变态反应对人体的损害。因此,糖皮质激素广泛用于预防移植物排斥反应,治疗超敏反应性疾病及自身免疫性疾病等。

（二）真菌代谢产物

环孢菌素A来自真菌培养液,是一种只含11个氨基酸的环形多肽,对T细胞(尤其是Th细胞)有较好的选择性抑制作用,而对其他的免疫细胞抑制作用较弱,同时能抑制淋巴细胞生成干扰素,因此是一种较好的抗移植物排斥反应的理想药物。环孢菌素A也用于自身免疫病的治疗。

FK-506也由真菌产生,是一种大环内酯类抗生素。与环孢菌素A一样,FK-506也选择性抑制T细胞,其作用比环孢菌素A强10~100倍。FK-506已在临床器官移植中使用,取得了很好的效果。

（三）其他制剂

1. 抗淋巴细胞丙种球蛋白　抗淋巴细胞丙种球蛋白是用人胸腺细胞或胸导管细胞免疫动物,分离血清提取球蛋白而制成。它抑制细胞免疫作用较强,临床上用于预防和治疗器官移植后的移植物排斥反应。

2. 抗T细胞及T细胞亚群单克隆抗体　通过杂交瘤技术可以制备针对多种T细胞表面标志的单克隆抗体。抗CD3、抗CD4、抗CD8等单克隆抗体可以封闭相应T细胞,达到特异性免疫抑制效果。这些单克隆抗体用于抑制移植物排斥反应和治疗某些自身免疫病,取得了明显疗效。

第三节　免疫检测

应用免疫学原理对抗原、抗体的检测以及对细胞免疫状态的检测均属于免疫学诊断的范畴。免疫学检测技术具有高度特异性、敏感性,操作简便、迅速等优点,已广泛用于生命科学的各分支学科中。

一、抗原、抗体的检测

在药学领域,大多数药物属于半抗原,只要和大分子载体偶联在一起就可成为完全抗原,用它们免疫动物制备出多克隆或单克隆抗体,可用于对药物半抗原的定性定量测定。

抗原与相应抗体相遇,将发生特异性结合,它是免疫学测定的基础。体外的抗原抗体反应可用各种不同的技术进行观察。由于用于检测的抗体通常存在于血清等体液中,故利用体外抗原抗体反应进行的免疫学检测也被称为体液免疫测定或血清学检查。其应用包括两个方面:一是用已知的抗原去检测未知的抗体,如临床诊断伤寒、副伤寒的肥达实验;二是用已知的抗体去检测未知的抗原,例如对微生物、激素、药物的鉴定。

（一）抗原抗体反应的一般特征

1. 特异性与交叉反应　抗原与抗体的结合具有严格的特异性,特异性的基础在于抗原决定簇和抗体高变区结构上的互补,如同钥匙与锁之间的关系。当然,如果两种抗原存在着相同或相似的抗原决定簇,就会发生交叉反应,这和特异性也并不矛盾。

2. 分子表面非共价可逆性结合　抗原抗体的结合是分子表面的结合,是非共价键的结合,反应是可逆的。这种结合由离子键、氢键、疏水键、分子间作用力所决定,在一定条件下可发生解离,解离的程度视抗原抗体的适合程度而定。若抗原与抗体的适合性好,结合就牢固,解离倾向就弱,这类抗体称为高亲和力抗体,反之为低亲和力抗体。此外,温度、pH、离子强度等条件均会影响抗原抗体的结合。

3. 合适的浓度和分子比例　抗原抗体结合是否出现肉眼可见的反应与抗原抗体的浓度和分子比例有关。若反应体系中抗原与抗体的浓度和比例适当,就能形成较大的抗原抗体复合物,出现沉淀或凝集等肉眼可见的反应。如果抗原抗体的比例不适当,就不能形成大的免疫复合物,只能形成小分子复合物,不出现肉眼可见的反应。

4. 阶段性　抗原与其相应的抗体结合的过程分为两个阶段。两者相遇,首先发生特异性互补结合,形成小分子复合物,这是反应的第一阶段,这一阶段反应快,不发生肉眼可见的现象。随后进入反应的第二阶段,已形成的小分子免疫复合物之间相互连接,形成肉眼可见的网格大分子,此阶段需较长时间,还需要电解质、酸碱度、温度、振荡等环境条件的配合。

（二）常见的抗原抗体反应

1. 凝集反应　细菌、红细胞等颗粒性抗原与相应抗体结合,在适量电解质存在的条件下,形成肉眼可见的凝集块,这一类反应称为凝集反应(agglutination reaction)。反应中的抗原称为凝集原,抗体称为凝集素(agglutinin)。

（1）直接凝集反应:颗粒性抗原与相应抗体直接结合所呈现的凝集现象称为直接凝集反应。直接凝集反应有两种试验方法:一种是玻片法,把抗原和相应抗体放在玻片上进行凝集反应,常用已知抗体(含已知抗体的诊断血清)检测未知抗原。该方法简便快速,为定性试验,可用于细菌的鉴定和ABO血型的测定。另一种是试管法,在一系列试管中系列稀释待检血清,加入已知颗粒性抗原,用于定量检测血清中的抗体含量,如诊断伤寒病的肥达试验(Widal test)。

（2）间接凝集反应:将可溶性抗原包被在颗粒性载体(红细胞或乳胶颗粒)表面,与相应抗体反应,出现凝集现象称为间接凝集反应。例如,用变性Ig(抗原)包被乳胶颗粒检测类风湿关节炎患者血清中的类风湿因子(抗体)。

在间接凝集反应中如改用抗体包被载体,然后与相应抗原结合,同样可出现凝集现象,称为反向间接凝集反应。该方法可用于检测血液标本中的甲胎蛋白等。

（3）间接凝集抑制试验:将可溶性抗原与相应抗体预先混合,充分作用后,加入相应致敏颗粒,由于抗体已被可溶性抗原结合,不能再与致敏颗粒表面的抗原结合,因此不出现致敏颗粒被凝集的现象,称为间接凝集抑制试验。该试验可用来检测可溶性抗原,临床常用的免疫妊娠诊断试验即属于此类。免疫妊娠诊断试验所用的诊断抗原试剂是人绒毛膜促性腺激素(HCG,可溶性抗原)致敏的乳胶颗粒,诊断血清是人绒毛膜促性腺激素的抗体,两者作用可出现间接凝集反应。检测的标本是尿液,妊娠后尿液中存在人绒毛膜促性腺激素。方法为:取待检尿液和诊断血清各一滴,在玻片上混匀,然后再加一滴诊断抗原,混匀并缓慢摇动数分钟,即可观察结果。若不出现凝集,为妊娠诊断试验阳性;若出现凝集,则为妊娠诊断试验阴性。

2. 沉淀反应　可溶性抗原与相应抗体相结合,在适量电解质存在的条件下,出现肉眼可见沉淀物的现象,称为沉淀反应(precipitation reaction)。参与沉淀反应的抗原为沉淀原,抗体为沉淀素(precipitin)。沉淀原通常是蛋白质、多糖、类脂等,其体积小,在单位体积中的分子数较多,因此做沉淀反应试验时常稀释抗原。沉淀反应试验包括环状沉淀试验、絮状沉淀试验、琼脂扩散试验三种基本类型。

（1）环状沉淀试验:在小试管中进行。在管底加入已知抗血清,然后仔细加入待检的稀释抗原,使管内液体成为界限分明的两层,静置一段时间后,观察两层液面交界处有无白色沉淀环出现。环状沉淀试验为定性试验,可用来鉴别血迹性质和对某些细菌进行鉴定,如鉴定炭疽杆菌的阿斯卡利试验(Ascoli's test)。

（2）絮状沉淀试验:将可溶性抗原与相应抗体在试管内或凹玻片上混合,观察肉眼可见的不溶性沉淀物。此方法由于敏感性不高,临床应用日趋减少。

（3）琼脂扩散试验：是在1％左右琼脂内进行的一种沉淀反应。琼脂凝胶如同网状支架，可溶性抗原与抗体在网间扩散，在电解质存在的条件下，在抗原与抗体比例适当的位置可形成白色的沉淀线。琼脂扩散有双向琼脂扩散、单向琼脂扩散两种基本类型，将琼脂扩散和电泳技术结合，可衍生出对流电泳、火箭电泳、免疫电泳等多种检测方法。

① 双向琼脂扩散试验：把加热熔化的半固体琼脂浇注到玻片上，待冷凝后在琼脂板上打孔，将抗原、抗体分别加入相邻的两孔中，置湿盒放置过夜。如果抗原、抗体相适应，浓度和比例适当，则两孔之间将出现白色沉淀线。沉淀线的位置和抗原、抗体的浓度有关。当抗体浓度大于抗原浓度时，沉淀线位置靠近抗原，反之则靠近抗体。一般而言，一对相应的抗原、抗体只能形成一条沉淀线。当反应体系中存有多对抗原、抗体时，可形成多条沉淀线。因此可根据沉淀线的数目推断反应体系中有多少种成对的抗原、抗体。根据沉淀线的形状还可鉴定两种抗原完全相同、部分相同或完全不同，如图14-1所示。本法常用于测定血清中各种免疫球蛋白的类别、亚类，测定甲胎蛋白等。但此法灵敏度低，所需时间较长。

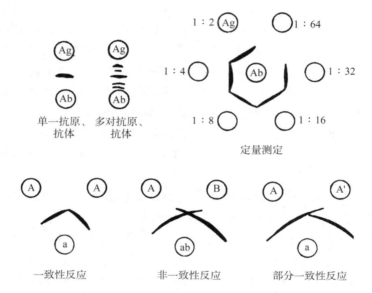

A、A′、B均为抗原（A与B完全不同，A与A′部分相同），a、b为抗体。

图14-1　双向琼脂扩散的几种图形

② 单向琼脂扩散试验：将加热熔化的半固体琼脂冷却至50℃左右时，加入抗体血清混匀并浇注平板，待琼脂冷凝后打孔，于孔中加入不同稀释度的抗原，使其向四周扩散，经一定时间，抗原孔周围将出现白色沉淀环，环的直径与抗原浓度成正比。如果与标准曲线比较，则可对待测抗原进行定量测定。此法常用于检测免疫球蛋白及补体的含量。图14-2表示单向琼脂扩散试验。

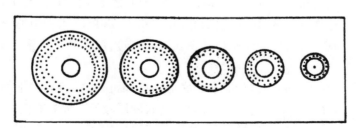

图14-2　单向琼脂扩散结果示意图

③ 对流免疫电泳：是一种电场作用下的双向琼脂扩散。方法是用pH为8.6的巴比妥缓冲液配制半固体琼脂，浇板和打孔后，将抗原加入近阴极孔中，抗体加入近阳极孔中，置于电泳槽中进行电

泳。通电后抗原、抗体在电场力、电渗力作用下相向而行,在两者相遇最适比例处形成白色沉淀线。对流免疫电泳限制了抗原、抗体自由地向多方向扩散,加快了泳动速度,所以比双向琼脂扩散反应时间短、敏感度提高。此试验常用于检测血清中的 HBsAg 和甲胎蛋白等可溶性抗原。

④ 火箭电泳:是一种将单向琼脂扩散与电泳技术结合在一起的定量检测方法。将已知抗体加入熔化的琼脂中浇板,冷凝后在阴极端打一排小孔,各孔中分别加入定量的待测样品及不同稀释度的标准品作为阳性对照。在电场中,抗原向阳极移动,与琼脂板中的抗体结合形成沉淀峰,形似火箭,故称为火箭电泳。沉淀峰的高度与抗原含量成正比,因此可检测出标本中抗原的含量。

⑤ 免疫电泳:是将抗原先在琼脂板上电泳后,再加上抗体进行双向琼脂扩散的一种试验。方法是将抗原加入琼脂板孔中先进行电泳,使各种抗原成分按电泳迁移率的不同分离开来。结束电泳后,在琼脂板上挖一条与电泳方向平行的抗体槽,加入相应的抗体进行琼脂扩散,各抗原、抗体分别在不同位置相遇,出现多条沉淀弧。与已知电泳图比较,即可分析标本中的抗原成分。此法常用于血清蛋白组分的分析以及研究抗体组分的变化。

3. 其他类型的抗原抗体反应

(1)溶菌反应:某些细菌与相应抗体结合,可激活补体使细菌溶解。这种现象主要发生于霍乱弧菌等 G⁻ 细菌。溶菌反应可用于细菌鉴定。

(2)溶血反应:红细胞与相应抗体结合,可激活补体使红细胞溶解,称为溶血反应。参加反应的抗体称为溶血素(hemolysin),它们与相应红细胞可作为补体结合试验的指示系统。

(3)补体结合试验:此反应包含两个系统、五种反应成分。一为待检系统,即已知抗原和待检的未知抗体(或已知抗体和待检的未知抗原);另一为指示系统,包括绵羊红细胞、溶血素、补体(新鲜豚鼠血清)。补体结合反应为定量试验,除待检抗原(或抗体)外,其余四种成分均需要先进行滴定,并以一定量参加反应。试验时先将待检系统中的抗原、抗体和补体进行反应,使三者结合,然后加入指示系统的绵羊红细胞和溶血素,观察绵羊红细胞是否溶解。如果不溶血,则补体结合反应为阳性,表示被检抗原与其相应的抗体,并结合了补体;反之出现溶血,则判为补体结合反应阴性,表示被检系统中的抗原抗体不相应这样将不结合,使补体保留下来参加指示系统的溶血反应。

(4)中和试验:抗体使相应毒素或病毒丧失生物学活性的现象称为中和反应,引起中和反应的抗体称为中和抗体。中和试验主要包括病毒中和试验、毒素中和试验两类。毒素或病毒和中和抗体结合后丧失和细胞结合的能力,从而丧失生物学活性。中和试验常用于毒素的鉴定、病毒感染性疾病的诊断以及病毒的鉴定。根据不同情况,中和试验可在易感动物体内或体外培养的组织中进行。

(5)免疫标记测定技术:免疫标记测定技术是用酶、荧光素胶体金或放射性同位素等标志物标记抗体或抗原后进行的抗原抗体反应。该技术将标志物的高度敏感性与抗原抗体反应的特异性有效结合,使检测方法具有高灵敏度、快速、可定性、定量,甚至定位等优点。免疫标记技术已成为目前应用最广泛的免疫学检测技术。

酶免疫测定技术是用酶标记抗体进行的抗原抗体反应。其原理是酶与抗体结合,既不改变抗体与相应抗原的特异性反应,也不影响酶对底物的反应,当加入底物时,酶催化底物反应产生有色物质,根据反应体系颜色深浅来判断待测样品中抗原(或抗体)的含量。最常用的酶免疫测定方法是酶联免疫吸附试验(enzyme linked immunosorbent assay, ELISA)。酶联免疫吸附试验是利用抗原或抗体能非特异性吸附于聚苯乙烯等固相载体表面的特性,使抗原抗体反应在固相载体表面进行的一种酶免疫测定技术。酶联免疫吸附试验包括三种基本方法。① 间接法。此法用于测定抗体,包括以下几个步骤:将抗原吸附到固相载体上,洗涤;加入待检血清,孵育,洗涤;加入酶标记的抗人球蛋白,孵育,洗涤;加入酶的底物,孵育一定时间后终止反应;用目测或酶标仪读数。② 双抗体夹心法。此法用于测定抗原,有以下几个步骤:将特异抗体吸附于固相载体,洗涤;加入待检抗原,孵育,洗涤;加入酶标记的特异抗体,孵育,洗涤;加入酶的底物,经一定时间后终止反应,用目测或酶标仪读数。③ 竞争法。此法用于测定抗原,按以下步骤进行:将特异抗体吸附到固相载体表面,洗涤;将待测抗原与酶标记特异抗原按适当比例混合后加入,同时以缓冲液代替待测抗原作对照,孵育,洗涤;加入酶的底物,经一定时间后终止反应,目测或酶标仪读数。比较对照与试验读数即能判定结果。

免疫荧光技术即将荧光色素(异硫氰酸或罗丹明等)标记抗体制成荧光抗体,荧光抗体与相应抗原结合后,在荧光显微镜下观察荧光的有无、强弱、部位等,起到定性、定量、定位检测抗原(或抗体)的作用。常用的试验方法有直接法和间接法。

直接法:将待检标本固定于玻片上,滴加已知荧光抗体于待检标本上,用缓冲液洗去游离的荧光抗体,干燥后在荧光显微镜下观察。此方法操作简便,特异性高;缺点是每检测一种抗原就要制备一种相应的荧光抗体。

间接法:用荧光色素标记抗球蛋白抗体(抗-抗体),可用来检测标本中的抗原,也可用来检测血清中的抗体。例如,将待检抗原固定于玻片上,于玻片上加入已知抗体,和待检抗原作用后洗去游离的已知抗体,再加入荧光标记抗-抗体,洗涤、干燥后,在荧光显微镜下观察。间接法灵敏度较高,可用于多个抗原抗体系统的检测,应用范围较为广泛。

放射免疫测定法是用放射性同位素标记抗原或抗体进行免疫学检测的技术。该方法敏感度极高,常用于检测微量物质,如:胰岛素、生长激素、甲状腺素等激素,吗啡、地高辛等药物。

二、细胞免疫测定法

在体内或体外测定细胞介导免疫功能的方法称为细胞免疫测定法。体内法常用皮肤试验,如结核菌素皮肤试验等。体外法主要包括测定 T 细胞数量和功能,以及与细胞免疫有关的细胞因子活性测定等。

（一）T 细胞总数的测定

人外周血中的 T 细胞具有绵羊红细胞受体(E 受体),绵羊红细胞和带有 E 受体的 T 淋巴细胞结合,形成玫瑰花状的 E 花环。试验时将分离的人外周血淋巴细胞与绵羊红细胞按一定比例混合,低速离心 10 min,4 ℃冰箱放置 2 h 后,涂片、染色,计数吸附 3 个以上绵羊红细胞的淋巴细胞的百分率。正常值为 60%~70%。

（二）T 细胞亚群的测定

不同 T 细胞亚群各有其特有的分化抗原,例如,具有 CD4 抗原的 T 细胞主要为 Th 细胞,具有 CD8 抗原的 T 细胞主要为 CTL 细胞,因此可用其相应的单克隆抗体进行检测,一般采用间接免疫荧光技术进行测定。正常人 CD4 细胞数与 CD8 细胞数的比值常大于 1.7,免疫缺陷者此比值偏低,而艾滋病患者由于 CD4 细胞受到破坏,此比值倒置。

（三）淋巴细胞转化试验

淋巴细胞转化试验是指 T 细胞在体外培养时,受到非特异性有丝分裂原如植物血凝素(PHA)等刺激后,能转化为淋巴母细胞。淋巴母细胞体积增大,胞浆丰富,内含许多颗粒,核仁清晰可见,蛋白质及 RNA、DNA 合成增加,随后细胞可发生分裂增殖。根据 T 细胞的转化率,可判断机体的细胞免疫功能水平。

（四）细胞毒试验

CTL、NK 细胞对靶细胞有直接杀伤作用,可选用相应的靶细胞如肿瘤细胞、移植供体细胞等来检测效应细胞的活性。该试验用于肿瘤免疫、移植排斥反应、病毒感染等方面的研究。常用的试验方法有 ^{51}Cr 释放法。

^{51}Cr 释放法:试验时将分离的淋巴细胞与用 $Na_2^{51}CrO_4$ 标记的靶细胞于 37 ℃共育 4 h,若待检效应细胞能杀伤靶细胞,则 ^{51}Cr 从靶细胞内释放至上清液中,离心取上清,用 γ 射线测量仪检测上清中 cpm 值,应用公式可计算出待检效应细胞的杀伤活性。

（五）细胞因子检测

细胞因子的检测有助于了解细胞因子在免疫调节中的作用,鉴定分离的淋巴细胞,监测某些疾病状态的细胞免疫功能。细胞因子的检测方法很多,主要有 ELISA 方法(可采用细胞因子单克隆抗体)、生物活性测定法(可采用细胞因子依赖的细胞株)、聚合酶链反应(可采用特定细胞因子的引物)等。例如,IL-2 是活化的 T 细胞所分泌的一种非常重要的细胞因子,近年来已逐步应用测定 IL-2 来评估细胞免疫功能。可选用 IL-2 依赖株,其增殖反应与细胞因子的量成正比,根据细胞株的增殖水平可确定样品中细胞因子的含量。

以上方法相对比较经典及传统,而现代免疫学检测技术发展日新月异,涌现出了许多新技术新方法,如流式细胞术(flow cytometery，FCM)。

FCM 是 20 世纪 70 年代发展起来的一种快速、准确、客观的定量检测技术,对处在快速直线流动状态中的单列细胞或生物颗粒可同时检测单个微粒(通常是细胞)的多项特性,并且可以对特定群体加以分选。流式细胞仪则是集激光技术、电子物理技术、光电测量技术、电子计算机技术、细胞荧光化学技术、单克隆抗体技术为一体的一种新型高科技仪器。

FCM 在临床检测以及基础研究中应用广泛,如淋巴细胞亚群测定、白血病和淋巴瘤免疫分型、细胞因子测定、细胞功能研究、造血干细胞研究、细胞周期分析、细胞凋亡分析肿瘤相关基因表达研究等均有重要的应用价值。

附录 微生物学和免疫学实验

微生物学实验室规则

1. 进入实验室需穿好实验服,离开时脱下;如果留有长发,请将长发挽起,扎在后面。
2. 非实验必需的物品不得带入实验室。实验室中的菌种及物品,未经许可不得带出。
3. 禁止在实验室饮食。
4. 严格按操作规程细心实验,认真观察并做好实验记录。
5. 使用显微镜或其他仪器时,必须按操作规程操作。
6. 节约水电,节省药品、材料。所有物品用完后放回原处。
7. 实验中需进行培养的微生物,应标明班级、姓名、实验项目等,置于指定地点培养。
8. 实验时若有器皿打破、皮肤损伤或菌液入口等意外,应立即报告实验教师或实验技术人员,及时处理,不得隐瞒。
9. 安全使用酒精灯和电炉、电磁炉等加热设备,禁止擅自离开有明火的设备。
10. 每次实验完,应清洗器皿,维护仪器,清洁实验室,关好水电门窗,净手后方可离开。

实验一 显微镜的使用与细菌形态的观察

【目的要求】

1. 熟悉普通显微镜的结构和原理。
2. 掌握显微镜的使用方法,尤其是油镜的使用方法。
3. 观察各种染色标本,认识微生物的基本形态和特殊结构。

【实验原理】

明视野光学显微镜(以下简称"明视野显微镜")是最常用的光学显微镜。之所以叫"明视野",是因为它的视野就像你现在所看到的本页书上的文字一样,能够在较亮的背景中形成一个比较暗的图像。

一、显微镜的结构

明视野显微镜由机械部分和光学部分组成(图 附 1-1)。

1. 机械部分

(1)镜筒:位于显微镜上方。上接目镜,下接转换器。镜筒有单筒和双筒两种,多为斜筒式。

(2)镜臂:为弓形金属柱,支持镜筒。

(3)物镜转换器:装于镜筒下端,用于安装物镜和转换物镜。

(4)载物台:物镜下的平台,用以载放被检标本。中央有通光孔,供入射光通过。载物台上,以玻片夹固定标本,或以标本推动器将标本固定后,前后左右推动,找寻不同观察视野。

(5)调节旋钮:为调节焦距的装置,有粗动调节和微动调节两种。利用它们使镜筒或载物台上下移动,调节物镜与标本间距离,使镜像更清晰。有的显微镜还有专司聚光器升降的调节器。

(6)镜座:显微镜的底座,位于显微镜底部,支持全镜的重量。

2. 光学部分

(1)目镜:可将物镜所成实像进一步放大,但不增加分辨力。目镜上标有 5×、10×、15×等,各代表

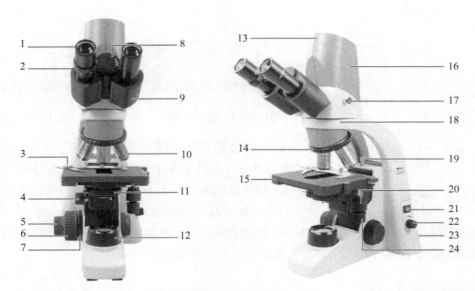

1—目镜;2—视度补偿圈;3—玻片夹;4—聚光镜升降调节手轮;5—微动调焦手轮;6—粗动调焦手轮;7—粗动微焦扭矩(松紧调节圈);8—瞳距刻度;9—双目镜筒;10—物镜;11—聚光器;12—光源;13—指示灯;14—物镜转换器;15—机械移动载物台;16—铰链式双目数码头;17—拉杆;18—镜筒紧定螺钉;19—粗动调节高度限位调节螺钉;20—载物台 Y 向调节手轮;21—电源开关;22—亮度调节手轮;23—电源输入;24—载物台 X 向调节手轮。

图 附 1-1 明视野显微镜示意图

其放大倍数。

（2）物镜：是显微镜中决定成像质量和分辨能力的重要部件,其作用是将标本放大。用转换器可以对物镜进行转换,从而改变显微镜的放大倍数,显微镜的放大倍数由目镜和物镜的放大倍数的乘积决定。转换器上共有 4 个物镜,分别为 4 倍的扫描物镜、10 倍的低倍镜、40 倍的高倍镜和 100 倍的油镜。

（3）聚光器：位于载物台下方。其作用为将入射光聚集于标本之上。聚光器位置升降可影响视野的明亮程度。

（4）光圈：安装于聚光器下方。由十几张金属薄片组成,可通过放大和缩小调整透进光强弱,调节对比度。

（5）光源：分为两种。一种为反光镜,可采集外来光线并送入聚光器。有平、凹两面。使用自然光时通常用平面镜,采用人工光源（如日光灯）时采用凹面镜。另一种为安装在镜座内的内置光源,亮度可通过旋钮调节。

二、油镜的原理

常用显微镜进行微生物标本的检查。其中细菌体积微小,以 μm 计,必须用油镜才能分辨清楚。

显微镜的分辨力,即其分辨两点之间最小距离（R）的能力,由作用光波长（λ）和物镜的数值口径（N. A.）决定。

$$R = 0.61 \frac{\lambda}{\text{N. A.}}$$

明视野显微镜以可见光为光源,波长平均值固定在 550 nm 左右。所以只能通过增加物镜的数值孔径（N. A.）来提高显微镜分辨力。N. A. 表示由聚光镜而来的锥形光柱照射在观察标本上被物镜聚集的量。

$$N.A. = n \cdot \sin\frac{\theta}{2}$$

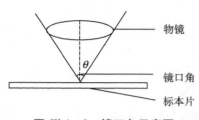

图附1-2　镜口角示意图

其中 θ 为镜口角(图附1-2),指通过标本的光线投射到物镜的角度。其理论限度为180°,一般最大角度为120°,所以 $\sin\frac{\theta}{2}$ 总小于1。n 指物镜与标本间介质的折射率。干燥物镜所用介质为空气($n \approx 1$),入射光通过标本玻璃($n=1.55$)后,在空气中发生折射,部分光线散失。故 N.A. 不超过1。而油镜以香柏油为介质($n=1.56$,与玻璃相近),镜头工作时浸入油内,可消除光线通过玻璃与物镜间空气时发生的折射现象,避免光线损失,故油镜数值口径得到较大提高(可达1.25),显微镜的最小分辨距离也达到约0.2 μm,几乎可看清所有细菌。

【实验方法】

1. 油镜的使用步骤

(1)观察前准备:一手握镜臂,一手托住镜座,取出显微镜置于平稳实验台上。镜座距实验台边沿3~4 cm。镜检者姿势端正,两眼睁开,以减少疲劳。一般用左眼观察,右眼便于绘图或记录。手不可直接触摸镜头,可用擦镜纸擦去镜头灰尘。

(2)采光:将低倍镜转到光路中,适当调节光圈和聚光器,转动反光镜或打开内置光源,使视野得到均匀照明。注意当用油镜观察标本时,光线宜强,可完全打开光圈,上升聚光器与载物台相平,以凹面反光镜采光。

(3)观察:通过低倍镜调节入射光线,使视野最明亮。从二重瓶内瓶中取香柏油1~2滴滴于标本片上要观察的部位。将标本用玻片夹固定在载物台上,通过调节载物台Y向调节手轮将涂有标本的位置置于载物台通光孔的正上方。转换为油镜。双目侧视下,转动粗动调焦手轮使油镜头浸入油中几乎与标本相接触。然后左眼从目镜观察,徐徐下调载物台,直到看见模糊物像,再用微动调焦手轮调至物像清晰,观察标本,绘图。如镜头已离开油面还未看到物像,则再重新操作。须注意非在侧目注视下,不可使油镜与标本接近,以免压碎玻片,损坏镜头。

2. 显微镜用毕后的处理

(1)以粗动调焦手轮调开油镜,移去标本片。

(2)用擦镜纸擦去油镜上的香柏油。如油过黏、过干,可以用擦镜纸蘸少许二重瓶外层的二甲苯擦镜,然后立即用干擦镜纸擦去残留二甲苯,以免镜头脱胶。

(3)加少许二甲苯于滴过油的标本上,以毛边纸向一个方向轻轻拖拉,除去标本上的油。一次不行可重复,但不可来回擦抹,以免擦掉标本。

(4)将显微镜各部分还原:聚光器下降,反光镜垂直于镜座,物镜镜头离开通光孔上方转成"八"字形。放入镜箱。

3. 细菌基本形态与特殊结构的观察

(1)细菌基本形态标本:金黄色葡萄球菌、链球菌、大肠埃希菌、枯草芽孢杆菌、霍乱弧菌。

(2)细菌特殊构造标本:芽孢(枯草芽孢杆菌、破伤风梭菌)、鞭毛(伤寒杆菌)、荚膜(肺炎链球菌)。

【结果与讨论】

分别绘出明视野显微镜下观察到的各微生物标本的典型形态结构。

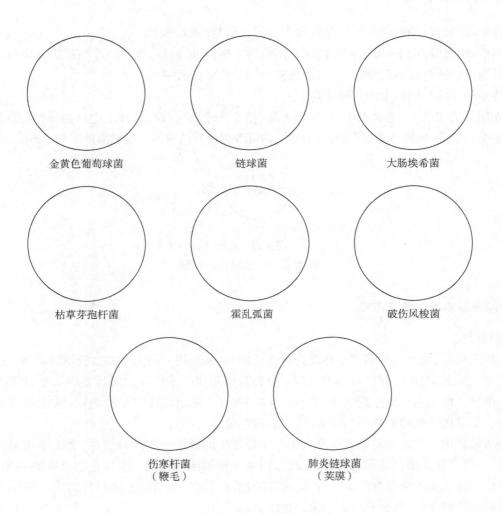

金黄色葡萄球菌	链球菌	大肠埃希菌
枯草芽孢杆菌	霍乱弧菌	破伤风梭菌
伤寒杆菌（鞭毛）	肺炎链球菌（荚膜）	

实验二　细菌形态的检查法

【目的要求】

1. 熟悉细菌单染色标本的制备过程。
2. 用油镜观察细菌的形态结构。
3. 了解用悬滴法观察细菌动力的方法。

一、悬滴法

【实验原理】

可采用悬滴法（图 附2－1）直接在普通光学显微镜下观察细菌是否具有运动能力,以此来判定细菌是否具有鞭毛。

【实验方法】

（一）材料

1. 细菌:枯草芽孢杆菌和金黄色葡萄球菌的8 h液体培养物。
2. 其他:凹玻片、盖玻片、牙签、接种环、酒精灯、凡士林、显微镜。

（二）方法

1. 用灭菌的接种环挑取细菌液体培养物一环,加于平放桌上的洁净盖玻片中央。

2. 在洁净凹玻片的凹面周围用牙签涂上少许凡士林(或胶水)。

3. 将凹玻片凹面向下,覆盖在已滴加有菌液的盖玻片上,轻压,使盖玻片粘在凹玻片上。

4. 迅速反转凹玻片,使盖玻片上之菌液悬于凹玻片之凹面中。

5. 将制备好的悬滴标本固定于载物台上。

6. 先用低倍镜对光(光圈缩小,聚光器下降,使光线较暗),找到菌液之边缘,并调至视野中央。

7. 转换高倍镜,再轻轻调节微动调焦手轮,即可看到透明的菌体。观察两种细菌的不同运动特征。

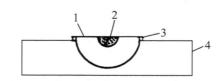

1—盖玻片;2—菌液;3—凡士林;4—凹玻片。

图 附 2 − 1　悬滴法示意图

二、染色标本的制备与镜检

【实验原理】

由于细菌微小,加之与周围的水环境光学性质相近,从而用一般光学显微镜不易看到。通常用染色的方法增加反差,有助于细菌标本的观察。染料有带阴离子发色团的酸性染料和带有阳离子发色团的碱性染料。由于在一般生理条件下(pH 为 7.4 左右)细菌菌体都带负电荷,从而更容易与碱性染料相结合。常用的碱性染料有结晶紫、美蓝和碱性复红。

染色法又分单染色法和复染色法两大类。单染色法即仅用一种染料着色,所有的细菌均被染成一种颜色,可用来观察细菌的形态和排列方式,但无鉴别细菌的作用。复染色法又称鉴别染色法,通常用两种或两种以上的染料着色,由于不同种类的细菌或同种细菌的不同结构对染料有不同的反应性而被染成不同的颜色,从而有鉴别细菌的作用。

【实验方法】

(一) 单染色法(图 附 2 − 2)

1. 实验材料

细菌:金黄色葡萄球菌斜面培养物 1 支、大肠埃希菌斜面培养物 1 支。

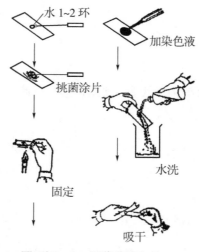

图 附 2 − 2　细菌单染色法

试剂:吕氏美蓝染液、复红染色液、香柏油、生理盐水、二甲苯。

其他:载玻片、吸水纸、接种环、酒精灯、擦镜纸、显微镜。

2. 实验方法

(1) 涂片:取载玻片一张,拭净。接种环经火焰灭菌,取生理盐水一滴,放在载玻片中央(如被检材料是液体,可不加盐水)。左手斜持菌种管,右手持接种环,经火焰灭菌后,用右手拔下菌种管棉塞,管口通过火焰,将接种环插入管中取菌少许(切不可多,更不可将培养基刮下)。管口再通过火焰,塞好棉塞。将接种环上的细菌加入载玻片上的水滴内,磨匀,涂成直径约 1 cm 的薄菌膜。接种环经火焰灭菌。

(2) 干燥:涂片置于空气中,使其自然干燥。

(3) 固定:干燥后将涂片在火焰上缓缓通过 3 次,此为

"固定"。目的是使细菌黏于载玻片上,染色和水冲时不易脱落;且细菌为蛋白质,被热凝固可保持完整形态。

（4）染色:在固定后的标本上加吕氏美蓝染液(或复红染液),以覆满标本为度,染 1~2 min。用细流水自载玻片一端徐徐冲洗。待其自然干燥或用吸水纸轻轻吸干。

（5）油镜观察:吕氏美蓝染色者,菌体呈蓝色;复红染色者,菌体呈红色。

（二）复染色法

【实验原理】

最常用的细菌复染色法是革兰染色法(Gram's stain)。可分为结晶紫初染、卢戈氏碘液媒染、酒精脱色和复红复染等步骤。采用革兰染色法可把细菌分成两大类,它是细菌分类和鉴定的基础。凡能使第一种染料结晶紫保留蓝紫色的细菌叫作革兰阳性(G^+)细菌,凡被酒精脱色后染上对比颜料沙黄或稀释复红而呈红色的细菌叫作革兰阴性(G^-)细菌。

一般认为,革兰染色法与下列诸因素有关:① 革兰阳性细菌等电点低(pI=2~3),而革兰阴性细菌等电点高(pI=4~5),因此在一般生理条件下(pH 为 7.4 左右),革兰阳性细菌所带的负电荷要比阴性菌多得多,从而与碱性染料结晶紫结合牢固。② 革兰阴性细菌细胞壁有外膜结构,含有较多的脂质成分,对酒精作用敏感。脂质被酒精溶解,造成细胞壁破损,结晶紫碘复合物容易被抽提出来而脱色。③ 革兰阳性细菌细胞壁脂质含量低,对酒精作用不敏感。且革兰阳性细菌细胞壁含有多层致密(交联度大)的肽聚糖层以及带有大量负电荷的磷壁酸,结晶紫碘复合物与细胞壁结合紧密,染料不易被酒精抽提出来,细胞壁仍保留结晶紫的蓝紫色。

【实验方法】

1. 实验材料

（1）细菌:金黄色葡萄球菌斜面培养物 1 支、大肠埃希菌斜面培养物 1 支。

（2）试剂:结晶紫染液、95%酒精、卢戈氏碘液、稀释复红染液各 1 瓶,香柏油,二甲苯,生理盐水。

（3）其他:载玻片、吸水纸、接种环、酒精灯、擦镜纸、显微镜。

2. 实验方法

（1）涂片、干燥、固定:同单染色法。

（2）初染:加结晶紫染液于标本上,使其覆满标本,染约 1 min,细水冲洗。

（3）媒染:加卢戈氏碘液,经过约 1 min,细水冲洗。

（4）脱色:加 95%酒精于载玻片上,脱色约 30 s,倾去酒精,脱色 1 次,细水冲洗。

（5）复染:加稀释复红染液复染约 1 min,水洗,待其自然干燥或用吸水纸轻轻吸干。

（6）镜检:油镜观察。

【结果与讨论】

1. 分别绘出细菌细胞的形态。

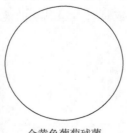

金黄色葡萄球菌

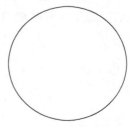

大肠埃希菌

2. 分别绘出革兰阳性细菌和革兰阴性细菌的形态。

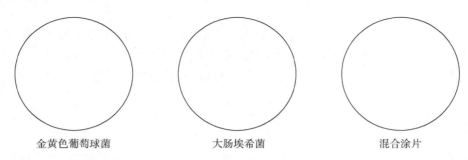

金黄色葡萄球菌　　　　　　大肠埃希菌　　　　　　混合涂片

【附】常用染色液的配制

1. 吕氏美蓝染液　取亚甲基蓝 2 g 溶于 100 mL 95％乙醇中制成饱和溶液备用,取此饱和溶液 30 mL 与 0.01％的 KOH 水溶液 100 mL 混匀即成。

2. 革兰染液

(1) 结晶紫染液:取结晶紫 14 g 溶于 95％乙醇 100 mL 中制成饱和溶液备用,取该饱和溶液 200 mL 与 1％草酸胺水溶液 80 mL 混合即成。

(2) 卢戈氏碘液:取碘化钾 2 g 溶于 100 mL 蒸馏水中,再加碘 1 g,至全溶后徐徐加蒸馏水至 300 mL 即成。

(3) 石炭酸复红染液:取碱性复红 4 g 溶于 100 mL 95％的乙醇中制成饱和溶液备用,取该饱和溶液 10 mL 与 5％石炭酸溶液 90 mL 混匀即可。

(4) 稀释复红溶液:用蒸馏水将石炭酸复红染液稀释 10 倍,即为稀释复红染液。

实验三　培养基的配制和灭菌

【目的要求】

1. 掌握培养基的配制方法。

2. 熟悉培养基的灭菌方法。

【实验原理】

培养基是人工配制的供给细菌或其他微生物生长繁殖或积累代谢产物的营养基质。培养基必须具备下列条件:① 碳源;② 氮源;③ 能源;④ 无机盐和生长因子;⑤ 水分和合适的 pH。培养基须经灭菌后方可使用。

培养基种类较多,按其营养物来源不同,可分为限定培养基(又称合成培养基)和天然培养基两类。前者根据微生物对各种营养元素的需求,用多种化学试剂配制而成。后者用天然原料制成,如牛肉膏蛋白胨培养基、酵母浸膏、血培养基等。虽然其中成分不确切,但是能满足一般微生物的营养需求。

培养基按其物理状态分为液体、固体、半固体 3 种类型:① 液体培养基。不加琼脂等凝固剂的液状培养基。② 固体培养基。在液体培养基中加入 1.5％~2％的琼脂而制得。③ 半固体培养基。在液体培养基内加入 0.2％~0.5％琼脂制得。琼脂是一种从海藻中提取的多糖类物质,不为大多数细菌所利用,只作为一种凝固剂。琼脂一般在 98 ℃熔化成具有一定黏性的液体,并且在 42 ℃凝固。

【实验方法】

一、肉汤培养基的制备

1. 实验材料

(1) 试剂:牛肉膏、蛋白胨、NaCl、琼脂、水、1 mol/L HCl、1 mol/L NaOH。

（2）仪器:高压蒸汽灭菌锅、电炉。

2. 实验方法

（1）按照下列配方,准确称取牛肉膏、蛋白胨、NaCl 放入烧杯中。

牛肉膏 0.5 g、蛋白胨 1.0 g、NaCl 0.5 g、水 100 mL。

（2）加入适量水,加热使其溶解,补充水分到所需的总体积。如果配制固体、半固体培养基,将称好的琼脂放入已溶解的药品中,再加热溶解。

（3）用 1 mol/L 盐酸或 1 mol/L NaOH 调节 pH 至 7.2~7.6。

（4）分装入试管或三角烧瓶内,注意不要使培养基沾在管口或瓶口上,以免沾污棉塞而引起污染。液体分装高度以试管高度的 1/4 左右为宜;固体培养基分装的装量不超过管高的 1/5,灭菌后取出斜躺凝固成斜面;半固体培养基分装一般以试管高度的 1/3 为宜,灭菌后垂直待凝。

（5）在试管口或三角烧瓶口上塞上棉塞或专用硅胶塞,以防止污染,并保证有良好的通气性能。在试管(捆扎好)、三角烧瓶的棉塞外包一层牛皮纸,以防止灭菌时冷凝水润湿棉塞。注明培养基名称、组别、日期等。

（6）高压蒸汽灭菌,条件为 121 ℃灭菌 20 min。

二、普通琼脂培养基的制备

1. 实验材料

试剂:肉汤培养基 100 mL、琼脂 1.5~2 g。

2. 实验方法

（1）将 1.5~2 g 琼脂加入 100 mL 肉汤培养基中。

（2）用 1 mol/L HCl 或 1 mol/L NaOH 调节 pH 至 7.4~7.6。若水分失去过多,可加水补充至预定体积。

（3）分装入试管或三角烧瓶内,注意不要使培养基沾在管口或瓶口上,以免沾污棉塞而引起污染。

（4）高压蒸汽灭菌,条件为 121 ℃灭菌 20 min。

（5）取出试管斜置于桌面,制成斜面;待三角烧瓶中温度降至 50~60 ℃时倾注平板。

三、半固体培养基的制备

1. 实验材料

试剂:肉汤培养基 100 mL、琼脂 0.2~0.5 g。

2. 实验方法

（1）将 0.2~0.5 g 琼脂量加入 100 mL 肉汤培养基中。

（2）按照制备普通琼脂培养基的方法分装、灭菌。

（3）取出试管直立于试管架,凝固后即为半固体培养基。

【附】常用灭菌仪器及其使用方法
一、高压蒸汽灭菌器

高压蒸汽灭菌法是灭菌效果最好、目前应用最广泛的灭菌方法之一。灭菌的温度取决于蒸汽的压力,在一个大气压下,蒸汽的温度为 100 ℃,但在密闭的高压蒸汽灭菌器内,加热时蒸汽不能外溢,随着蒸汽压力的增加,温度也随着增高,杀菌力大为增强,能迅速杀死繁殖体和芽孢。

为达良好的灭菌效果,一般要求温度应达到 121 ℃(压力为 103.5 kPa 或 1.05 kg/cm²),时间维持 15~20 min,当培养基中含有糖分的时候,也可采用较低的温度 113 ℃(压力为 57.0kPa 或 0.58 kg/cm²)30 min 的方法。此法适合于一切微生物学实验室、医疗保健机构或发酵工厂中培养基及多种器材、物料的灭菌。

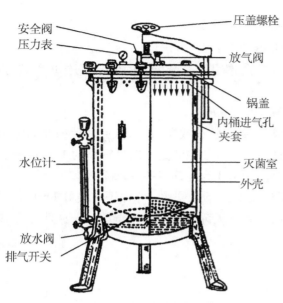

图 附3-1 （立式）高压蒸汽灭菌锅构造

安全阀
压力表
压盖螺栓
放气阀
锅盖
内桶进气孔
夹套
灭菌室
外壳
水位计
放水阀
排气开关

高压蒸汽灭菌锅（图 附3-1）是每一个微生物学实验室、医院必备的设备。使用高压蒸汽灭菌锅时，要注意以下事项：

1. 注意锅内水量，使水面与搁架相平，避免烧干。

2. 装入待灭菌物品。注意不要装得太挤，以免妨碍蒸汽流通而影响灭菌效果。三角烧瓶与试管口端均不要与桶壁接触。

3. 关闭锅盖，设置好灭菌温度和时间，按下开始按钮。

4. 打开排气阀，接通电源开始加热，使水沸腾以排除锅内的冷空气。待冷空气完全排尽后，关上排气阀。121 ℃灭菌 15～20 min。

灭菌结束，切断电源，让灭菌锅内温度自然下降，当压力表的压力降至零时，方可打开排气阀，打开盖子，取出灭菌物品。注意：如果压力未降到零，切不可打开排气阀和打开盖子。否则锅内压力突然下降，会使容器内的培养基由于内外压不平衡而冲出烧瓶口或试管口，造成棉塞沾染培养基而发生污染，有时还会造成人身伤害。

最后，要定期检测高压蒸汽灭菌锅的性能。检测方法是将专用的细菌测定纸条（含有耐热的枯草芽孢杆菌、热脂肪芽孢杆菌等）放在待灭菌物品的中间，灭菌后取出放入肉汤培养基中，经培养一段时间后，若不见细菌生长，说明高压蒸汽灭菌锅性能良好。也可采用熔融温度指示剂，其熔点正好是灭菌所需要的温度，如加入 β-萘酚（熔点121 ℃）、苯甲酸（熔点121 ℃）、乙酰替苯胺（熔点116 ℃）、硫黄（熔点115 ℃）等结晶，灭菌后检测其是否熔化变形，即可判别灭菌温度是否达到要求。

二、干热灭菌器

干热灭菌是利用密闭的烘箱中的高热空气灭菌的一种方法。在 160～170 ℃维持 1～2 h 可杀灭包括芽孢在内的一切微生物，达到彻底灭菌目的。此法适用于高温下不变质、不损坏、不蒸发的物品，如一般玻璃器皿、瓷器、金属工具、注射器、药粉等。但应用此法时，需注意温度不宜超过 180 ℃，避免包装纸与棉花等纤维质物品烧焦引起火灾。同时应注意玻璃器皿等必须洗净烘干，不得沾有油脂等有机物。

干热灭菌的步骤为：

（1）将包好的待灭菌物品（培养皿、试管、吸管等）放入电烘箱内，物品不要摆得太挤，以免妨碍空气流通。同时，灭菌物品也不要与电烘箱内壁的铁板接触，以防包装纸烤焦起火。

（2）调节恒温调节器，直至温度达到 160～170 ℃，并保持 2 h，切断电源。

（3）待电烘箱内温度降到 70 ℃以下，取出灭菌物品。

三、过滤除菌法

过滤除菌是用机械方法除去液体或空气中细菌的方法。所用的器具是滤菌器（filter）。过滤除菌主要用于一些不耐高温的血清、毒素、抗毒素、酶、抗生素、维生素的溶液、细胞培养液以及空气等的除菌。该方法最大的优点是不破坏溶液中各种物质的化学成分。过滤除菌法除用于实验室溶液、试剂的除菌外，在微生物工作中使用的净化工作台也是根据过滤除菌的原理设计的，可根据不同的需要来选用不同的滤器和滤板材料。

应用最广泛的过滤器种类有微孔滤膜过滤器、蔡氏（Seitz）过滤器、玻璃过滤器等。

采用微孔滤膜过滤器进行过滤除菌，具体操作步骤如下：

（1）组装、灭菌：将 0.22 μm 孔径的滤膜装入清洗干净的塑料滤器中，旋紧、压平，包装灭菌后待用（0.1 MPa，121 ℃，灭菌 20 min）。

（2）将灭菌滤器的入口在无菌条件下以无菌操作方式连接于装有待滤溶液的注射器上，将针头与出口处连接并插入带橡皮塞的无菌试管中。

（3）压滤：将注射器中的待滤溶液加压缓缓挤入过滤到无菌试管中，滤毕，将针头拔出。压滤时用力要适当，不可太猛太快，以免细菌被挤压通过滤膜。

（4）无菌检查：无菌操作吸取除菌滤液 0.1 mL 于肉汤蛋白胨平板上，均匀涂布，置于 37 ℃恒温培养箱培养 24 h，检查是否有杂菌生长。

（5）清洗：弃去塑料滤器上的微孔滤膜，将塑料滤器清洗干净，并换上一张新的微孔滤膜，组装包扎，再经灭菌后使用。

整个过程应严格遵循无菌操作，以防污染，过滤时应避免各连接处出现渗透现象。

实验四　各种接种技术和细菌生长状况观察

【目的要求】
1. 学会正确使用微生物学实验室中常用的接种工具，掌握各种接种技术。
2. 掌握无菌操作技术和获得微生物纯培养物的方法。
3. 学会判断细菌在不同培养基上的生长状况。

【实验原理】
通常情况下，微生物以杂居状态生长。因此要对某一种微生物进行研究，必须先将其与其他微生物进行分离。微生物的纯培养是微生物实验操作的重要步骤。通常最容易的分离方法是进行划线分离。

当采用划线法分离单菌落时，培养物在固体培养基表面通过划线进行稀释。目的是使细菌细胞间的间隔足够大，这样单个细胞所产生的大量后代就会形成一个菌落。菌落就是在固体培养基表面由微生物形成的肉眼可见的细胞集团，一个菌落就代表了一个纯培养物。

接种所使用的器材包括接种环、接种针和移液管。分离纯培养物时，必须使用无菌操作来防止容器、药品、仪器和其他表面接触培养物所带来的污染。最重要的分离和接种工具就是接种环（针）。可以通过使用煤气灯火焰将接种环（针）加热至红色来快速灭菌。

一、常用接种工具

（一）接种环
接种环是用金属丝做成的。使用前后均应在火焰上彻底灼烧灭菌，灭菌时右手持接种环柄，将铂丝直立于火焰中，渐渐下移使铂丝烧红，并将铂丝和木柄之间的金属棒也通过火焰数次（图 附 4-1）。取菌时，必须待接种环冷却后方可使用。

（二）接种针
灭菌处理基本同接种环。

（三）吸管（移液管）
微生物学实验一般使用刻度到底的吸管。需进行无菌操作时，事先塞少许棉花于吸管上端管口内，然后把吸管置于金属筒中或用纸条缠包起来，干热灭菌后方可使用。

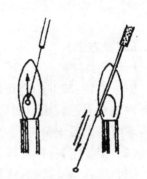

图 附 4-1　接种环（左）及接种针（右）的灭菌

（四）微量移液器
可调微量移液器外形如图 附 4-2 所示，主要部件有按钮、弹簧、活塞和可装卸的滴头（tip）。按动按钮，使弹簧上下活动，可在一定范围内定量吸放液体。滴头可一次性使用，方便省事。

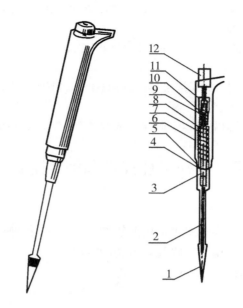

1—滴头;2—吸引管;3—活塞;4—活塞套;5—密封圈;
6—外壳;7—压簧;8—活塞杆;9—上冲模压簧;
10—冲程限制圈;11—螺母;12—按钮。

图 附4-2　微量移液器结构

二、各种培养基的接种方法

将培养物往新的培养基上移植,叫作接种。根据目的不同可分别采用接种环、接种针、移液管等进行斜面接种、液体接种、半固体穿刺接种和琼脂平板划线分离等。

"无菌"是保证微生物实验室工作成功的前提条件,要做到这一点就得使用无菌的材料、器皿和采用无菌操作技术。无菌操作技术主要是为了防止外界环境微生物污染实验材料、破坏实验微生物的纯培养状态,同时也要防止实验材料污染环境或感染人体。因而要求:① 工作环境需消毒处理;② 接种工具必须严格无菌。

【实验方法】

1. 实验材料

(1)菌种:20 h 内金黄色葡萄球菌斜面培养物、20 h 内大肠埃希菌斜面培养物和液体培养物、20 h 内枯草芽孢杆菌斜面培养物、20 h 内藤黄八叠球菌斜面培养物、20 h 内混合的细菌菌种(金黄色葡萄球菌与大肠埃希菌)。

(2)接种工具:接种环、接种针、无菌吸管、酒精灯。

(3)培养基及其他:营养琼脂斜面培养基、营养肉汤培养基、半固体培养基、营养琼脂平板培养基、营养琼脂高层培养基、无菌平皿等。

2. 实验方法

(1)斜面培养基接种法(图 附4-3)

(a)左手持菌种管与培养基管,斜面皆向上,菌种管在外侧,右手如拿毛笔的姿势持接种环,将铂丝与将进入试管的柄部通过火焰灭菌。

(b)右手的小指与掌心夹着培养基管棉塞,第四指与小指夹着菌种管棉塞,管口通过火焰。

(c)接种环伸入菌种管,蘸取少许菌种。

（d）接种环伸入培养基管,在斜面上蜿蜒划线。注意蘸有菌种的接种环不可碰管口与其他地方。

（e）管口再通过火焰,并将棉塞塞于原来的试管。

（f）接种环再灭菌。

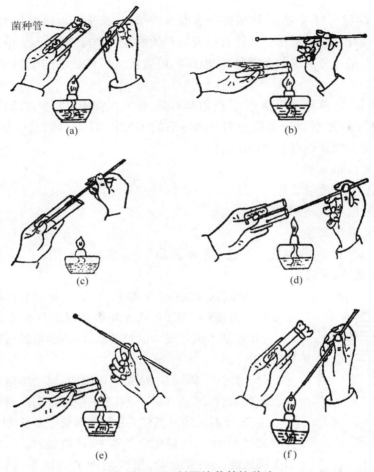

图 附4-3　斜面培养基接种法

（2）液体培养基接种法:基本上与斜面培养基接种法相同,不同之处是,将挑取的菌种移种至液体培养基管中时,斜持试管,将菌涂于液面处管壁上,试管直立以后菌种即在液体内(图 附4-4)。

用接种环分别挑取金黄色葡萄球菌斜面培养物、枯草芽孢杆菌斜面培养物、大肠埃希菌培养物,接种于肉汤培养基中,每菌接种1支。将已经接种好实验菌的各管置于37℃恒温箱培养24 h。观察上述各菌在液体培养基中的生长状况。

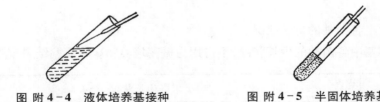

图 附4-4　液体培养基接种　　　　　图 附4-5　半固体培养基接种

（3）半固体培养基接种法:进行半固体培养基接种时应用接种针,接种针使用方法基本同接种环。接种时,将蘸取菌种的接种针从半固体培养基表面向下穿刺,但不触及管底,接种针循原路抽出。此称为"穿刺接种法"(图 附4-5)。

分别接种金黄色葡萄球菌、枯草芽孢杆菌至半固体培养基中,放入37℃恒温箱中培养24 h后观察它们的生长状况,判断它们是否具有活力。

(4)琼脂平板划线分离法:平板划线有多种方法,其目的都是要将细菌分开,培养后观察单个菌落的特征。若挑取单个菌落移种至另外的培养基中,培养后即得纯培养物。现介绍常用的平行划线法及分区划线法。

① 平行划线法:将接种环灭菌后,从菌种管蘸取少许菌种,涂于平板培养基表面一端的边缘处,再将接种环灭菌,以杀死过多的细菌。从涂有细菌处开始做往返平行划线,若从液体培养物取菌或从斜面培养物取少量菌,估计分离出单个菌落时,取菌后可直接从平板一端向下划平行线,可不必再将接种环灭菌。

分别取大肠埃希菌、枯草芽孢杆菌、金黄色葡萄球菌、藤黄八叠球菌的少许菌苔,在不同的无菌平板上通过分区划线或平行划线进行划线分离。划线后的平板在37℃恒温箱中倒置培养24~48 h。取出平板,从以下几个方面来观察不同细菌的菌落:

大小:直径以毫米(mm)计。

形状:圆形、不规则形、放射状等。

表面:光滑、粗糙、圆环状、乳突状等。

边缘:整齐、波形、锯齿状等。

色素:有无色素、颜色,是否可溶(可溶色素使培养基着色)等。

透明度:透明、半透明、不透明。

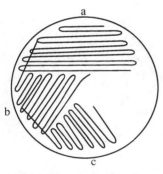

图 附4-6 分区划线示意图

② 分区划线法:如图 附4-6 所示,用接种环将所取菌种先划线于 a 处。将接种环灭菌,从 a 处将菌划出至 b 处。接种环再次灭菌后,从 b 处划出至 c 处。以此类推,以达到培养后能获得单个菌落的目的。

(5)倾注平板法:本法常用于细菌总数、细菌对药物的敏感度试验以及药物含量的测定等。倾注平板的常用的操作方法有两种:

① 菌液混入培养基法:用无菌吸管吸取定量菌液,加入已熔化并冷却至约45℃的琼脂培养基中,迅速混匀,倒入无菌平皿,使其均匀布满皿底。平置勿动,凝固后即成含菌平板。此法细菌分布均匀,药物的抑菌试验(药敏试验)多用此法制备含菌平板。

② 菌液先加入平皿法:以无菌吸管吸取定量菌液或其他含菌样品,加入无菌平皿中,再将熔化并冷至约45℃的无菌琼脂培养基倾入该平皿中,立即将平皿轻轻地旋转晃动,以使菌液与培养基混合均匀,平置待凝固。计算药品、食品等样品中细菌总数时常用此法。因为此法是将定量样品直接加入平皿中,所以菌数较准确。

【结果与讨论】

1. 观察琼脂斜面上各菌种的生长状况。

2. 观察液体培养基中各菌种的生长状况,不得用力振荡培养物。将实验结果记于下表中。

菌　名	生长状况
金黄色葡萄球菌	
大肠埃希菌	
枯草芽孢杆菌	

3. 观察并记录各菌种在半固体培养基中的生长状况,结果记于下表中。

菌　名	生长状况	运动性
金黄色葡萄球菌		
大肠埃希菌		
枯草芽孢杆菌		

4. 观察不同菌种的代表性菌落,将其菌落特点记于下表中。

菌　名	大小	形状	边缘	色素	质地	表面
金黄色葡萄球菌						
大肠埃希菌						
枯草芽孢杆菌						
藤黄八叠球菌						

实验五　细菌的生理生化反应

【目的要求】

1. 掌握微生物鉴定中常用的几种生化反应原理及结果判断方法。
2. 熟悉微生物生化反应中各种培养基的设计和用途。

一、糖发酵试验

【实验原理】

微生物具有不同的利用各种碳源的能力,其原理为不同微生物具有不同的酶系。微生物利用碳源能力和结果的不同可用于微生物的鉴定。

溴甲酚紫是一种酸碱指示剂,在中性时为紫色,碱性时为深红色,而在酸性时呈现黄色。试验时,在各试管中加一倒置小管,称为杜氏管(Durham tube)(图 附5-1),分装入试验用培养基,高压灭菌,培养基将压进杜氏管,并赶走管内气体,随后滞留在管内的气体将是由微生物在生长过程中产生的。当溴甲酚紫的颜色由紫色变为黄色时,表明微生物利用碳源产生了酸性物质。

微生物在进行碳源代谢时可以产生不同的代谢产物。有些产物为酸性物质,如醋酸、甲酸以及乳酸等。酸性物质的积累有时会超出培养基的缓冲范围,导致 pH 下降,溴甲酚紫的颜色由紫色转为黄色。在产酸过程中,有时伴随气体的产生,这可以由杜氏管中的气泡反映出来;若碳源代谢的终产物为中性化合物,既无颜色变化也无气体产生,表明此时的代谢较为复杂。

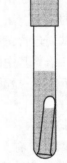

图 附5-1　单糖发酵管

【实验方法】

1. 实验材料

(1) 细菌:大肠埃希菌和伤寒杆菌培养物。

(2) 试剂:蛋白胨水培养基、葡萄糖、乳糖、麦芽糖、甘露醇、蔗糖、溴甲酚紫指示剂。

（3）其他：接种环、试管、杜氏管。

2. 实验方法

（1）在试管上标记好试验用菌的名称。

（2）采用无菌操作，将试验用菌接入各个试管，第六管为对照，不接种。

（3）将试管置于培养箱中，直立放置培养。

（4）48 h 后和 5 d 后检查培养状况。

（5）记录试验结果："NR"表示无反应或结果复杂，"A"表示产酸不产气，"AG"表示产酸产气，"B"表示产生碱性物质。

二、IMViC 试验

【实验原理】

"IMViC"是以下四个试验的缩写：吲哚试验（indole production，I）、甲基红试验（methyl red test，M）、V－P 试验（Voges-Proskauer test，V）和枸橼酸盐利用试验（citrate utilization test，C），字母"i"是为了发音的需要加入的。

IMViC 试验常用于革兰阴性肠道细菌检测中。如产气杆菌和大肠埃希菌在许多测试中反应很相似，极其容易混淆。IMViC 试验则可以区分产气杆菌和大肠埃希菌的微生物。

【实验方法】

1. 实验材料

（1）细菌：大肠埃希菌培养物、产气杆菌培养物。

（2）试剂：寇氏试剂（Kovacs'reagent）、蛋白胨-水培养基、MR－VP 培养基、甲基红试剂、6％ α－萘酚、40％ KOH 溶液、西蒙氏枸橼酸盐琼脂斜面、溴百里酚蓝（bromthymol blue）指示剂。

（3）其他：接种环等。

2. 实验方法

（1）吲哚试验：色氨酸几乎存在于所有蛋白质中，有些细菌可以将色氨酸分解为吲哚，吲哚在培养基中的积累可以由寇氏试剂检测出来。试验操作必须在 48 h 内完成，否则吲哚进一步代谢，会导致假阴性的结果。

寇氏试剂包含三种成分——盐酸、异戊醇和对二甲基氨基苯甲醛，每种试剂均有其作用：醇用于浓缩分散在培养基中的吲哚；对二甲基氨基苯甲醛可以和吲哚反应形成红色的化合物，该反应必须在酸性条件下完成；盐酸的作用就是制造酸性环境。一旦指示剂的颜色变为红色，就表明吲哚试验为阳性（+）。

实验步骤：

① 在两支装有 5 mL 蛋白胨-水培养基的试管上标记好试验菌名称，另一管作为对照。

② 按照无菌操作，将试验菌接种于试验菌培养基中。

③ 37 ℃培养 48 h 后，取出试管，每管加入 10 滴寇氏试剂，在手掌中搓动试管，使管内液体混合均匀，置于试管架上 5 min 后，观察。寇氏试剂由黄色转为红色表示有吲哚存在，为试验阳性（+）。

④ 记录试验结果。

（2）甲基红试验：大肠埃希菌和产气杆菌利用葡萄糖时有所不同。大肠埃希菌接种到诸如 MR－VP 培养基中时，将产生一些酸性物质，导致 pH 下降。而产气杆菌利用葡萄糖时则产生中性物质，培养基的 pH 没有显著变化。

实验步骤：

① 在两支装有 5 mL MR－VP 培养基的试管上标记好试验菌名称，另一管作为对照。

② 按照无菌操作,将试验菌接种于试验菌培养基中。

③ 37 ℃培养 48 h 后,取出试管。加入 5 滴甲基红试剂。若甲基红试剂由黄色转为红色表示培养基为酸性,为试验阳性(+)。

④ 记录试验结果。

(3) V-P 试验:产气杆菌利用葡萄糖时产生的中性物质之一就是乙酰甲基甲醇,大肠埃希菌并不产生此物质。伏-波试验即是用于特异性地检测乙酰甲基甲醇的。伏-波试验和甲基红试验是区分大肠埃希菌和产气杆菌的最有效的方法。

实验步骤:

① 在两支装有 5 mL MR-VP 培养基的试管上标记好试验菌名称,另一管作为对照。

② 按照无菌操作,将试验菌接种于试验菌培养基中。

③ 37 ℃培养 48 h 后,取出试管。先后加入 0.5 mL 40% KOH 以及 0.5 mL α-萘酚溶液,静置 5 min。若管内颜色转为红色为 V-P 试验阳性(+),如果所有试管均无红色产生,应稍微加热后再看试验结果。

④ 记录试验结果。

(4) 枸橼酸盐利用试验:另一个可以区分大肠埃希菌和产气杆菌的培养基是枸橼酸盐琼脂。若以枸橼酸盐作为唯一的碳源制备培养基,大肠埃希菌不能在上面生长,而产气杆菌却可以生长得特别好。而且产气杆菌代谢产生的终产物为碱性,最终导致培养基 pH 显著上升。指示剂溴百里酚蓝可以检测到这一变化,中性时溴百里酚蓝为绿色,当 pH 达到 7.6 时,其颜色转为深蓝。除此之外,枸橼酸盐利用试验也可以用于某些肠道致病菌的检查。大多数的沙门菌可以利用枸橼酸盐,但是伤寒沙门菌和所有志贺菌却不利用枸橼酸盐。

实验步骤:

① 在 3 支装有试验用西蒙培养基的试管上标记好试验菌名称,另一管作为对照;

② 按照无菌操作,将试验菌接种于试验菌培养基中。

③ 37 ℃培养 48 h 后,取出试管,观察。若管内颜色转为深蓝色,为枸橼酸盐利用试验阳性(+);若试管仍为绿色,为试验阴性(-)。

④ 记录试验结果。

三、明胶液化试验

【实验原理】

异养型微生物依赖周围环境中的有机物生长,而许多有机物由于相对分子质量太大、结构过于复杂,不能被微生物吸收利用。有些微生物可以分泌水解性酶类到细胞外,在体外将大分子有机物分解为它们的结构单元或亚基,再加以吸收利用。不同类型的异养型微生物可以水解的有机物是不同的,借此可以对微生物进行分类鉴定。

蛋白质是氨基酸的多聚物,蛋白质如明胶的水解过程为:明胶→朊蛋白→蛋白胨→多肽→氨基酸。

明胶酶是有些微生物分泌的一种蛋白酶,催化蛋白质分解。明胶液化试验用于判断微生物是否具有分解蛋白质的能力。将待检微生物穿刺接种于明胶培养基,经过培养,如细菌分解明胶就会发生明胶液化现象。

【实验方法】

1. 实验材料

(1) 细菌:枯草芽孢杆菌和大肠埃希菌斜面培养物。

（2）试剂:明胶高层培养基。

（3）其他:接种针。

2. 实验方法

（1）取明胶高层培养基3支,通过穿刺接种法,一支接种大肠埃希菌,另一支接种枯草芽孢杆菌,余下一支为对照。

（2）置于37 ℃恒温箱中培养24~48 h。

（3）将试管置于冰箱或冰浴中30~60 min。

（4）观察结果。明胶培养基呈液化状态者为阳性(+),无液化现象发生者则为阴性(-)。

四、硫化氢产生试验

【实验原理】

硫化氢(hydrogen sulfide)是某些微生物在分解半胱氨酸等含硫氨基酸时脱硫产生的。硫化氢的产生是半胱氨酸转化为丙酮酸和氨这一系列反应的第一步,可以由醋酸铅检测出来。硫化氢遇到醋酸铅可以形成黑色的沉淀。

【实验方法】

1. 实验材料

（1）细菌:甲型副伤寒杆菌、乙型副伤寒杆菌。

（2）试剂:醋酸铅营养琼脂高层。

（3）其他:接种针。

2. 实验方法

（1）使用接种针。采用无菌操作,将细菌接入醋酸铅琼脂高层。一支穿刺接种甲型副伤寒杆菌,另一支穿刺接种乙型副伤寒杆菌,注明菌名。

（2）置于37 ℃恒温箱中培养24~48 h。

（3）培养结束后,观察结果时,有黑褐色硫化铅者为阳性(+),无此现象者为阴性(-)。

（4）记录试验结果。

【结果与讨论】

1. 明胶液化试验结果

细菌	枯草芽孢杆菌	大肠埃希菌	对照
明胶液化			

2. 糖发酵试验结果

生化反应	细菌	现象与结果					原理
		葡萄糖	乳糖	麦芽糖	甘露糖	蔗糖	
糖发酵试验	大肠埃希菌						
	伤寒杆菌						

3. IMViC 试验结果

IMViC	细菌	实验现象	结果	原理
吲哚试验	大肠埃希菌			
	产气杆菌			
甲基红试验	大肠埃希菌			
	产气杆菌			
V－P 试验	大肠埃希菌			
	产气杆菌			
枸橼酸盐利用试验	大肠埃希菌			
	产气杆菌			

注：+为试验阳性;－为试验阴性。

4. 硫化氢产生试验结果

生化反应	细菌	实验现象	结果	原理
硫化氢产生试验	甲型副伤寒杆菌			
	乙型副伤寒杆菌			

注：+为试验阳性;－为试验阴性。

【附】生理生化反应有关培养基与试剂

一、培养基

1. 糖发酵培养基

(1) 制备蛋白胨-水培养基(蛋白胨 1%,氯化钠 0.5%,pH=7.6)备用。

(2) 配制各种单糖(葡萄糖、乳糖、麦芽糖、甘露醇、蔗糖共 5 种)的 20%水溶液,113 ℃高压灭菌 30 min。

(3) 取上述蛋白胨-水培养基 100 mL,加 1.6%溴甲酚紫 0.1 mL,混匀,分装于小试管中,内倒置一杜氏管,113 ℃,30 min 高压灭菌,以无菌操作加相应的灭菌单糖溶液于每管中,使最终浓度为 0.5%~1.0%。

2. 磷酸盐-葡萄糖-蛋白胨-水培养基(MR－VP 培养基)

蛋白胨	0.5 g
磷酸氢二钾	0.5 g
葡萄糖	0.5 g
蒸馏水	100 mL
pH	7.2~7.6

113 ℃高压灭菌 30 min

3. 枸橼酸盐琼脂培养基

枸橼酸钠(无水)	0.2 g
氯化钠	0.5 g
硫酸镁	0.02 g
磷酸氢二钾	0.1 g
磷酸二氢铵	0.1 g
琼脂	2 g
蒸馏水	100 mL

以上成分加热溶化,调 pH 至 6.8~7.0,加入 1%溴百里酚蓝 1 mL,混匀,分装试管,经 113 ℃高压灭菌 30 min 后制成斜面即可。

4. 蛋白胨-水培养基(吲哚试验用)

蛋白胨	1 g
氯化钠	0.5 g
蒸馏水	100 mL
pH	7.2~7.4
121 ℃高压灭菌 20 min	

5. 醋酸铅培养基

1.5%~2.0%普通肉汤琼脂培养基	100 mL
硫代硫酸钠	0.25 g
10%醋酸铅溶液	1 mL

将琼脂培养基加热熔化,冷却至约60 ℃,加入硫代硫酸钠,混合,高压灭菌。冷却至约50 ℃,无菌操作加入醋酸铅溶液,混匀,分装试管,每管3~5 mL,直立待凝即可。醋酸铅溶液预先经113 ℃高压灭菌 30 min。

6. 明胶培养基   肉汤培养基 100 mL 加入明胶 12~18 g,加热熔化,分装试管,每管 2~3 mL,113 ℃高压灭菌 30 min,最终 pH 为 7.2~7.4,直立待凝。

二、试剂

1. 甲基红试剂   取甲基红 0.1 g,溶于 300 mL 95%乙醇中,蒸馏水定容至 500 mL。

2. 寇氏试剂   5.0 g 对二甲基氨基苯甲醛加至 75 mL 戊醇中,置 50~60 ℃水浴中,搅拌使之完全溶解,冷却,将 25 mL 浓盐酸一滴滴徐徐加入,边加边摇,配制后装棕色瓶并放暗处保存。

实验六   放线菌、霉菌的菌丝和孢子形态观察

【目的要求】

1. 熟悉印片法和小培养法观察菌丝和孢子的形态。
2. 观察放线菌、霉菌的菌丝和孢子形态。

【实验原理】

放线菌是一类原核单细胞型微生物,细胞的基本结构类似于细菌。放线菌具有丝状分枝,形成基内菌丝、气生菌丝和顶端部分分化而成的孢子丝,孢子丝断裂形成孢子。孢子丝可呈螺旋状、波浪状或分枝状等,有的还能分泌水溶性色素到培养基内。孢子呈圆形、杆形和椭圆形等,且具有各种颜色。气生菌丝及孢子的形态和颜色常作为放线菌分类和鉴定的重要依据。

霉菌为真核细胞型微生物,大多数为多细胞,具有分枝状菌丝体,菌丝较粗,孢子有各种不同的形状,可分为有性孢子和无性孢子两类。

放线菌、霉菌菌丝和孢子形态可采用印片法和小培养法来观察,其中小培养法可分为凹玻片法和插片法两种。

【实验方法】

一、放线菌、霉菌的菌丝和孢子观察

1. 实验材料

(1)菌种:放线菌和霉菌培养物。

(2)试剂:美蓝染液。

(3)其他:盖玻片、载玻片、凹玻片、显微镜。

2. 实验方法

(1)印片法观察放线菌和霉菌的菌丝和孢子形态

① 用盖玻片在放线菌(抗生素产生菌 2809)和霉菌(青霉)菌落表面轻轻一按,即印取孢子。

② 将印有孢子的一面朝下,放在滴有一滴美蓝染液的载玻片上,静置 3 min,使放线菌和霉菌孢子着色。

③ 用油镜观察放线菌和霉菌孢子、孢子丝的形态结构。

(2) 插片法观察放线菌和霉菌的菌丝和孢子形态

① 将菌种均匀涂布在固体平板培养基上。

② 用镊子夹一张无菌盖玻片斜插入平板内的培养基中,插入深度为盖玻片高度的 1/2~1/3。

③ 25~28 ℃恒温箱中培养 5~7 d。

④ 用镊子取出盖玻片放在载玻片上,用低倍镜或高倍镜观察菌丝及孢子形态。

二、放线菌、霉菌的菌落观察

1. 实验材料

(1) 菌种:放线菌 2809、酿酒酵母和霉菌(青霉、曲霉、毛霉、根霉)的培养物。

(2) 培养基:高氏 1 号琼脂平板、改良沙氏琼脂平板。

2. 实验方法

(1) 将放线菌接种于高氏 1 号琼脂平板培养基,28 ℃恒温培养 5~7 d。

(2) 将酿酒酵母菌接种于改良沙氏琼脂平板培养基,30 ℃恒温培养 48 h。

(3) 将青霉、曲霉、毛霉、根霉接种于改良沙氏琼脂平板培养基,25 ℃恒温培养 1~2 周。

(4) 菌落特征观察。

【结果与讨论】

1. 分别绘出放线菌、霉菌的孢子、孢子丝和菌丝的形态特征。

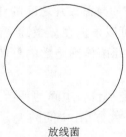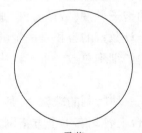

放线菌　　　　　　　　　　　　　霉菌

2. 放线菌的菌落特征

菌落特征	放线菌 1	放线菌 2	放线菌 3	放线菌 4	放线菌 5
大小					
形态					
表面(崎岖、皱褶或平滑)					
气生菌丝[颜色及状态(粉状、绒粉状或短毛状)]					
孢子丝与孢子堆的颜色					
基内菌丝的颜色					
可溶性色素					

3. 真菌的菌落特征

菌落特征	青霉	曲霉	毛霉	根霉	酿酒酵母
大小					
形态					
表面(崎岖、皱褶或平滑)					
气生菌丝[颜色及状态(粉状、绒粉状或短毛状)]					
孢子丝与孢子堆的颜色					
基内菌丝的颜色					
可溶性色素					

实验七　微生物计数法

【目的要求】

1. 熟悉显微计数的原理,学习使用血球计数板进行微生物计数的方法。
2. 掌握平板菌落计数法测定细菌浓度的基本原理和方法。

一、血球板计数法

【实验原理】

利用血球计数板在显微镜下直接计数是一种常用的微生物计数方法。此法的优点是直观、快速。将经过适当稀释的孢子悬液(或菌悬液)放在血球计数板载玻片与盖玻片之间的计数室中,在显微镜下进行计数。由于计数室的容积是一定的($0.1\ mm^3$),因此可以根据在显微镜下观察到的细胞数目来换算单位体积内的细胞总数。由于此法计得的是活菌体和死菌体细胞数的总和,故又称为总菌计数法。

血球计数板是一块特制的载玻片,其上由 4 条槽构成 3 个平台。中间的平台又被一短横槽隔成两半,每一边的平台上各刻有 1 个方格网,每个方格网分 9 个大方格,中间的大方格即为计数室(图附 7-1)。

计数室的刻度一般有 2 种规格:一种是计数室(一个大方格)分成 16 个中方格,而每个中方格又分成 25 个小方格;另一种是一个大方格分成 25 个中方格,每个中方格又分成 16 个小方格。但计数室中的小方格总数都是 400(16×25)个小方格。

计数室的面积为 $1\ mm^2$,盖上盖玻片后,载玻片与盖玻片之间的高度为 $0.1\ mm$,所以计数室的容积为 $0.1\ mm^3$。在计数时,通常数 5 个中方格的总菌数,然后求得每个中方格的平均值,再乘以 16 或 25,就得出计数室中的总菌数,最后换算成 1 mL 菌液中的总菌数。

下面以一个大方格有 25 个中方格的计数板为例进行计算:设 5 个中方格中总菌数为 A,菌液稀释倍数为 B,那么,一个大方格中的总菌数(即 $0.1\ mm^3$ 中的总菌数)为:$(A/5)×25×B$。因 1 mL = 1 cm^3 = 1 000 mm^3,故 1 mL 菌液中的总菌数为:

$$(A/5)×25×10×1\ 000×B = 50\ 000A×B(个/mL)$$

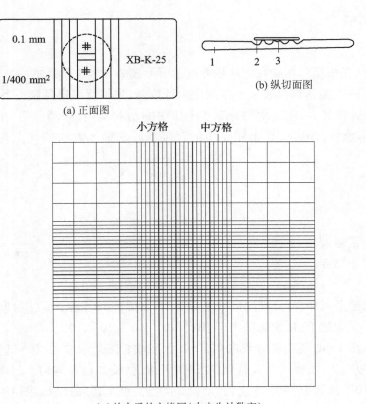

（c）放大后的方格网（中央为计数室）

1—血球计数板；2—盖玻片；3—计数室。

图 附 7－1 血球计数板构造

【实验方法】

1. 实验材料

（1）菌种及培养基：酿酒酵母菌悬液。

（2）仪器：血球计数板、显微镜。

（3）其他：装有 4.5 mL 无菌水的试管、盖玻片、无菌平皿、无菌吸管。

2. 实验方法

（1）稀释：将酿酒酵母菌悬液进行适当稀释，菌液如不浓，可不必稀释。

（2）镜检计数室：对计数室进行镜检，若有污物，则需清洗后才能进行计数。

（3）加样：将稀释的酿酒酵母菌液由盖玻片边缘滴一小滴，让菌液沿缝隙靠毛细渗透作用自行进入计数室，一般计数室均能充满菌液。注意不可有气泡产生。

（4）显微计数：静置 5 min 后，将血球计数板置于显微镜载物台上，先用低倍镜找到计数室所在位置（此时光线不可太强），然后换成高倍镜进行计数。在计数前若发现菌液太浓或太稀，需重新调节稀释倍数后再计数。一般样品稀释倍数要求每小格内有 5～10 个菌体为宜。对于 16×25 的计数板，可计 4 个角上的中方格（即 100 个小方格）中的菌数；而对 25×16 的计数板，可计 4 个角上的中方格和中央中格共 5 个中格中的总菌数。位于格线上的菌体一般只数上方和左边线上的。如遇酵母菌出芽；芽体大小达到母细胞的一半时，即作 2 个菌体计数。计数一个样品要从 2 个计数室中计得的值来计算样品的含菌量。

（5）清洗：血球计数板使用完毕后，先以 95％酒精清洗，再以蒸馏水淋洗，切勿用硬物洗刷，洗完后自行晾干或用吹风机吹干。若样品为病原微生物，则须先浸泡在 5％石炭酸溶液中消毒，30 min 后再以水冲洗。

二、平板菌落计数法

【实验原理】

平板菌落计数法是根据微生物在固体培养基上所形成的一个菌落是由一个单细胞繁殖而成的现象进行的,也就是说一个菌落即代表一个单细胞。计数时,先将待测样品做一系列稀释,再取一定量的稀释菌液接种到培养皿中,使其均匀分布于平皿中的培养基内,经培养后,由单个细胞生长繁殖形成菌落,统计菌落数目,即可换算出样品中的含菌数。这种计数法的优点是能测出样品中的活菌数。

【实验方法】

1. 实验材料

菌种:大肠埃希菌悬液。

培养基:营养琼脂培养基。

2. 实验方法

(1)编号:取无菌平皿9套,分别用记号笔标明10^{-4}、10^{-5}、10^{-6}各3套。另取6支盛有4.5 mL无菌水的试管,排列于试管架上,依次标明10^{-1}、10^{-2}、10^{-3}、10^{-4}、10^{-5}、10^{-6}。

(2)系列稀释:用1 mL无菌吸管吸取0.5 mL大肠埃希菌悬液放入10^{-1}试管中。然后仍用此吸管将管内悬液来回吸吹3次,吸时伸入管底,吹时离开水面,使其混合均匀。另取一支吸管自10^{-1}试管吸0.5 mL放入10^{-2}试管中,吸吹3次,其余以此类推。整个稀释过程如图 附7-2所示。

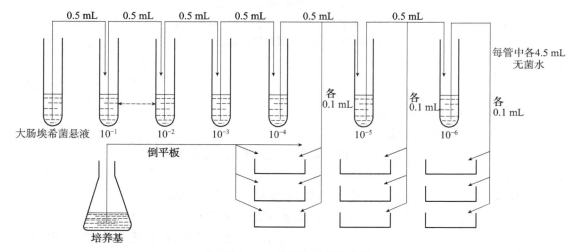

图 附7-2 菌落技术操作步骤

(3)倒平板:用3支1 mL无菌吸管分别精确地吸取10^{-4}、10^{-5}、10^{-6}的稀释菌液0.1 mL,分别放入对应编号的3套无菌培养皿中,倒入熔化并恒温于45 ℃左右的营养琼脂培养基10~15 mL,迅速旋动混匀,静置待凝固后,倒置于37 ℃培养。

(4)计数:培养24 h后,取出培养皿,计数同一稀释度的3个平皿上的菌落数,并按下式计算出每毫升中总活菌数:

$$每毫升中总活菌数=同一稀释度3次重复的菌落平均数×稀释倍数×10$$

一般选择每个平板上长有30~300个菌落的稀释度计算每毫升的菌数最为合适。同一稀释度的3个重复的菌数不能相差很悬殊。由10^{-4}、10^{-5}、10^{-6} 3个稀释度计算出的每毫升菌液中总活菌数也不能相差悬殊,如相差较大,表示试验不精确。

【结果与讨论】

1. 显微镜直接计数法:将实验结果填入下表,计算出每毫升酿酒酵母菌液中含有的总细胞数。

计数次数	每中格内菌数/个						计数室菌数	稀释倍数	样品含菌量/(个/mL)
	1	2	3	4	5	平均值			
第一次									
第二次									
平均值									

2. 平板活菌计数法:将实验结果填入下表,计算每毫升待测样品中大肠埃希菌的活菌数。

项目	10^{-4}				10^{-5}				10^{-6}			
	1	2	3	平均	1	2	3	平均	1	2	3	平均
菌落数												
总活菌数/mL												

实验八　微生物的遗传与变异现象

【目的要求】

1. 观察细菌的菌落变异、抗药性变异现象,了解表型改变与基因突变的本质。
2. 学习青霉素酶的简易测定方法。
3. 学习抗药质粒接合传递的基本原理和方法。

【实验原理】

遗传和变异是微生物的基本特性。细菌的变异现象有很多,包括菌落和细胞形态变异,荚膜、芽孢、鞭毛等结构变异,以及生化变异如毒力和抗药性变异。一些变异只是表型的改变;而另一些变异是遗传物质的改变,称为突变。只有后者可传递给子代。

抗药突变株对抗生素具有相对的抵抗力。多剂抗药株对几种不同作用机制的药物具有抗药性。金黄色葡萄球菌青霉素抗药株可产生青霉素酶。该酶水解 β-内酰胺环,使青霉素分解为青霉噻唑酸。该酸可被碘氧化,淀粉遇碘显蓝色因而被用作碘的指示剂。在抗药株的菌落周围碘被消耗而显出无色透明圈。

在原核生物中已知有三种遗传交换机制,DNA 转移都是从供体菌到受体菌。转化是供体菌释放的游离 DNA 被供体菌吸收;转导是供体菌 DNA 转移由噬菌体介导,转移至受体菌;接合是供体菌和受体菌细胞直接接触而发生 DNA 转移。

供体菌痢疾杆菌 D15 对四环素、链霉素和氯霉素抗药,是多剂抗药菌,由抗药质粒编码。受体菌大肠埃希菌 K12W1485F 对利福平抗药,由染色体编码。供、受体菌在一定条件下混合,随之接合,接合子在含选择性标记氯霉素(或链霉素或四环素)和利福平的曙红-亚甲蓝(EMB)培养基上生长,形成具有紫黑色金属光泽的菌落,证明供体菌抗药质粒转移至受体菌。而两亲本在上述含药平板上均不生长。接合子可进一步通过药敏试验和电泳检测抗药质粒的存在来证明。

【实验方法】

一、表型改变与基因突变

1. 实验材料

(1)菌种:普通变形杆菌18~24 h斜面培养物、金黄色葡萄球菌青霉素敏感株和抗药株的18~24 h斜面培养物。

(2)培养基:普通琼脂培养基、0.1%石炭酸琼脂培养基。

2. 实验步骤

(1)鞭毛变异:分别在普通琼脂平板和0.1%石炭酸琼脂平板的中央接种普通变形杆菌,37 ℃培养24 h后观察菌落有无迁徙现象。

(2)抗药性变异:将金黄色葡萄球菌青霉素敏感株和抗药株分别密集涂布于琼脂平板表面的一半。用镊子取滤纸片两片,用青霉素溶液(5 U/mL)浸湿并分别置于上述平板上。37 ℃培养24 h,观察滤纸片周围有无抑菌圈形成。

二、青霉素酶的简易测定法(碘淀粉平板法)

1. 实验材料

(1)菌种:金黄色葡萄球菌青霉素敏感株和抗药株的18~24 h斜面培养物。

(2)试剂:青霉素溶液(5 U/mL)、1 mL青霉素G钾盐溶液(20 000 U/mL)、5 mL淀粉琼脂(含淀粉0.5%、琼脂0.8%)、碘液(0.01 mol/L I$_2$溶于3.2 mol/L KI溶液)。

2. 实验步骤

(1)金黄色葡萄球菌青霉素敏感株和抗药株分别密集涂布于琼脂平板表面的2处(约1 cm^2)。

(2)37 ℃培养24 h,敏感株和抗药株生长。

(3)将淀粉琼脂加热熔化并恒温于50 ℃水浴,加入1.0 mL青霉素G钾盐溶液(20 000 U/mL),混匀后即刻倾注于上述培养好的平板上,铺平待凝。

(4)用滴管吸取碘液铺满平板表面,吸去多余的碘液,倒置于37 ℃培养箱,10~15 min后观察抗药菌周围是否出现无色透明圈。

三、抗药质粒接合传递

1. 实验材料

(1)菌种

供体菌:痢疾杆菌D15(R因子为氯霉素、四环素、链霉素抗药)。

受体菌:大肠埃希菌K12W1485 F$^-$(利福平抗药)。

(2)培养基:肉汤培养基、EMB培养基。

(3)试剂:氯霉素(3 mg/mL)、利福平(3 mg/mL)。

2. 实验步骤

(1)将两亲本分别接种至肉汤培养基斜面,37 ℃培养过夜。然后分别取少量菌转种于盛有1 mL肉汤的试管内,37 ℃培养活化5~6 h。

(2)用吸管吸取1 mL肉汤,置于无菌小试管内,同时加入供、受体菌培养物各0.1 mL,混匀。37 ℃培养2 h使之接合。

(3)制备含药EMB平板:吸取氯霉素溶液0.15 mL于平皿中,倾注15 mL熔化并冷至50 ℃左右的EMB培养基,迅速摇匀,待凝,氯霉素作用浓度为30 μg/mL。吸取利福平溶液0.25 mL于平皿中,倾注15 mL熔化并冷至50 ℃左右的EMB培养基,迅速摇匀,待凝,利福平作用浓度为50 μg/

mL。吸取氯霉素溶液 0.15 mL 和利福平溶液 0.25 mL 于同一平皿中,倾注 15 mL 熔化并冷至 50 ℃ 左右的 EMB 培养基,迅速摇匀,待凝。

(4)将含药 EMB 平板背面,用红笔划分 3 个区域,吸取 0.1 mL 混合菌液涂布于其中一个区域, 另两个区域分别用接种环取一环接种供、受体菌,作为对照,37 ℃ 培养过夜。

(5)在不含药的 EMB 平板上划分 3 个区域,分别接种二亲本和混合菌,培养过夜。

(6)观察供、受体菌和接合子的生长情况,注意观察菌落色泽。

【结果与讨论】

1. 鞭毛变异实验结果(表 附 8-1)。

表 附 8-1 鞭毛变异实验结果

细菌	培养基	生长状况
普通变形杆菌		

2. 抗药性变异实验结果(表 附 8-2)。

表 附 8-2 抗药性变异实验结果

细菌	培养基	生长状况
金黄色葡萄球菌(青霉素敏感株)		
金黄色葡萄球菌(青霉素耐药株)		

3. 青霉素酶测定实验结果(表 附 8-3)。

表 附 8-3 青霉素酶测定实验结果

细菌	实验结果
金黄色葡萄球菌(青霉素敏感株)	
金黄色葡萄球菌(青霉素耐药株)	

4. 抗药质粒接合传递实验结果(表 附 8-4)。

表 附 8-4 抗药质粒接合传递实验结果

培养基	痢疾杆菌 D15	大肠埃希菌 K12W1485F-	接合子
含利福平平板			
含氯霉素平板			
含氯霉素及利福平平板			
无药平板			

实验九　免疫学实验

【目的要求】

1. 验证课程理论,进一步了解机体免疫功能和原理。
2. 了解抗原抗体反应的条件与现象。
3. 了解免疫学的应用——免疫电泳与 ELISA 的原理。

【实验原理】

一、体外抗原抗体反应

抗原抗体反应又称血清学技术,包括凝集反应和沉淀反应等,是经典的血清学反应,在实验室研究和临床诊断工作中应用广泛。

（一）凝集反应

颗粒状抗原(如细菌、红细胞)与对应抗体在电解质(生理盐水)参与下产生大小不等的凝块,称为凝集反应。可分为直接凝集反应、间接凝集反应和协同凝集反应等类型。直接凝集反应是最简便、常用的一种实验方法,在操作上可分为玻片法和试管法两种。前者多用已知免疫血清来诊断抗原(如未知的细菌),是诊断肠道传染病时鉴定病人肠道细菌的重要手段,也用于人类血型的测定,其突出特点是极为快速。试管法多用已知抗原来检测抗体。例如诊断伤寒、副伤寒的肥达反应便是试管凝集反应。

（二）沉淀反应

可溶性抗原(如多糖、蛋白质、类脂等)与相应的抗体混合,在适量电解质存在的条件下,两者比例适合即有沉淀物出现,称为沉淀反应。沉淀反应是临床上最常用、最基本的方法之一,可分为环状沉淀、絮状沉淀、琼脂扩散和免疫电泳等类型。环状沉淀反应是在溶液中进行简单的沉淀反应。将免疫血清加到试管底部,将稀释的含有可溶性抗原的材料小心重叠其上,让抗原与抗体在两液体的界面相遇,形成白色沉淀环。如抗原系列稀释后进行试验,可对抗原进行半定量测定。环状沉淀反应广泛用于法医学血迹鉴定和食品真伪鉴别等。

琼脂扩散法分为单向和双向两种。单向琼脂扩散是指抗原或抗体这两种成分中只有一种成分扩散的方法。将一定量的抗体混合于加热的琼脂中,倾注于玻片上。凝固后,在琼脂板上适当位置打孔。将抗原材料加入琼脂板的小孔内,孔中抗原向四周扩散,与琼脂板中的抗体相遇,在比例合适处呈现白色沉淀环,沉淀环的直径与抗原的浓度成正比。可先用不同浓度的标准抗原绘制标准曲线,未知标本的抗原含量就可从标准曲线中求出。可用于血清中免疫球蛋白(IgG、IgA、IgM)、甲胎蛋白(AFP)或其他可溶性抗原的定量测定。

二、酶联免疫吸附试验

免疫标记技术是将抗原、抗体的特异性结合与放射性同位素、酶、荧光、胶体金等的标记结合在一起的方法。该项技术可定性、定量、定位检测抗原或抗体。该技术具有特异、灵敏、快速、结果易于观察等特点,已越来越广泛地应用于医学和其他生物学科的研究领域及临床检验工作。目前有许多相关的商品试剂盒供应。本实验介绍了酶联免疫吸附试验(ELISA)的原理和试验方法。

【实验方法】

一、体外抗原抗体反应

（一）凝集反应

1. 实验材料

（1）菌种：伤寒杆菌（*Salmonella typhimurium*）培养物。

（2）试剂：伤寒杆菌诊断血清、生理盐水。

（3）其他：洁净玻片、接种环、酒精灯、蜡笔、洁净用小试管（测血清）、1 mL 吸管、试管架等。

2. 实验步骤

（1）取玻片一张用蜡笔划分为两区，一端标记"S"，即伤寒杆菌。两边各放盐水一小滴。

（2）"S"一端加一接种环伤寒杆菌诊断血清，另一端加生理盐水对照。

（3）取伤寒杆菌一环加于盐水一端磨匀。另取一环菌加于有诊断血清一端研磨均匀。

（4）轻轻摇动玻片，数分钟后，肉眼观察结果。（观察后玻片应做消毒处理。）

（5）如菌体凝集成肉眼可见的颗粒团块或絮状，其周围液体澄清，则为阳性反应；生理盐水对照不应发生凝集，为阴性反应（图 附9-1）。

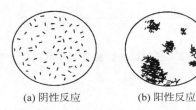

(a) 阴性反应　　　　(b) 阳性反应

图 附9-1　玻片凝集示意图

（二）沉淀反应

1. 实验材料

（1）试剂：羊血清、抗羊血清、生理盐水、标准羊血清（已测浓度）、3％琼脂糖（以 pH 为 9.6 的 0.1 mol/L 巴比妥-巴比妥钠缓冲液配）、牛血清、马血清。

（2）其他：毛细吸管、沉淀反应用小试管、试管架、玻片、凝胶打孔器（直径 3 mm）、载玻片、水平台、水浴箱、37 ℃恒温箱、10 mL 吸管、5 μL 加样器。

2. 实验步骤

（1）环状沉淀试验

① 用细长的毛细吸管吸取抗体（抗羊血清），插入沉淀管管底，徐徐滴入，每管约 0.2 mL。

② 用另一支毛细吸管吸取稀释的等量羊血清，轻轻加于抗羊血清上方。注意务必使抗原和抗体能显示出清楚的两层，之间不可产生气泡，以免抗原和抗体两者接触不均匀而影响结果。

③ 对照管以生理盐水（或人血清）代替羊血清。

④ 操作完毕后静置桌上，5 min 后，观察抗原和抗体的接触面，如有白色细微的环状沉淀，即为阳性。30 min 后再观察一次。

（2）单向琼脂扩散试验

① 取干净干燥载玻片，置于水平台上备用。

② 将 3％琼脂糖熔化，于 56 ℃水浴中保温。

③ 取 1.5 mL 琼脂糖加到 56 ℃预热玻璃管中，加入等量抗羊血清，充分混匀后铺于玻片上。

④ 待凝胶凝固后打孔（图 附9-2），孔距 1.2~1.5 cm，用记号笔在琼脂板的底面将孔编号。

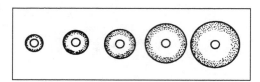

图 附 9 - 2　单向琼脂扩散结果示意图

⑤ 将系列稀释的标准羊血清和待检羊血清分别加到凝胶孔中,每孔 5 μL。

⑥ 将凝胶板置于湿盒内,37 ℃保温 24 h 后,观察结果,测量沉淀环直径。

⑦ 绘制标准曲线(图 附 9 - 3),在其上标出待测羊血清浓度。

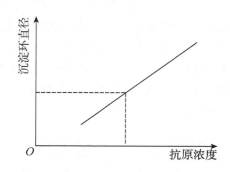

图 附 9 - 3　绘制标准曲线并求样品抗原含量

二、酶联免疫吸附试验

1. 实验材料

(1) 试剂:酶标抗 HCG、酶作用底物(A 液:联苯二胺。B 液:过氧化氢)、洗涤液(pH = 7.4,0.01 mol/L Tris-HCl 缓冲液)、终止液(2 mol/L H_2SO_4)。

(2) 其他:已包被抗 HCG 抗体的聚苯乙烯酶联免疫反应用小皿、待检尿液、妊娠 1~4 个月孕妇尿液(阳性对照)、健康男性尿液(阴性对照)。

2. 实验步骤

(1) 向反应用小皿中加入尿液 2 滴,室温下 3 min 后弃去,洗涤液洗 3 次,弃去。

(2) 加入一滴酶标抗 HCG,室温下 5 min 后弃去,水洗 3 遍,弃去。

(3) 加入一滴 A 液和一滴 B 液,5 min 后加入终止液一滴,观察结果。黄色者为阳性。

【结果与讨论】

记录本次实验结果。

实验十　药物的体外抗菌试验

【目的要求】

1. 熟悉药物体外抗菌活性的测定方法。

2. 采用平板倍比稀释法测定抗菌药物的最低抑菌浓度(MIC)。

【实验原理】

药物体外抗菌活性的测定广泛应用于新药研究和指导临床用药,如抗菌新药物筛选、药物的抗菌谱测定、药敏试验、药物血浓度测定等。药物体外抗菌活性的测定可采用琼脂扩散渗透法和系列浓度稀释法。

平板倍比稀释法是根据药物在琼脂培养基中扩散的原理,将试验菌接种在含有不同浓度抗生素的平板上恒温培养 16~18 h,可抑制细菌生长的最低药物浓度为最低抑菌浓度(MIC),可杀灭细菌的最低药物浓度为最低杀菌浓度(MBC)。MIC 或 MBC 值愈小,则药物的抑菌或杀菌作用愈强。

【实验方法】

1. 材料和仪器

(1)菌株:金黄色葡萄球菌、大肠埃希菌、表皮葡萄球菌临床菌株的 8 h 肉汤培养物,金黄色葡萄球菌(ATCC25925)、大肠埃希菌(ATCC25922)、表皮葡萄球菌(ATCC49134)标准菌株的 8 h 肉汤培养物。

(2)抗生素:青霉素 G(β-内酰胺类)、链霉素(氨基糖苷类)、阿奇霉素(大环内酯类)和左旋氧氟沙星(喹诺酮类)。

(3)培养基:灭菌并恒温于 55 ℃水浴的肉汤琼脂培养基。

(4)试剂和仪器:无菌生理盐水、无菌平皿、无菌吸管、无菌试管、接种环。

2. 实验步骤

(1)药物配制

① 称取适量抗生素,用灭菌生理盐水配制成浓度为 1 280 μg/mL 的溶液。

② 用灭菌生理盐水倍比稀释成浓度为 0、20、40、80、160、320、640、1 280 μg/mL 的溶液。

(2)含药物平板的制备

① 吸取上述各种浓度的药物溶液 1.0 mL 于无菌平皿中。

② 加入 9.0 mL 恒温于 55 ℃的肉汤琼脂培养基,迅速混匀、冷却,制成一系列药物浓度为 0、1、2、4、8、16、32、64、128 μg/mL 的药物平板。

(3)试验菌与点样:金黄色葡萄球菌、大肠埃希菌、表皮葡萄球菌、金黄色葡萄球菌(ATCC25925)、大肠埃希菌(ATCC25922)、表皮葡萄球菌(ATCC49134)的 8 h 肉汤培养物用生理盐水稀释,细菌浓度为 $10^7 \sim 10^8$ cfu/mL。

用笔将药物平板分为 6 个区,分别用接种环将上述试验菌点种于药物平板上,接种量为 $10^4 \sim 10^5$ cfu/点。

(4)培养与结果观察:37 ℃恒温培养 16~18 h。观察药物对测试菌生长的抑制作用,记录 MIC 值。

【结果与讨论】

平板倍比稀释法测定 MIC 的结果(表 附 10-1)

表 附 10-1 平板倍比稀释法测定 MIC 的结果

菌 株	药物浓度/(μg/mL)									MIC/(μg/mL)
	128	64	32	16	8	4	2	1	0	
金黄色葡萄球菌										
大肠埃希菌										
表皮葡萄球菌										
金黄色葡萄球菌(ATCC25925)										
大肠埃希菌(ATCC25922)										
表皮葡萄球菌(ATCC49134)										

实验十一 抗生素效价测定

【目的要求】

1. 了解微生物法测定抗生素效价的原理。
2. 掌握管碟法(二剂量)测定抗生素效价的方法。

【实验原理】

抗生素的效价常采用微生物学方法测定,它是利用抗生素对特定的微生物具有抗菌活性的原理来测定抗生素效价的方法,常用管碟法和浊度法。

管碟法是利用抗生素在琼脂平板培养基中的扩散渗透作用,比较标准品和检品两者对试验菌的抑菌圈大小,以测定供试品效价的一种方法。

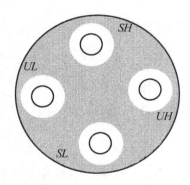

管碟法的基本原理是在含有高度敏感性试验菌的琼脂平板上放置小钢管(也称牛津杯)[内径(6.0±0.1) mm,外径(8.0±0.1) mm,高(10±0.1) mm],管内放入标准品和检品的溶液,经14~16 h恒温培养,抗生素扩散的有效范围内则产生透明的无菌生长的区域,常呈圆形,称为抑菌圈(图 附11-1)。抑菌圈直径大小与抗生素浓度相关,也与抗生素的扩散系数、扩散时间、培养基的厚度及抗生素的最低抑菌浓度有关,比较抗生素标准品与检品的抑菌圈大小,可计算出抗生素的效价。

图 附 11-1 管碟法形成的抑菌圈

管碟法的特点是灵敏度高,能直接测定抗生素的抗菌活性,因此作为国际通用的方法被列入各国药典中。

管碟法测定抗生素的效价可分为一剂量法、二剂量法、三剂量法等类型。其中二剂量法最为常用。将抗生素标准品和供试品各稀释成一定浓度比例(2:1或4:1)的两种溶液,在同一平板上比较其抗药活性,再根据抗生素浓度对数和抑菌圈直径呈直线关系的原理来计算供试品效价。

取含菌的双层平板培养基,每个平板表面放置4个小钢管,管内分别放入检品高、低剂量和标准品高、低剂量溶液。先测量出四点的抑菌圈直径,按下列公式计算出检品的效价。

(1)求出 W 和 V:

$$W=(SH+UH)-(SL+UL);$$

$$V=(UH+UL)-(SH+SL);$$

UH:供试品高剂量之抑菌圈直径。UL:供试品低剂量之抑菌圈直径。SH:标准品高剂量之抑菌圈直径。SL:标准品低剂量之抑菌圈直径。

(2)求出 θ:

$$\theta=D \cdot \mathrm{antilg}(IV/W)$$

θ:供试品和标准品的效价比。D:标准品高剂量与供试品高剂量之比,一般为1。I:高低剂量之比的对数,即 lg2 或 lg4。

(3)求出 Pr:

$$Pr = Ar \times \theta$$

Pr:供试品实际单位数。Ar:供试品标示量或估计单位。

【实验方法】

1. 材料和仪器

（1）细菌:短小芽孢杆菌［CMCC(B)63202］的芽孢悬液。

（2）培养基:效价检定用培养基。

胨	5 g
牛肉浸出粉	3 g
磷酸氢二钾	3 g
琼脂	15~20 g
水	1 000 mL

除琼脂外,混合上述各部分,调节 pH 为 6.7~7.0。加入琼脂,加热熔化,调节 pH,使灭菌后的 pH 为 7.8~8.0,在 115 ℃灭菌 30 min。

（3）抗生素:红霉素检品及标准品(高剂量、低剂量,高剂量与低剂量之比为 2:1)。

（4）试剂与器材:灭菌生理盐水、无菌平皿、牛津杯、无菌吸管、镊子、滴管、直尺。

2. 实验步骤

（1）取无菌平皿,加入 20 mL 底层培养基,凝固后作为底层。

（2）用灭菌生理盐水将短小芽孢杆菌的芽孢悬液稀释至一定浓度以得到清晰的抑菌圈,且标准品高浓度所得抑菌圈直径是 18~22 mm 为基准。用无菌吸管吸取 1 mL 芽孢悬液,加到 200 mL 恒温于 50 ℃的上层培养基中摇匀,迅速以无菌吸管吸取 5 mL,注入底层培养基上,铺平待凝。

（3）在平板底部四边,分别对角注明"*SH*""*SL*"和"*UH*""*UL*"标记。

（4）镊子火焰灭菌 3 次,然后夹取 4 个牛津杯垂直放置在平板表面标志附近(注:勿使钢管陷入培养基内,各小杯之间尽量等距)。

（5）以无菌滴管分别在每个牛津杯内加入相应的抗生素溶液,且四杯内液面高度相同,盖上平皿盖,静置 30 min。

（6）将平皿置于 37 ℃恒温培养箱培养 14~16 h,量取各抑菌圈直径(*SH*、*SL*、*UH*、*UL*),以毫米为单位。

（7）计算抗生素效价。

【结果与讨论】

1. 将抑菌圈直径记录于表 附 11 - 1 中。

表 附 11 - 1　抑菌圈直径

碟号	*UH*/mm	*UL*/mm	*SH*/mm	*SL*/mm

2. 计算抗生素效价。

实验十二　药物无菌检查法

【目的要求】

1. 掌握注射剂的无菌检查方法。

2. 熟悉药典要求的需无菌检查的范围。

【实验原理】

无菌检查法系用于检查药典要求无菌的药品、医疗器具、原料、辅料及其他物品是否无菌的一种方法。各种注射剂(如针剂、输液等)、手术、眼科制剂等都必须保证无菌,符合药典相关规定。

无菌检查应在无菌条件下进行,试验环境必须达到无菌检查的要求,检验全过程应严格遵守无菌操作,防止微生物污染,防止污染的措施不得影响供试品中微生物的检出。单向流空气区、工作台面及受控环境应定期按医药工业洁净室(区)悬浮粒子、浮游菌和沉降菌的测试方法的现行国家标准进行洁净度确认。隔离系统应定期按相关的要求进行验证,其内部环境的洁净度须符合无菌检查的要求。日常检验还需对试验环境进行监控。

无菌检查用部分样品的测定结果推断整体的含菌情况,适宜的试验操作技术能确保结果的科学、准确。

若供试品无菌检查结果符合标准,仅表明了供试品在该检验条件下未发现微生物污染。

1. 培养基及培养条件　见《中华人民共和国药典》(2020年版)(以下简称"2020年版药典")四部通则1101。

2. 培养基的制备　培养基配制按照药典处方制备,也可使用该处方生产的符合规定的脱水培养基或成品培养基。配制后,应采用验证合格的灭菌程序灭菌。培养基若不及时使用,应置于无菌密闭容器内,在2~25℃且避光的环境下保存,并在经验证的保存期内使用。

3. 培养基的适用性检查　无菌检查用的硫乙醇酸盐液体培养基和胰酪大豆胨液体培养基等应符合培养基的无菌性检查及灵敏度检查的要求。

(1)无菌性检查:无菌性检查即每批培养基随机取不少于5支(瓶),置各培养基于规定的温度培养14 d,应无菌生长。

(2)培养基灵敏度检查:菌种培养基所用的菌株传代次数不超过5代,并采用适宜的菌种保藏技术进行保藏和确认,以保证菌株的生物学特性。

4. 方法适用性试验　当进行产品的无菌检查法时,应进行方法适用性试验,以确认所采用的方法适用于该产品的无菌检查。若检验程序或产品发生变化可能影响检验结果,应重新进行方法适用性试验。

5. 供试品的无菌检查

(1)无菌检查法包括薄膜过滤法和直接接种法。只要供试品性质允许,应采用薄膜过滤法。

(2)供试品无菌检查所采用的检查方法和检查条件应与方法适用性试验确证的方法相同。

(3)2020年版药典对无菌检查所用供试品的检验数量和检验量也有严格规定,且针对不同性质的供试品要求做适当的处理。

(4)阳性对照与阴性对照:选用合适的阳性对照菌进行验证,以证明所采用的培养基和检验方法适用于该药品的无菌检查。

阳性对照:根据供试品特性选择阳性对照菌。无抑菌作用及抗革兰阳性菌为主的供试品,以金黄色葡萄球菌为对照菌;抗革兰阴性菌为主的供试品,以大肠埃希菌为对照菌;抗厌氧菌的供试品,以生孢梭菌为对照菌;抗真菌的供试品,以白色念珠菌为对照菌。阳性对照试验的加菌量不多于100 cfu。阳性对照管培养不超过5 d,应生长良好。

阴性对照:供试品无菌检查时,应取相应溶剂和稀释剂、冲洗液同法操作。阴性对照不得有菌生长。

【实验方法】

1. 实验材料

(1)待检样品:利福霉素钠注射液、氯化钠注射液。

（2）培养基：需氧菌、厌氧菌培养基（硫乙醇酸盐液体培养基），真菌培养基（胰酪大豆胨液体或琼脂培养基），沙氏葡萄糖液体或琼脂培养基。

（3）冲洗液：组氨酸-卵磷脂-聚山梨酯80混合液体，含0.05％（体积分数）的聚山梨酯80的0.9％（质量体积分数）氯化钠溶液，利福霉素钠注射液，0.9％（质量体积分数）的氯化钠注射液。

（4）器材：试管、灭菌吸管、细菌滤器、隔水恒温普通培养箱、微型涡漩混合器、台式离心机等。

（5）对照用试验菌：

金黄色葡萄球菌（*Staphylococcus aureus*）［CMCC（B）26003］

铜绿假单胞菌（*Pseudomonas aeruginosa*）［CMCC（B）10104］

枯草芽孢杆菌（*Bacillus subtilis*）［CMCC（B）63501］

生孢梭菌（*Clostridium sporogenes*）［CMCC（B）64941］

白色念珠菌（*Candida albicans*）［CMCC（F）98001］

黑曲霉（*Aspergillus niger*）［CMCC（F）98003］

2. 实验步骤

（1）培养基的制备及适用性检查：培养基的制备及适用性（无菌性和灵敏度）检查可参照药典的方法进行。

（2）菌液制备：接种金黄色葡萄球菌、铜绿假单胞菌、枯草芽孢杆菌的新鲜斜面培养物至胰酪大豆胨液体或琼脂培养基中，接种生孢梭菌的新鲜斜面培养物至硫乙醇酸盐液体培养基内，30～35 ℃培养18～24 h；接种白色念珠菌的新鲜斜面培养物至沙氏葡萄糖液体或琼脂培养基内，20～25 ℃培养2～3 d。将上述培养物用0.9％无菌氯化钠溶液稀释成适宜浓度的菌悬液。

接种黑曲霉的新鲜培养物至沙氏葡萄糖斜面或琼脂培养基上，20～25 ℃培养5～7 d。加入3～5 mL 0.9％无菌氯化钠溶液，将孢子洗脱，用无菌吸管（管口带几层无菌纱布）吸取黑曲霉孢子，加到无菌试管中，用含0.05％聚山梨酯80的0.9％无菌氯化钠溶液稀释成适宜浓度的孢子悬液。

（3）方法验证试验及无菌检查：

① 无菌检查：每批培养基随机取不少于5支（瓶），置于各培养基规定的温度培养14 d，应无菌生长。

② 灵敏度检查：取适宜装量的硫乙醇酸盐液体培养基7支，分别接种不多于100 cfu的金黄色葡萄球菌、铜绿假单胞菌、生孢梭菌各2支，另1支不接种作为空白对照，培养不超过3 d；取适宜装量的胰酪大豆胨液体培养基7支，分别接种不多于100 cfu的枯草芽孢杆菌、白色念珠菌、黑曲霉各2支，另1支不接种作为空白对照，培养不超过5 d。

结果判定：空白对照管应无菌生长，若加菌的培养基管均生长良好，判该培养基的灵敏度检查符合规定。

方法适用性试验：按"供试品的无菌检查"的规定及下列要求进行操作。对每一试验菌应逐一进行方法确认。

① 薄膜过滤法：取每种培养基规定接种的供试品总量按薄膜过滤法过滤，冲洗，在最后一次的冲洗液中加入不多于100 cfu的各试验菌，过滤。加培养基至滤筒内。接种金黄色葡萄球菌、大肠埃希菌、生孢梭菌的滤筒内加硫乙醇酸盐液体培养基；接种枯草芽孢杆菌、白色念珠菌、黑曲霉的滤筒内加胰酪大豆胨液体培养基。另取一装有同体积培养基的容器，加入等量试验菌作为对照，置于规定温度中培养不超过5 d。

② 直接接种法：取符合直接接种法培养基用量要求的硫乙醇酸盐液体培养基6管，分别加入不多于100 cfu的金黄色葡萄球菌、大肠埃希菌、生孢梭菌各2管；取符合直接接种法培养基用量要求的胰酪大豆胨液体培养基6管，分别接入不多于100 CFU的枯草芽孢杆菌、白色念珠菌、黑曲霉各2管。其中1管按供试品的无菌检查技术接入每支培养基规定的供试品接种量，另1管作为对照，置于规定

温度中培养 3~5 d。

结果判断：与对照管比较，如含有供试品的各容器中试验菌均生长良好，则说明供试品的该检验量在该检验条件下无抑菌作用或其抑菌作用可以忽略不计，照此检查方法和检查条件进行供试品的无菌检查。

供试品的无菌检查：

① 利福霉素钠注射液做无菌检查（薄膜过滤法）：本实验采用薄膜过滤法对利福霉素钠注射液做无菌检查。参照 2020 版药典选用金黄色葡萄球菌为阳性对照菌，且无菌检查所用的培养基及稀释剂均符合 2020 版药典规定要求。

薄膜过滤法应优先采用封闭式薄膜过滤器（图 附 12－1）。无菌检查用的滤膜孔径不大于 0.45 μm，直径约 50 mm。滤器及滤膜使用前应采用适宜方法灭菌。

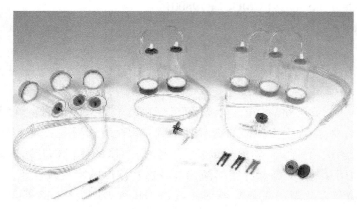

图 附 12－1　全封闭集菌培养器

A. 供试品处理及接种培养基

a. 用适宜的方法对供试品容器表面进行彻底消毒。

b. 取供试品适量，用灭菌的 0.9％氯化钠溶液稀释制成每 1 mL 中含利福霉素 5 mg 的溶液。

c. 先用少量稀释剂润湿滤膜；采用无菌操作将供试液 300 mL 加入薄膜过滤器，立刻抽滤。

d. 同法用 100 mL 组氨酸-卵磷脂-聚山梨酯 80 混合溶液冲洗滤膜，重复 3 次以上。

e. 冲洗后，2 份滤器各加入 100 mL 硫乙醇酸盐液体培养基，1 份滤器加入 100 mL 胰酪大豆胨液体培养基，同时以金黄色葡萄球菌为阳性对照菌。

f. 另取装有 100 mL 硫乙醇酸盐液体培养基、100 mL 胰酪大豆胨液体培养基的 2 个滤器作为阴性对照。

B. 培养及观察：上述含有培养基的容器 30~35 ℃培养不少于 14 d，培养期间应逐日观察并记录是否有菌生长。

C. 结果判定：当培养基中接种的阳性对照菌株应生长良好，阴性对照管培养基 14 d 后应澄清无菌生长；而供试品管均澄清，或虽显混浊但经确证无菌生长，判定供试品符合规定；若供试品管中任何一管呈现混浊并确证有菌生长，判定供试品不符合规定。

② 氯化钠注射液无菌检查（直接接种法）：本实验采用直接接种法对氯化钠注射液做无菌检查。参照 2020 版药典选用金黄色葡萄球菌为阳性对照菌。

直接接种法一般适用于无法用薄膜过滤法进行无菌检查的供试品。

取规定量供试品，分别等量接种至硫乙醇酸盐液体培养基和胰酪大豆胨液体培养基中。每个容器中培养基的用量应符合接种的供试品体积不得大于培养基体积的 10％。同时，硫乙醇酸盐液体培养基每管装量不少于 15 mL，胰酪大豆胨液体培养基每管装量不少于 10 mL。在对供试品进行检查时,培养基的用量和高度与方法适用性试验相同。

　　a. 以无菌操作吸取 1 mL 金黄色葡萄球菌或待测样品,加入硫乙醇酸盐液体培养基和胰酪大豆胨液体培养基中,摇匀。

　　b. 于 30~35 ℃培养 14 d,阳性菌对照管培养 1 d,记录试验结果。

　　c. 培养期间应逐日观察并记录是否有菌生长,阳性对照管 24 h 内应有菌生长。

　　d. 结果判断:若阳性对照管显混浊并确有菌生长,阴性对照管无菌生长,供试品的各培养基管均为澄清或显混浊,经显微镜检查证明无菌生长,则判定供试品无菌试验合格。

【结果与讨论】

供试品无菌检查结果(表 附 12-1)

表 附 12-1　样品无菌检查结果

培养基	培养温度/℃	管号	培养时间/d													
			1	2	3	4	5	6	7	8	9	10	11	12	13	14
硫乙醇酸盐液体培养基	30~35	阳性														
		样品														
		阴性														
胰酪大豆胨液体培养基	30~35	样品														
		阴性														

实验十三　药物的微生物限度检查法

【目的要求】

1. 掌握药物中大肠埃希菌的检验方法。

2. 熟悉口服药物微生物限度检查中的平板菌落计数法。

2. 了解药物中控制菌的检查方法。

【实验原理】

微生物限度检查法用于在规定的试验条件下检查供试品中是否存在特定的微生物。

口服药及外用药等均属于非规定灭菌制剂,为保证药品质量,防止药品污染,需要限制性控制微生物的数量和种类。我国 2020 版药典规定的检查项目包括微生物计数(需氧菌总数、霉菌数和酵母菌数)及控制菌检查。控制菌检查包括耐胆盐革兰阳性菌、大肠埃希菌、沙门菌、金黄色葡萄球菌、铜绿假单胞菌、梭菌和白色念珠菌等病原菌检查等。

需氧菌总数、酵母菌和霉菌总数的检查采用平皿法或膜过滤法;根据细菌的形态结构和生理生化特性来检查控制菌的存在;《中华人民共和国药典》(2020 年版)第四卷通则 1105、1106 中对微生物限度检查法有详细规定,包括检验量及样品的抽取、供试液的制备、培养基的适应性检查、检验方法的适用性试验等。

一、需氧菌总数、酵母菌和霉菌总数的检查

菌数报告规则(平皿法)需氧菌总数宜选取平均菌落数少于 300 cfu、酵母菌和霉菌总数宜选取平均菌落数少于 100 cfu 的稀释倍数作为菌数报告(取两位有效数字)的依据。以最高的平均菌落数乘以稀释倍数的值报告 1 g、1 mL 或 10 cm² 供试品中所含的菌数。如各稀释级的平板均无菌落生长，或仅最低稀释级的平板有菌落生长，但平均菌落数小于 1，则以 1 乘以最低稀释倍数的值报告菌数。

菌数报告规则（薄膜过滤法）以相当于 1 g、1 mL 或 10 cm² 供试品的菌落数报告菌数。若滤膜上无菌落生长，以<1 报告菌数（每张滤膜过滤 1 g、1 mL 或 10 cm² 供试品），或以<1 乘以最低稀释倍数的值报告菌数。

二、控制菌的检查

本实验只选做控制菌检查中的大肠埃希菌的检查。大肠埃希菌是口服药品的常规必检项目之一。若供试品中检出大肠埃希菌，表明该药品可能已被粪便污染，也就可能被存在于粪便的其他肠道致病菌所污染。因此，口服药品中不得检出大肠埃希菌。

三、培养条件

除另有规定外，本检查法中细菌及控制菌培养温度为 30～35 ℃，霉菌、酵母菌培养温度为 20～25 ℃。检验结果以 1 g、1 mL、10 g、10 mL、10 cm² 为单位报告。

四、药物的微生物限度标准及控制菌限度标准

控制菌限度标准：口服药品中不得检出大肠埃希菌，凡外用药不得检出金黄色葡萄球菌和铜绿假单胞菌，含动物组织来源的制剂不得检出沙门菌。抗细菌的口服抗生素制剂应检查霉菌，每克中不得超过 100 个；抗真菌的口服抗生素制剂应检查细菌，每克不得超过 100 个。霉变、长螨者均为不合格药品。参考表 附 13－2。

【实验方法】

1. 实验材料

（1）药物：咳嗽糖浆。

（2）菌种：

大肠埃希菌（*Escherichia coli*）［CMCC（B）44102］、

金黄色葡萄球菌（*Staphylococcus aureus*）［CMCC（B）26003］、

枯草芽孢杆菌（*Bacillus subtilis*）［CMCC（B）63501］、

白色念珠菌（*Candida albicans*）［CMCC（F）98001］、

黑曲霉（*Aspergillus niger*）［CMCC（F）98003］。

（3）培养基及试剂：胰酪大豆胨液体、琼脂培养基，沙氏葡萄糖液体或琼脂培养基，麦康凯液体培养基，麦康凯固体培养基，pH 为 7.0 的无菌氯化钠-蛋白胨缓冲液，IMViC 生化试验各培养基，革兰染色相关试剂，IMViC 生化试验用相关试剂，灭菌生理盐水等。

（4）器材：无菌试管、无菌吸管、无菌平皿。

2. 实验方法

（1）需氧菌总数、霉菌和酵母菌总数测定（平皿法）：采用平皿法检查口服药咳嗽糖浆的需氧菌总数、霉菌和酵母菌总数。

① 供试液制备：将待测咳嗽糖浆摇匀，吸取样品 10 mL，加 0.1％蛋白胨-水-氯化钠缓冲液 90 mL 配成稀释级为 1∶10 的供试液。再用稀释液稀释成 1∶10²、1∶10³ 等稀释级的供试液。

② 接种：a. 分别吸取上述稀释的供试品溶液各 1 mL 于无菌平皿中，再加入 15～20 mL 温度不超过 45 ℃熔化的胰酪大豆胨琼脂或沙氏葡萄糖琼脂培养基，混匀，凝固，倒置培养。胰酪大豆胨琼脂培养基平板在 30～35 ℃培养 3 d，沙氏葡萄糖琼脂培养基平板在 20～25 ℃培养 5 d。每稀释级每种培养

基至少准备 2 个平板。

b. 阴性对照:取试验用的稀释液 1 mL,置于无菌平皿中,同法注入培养基作为阴性对照,凝固,倒置培养。每种计数用的培养基各制备 2 个平板,均不得有菌生长。

③ 菌落计数,写报告:计算各稀释级的平均菌落数,按规则报告需氧菌总数、霉菌和酵母菌数。

(2)大肠埃希菌的检查:口服药咳嗽糖浆的大肠埃希菌的检查。

在对供试品进行控制菌检查时,应做阳性对照和阴性对照试验。阳性对照试验的加菌量为 10～100 cfu,方法同供试品的控制菌检查。阳性对照试验应检出相应的控制菌。取稀释液 10 mL 按照相应控制菌检查法检查,作为阴性对照。阴性对照应无菌生长。

(1)供试液制备:将待测咳嗽糖浆摇匀,用吸管吸取 10 mL 并加入 pH 为 7.0 的无菌氯化钠-蛋白胨缓冲液至 100 mL 作为供试液。

(2)增菌:将待测咳嗽糖浆摇匀,用吸管各吸取 10 mL 分别加入 2 瓶 100 mL 胆盐乳糖培养基中,其中一瓶再加入 1 mL 对照菌液作阳性对照。并另吸取 10 mL 稀释剂加入第 3 瓶 100 mL 胆盐乳糖培养基,作阴性对照。于 30～35 ℃恒温培养 18～24 h,培养液变混浊表明有细菌生长。阴性对照瓶应无菌生长。

(3)选择、分离培养:将上述培养物 1 mL 接种至 100 mL 麦康凯液体培养基中,42～44 ℃培养24～48 h。取麦康凯液体培养物划线接种于麦康凯琼脂培养基平板上,于 30～35 ℃恒温培养 18～72 h。

(4)结果判定:当阳性对照的平板呈现阳性菌落,而供试品的平板无菌落生长,或有菌落但其特征不同于大肠埃希菌菌落,可判为未检出大肠埃希菌。

如生长菌落与表 附 13－1 所列特征相符或疑似,应挑选 2～3 个菌落分别接种于胰酪大豆胨琼脂斜面培养基,培养 18 h,做以下检查。

表 附 13－1　大肠埃希菌菌落形态特征

培养基	菌落形态特征
麦康凯琼脂	鲜桃红色或微红色,菌落中心深桃红色,圆形、扁平、边缘整齐,表面光滑,湿润

(5)显微镜检:取上述斜面培养物,革兰染色后显微镜检。大肠埃希菌为革兰阴性的短杆菌。

(6)生理生化反应:取上述斜面培养物,分别接种于乳糖发酵管、IMViC 各试验管,培养 24～48 h,观察。大肠埃希菌可发酵乳糖产酸产气。大肠埃希菌的 IMViC 试验结果为"＋＋－－"。

当空白对照管试验呈阴性,供试品检查为革兰阴性;乳糖发酵产酸产气或产酸不产气;IMViC 试验结果为"＋＋－－"或"－＋－－",判为检出大肠埃希菌。

(7)检查报告:咳嗽糖浆是否检出大肠埃希菌?

【结果与讨论】

1. 计算各稀释级供试液的平均菌落数,按规则报告需氧菌总数、霉菌和酵母菌总数。

2. 判断咳嗽糖浆是否符合药物的微生物限度标准。

3. 记录大肠埃希菌的检查结果,给出检验报告。

参 考 文 献

［1］沈萍,陈向东.微生物学［M］.8 版.北京:高等教育出版社,2016.

［2］周德庆.微生物学教程［M］.4 版.北京:高等教育出版社,2020.

［3］周长林.微生物学［M］.4 版.北京:中国医药科技出版社,2019.

［4］查永喜.微生物学与基础免疫学［M］.南京:东南大学出版社,2002.

［5］陈三凤,刘德虎.现代微生物遗传学［M］.2 版.北京:化学工业出版社,2011.

［6］东秀珠,蔡妙英,等.常见细菌系统鉴定手册［M］.北京:科学出版社,2001.

［7］K.墨菲,C.韦弗.詹韦免疫生物学(原书第九版)［M］.周洪,主译.2 版.北京:科学出版社,2022.

［8］周长林.微生物学实验与指导［M］.4 版.北京:中国医药科技出版社,2019.

［9］国家药典委员会.中华人民共和国药典:2020 年版［M］.北京:中国医药科技出版社,2020.

［10］MADIGAN M T, BENDER K S, BUCKLEY D H, et al. Brock biology of microorganisms［M］. 15th ed. Upper Saddle River:Prentice Hall, 2019.

［11］BROOKS G F, BUTEL J S, MORSE S A. Medical microbiology［M］. 22nd ed. New York:McGraw-Hill, 2021.

［12］司传平.医学免疫学［M］.2 版.北京:高等教育出版社,2019.

《微生物学与基础免疫学》教学日历

周次 （时间）	内容	要求	学时
1	绪论	**掌握**：微生物的概念、特点、分类。 **熟悉**：微生物学的概念、分科，药学微生物学的范畴及与药学专业的关系，微生物学和免疫学的发展简史。 **了解**：微生物在自然界的作用，微生物学和免疫学的发展趋向。	2
2 3 4	第一章 原核微生物	**掌握**：细菌的化学组成、营养物质、营养类型、营养物质的吸收，细菌的生长繁殖，细菌的致病性；放线菌的概念、形态结构、菌丝和孢子的特征、繁殖条件和菌落特征，放线菌在药学中的应用；链霉菌属的生物学特性；螺旋体、立克次体、支原体、衣原体的大小、形态结构、培养和繁殖。 **熟悉**：细菌的化学组成，放线菌的生物学特性。 **了解**：细菌的不规则形态，细菌的应用，放线菌代表属。	6
5	第二章 真核微生物	**掌握**：真菌的概念、形态结构、培养特性与菌落特征，真菌的繁殖方式。 **熟悉**：几类常见的真菌。 **了解**：真菌的分类，真菌与人类的关系。	2
6 7	第三章 病毒	**掌握**：病毒的概念、形态、结构和分类，病毒的增殖，病毒的干扰现象和干扰素；噬菌体的生物学性状，噬菌体与宿主菌细胞的关系。 **熟悉**：病毒感染的检查方法和防治，常见的病毒。 **了解**：病毒的人工培养，病毒的致病性和机体的免疫性，病毒对理化因素的抵抗力及抗病毒的化学治疗剂；噬菌体的分离与测定，噬菌体的应用。	4
8	第四章 微生物的营养	**掌握**：微生物的营养物质，微生物营养物质的吸收；培养基的类型。 **了解**：微生物的营养类型，微生物的代谢。	3
9	第五章 微生物的生长及其控制	**掌握**：微生物的人工培养，微生物生长的群体规律；消毒、灭菌、防腐、无菌的概念；干热灭菌法、湿热灭菌法（巴氏消毒法、高压蒸汽灭菌法）。 **了解**：影响湿热灭菌的因素，常用消毒剂的种类和应用，生物安全。	1
10 11	第六章 微生物的遗传和变异	**掌握**：遗传性和变异性的概念；微生物的遗传物质；基因突变的概念，突变的分子机制；基因转移和重组（转化、结合、转导）。 **熟悉**：基因符号及有关术语，突变株的类型及实际应用。	4
12	第七章 微生物制药 第八章 抗菌药物药效学 第九章 药品的微生物学质量控制	**掌握**：抗生素的概念，医疗用抗生素的特点；抗生素分类；抗生素效价及单位表示方法，效价的微生物学测定法；抗药性及其产生的遗传学机制和生化机制；常用体外抗菌实验；灭菌制剂的无菌检查和非灭菌制剂的微生物限度检查。	2
13	第十章 抗原	**掌握**：抗原的概念和基本特性，构成抗原的条件，抗原决定簇的概念，抗原的特异性和交叉反应，医学上重要的抗原，HLA 分子结构与功能。 **熟悉**：抗原的分类。 **了解**：常用的佐剂。	2

续表

周次 (时间)	内容	要求	学时
14	第十一章 免疫系统(1)	**掌握**:免疫器官的种类和功能;免疫细胞的种类和特点;抗体的概念,免疫球蛋白的基本结构、功能区、水解片段、生物学活性及抗体产生的一般规律;多抗和单抗的概念。 **熟悉**:五类IgG的特性及功能。 **了解**:抗体的人工制备。	2
15	第十一章 免疫系统(2)	**掌握**:补体的概念、组成及理化性质,经典激活途径,补体系统的生物学作用,细胞因子概念。 **熟悉**:补体旁路激活途径,细胞因子作用特点。 **了解**:几种主要的细胞因子。	2
16	第十二章 免疫应答	**掌握**:固有免疫的组成;固有免疫和特异性免疫的比较;B细胞和T细胞介导的免疫应答过程。 **了解**:黏膜免疫,免疫耐受。	2
17	第十三章 超敏反应	**掌握**:Ⅰ型、Ⅱ型超敏反应的特点、发生机制和常见疾病;四种类型超敏反应的主要区别。 **了解**:Ⅲ型超敏反应、Ⅳ型超敏反应的特点、发病机制及常见疾病。	2
	第十四章 免疫学的应用	**掌握**:人工主动免疫与人工被动免疫的概念、区别与应用;主要的常用人工免疫生物制品。 **了解**:生物应答调节剂,免疫学检测方法。	